U0198339

中国危重烧创伤病例

（第一卷）

主编　肖仕初　夏成德　郭光华　赖文　孙炳伟

上海科学技术文献出版社

SHANGHAI SCIENTIFIC AND TECHNOLOGICAL LITERATURE PRESS

图书在版编目（CIP）数据

中国危重烧创伤病例. 第一卷/肖仕初等主编. —
上海：上海科学技术文献出版社，2021
ISBN 978-7-5439-8324-3

Ⅰ. ①中… Ⅱ. ①肖… Ⅲ. ①烧伤—治疗②创伤—治
疗 Ⅳ. ① R644. 05② R641. 05

中国版本图书馆 CIP 数据核字（2021）第 081638 号

策划编辑：张　树
责任编辑：应丽春
封面设计：李　楠

中国危重烧创伤病例（第一卷）
ZHONGGUO WEIZHONG SHAOCHUANGSHANG BINGLI（VOL. I）
主编　肖仕初　夏成德　郭光华　赖　文　孙炳伟
出版发行：上海科学技术文献出版社
地　　址：上海市长乐路 746 号
邮政编码：200040
经　　销：全国新华书店
印　　刷：三河市嵩川印刷有限公司
开　　本：787mm×1092mm　1/16
印　　张：30
版　　次：2021 年 6 月第 1 版　2021 年 6 月第 1 次印刷
书　　号：ISBN 978-7-5439-8324-3
定　　价：298. 00 元
http://www.sstlp.com

中国危重烧创伤病例（第一卷）
编委会

总主编
夏照帆

主　编
肖仕初　夏成德　郭光华　赖　文　孙炳伟

副主编
（按姓氏拼音排序）

陈郑礼　房　贺　冯　苹　胡晓燕　纪世召
李骏强　罗鹏飞　孙　瑜　伍国胜　郑兴锋

顾问委员会
孙永华　葛绳德　彭毅志　柴家科　胡大海
章　雄　吴　军　吕国忠　罗高兴　申传安
谢卫国　黄晓元　徐庆连　付晋凤　沈余明
张庆富　李孝建　刘　琰　张丕红　陈　旭
路　卫　童亚林　朱世辉　崔正军　唐洪泰
贲道锋

编　委
（按姓氏拼音排序）

贲道锋　卞徽宁　曹　强　曹大勇　查天建
常　菲　陈　宾　陈　刚　陈　静　陈　炯
陈　琨　陈　兴　陈　旭　陈旭林　程大胜
程君涛　成　赟　崔正军　邓虎平　狄海萍
丁羚涛　杜　娇　范友芬　冯世海　耿　辉

官　浩　　郭　乐　　郭在文　　郝慧江　　郝振明
何丽霞　　胡正祥　　黄国雨　　黄　毅　　季　刚
季佳浩　　姜　涛　　姜耀男　　蒋梅君　　蒋南红
金新源　　雷　晋　　李东杰　　李　峰　　李　罡
李红卫　　李　慧　　李吉良　　李平松　　李　嵩
李世吉　　李伟人　　李文军　　李小奇　　李孝建
李晓亮　　李　欣　　李兴照　　李秀丽　　李　颖
李　勇　　练慧斌　　梁清国　　廖新成　　廖　毅
林国安　　林　樾　　刘　冰　　刘昌玲　　刘继松
刘　军　　刘　蕾　　刘卫华　　刘文军　　刘亦峰
刘族安　　娄季鹤　　路　卫　　卢　勇　　栾夏刚
罗高兴　　罗红敏　　罗锦花　　罗奇志　　吕国忠
马　兵　　马亮华　　马思远　　毛远桂　　孟进松
孟庆楠　　闵定宏　　倪　健　　牛利斌　　潘维诚
潘晓峰　　齐鸿燕　　邵洪波　　申传安　　宋均辉
苏建东　　孙成昊　　孙传伟　　孙　栋　　孙敬恩
孙俊锋　　孙曙光　　孙英杰　　谭　谦　　谭子明
汤陈琪　　唐洪泰　　陶　克　　田小瑞　　涂家金
万　佳　　汪　虹　　王常印　　王德怀　　王德运
王光毅　　王广庆　　王甲汉　　王建明　　王　磊
王良喜　　王　欣　　王香坤　　王　珣　　王伊宁
王　毅　　王志学　　卫长荣　　魏智艺　　温春泉
肖宏涛　　谢举临　　谢卫国　　邢培朋　　徐庆连
薛继东　　颜　洪　　阳纯兵　　杨　蒙　　尹会男
于家傲　　余昌龙　　袁福祥　　袁　媛　　曾纪章
曾元临　　詹剑华　　张海瑞　　张慧君　　张家平
张　建　　张建军　　张美光　　张明华　　张丕红
张　伟　　张文振　　张　勇　　张友来　　张　志
郑德义　　郑少逸　　郑兴锋　　周　华　　周　灵
周孝亮　　周　鑫　　周子恒　　朱　峰　　朱世辉
邹立津

编辑秘书

何　婷　　吴　琼　　姜　玉　　帅超群　　王　晨

作者简介

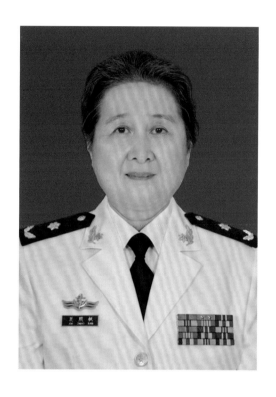

　　夏照帆，主任医师、教授、博士生导师、烧伤外科专家、中国工程院院士，现任海军军医大学附属长海医院烧伤外科主任，国家教育部长江学者奖励计划特聘教授、国家重点学科（烧伤外科学）和教育部创新团队带头人、上海市烧伤急救中心和临床质控中心主任、全军烧伤研究所所长、全军烧伤休克与器官损伤防治重点实验室主任，兼任中华医学会烧伤外科学分会前任主任委员、国际烧伤学会前任执行委员、全军医学科学技术委员会常务委员等职，长期致力于危重烧伤的救治、教学和基础研究工作，所领导的团队在烧伤并发症防治、创面修复和组织工程皮肤构建方面开展了系列研究，先后主持国家科技支撑计划、国家自然科学基金重大国际合作研究课题和重点项目等，获国家科技进步一等奖 1 项、二等奖 2 项、三等奖 1 项。

作者简介

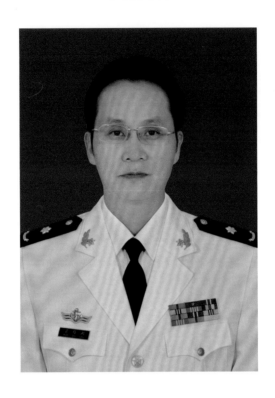

　　肖仕初，主任医师，教授、博士研究生导师，上海长海医院烧伤外科执行主任。先后获上海市优秀学科带头人、总后勤部"科技新星"、入选上海市高校青年教师培养资助计划、获军队优秀专业技术人才岗位津贴、第六届吴孟超医学青年基金奖等。兼任中国医师协会烧伤科医师分会常务委员，上海市医师协会烧伤科医师分会副会长，中华医学会烧伤外科学分会重症学组副组长，《中华烧伤杂志》常务编委等。

　　以危重烧创伤救治及创面修复为主攻方向，坚持科研与临床一体化发展，围绕烧创伤相关的临床重大问题及难点，开展临床转化应用研究。完善了烧创伤相关肺损伤系统控制技术，提高危重烧创伤救治成功率。围绕大面积深度创面愈合后质量低、致畸致残的问题，深入开展皮肤组织工程的研究与转化应用。率先采用激光微孔化、生物学表面仿生修饰、自动捕获内皮祖细胞等策略明显提高了真皮替代物的渗透性及血管化速度。制订了个体化的真皮替代物复合移植方案，创新性提出"微型组织工程皮肤"的概念和原理，部分改变了临床上传统的"拆东墙补西墙"的植皮模式。近年来成功参与救治20余批次有重大社会影响的突发事故中危重烧伤伤员，如2015年天津港"8·2"特别重大火灾爆炸事故、2014年昆山"8·12"某工厂特大爆炸事故等。

主持国家及军队重大基础研发计划、重大专项、重大基础加强型研究项目等课题8项，累计经费3500余万元。发表论文45篇，专利授权13项。主编、副主编专著4部。以主要完成人先后获国家科技进步二等奖、国家教育部科技进步二等奖、上海市科技进步一等奖、上海市医学科技一等奖、上海市医学科技推广应用奖及军队科技进步一等奖等12项奖励。

作者简介

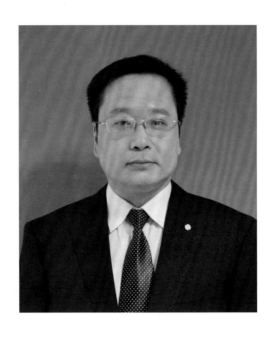

　　夏成德，男，医学硕士，主任医师，专业技术二级，硕士研究生导师，郑州市第一人民医院烧伤中心主任。美国得克萨斯州医学中心 Shriners Burns Hospital 访问学者。河南省烧伤网络诊治中心主任，河南省重点学科—烧伤外科学科带头人。享受河南省政府特殊津贴专家，河南省高层次人才，郑州市学术技术带头人，郑州市专业技术拔尖人才，郑州市医学学科建设领军人才。

　　学术兼职：国家科学技术奖评审专家，中华医学会烧伤外科学分会常务委员，中国医师协会烧伤科医师分会常务委员，中国医促会烧伤专业委员会副主任委员，中国研究型医院学会生物材料临床应用专业委员会副主任委员，中国医师协会瘢痕整形专业委员会委员，中国研究型医院学会烧创伤分会委员，河南省康复医学会烧伤治疗与康复学分会主任委员，河南省医学会烧伤外科学分会副主任委员，河南省医学会显微外科学分会委员，郑州市烧伤外科学分会主任委员等学术职务。中华医学会医疗鉴定专家库成员，河南省医学会医疗鉴定专家库成员，河南省劳动能力鉴定医疗卫生专家。《中华烧伤杂志》和《中华损伤与修复杂志》编委。

承担过多项河南省及郑州市重点科研课题，近几年作为主持人获得河南省科技进步二等奖 2 项、三等奖 1 项，河南省医学科技进步一等奖 1 项、二等奖 3 项，郑州市科技进步一等奖 1 项、二等奖 4 项等。在 SCI 收录期刊及中华系列核心期刊等发表学术论文 50 余篇，获河南省自然科学学术论文一等奖 1 项、三等奖 1 项。任主编、副主编撰写医学专著 6 部。

从事烧伤、整形、创面修复工作 32 年，擅长治疗各种原因烧伤，各种复杂疑难创面的皮瓣修复及功能重建，烧伤后期的瘢痕整形。

作者简介

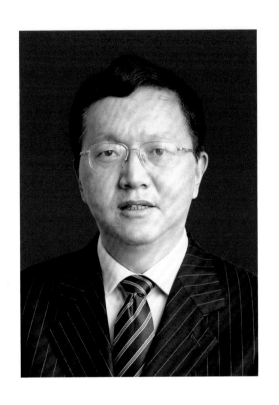

　　郭光华，男，医学博士，二级教授/一级主任医师，博士生导师。现任江西省烧伤研究所所长，南昌大学第一附属医院烧伤科（江西烧伤中心）主任，江西省烧伤与创面修复临床医学研究中心主任，烧伤科国家临床重点专科负责人，"百千万人才工程"国家级人选、国务院特殊津贴专家、国家卫健委有突出贡献的中青年专家、江西省首批"赣鄱英才555工程"领军人才、江西省卫生系统高层次学术技术带头人等。

　　现任中华医学会烧伤外科学分会副主任委员，中华医学会烧伤外科学分会重症学组组长，中国医师协会烧伤科医师分会副会长，中国生物材料学会烧创伤创面修复材料分会副主任委员，海峡两岸医药卫生交流协会烧创伤暨组织修复专业委员会副主任委员，江西省医学会烧伤外科学分会主任委员。《中华烧伤杂志》副总编辑，《中华损伤与修复杂志（电子版）》副总编辑等。

从事烧伤外科医教研工作 30 年，现为国家卫生应急处置指导专家库烧伤科专业组专家。对危重烧伤合并吸入性损伤的救治、深度烧伤的早期处理、烧伤后肠内免疫营养治疗以及糖尿病足等慢性难愈性创面修复等方面有较深的造诣。先后参与了桂林、昆山、哈尔滨等地危重烧伤患者的救援以及主持了省内数批次烧伤患者的抢救，获得好评。

主持省级、国家级科研项目 20 余项，在国内外核心期刊发表论文 200 余篇，主编专著 4 部，获国家科技进步奖二等奖 2 项、省部级科技进步奖二等奖 4 项、"黎鳌烧伤医学奖"二等奖 1 项、王正国创伤医学奖"特殊贡献奖" 1 项、国家发明专利 4 项。培养了 15 名博士生、30 余名硕士生。

作者简介

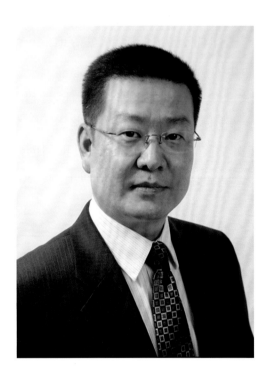

赖文，男，主任医师。1992 年毕业于湖南医科大学医疗系，获临床医学学士学位，2007 年获中山大学外科学医学硕士学位。1992 年至今在广东省人民医院烧伤与创面修复外科工作，现任科室行政主任。

主要学术任职：中华医学会烧伤外科学分会委员，中国医师协会烧伤科医师分会委员，广东省医学会烧伤外科学分会副主任委员，广东省医师协会烧伤外科医师分会副主任委员，中国研究型医院学会烧创伤修复重建与康复专业委员会常务委员，中国医药教育协会烧伤专业委员会副主任委员，广东省医学会肠外肠内营养学分会委员，广东省中西医结合学会创面处理委员会委员等。《中华烧伤杂志》编委。长期从事烧伤救治、烧伤整形、急慢性创面修复等。

作者简介

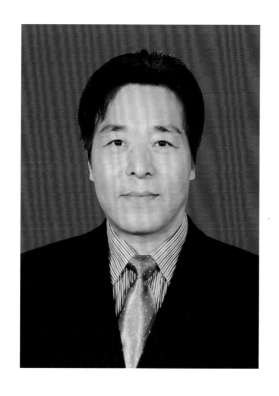

孙炳伟，男，医学博士，加拿大 University of Western Ontario 博士后，主任医师（技术二级），教授、博士生导师。苏州市立医院副院长，苏州市烧创伤中心首席专家，苏州市姑苏人才计划 A 类特聘专家，江苏大学创伤医学研究所所长，江苏省中青年科技领军人才，江苏省临床医学领军人才。美国生理学会会员，中国医师协会美容与整形医师分会常务委员，中国微生物学会微生物毒素专业委员会副主任委员，中华医学会创伤学分会创伤感染学组委员，江苏省医学组织工程与移植专业委员会主任委员。擅长烧伤、整形外科各类危重复杂疾病的临床诊治，研究方向为脓毒症及创伤后炎症反应病理生理和干预。

主持国家自然科学基金面上项目 5 项，共发表论文 100 余篇，其中在 PNAS 等 SCI 收录期刊发表论文 38 篇。获江苏省科技进步二等奖 1 项，江苏医学科技二等奖 1 项，授权发明专利 3 项，授权实用新型专利 8 项。

担任《中华危重病与急救医学杂志》《中华烧伤杂志》编委；《江苏大学学报（医学版）》常务编委以及多种 SCI 收录杂志编委及审稿人；担任国家自然科学基金面上项目、重点项目通讯评委；国家优青二审专家，教育部学位论文评审专家。指导硕士、博士研究生 52 名。

序　言

　　烧伤暨烧创复合伤是一种常见的损伤，尤其是在诸如"8·2 昆山工厂爆炸事故""8·12 天津滨海特大火灾爆炸"等具有重大社会影响的突发事故中，此类患者占了很大的比例。其中危重烧创伤患者的救治最具挑战。

　　随着医学科技的发展，无论是在危重烧创伤患者的内环境稳定、脏器功能维护述是创面处理方面，都有了长足的进步，显著地改善了危重烧创伤患者的预后。除此之外，救治经验的总结与充分交流对提高救治水平同样非常重要，这也正是"长海－腾瑞杯"危重烧伤病例大赛的创办初衷。

　　在这个平台上，来自全国各地的烧伤外科医护人员充分展示了本团队救治的危重烧创伤病例，也借此向其他单位的同道传授自家烧伤中心的治疗经验、心得体会和创新理念。

　　本书汇集的每一个病例都是各兄弟单位的精心之作，值得反复借鉴和品味，每一次翻看这些病例，都会让我们的内心产生共鸣。当您在危重烧创伤救治过程中遇到疑难问题时，愿此书能带给您些许启示和灵感，这也是本书的意义所在。

夏照帆

2020 年 5 月

前　言

本书收集、整理了 2019 年"长海－腾瑞杯"全国青年医师危重烧伤病例大赛中来自国内各大医疗单位的优秀病例。全国青年医师危重烧伤病例大赛旨在为烧伤、创伤、创面修复等领域的青年医师搭建充分展示危重烧创伤临床诊治水平和能力的平台，以期分享典型危重烧创伤案例诊疗思维和经验，加深相互间的交流、融合和了解。同时也通过比赛的形式激发、提高青年医师探索临床难题的热情。

所展示的病例都不是"简单"的烧创伤病例，很多是并不常见的致伤因素、十分复杂的危重伤情，也有的在救治过程中碰到了难以预料的问题，救治过程一波三折，每一个病例都犹如一部小说，值得读者细细品味，能使读者身临其境地感受到医护团队在救治过程中的智慧和辛勤付出。这不仅仅增加了本书的可读性，也意在将这些不常见的危重病例传播出去，让更多的临床医生了解救治中的经验体会及创新性的治疗方法和理念，以期在再次遇到类似病例时可作为参考。

希望这本收集了"长海－腾瑞杯"全国青年医师危重烧伤病例大赛中优秀病例的书，能够真正带给读者一些东西，无论是实实在在的治疗方法、创新理念，还是医者仁心。

2020 年 5 月

目　录

第一章　成人大面积烧伤

病例 1　一例疑难蹊跷病例的诊断与治疗

一、入院情况

患者张某某，男，38 岁。因"全身多处火焰烧伤 1 天余"于 2018 年 8 月 20 日 17：00 许入住我科。

现病史：患者 1 天前在家帮邻居劝架时不慎被汽油火焰烧伤全身多处，伤后未做特殊处理，急诊送至当地医院住院，给予补液、抗休克、保护创面等对症处理后于第 2 天转至我科继续治疗。

既往史：患者平时体格一般，自述不能负重，剧烈运动后心跳显著加快，有时甚至难以忍受，有心功能不全的表现，但一直未进行相关检查及治疗。

专科检查：烧伤创面主要位于躯干及四肢，总面积约 60% TBSA（深Ⅱ度 35% TBSA、Ⅲ度 12% TBSA），基底红润到红白相间至苍白不等（病例 1 图 1）；肢端凉、足背动脉搏动细弱。

首次检验、检查、监测结果：急诊血常规：白细胞计数 21.43×10^9/L，中性粒细胞百分比 93.04%，红细胞计数 78×10^{12}/L，血红蛋白 156g/L，血细胞比容 45.7%；急诊肝功能：总蛋白 45.2g/L，白蛋白 22.3g/L；心电图及心肌酶谱等检查未见明显异常；监测指标：血压 80/50mmHg，中心静脉压 $3cmH_2O$。

二、入院诊断

1. 烧伤(火焰)60% TBSA Ⅱ～Ⅲ度全身多处
2. 低血容量性休克
3. 心功能不全？

三、救治过程

患者烧伤面积大，既往有心功能不全的表现，病情危重，保护创面的同时积极补液抗休克、保护脏器、纠正低蛋白血症等对症处理；体表创面以深Ⅱ～Ⅲ度为主，难以自愈，手术指征明确，需择期手术治疗。大面积深度烧伤创面，我们多选择分批、分次手术，患者躯干深度创面暂时保痂处理、先行四肢深度创面手术。第 1 次手术:2018 年 8 月 23 日在全麻下行左上肢、双下肢散在 25% TBSA 烧伤创面切削痂＋异种皮覆盖术（术后常规治疗、患者病情尚稳定）；第 2 次手术:2018 年 8 月 28 日在全麻下行左上肢、双下肢 25% TBSA

创面异种皮除去、扩创+MEEK联合自体大张皮移植术(术后安返病房)。

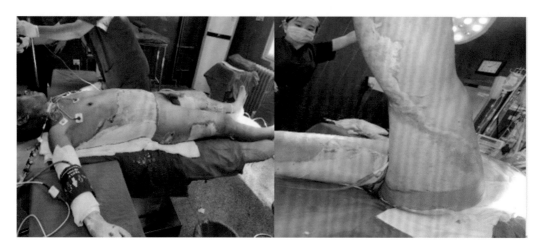

病例1图1　入院时患者创面情况,创面基底红白相间至苍白不等

2018年8月29日(伤后9天,第2次术后1天):患者阴囊开始肿胀,生化检查提示:总蛋白和白蛋白均低,初步没有考虑血管病变,认为是低蛋白血症所致,继续加强血浆与白蛋白的输注、观察效果。

2018年8月30日至9月3日,积极补充胶体液后,患者阴囊肿胀不但未缓解反而呈加重趋势(病例1图2)。创面情况:左上肢、双下肢手术创面皮片在位良好,右上肢未手术偏浅创面在上皮化中,躯干后侧及侧胸创面SD-Ag暴露制痂干燥;体温仍无明显升高,感染可能性较小;阴囊肿胀考虑低蛋白或回流受阻可能性较大,继续补充血浆、白蛋白,请泌尿外科会诊意见考虑低蛋白血症、加强胶体液补充。

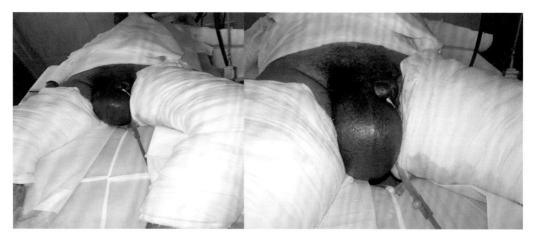

病例1图2　阴囊开始肿胀,加重后如球状

2018年9月4日,双下肢,特别是双侧大腿开始出现肿胀,腹部有膨隆迹象出现;相关检查:白细胞计数$9.65×10^9$/L,中性粒细胞百分比76.64%,总蛋白52.7g/L,白

蛋白33g/L。结果显然已不支持肿胀是由低蛋白血症引起，前面已排除感染可能，此时开始考虑是由血管病变引起；请血管外科主任会诊，经我科治疗组内讨论决定行 D - 二聚体及双下肢血管彩超、腹部 CTA 检查。

2018 年 9 月 8 日，阴囊、双下肢及腹部肿胀显著、水肿残余创面处渗出明显(病例 1 图 3)，腰腹及侧胸部部分深度创面开始溶痂；止凝血：凝血酶原时间 16.9 秒，活化部分凝血活酶时间 44 秒，凝血酶时间 13.1 秒，D - 二聚体 9.13μg/ml；双下肢血管彩超：双小腿肌间隙血栓形成。CTA 检查：结合患者全身情况，颈外静脉注射造影剂及检查过程风险较大，家人及患者拒绝行 CTA 检查；止凝血时间显著延长，双下肢彩超结果不能解释患者目前的肿胀，考虑腹髂部血管病变的可能性极大；请血管外科主任会诊，给予低分子肝素钠抗凝治疗；目前迫切需要完善腹部 CTA 检查，经管床医生与患者及家属反复沟通后，其决定接受 CTA 检查。

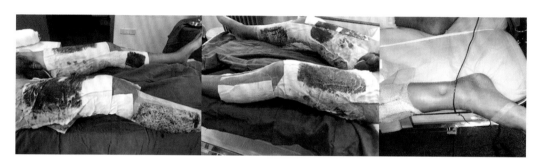

病例 1 图 3 患者双下肢肿胀，逐渐加重，呈凹陷性水肿

2018 年 9 月 12 日，肿胀已由下腹部蔓延到剑突下，止凝血：凝血酶原时间 17.2 秒，活化部分凝血活酶时间 44.1 秒，D - 二聚体 6.43μg/ml；腹部 CTA：下腔静脉肝段血栓，食管 - 胃底静脉曲张，腹盆腔及胸腔积液；明确患者的身体肿胀是由下腔静脉肝段血栓所致，血管外科主任会诊后，予以低分子肝素钠 1 支(0.5ml)/24h 微量泵持续泵入；我科治疗组内讨论决定请血管外科、介入科、消化科等科室进行多学科综合治疗(multi - disciplinary team，MDT)。

2018 年 9 月 13 日，此并发症各科室会诊最终诊断：布加综合征。相关科室会诊意见：血管外科：继续低分子肝素钠小剂量持续泵入；手术风险极大，暂时保守治疗、再观察。消化内科：为防止静脉扩张出血，加用生长抑素微量泵小剂量持续泵入。介入科：完善腹部 MRI 及下腔静脉 MRV 检查，以明确血栓性质后在条件许可的情况下可进行球囊扩张、血管成形的介入手术；给予低分子肝素钠 1 支/日、生长抑素 3 支(3mg/支)/日持续泵入，预约完善腹部 MRI 及下腔静脉 MRV 检查；同时严格控制入量、避免补液过多而加重水肿。

2018 年 9 月 15 日，拟行腹部 MRI 及下腔静脉 MRV 检查，由于患者全身水肿显著造影剂无法注入，经与介入科主任沟通后只做腹部 MRI 平扫，结果：肝段下腔静脉血栓形成，两侧腰升静脉扩张。

经综合考虑、权衡利弊后最终选择介入手术治疗。反复与介入科主任团队进行沟通，为降低介入手术的风险，决定分两步走：第 1 步先行介入手术、放置小球囊进行尝试扩张,术后配合溶栓处理;第 2 步溶栓 3 天后再行介入手术、放置大球囊进行彻底扩张,彻底解决栓塞问题。

第 1 次介入手术(2018 年 9 月 17 日):介入科 DSA 引导下行下腔静脉造影及狭窄处球囊扩张,将 10mm 血管小球囊置入狭窄处、充盈球囊进行扩张;扩张后造影结果显示:下腔静脉狭窄处有所改善、余扩张异常血管有所减轻,术后留置导管进行溶栓治疗。第 1 次介入手术后患者体表水肿有所改善,小便量有所增加、小便颜色有所变浅,体表残余创面渗出有所减少,但效果均非十分明显;尿激酶溶栓治疗进行到第 2 天即 9 月 19 日,患者早晨出现了消化道出血,血为鲜红色,量约 50ml,经与介入科医生电话沟通后决定暂停溶栓治疗,与消化科医生电话沟通后决定加用生长抑素微量泵匀速泵入,对症处理后未再出现新的出血;立即停止溶栓、提前安排第二次介入手术。

第 2 次介入手术(2018 年 9 月 20 日):介入科 DSA 引导下行下腔静脉造影及狭窄处球囊扩张,将 20mm 血管大球囊置入狭窄处、充盈球囊进行扩张;扩张后造影结果显示:下腔静脉狭窄处明显改善、余扩张异常血管完全消失,效果良好;低分子肝素钠 5000U 皮下注射、1 次/12 小时,连用 5 天。

第 2 次介入术后第 1 天(2018 年 9 月 21 日):患者尿量显著增加、体表水肿显著消退;体表残余创面迅速干燥、开始上皮化爬行;术后第 3 天(2018 年 9 月 23 日):患者尿量基本恢复正常,体表水肿基本消退完毕;体表残余创面快速上皮化愈合中;术后第 6 天(2018 年 9 月 26 日):体表残余创面已基本上皮化愈合(病例 1 图 4),停低分子肝素钠皮下注射,改为阿司匹林口服抗凝,口服时间为半年。

2018 年 9 月 29 日,患者痊愈出院(病例 1 图 5)。

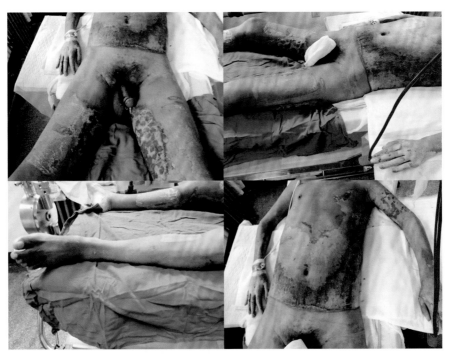

病例 1 图 4 二次介入手术治疗后效果:患者体表水肿基本消退,残余创面迅速干燥、快速上皮化爬行愈合

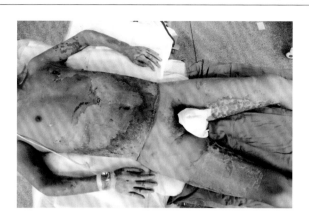

病例 1 图 5　患者体表创面完全有效封闭

四、救治体会

此患者入院时除提供心功能不全的病史外否认有其他基础病病史，为后续并发症的诊治带来了难度。患者在治疗早期并未出现明显并发症，阴囊肿胀于第 2 次植皮术后第 1 天才出现，可能与烧伤治疗过程中存在的高凝状态的诱发有关。

出现水肿后，我科徐庆连主任为首的治疗团队沉着应对，联系相关科室，积极采取相关治疗措施、查阅大量文献，并逐一进行排除性检查诊断，为最终疑难并发症的确诊及治疗奠定了坚实基础（此病好发中原地区，该患者正是来自于安徽阜阳）；在排除性检查诊断及确诊后的治疗过程中，患者均可能会出现生命危险，期间患者及家属出现了严重的情绪波动、曾多次拒绝相关检查和治疗，我们医务人员始终没有放弃，积极反复与患者及家属沟通，共同承担相关风险、采取相关措施进行防范，取得了满意的效果。

对于危重并出现疑难蹊跷并发症患者的救治，多一时难以确诊，一定要发挥我们综合医院的优势，与相关兄弟科室密切合作，才可能取得好的疗效。此疑难病例在诊治过程中我们就反复多次与泌尿外科、血管外科、影像科、消化内科、介入科等沟通协作，并适时进行了全院 MDT，最终确诊了布加综合征的诊断、确认了血管介入治疗的方案，取得了治疗成功。

五、主编述评

该例患者为大面积特重度烧伤，治疗过程中出现了不明原因的身体肿胀，肿胀蔓延过程：阴囊→双大腿→双小腿→双足→腹部→剑突下；排除性诊断过程：低蛋白血症→感染→淋巴回流受阻→下肢血管阻塞→腹腔血管阻塞→下腔静脉肝段血栓；治疗过程：加强血浆、白蛋白等胶体液的输注→加强静脉抗生素的使用及体表创面的换药保护→请泌尿外科会诊、完善双下肢血管彩超检查→完善腹部 CTA 检查→全院 MDT、明确布加综合征严重并发症诊断→完善腹部 MRI 检查、明确血管介入治疗方案→两次血管介入治疗，最终患者痊愈。但是该患者在逐项排除性检查及严重并发症确诊后的治疗过程中，由于相关风险极大，患者及家属均出现了明显的情绪波动，期间多次拒绝相关检查及治疗，此时我们烧伤科治疗团队始终没有放弃，积极反复与患者及家属沟通，以我们严谨的工作态度及扎实的医疗技术坚定了患者及家属对我们的信心，积极地配合我们的治疗、取得了满意的效果。该患者治疗成功的关键在于我们烧伤科治疗团队的沉着应对、科学统筹，稳扎稳打，有条不紊、逐项排除，找出病因后及时排除干扰、果断采取有效的治疗方案；在于我们医院的 MDT 制度，相关兄弟科室的多学科协作、协同作战；在于我们医务工作者有不计得失、勇于担当的精神。

（李兴照　徐庆连）

编者介绍：

李兴照，主治医师，安徽医科大学第一附属医院本部烧伤科，安徽医科大学第一附属医院外科学总论教研室教学秘书，讲师，国际伤口治疗师，中华医学会烧伤外科学分会小儿烧伤学组委员，安徽省医师协会中西医结合分会青年委员、工作秘书，安徽省中西医结合学会烧伤创疡专业委员会青年委员，安徽省中西医结合学会再生医学与创面修复学组委员。曾荣获安徽医学科学技术三等奖。

指导老师：徐庆连，医学博士，主任医师，博士生导师，安徽医科大学第一附属医院烧伤外科主任。安徽省突发公共处置事件应急小组成员和省保健委员会专家，安徽省医学会烧伤外科学分会主任委员，中华医学会烧伤外科学分会常务委员，中华医学会组织修复与再生学分会常务委员，中国医师协会烧伤科医师分会常务委员，中国医师协会创伤外科医师分会常务委员，中国康复医学会烧伤治疗与康复专业委员会常务委员，中国康复医学会再生医学与康复专业委员会副主任委员，中国老年医学会烧创伤分会常务委员，中国医疗国际交流促进会生物物理与再生修复学分会常务委员，中国医疗国际交流促进会烧伤学分会副主任委员，海峡两岸医药交流协会烧伤与组织修复专业委员会常务委员，《中华烧伤杂志》常务编委，《中华损伤与修复杂志》常务编委，《安徽医科大学学报》编委，《安徽医学》编委。

病例 2　危重烧伤患者反复脓毒性休克：隐匿性感染病灶的筛查

一、入院情况

患者女性，64 岁。2014 年 6 月 7 日因液化气爆燃致全身多处烧伤，伤后立即被送往常熟市某医院治疗，入院时体温 38.7℃、脉搏 116 次/分、呼吸 23 次/分、血压 118/60mmHg，给予快速补液、镇静镇痛、气管切开机械通气、抑酸、抗感染、肠内营养支持等治疗，后转入我院。

既往史：患者既往体健，无其他基础疾病病史，无传染病史，无手术史。

入院查体：体温 38.2℃，脉搏 115 次/分，呼吸机辅助呼吸 21 次/分，血压 135/65mmHg。

专科查体：患者体型较肥胖，颈部粗短。面颈部肿胀明显，双眼自主睁开受限，结膜充血，角膜无溃疡；鼻毛烧焦，双唇鱼嘴样改变，咽部充血，气管切开术后发音障碍。患者烧伤创面分布：全身除头皮 3% TBSA、背部 3% TBSA、下腹部 4% TBSA、双足 5% TBSA 为正常皮肤外，均为烧伤创面。烧伤总面积约 85% TBSA，表皮烧焦样改变，创面散在大小不等水疱，面、颈、躯干及四肢部分表皮已脱落，可见创基红白相间，质地较韧，痛觉迟钝。四肢末梢皮温低，血运尚可。

辅助检查：血常规检查：白细胞计数 3.84×10^9/L、中性粒细胞百分比 88%、红细胞计数 3.26×10^{12}/L、血红蛋白 90g/L、血小板计数 83×10^9/L；生化指标：总蛋白 58g/L、白蛋白 33g/L、总胆红素 21.2μmol/L、丙氨酸氨基转移酶 19U/L、门冬氨酸氨基转移酶 22U/L、肌酐 45μmol/L、尿素 9.8mmol/L、钠 140mmol/L、钾 3.4mmol/L、氯 102mmol/L、葡萄糖 7.6mmol/L。影像学检查（2014 – 06 – 09）：胸片提示心肺未见明显异常。

二、入院诊断

1. 烧伤（火焰）55% TBSA 深Ⅱ度头面颈、躯干、双手；30% TBSA Ⅲ度四肢、臀部
2. 吸入性损伤（中度）

三、救治过程

入院后立即稳定循环，补液复苏抗休克、维持循环、平衡出入量；同时调整内环境及电解质，予以营养支持，早期肠内营养，予以脏器功能保护。至 2014 年 7 月 12 日先后多次行切削痂、创面扩创、自异体邮票皮混合移植等手术积极处理创面，使大部创面愈合，仅留有少量残余创面（病例 2 图 1 至病例 2 图 3）。患者从 7 月 17 日开始相继出现 3 次高热（病例 2 图 4）。7 月 17 日、7 月 18 日患者最高体温 41℃，伴寒战，精神萎靡，少尿。查血示：白细胞计数 34.84×10^9/L，中性粒细胞百分比 90.8%，总胆红素 66.8μmol/L；直接胆红素 47.9μmol/L；丙氨酸氨基转移酶 585U/L，门冬氨酸氨基转移酶 996U/L；碱性磷酸酶 425U/L；γ – 谷氨酰转肽酶 552U/L；尿素 14.9mmol/L，肌酐 103μmol/L，降钙素原 >100ng/L。7 月 18 日局麻下行四肢扩创术，发现躯干及四肢创面愈合中，植皮区皮片缓慢扩展，创面无明显异味及脓性分泌物（无明显感染征象）。患者深静脉导管、尿管均已拔出，尿常规未见明显异常。胸腹部无明显症状及阳性体征，胸腹部 CT 仅提示双侧胸腔少量积液，未见明显异常渗出。经予以亚胺培南西司他丁钠及哌拉西林钠 – 他唑巴坦钠强化抗生素治疗后，患者症状于 7 月 19 日开始好转，体温最高 38.5℃。7 月 20 日至 24 日体温逐渐恢复正常。7 月 22 日利用超声排除其他隐匿性感染灶，包括感染性心内膜炎/心脏感染赘生物、腹股沟穿刺部位感染性动脉瘤、下肢感染性深静脉血栓。同时为彻底排除创面因素，7 年 25 日局麻下行四肢扩创、异种生物敷料（转基因猪皮）覆盖术。患者于 7 月 27 日、7 月 28 日再次出现高热，最高体温 41℃，伴寒战。呼吸增快，心动过速，精神状态差。实验室检查：白细胞计数 35.72×10^9/L，降钙素原 52.61ng/ml。胸腹部 CT 结果较前相仿。查体发现躯干及四肢创面愈合中，植皮区皮片缓慢扩展，异体皮未脱落，创面无明显异味及脓性分泌物，而右外耳道发现脓性分泌物，行颞部 CT 检查（病例 2 图 5），提示右侧中耳鼓室内密度增高，黏膜增厚，经耳鼻喉科会诊，诊断为化脓性中耳炎，遂予以穿刺引流冲洗后，7 月 29 日至 30 日体温逐渐恢复

正常。7月31日患者出现连续两次高热达40.5℃，伴寒战，并出现少尿、低血压、意识改变等感染休克表现。实验室检查：白细胞计数 $24.48 \times 10^9/L$，中性粒细胞百分比92.4%；降钙素原>100ng/L。耳鼻喉科会诊，未见脓液，排除中耳炎加重。普外科会诊，查体腹软，右上腹压痛(±)，墨菲征(−)，无明显反跳痛、肌紧张。CT提示胆囊壁不厚，张力尚可，无结石，其为原发灶导致高热可能小，建议排除其他来源感染。全身PET−CT：未发现异常感染灶，提示：胆囊增大，胆囊炎。遂行CT引导下经皮经肝胆囊穿刺引流术，引流出暗褐色浓稠胆汁近100ml(病例2图6至病例2图7)，此后患者体温逐渐恢复正常。胆汁培养结果提示：鲍曼不动杆菌(与第一次血培养结果一致)。

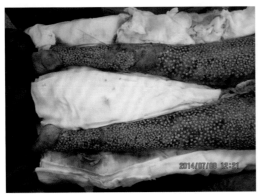

病例2图1　自异体邮票皮混合移植　　病例2图2　双下肢仅残留少量残余创面

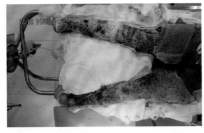
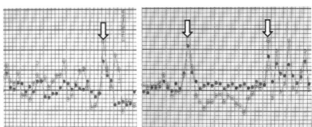

病例2图3　双下肢仅残留少量残余创面　　病例2图4　7月17日开始相继出现3次高热

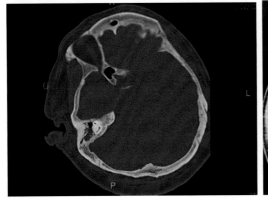

病例2图5　右侧中耳鼓室内密度增高,黏膜增厚　病例2图6　CT引导下经皮经肝胆囊穿刺引流术

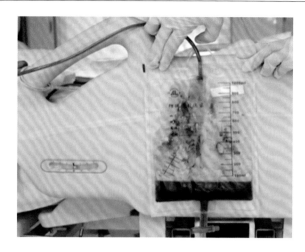

病例 2 图 7　引流出暗褐色浓稠胆汁

四、救治体会

1. 危重烧伤患者是否发生感染　烧伤患者感染诊断干扰因素多，高热是大面积烧伤患者的常态，且持续时间长：创面毒素吸收、炎性介质释放；白细胞高常见，属“正常”现象；受发热、疼痛刺激、吸入性损伤等因素影响，心率、呼吸频率加快亦属“正常”；但烧伤患者感染仍有规律可循：①高热异常：常规降温措施效果差；创面换药后高热，但降温后又出现高热；创面不换药时也发生高热；②呼吸异常：非发热及疼痛时呼吸快＞30 次/分，且窘迫；③精神症状异常：难以安抚的烦躁甚至谵妄，并非性格所致；④腹胀异常：肠鸣音恢复后又消失；腹胀明显加重；⑤白细胞分类：中毒症状，中性幼粒、中性杆核。脓毒症多伴有中性幼粒、中性杆核，持续未消退或升高；⑥降钙素原变化：动态升高意义更大，连续 3 天降钙素原均值大于 5 且升高，烧伤脓毒症可能性大。

2. 寻找感染源　逐一排除，先简单、无创，后复杂、罕见病因。感染已成为危重烧伤患者的主要死亡原因，美国烧伤协会（ABA）发布的 2016 年度国家烧伤数据报告：烧伤最常见的 10 种并发症中，有 7 种与感染有关。最常见的感染类型：创面感染、呼吸道感染、泌尿系统感染、导管相关性血流感染等。创面永远不容忽视，尽早、尽快修复创面既是排除了最常见的、最严重的感染来源，又因创面修复全身状况好转、耐受感染打击，为寻找感染源等诊断治疗提供了时间和机会。排除常见感染来源后，应考虑隐蔽部位、难以发现的感染灶导致的感染，如肠源性感染、心内膜炎、化脓性胆囊炎、化脓性血栓性静脉炎、化脓性中耳炎、筋膜间隙化脓性感染等。

3. 对待烧伤患者隐匿性感染，应看趋势、重预防　急性非结石性胆囊炎（acute acalculous cholecystitis，AAC）在烧伤患者中的发病率为 0.4% ~3.5%，死亡率高达 10% ~90%，常因重症烧伤患者机械通气、镇痛镇静药物的使用、烧伤本身的背景性疼痛、沟通障碍等而被掩盖，症状常不典型。此病发病的危险因素有：①年龄：被认为是独立预测因素（高龄患者因合并症及免疫功能减弱，感染风险增加）；②血容量减少：导致胆汁黏稠、内脏灌注减少；③大量输血：增加血液中胆红素浓度，胆汁淤滞，血浆中 FXⅡ可诱导胆囊壁炎症反应；④长期全肠外营养（TPN）：胆囊排空障碍，胆汁浓缩，胆汁淤滞；

⑤长期有创机械通气：被认为是独立预测因素（PEEP 可造成胆汁淤滞及组织低灌注）；⑥毒麻药物、血管活性药物的使用：阿片类药物收缩 Oddi 括约肌，增加胆道压力；⑦脓毒症：部分患者在确诊时存在脓毒症。

4. 动态观察，不忽视细小变化，觉察到非经典症状和体征，要依靠主管医师的主观能动性、高度责任心。仔细查体（早期发现隐匿性感染病灶：化脓性中耳炎）。

五、主编述评

危重烧伤患者并发急性非结石性胆囊炎的病例尚不少见，但由于症状、体征以及辅助检查结果往往极不典型，无法明确支持胆囊炎诊断，且在寻找大面积烧伤患者感染灶时干扰因素众多，再加上危重烧伤患者较其他类型重症患者具有许多特殊性，故该诊断的建立往往较晚。如若想早期诊断该类隐匿性感染，就要求烧伤科医师在诊治危重烧伤患者感染发热时，要时刻警惕各类隐匿性感染发生的可能，对引起感染可能的来源逐一排查。同时在多学科合作模式的基础上，切忌完全依赖其他专科会诊结果，要发挥自己的主观能动性，要有大局观意识，在掌控患者整体情况的基础上做出最合理的判断。

（姜耀男　肖仕初）

编者介绍：

姜耀男，男，住院医师，2012 年考入海军军医大学临床医学专业，2017 年由长海医院烧伤外科录取为专业型硕士研究生，师从肖仕初教授。

指导老师：肖仕初，男，教授、主任医师，博士生导师，海军军医大学附属长海医院烧伤外科执行主任。

病例 3　成功救治 85% TBSA 特重度烧伤合并吸入性损伤患者

一、入院情况

王某某，男，48 岁。因"火焰烧伤全身多处后 2 小时"于 2014 年 4 月 10 日入院。患者于入院前 2 小时，在工作中接近 3.5 万伏高压线时，被电弧烧伤右上肢、右下肢，引燃衣物导致火焰烧伤全身多处。当时身处高空作业。否认高空坠落史、昏迷史，被别人从高空救下后，未做特殊处理。伤后急送医院就诊。既往体健。

专科查体：心率 120 次/分，呼吸 23 次/分，感憋闷，呼吸困难，口渴索饮，尿少，呈酱油色。创面分布于全身多处，约占 85% TBSA，头面部肿胀明显，眼裂缩小，鼻毛烧焦，腐皮大部分已经脱落，剩余的腐皮焦黄，基底焦黄或苍白，四肢可见大量树枝状的栓塞血管，躯干皮肤呈皮革样。

入院首次检查、检验结果：血常规：白细胞计数 27.83×10^9/L，中性粒细胞计数

22.63×10⁹/L，中性粒细胞百分比82.3%，血红蛋白185g/L，血细胞比容50.5%，血小板计数626×10⁹/L。血生化：总胆红素69.7μmol/L，直接胆红素9.70μmol/L，间接胆红素60.00μmol/L，丙氨酸氨基转移酶41.0U/L，门冬氨酸氨基转移酶169.0U/L，总蛋白26.5g/L，白蛋白13.3g/L，球蛋白13.2g/L，白/球比值1.01，二氧化碳21.4mmol/L，葡萄糖11.60mmol/L，尿素氮7.09mmol/L，肌酐166.00μmol/L，钾3.4mmol/L，钠145.0mmol/L，氯108.0mmol/L，钙1.71mmol/L，肌酸激酶94.0U/L，肌酸激酶同工酶222.0U/L，乳酸脱氢酶853U/L。

二、入院诊断

1. 烧伤(火焰)85% TBSA Ⅱ~Ⅲ度全身多处
2. 烧伤休克
3. 吸入性损伤(重度)

三、救治过程

入院后立即报病危，迅速建立深静脉通路，快速补液抗休克。监测中心静脉压、有创动脉血压，指导补液治疗；立即行气管切开术，保持呼吸道通畅；导尿并留置尿管监测尿量；四肢、胸部焦痂切开减张(病例3图1、病例3图2)；静脉滴注头孢噻利预防感染；静脉滴注奥美拉唑预防应激性溃疡；应用丙球蛋白增强免疫力；应用还原型谷胱甘肽保护肝功能；使用金水宝保护肾功能；在补足容量的前提下应用呋塞米加强脱水，保护肾脏；应用维生素C静脉滴注，防治氧自由基损伤；鼻饲肠内营养混悬液，保护肠黏膜屏障；创面暴露，外涂磺胺嘧啶银混悬液，防止创面感染。

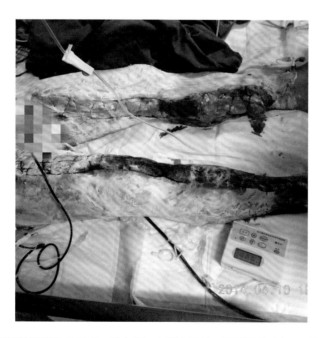

病例3图1　双下肢环形焦痂形成，张力高，末梢血运差。行环形焦痂切开减压术后，双下肢张力缓解，末梢血运明显改善

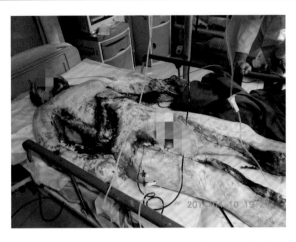

病例 3 图 2　躯干及双上肢环形焦痂形成，张力高，呼吸急促、困难。行环形焦痂切开减压术后，双上肢张力缓解，末梢血运明显改善。呼吸逐渐转平稳、呼吸困难症状消失

　　第 1 个 24 小时共补液 20 140ml，其中胶体液 5370ml，晶体液 13 350ml，水分 1240ml，口入 180ml。24 小时尿量 1304ml，平均 54ml/h。其间出血约 437ml，呕吐 3 次，共约 280ml。心率波动在 80～135 次/分，呼吸波动在 21～24 次/分。24 小时结束时，患者神志清楚、安静，精神差，呼吸平稳，尿量满意，可进少量流质。血流动力学监测基本正常。因呼吸道烧伤严重，呼吸费力，于伤后第 3 天行呼吸机辅助呼吸；肾功能进一步恶化（尿素氮 28.58mmol/L，肌酐 473.20μmol/L），考虑大面积烧伤后大量的毒素被吸收入血，导致的急性肾损伤，遂于伤后第 4 天至伤后第 19 天期间行连续性肾脏替代疗法（continuous renal replacement therapy，CRRT）治疗。之后多次检查，肌酐呈缓慢下降趋势，直至伤后第 47 天肌酐结果才达到正常水平。于伤后第 9 天行双下肢切痂异种皮覆盖术，伤后第 14 天行躯干及双上肢切痂异种皮覆盖术。伤后第 20 天，中午患者血氧饱和度下降至 80%，在调节吸氧浓度为 100% 后，血氧饱和度才缓慢上升至 95%。下午 14 时，出现高热，对症处理后未见缓解。血氧饱和度再次下降至 68%，氧分压 40.7mmHg，患者呼之不应。胸片示：两肺感染严重，考虑急性呼吸窘迫综合征（acute respiratory distress syndrome，ARDS）可能（病例 3 图 3）。纤维支气管镜检查示：气管套管下有明确出血，左、右主支气管内有血凝块，予吸出后，见左主支气管黏膜水肿，无明显出血，右主支气管黏膜散在、小块糜烂出血，局部外用盐酸肾上腺素盐水局部喷射止血。结合临床表现、实验室检查及胸片检查结果综合判断 ARDS 诊断成立，调节呼吸机参数（小潮气量：420ml、大 PEEP：18cmH_2O），镇静、止痛，应用肌松药，减少人机对抗，降低呼吸频次，提高有效呼吸次数，加强脱水治疗及加强抗感染治疗。经综合治疗后，血氧饱和度逐渐上升至 85%，患者自行苏醒。18:40 在吸入纯氧的状况下，血氧饱和度达 99%，氧分压 126.5mmHg，降低吸氧浓度为 75%。伤后第 21 天 1:57 在吸氧浓度为 60% 的情况下，氧分压为 82.1mmHg，血氧饱和度 95.9%。静脉血气分析：氧分压 43.1mmHg，血氧饱和度 76%。提示微循环氧交换良好，无组织缺氧。在肺脏功能得到恢复、保证不出现低氧血症的前提下，逐步降低呼吸机的参数，于伤后第 67 天脱机。伤后第 22 天化验结果提示

高钠血症，之后检查逐渐上升，伤后第 27 天达 160mmol/L。经增加水分摄入、脱水、调节电解质平衡等综合治疗后，缓慢下降，伤后第 30 天达 147mmol/L。伤后第 20 天，肺泡灌洗液培养示白色念珠菌生长。创面分泌物培养示铜绿假单胞菌生长，对左氧氟沙星敏感。停用泰能，改用左氧氟沙星抗感染，使用卡泊芬净加强抗真菌治疗。经综合治疗后，患者的感染逐渐得到控制，肺脏、肾脏等脏器功能逐渐恢复。于伤后第 28 天、伤后第 47 天、伤后第 85 天、伤后第 100 天多次行植皮术封闭创面，痊愈（病例 3 图 4）。

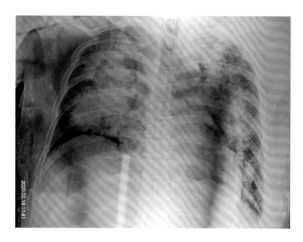

病例 3 图 3　伤后 20 天，胸片示两肺感染，提示 ARDS

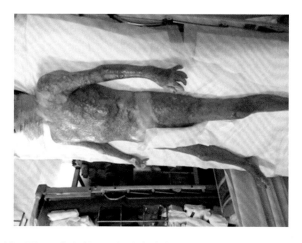

病例 3 图 4　患者创面已经完全愈合，行抗瘢痕治疗及功能锻炼

四、救治体会

此例患者属于特重度烧伤，伤情危重。伤后发生较多并发症（急性肾损伤、ARDS、肺部感染、烧伤创面脓毒症、高钠血症、菌血症）。这些并发症贯序或同时出现，给治疗带来了极大的难度。

1. 对于中重度呼吸道烧伤患者，应果断施行气管切开术，以保证呼吸道通畅。当氧分压降至 70mmHg 以下,提示已发生急性肺损伤。及时给予呼吸机支持,采用呼气末正压通气(PEEP)。当 $PaO_2/FiO_2<200$,提示已发生 ARDS,及时调整呼吸机参数(小潮气量,大 PEEP)。一旦各生化指标稳定后,逐渐降低呼吸及参数,达到呼吸机撤机参数后,果断撤机,避免继发肺部感染等并发症。在肺脏和肾脏指标出现异常时,尤其是出现 ARDS 时,呼吸机和连续性肾脏替代疗法(CRRT)的应用给脏器功能的恢复赢得了时间。在努力维持内环境稳定的前提下,及时纠正低蛋白血症,并使机体处于轻微的脱水状态,有利于减轻肺脏及其他脏器组织的水肿,可明显改善肺脏及其他脏器的功能。定时的化验检查,以及及时的参数调整既能准确地让机器发挥到恰当的作用,又让得到恢复的脏器起到相应的作用。

2. 伤后出现高钠血症(160mmol/L)。经过限制钠盐摄入,口饮白开水及静脉补充水分,高钠血症得以纠正。并发高钠血症的原因很多,此次系睡悬浮床、气管切开、切开减压等原因,对补液量估计不足所致。

3. 烧伤创面脓毒症易发生多脏器功能衰竭,与烧伤后炎症反应失控有关,创面感染组织切除之前血浆 IL-6、IL-8、肿瘤坏死因子和脂多糖水平明显高于坏死组织切除后。在患者使用呼吸机辅助呼吸和连续性肾脏替代疗法(CRRT)治疗下,肺脏和肾脏功能尚未完全得到恢复的情况下,我们切除了全身大部分的焦痂。但是术后患者肺脏情况恶化,使得原来计划安排的植皮术不能进行。在患者一般情况好转后,安排数次 MEEK 植皮术封闭创面。MEEK 植皮术在救治此例大面积严重烧伤患者的过程中起到了关键作用。创面的存在是烧伤后一切病理生理变化的基础。随着感染组织的清除和创面的覆盖,脓毒症得到控制,器官功能障碍也得到改善。

目前大面积深度烧伤患者的主要死亡原因仍是全身感染,细菌主要来源于创面,深度烧伤创面大量组织损毁、坏死,是细菌繁殖的良好场所,对患者威胁极大。若未能得到及时清除,极易诱发脓毒症。全身应用抗生素仍是目前控制严重感染的重要手段。抗生素的应用,必须有针对性,主张用于严重烧伤早期,尤其对于伴有严重休克的患者,使用有效的抗生素可以较好地控制在水肿回吸收期这一感染高峰发生全身性感染的危险,同时后期并发症也会相对减少。在应用过程中应掌握好几个原则:强调早用早停,敢用敢停。本病例依据创面细菌培养、血培养加药敏的检验结果,选择有针对性的抗生素。

五、主编述评

该特重度烧伤患者,病程中先后出现急性肾损伤、ARDS、烧伤感染等严重并发症,最终救治成功。呼吸机支持、肺保护性通气策略、肾替代治疗、抗菌药物的合理使用、MEEK 微型皮片移植技术等的运用起到了关键作用。救治过程中也有值得反思的地方:①第一个 24 小时液体总量偏多;②创面切痂后的临时覆盖物如果选用异体皮可能更佳。

(潘晓峰 孙曙光 王良喜)

编者介绍:

潘晓峰,陆军第七十一集团军医院,从事本专业 15 年,熟练掌握严重烧伤及并发症的救治、相关功能障碍的整复。

指导老师:

孙曙光,主任医师,陆军第七十一集团军医院烧伤整形科原科主任,对救治重大灾难性事故中成批烧伤及严重烧伤患者,有较强的组织指挥和快速反应能力及高超的整体救治水平。

王良喜,男,主任医师,陆军第七十一集团军医院烧伤整形科主任,从事本专业23年,擅长烧伤感染、烧伤休克及烧伤并发症的防治,对成批烧伤及严重烧伤患者的救治积累了丰富的临床经验。

病例4 75% TBSA 柴油火焰烧伤患者治愈病例

一、入院情况

患者男性,37岁,身高170cm,体重65kg。2018年6月27日15:31在外地修理汽车时不慎引燃油箱燃油,燃油泄漏并将身体引燃,烧伤头、面、颈、躯干、四肢、臀部,脱离现场扑灭火焰,立刻至杭州市某医院就诊,未做任何处理,马上转至浙江大学医学院某附属医院住院治疗,入住ICU 5天,给予补液、抗休克、保护脏器功能、抗炎对症治疗(哌拉西林他唑巴坦,其他药物不详),气管切开插管,创面给予磺胺嘧啶银粉外涂处理,并卧悬浮床、吸氧、心电血氧监护,完善各项检查,住院5天后患者家属要求转入我院继续治疗,经1天长途转运于2018年7月3日6:22分到达我院,患者入院时神清,精神差,全身肿胀、疼痛明显,无发热、心悸、胸闷、恶心、呕吐,呼吸费力,无明显呼吸困难,偶有咳痰。

入院查体:体温36.5℃,脉搏95次/分,呼吸21次/分,血压178/76mmHg,氧饱和度100%。

专科查体:创面主要分布于头、面、颈、躯干及四肢,面积约75% TBSA,磺胺嘧啶银粉未能结痂,创面大部分为黄色软痂覆盖,皮下可见栓塞血管,部分创面基底部红白相间,大部分苍白色,呈皮革状,渗液明显。

入院检查:①营养指标:低蛋白(总蛋白44.4g/L,白蛋白29.2g/L,球蛋白15.2g/L,前白蛋白95mg/L);②感染指标:降钙素原0.7ng/ml;血常规:白细胞计数13.98×10^9/L,中性粒细胞百分比83.64%;③凝血功能:血小板计数86.00×10^9/L。头、胸、腹CT示:胸部:①双侧中等量胸腔积液并外压性肺不张;②胸部皮下软组织肿胀、积气;③气管插管术后改变。头部:①考虑脑肿胀;②广泛皮下软组织肿胀。腹部:①肝右叶低密度影,多考虑肝囊肿;②胃、下腔静脉及膀胱导管留置(膀胱积气);③腹壁及腰背部皮下软组织肿胀(挫伤、渗出)。

二、入院诊断

1. 全身多处火焰烧伤75% TBSA Ⅱ~Ⅲ度(深Ⅱ度14% TBSA、Ⅲ度61% TBSA)

头、面、颈、躯干、四肢、臀部

2. 吸入性损伤

3. 低蛋白血症

三、救治过程

入院后告病危，完善各项检查，评估病情，保持呼吸道通畅，呼吸机辅助呼吸，给予脏器功能维护、营养支持、纠正低蛋白血症、脱水利尿、连续性肾脏替代疗法(CRRT)血液净化、创面外涂磺胺嘧啶银粉卧悬浮床保痂。血液净化两次后改为卧翻身床(病例4图1)。因治疗费用原因，制定分批、分部位切削痂＋自体邮票皮0.5cm×0.5cm大小点状移植、以头皮和右下肢正常皮肤为皮源的手术计划。入院后第2天行床旁CRRT治疗12小时，第3天首次手术，因麻醉诱导后患者气道痉挛，氧合差，心率160次/分，血压177/85mmHg，麻醉师拒绝继续麻醉，苏醒后患者生命体征平稳，回病房后继床旁CRRT治疗12小时，枸橼酸钠抗凝，透析结束后10小时再次行手术治疗，手术方案为左上肢削痂7% TBSA，取头皮和右小腿约5%刃厚皮，制成0.5cm×0.5cm大小邮票皮移植于削痂创面，术后三天换药皮片部分液化脱落，成活约1/3，分泌物培养提示为泛耐药洛菲不动杆菌。入院后第13天行左下肢创面切削痂＋自异体混合移植，手术切削痂面积约14% TBSA，自体皮4%和异种皮20cm×40cm混合点状移植，术后自体皮片成活不佳，成活率20%左右，创面分泌物培养仍然是泛耐药洛菲不动杆菌。第18天第3次手术，行前躯干切痂异种皮移植术，术后第7天异种皮开始液化，皮下积液，清除异种皮取分泌物3处(躯干、左上下肢)送外院培养提示泛耐药鲍曼不动杆菌。第27天行前躯干、左上肢残余创面清创，面积约13% TBSA，取头皮2% TBSA，右下肢6% TBSA，制成0.5cm×0.5cm大小邮票皮，1:1.5点状移植。术后第2天拔出气管插管，术后3天换药，皮片几乎全部液化脱落。拔出深静脉导管行培养未见细菌生长，入院后的每次血培养均未见细菌生长。深部痰液培养无细菌生长。期间加强创面换药，控制感染，第41天第5次手术，行右下肢创面削痂面积10%，取头皮2%，右下肢首次取皮愈合后皮肤再次取皮5%，点状移植，术后3天换药皮片成活20%。经过5次手术患者仍然残留约40% TBSA左右肉芽创面(病例4图2)，创面分泌物培养结果为泛耐药鲍曼不动杆菌，并且患者精神差，情绪低落，食欲极差，低蛋白血症、贫血、消瘦、重度营养不良。在此情形下给予患者心理治疗同时行创面暴露，每日浸浴治疗(病例4图3)，浸浴后的创面外涂中药膏保湿，并留置胃管营养支持。后又耗时80多天经历4次手术封闭创面，每次术前浸浴治疗20分钟，术中自体皮片取后用艾夫吉夫(外用重组人酸性成纤维细胞生长因子)溶液浸泡保持皮片活性(病例4图4至病例4图7)。每次术后7天皮片开始扩展时浸浴治疗，术后残余创面用艾夫吉夫溶液纱布半暴露。患者共经历9次手术，耗时182天，创面封闭，痊愈出院病例4图8。

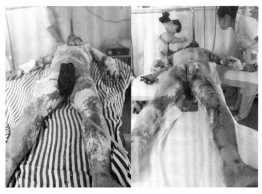 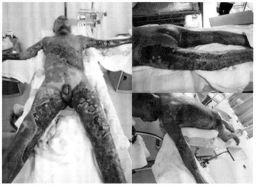

病例 4 图 1　入院卧翻身床　　　　　病例 4 图 2　经过 5 次手术后创面分布情况

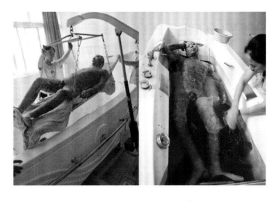 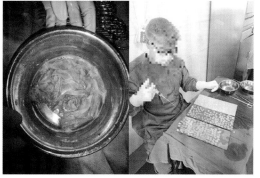

病例 4 图 3　药浴治疗　　　　　　　病例 4 图 4　术中皮片处理
　　　　　　　　　　　　　　　　　　（术中皮片艾夫吉夫溶液浸泡）

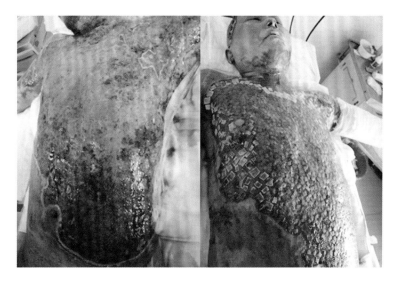

病例 4 图 5　躯干植皮

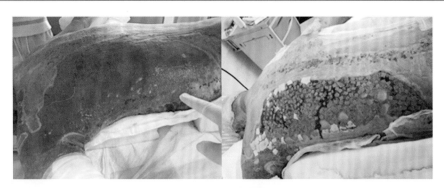

病例 4 图 6　后背植皮

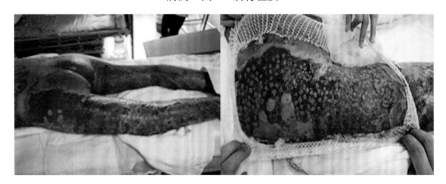

病例 4 图 7　臀部及大腿后侧植皮

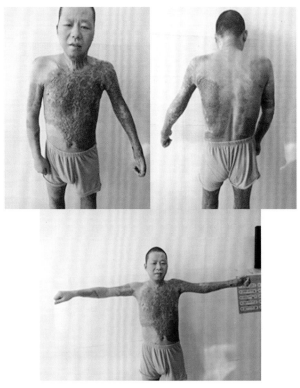

病例 4 图 8　患者出院时照片

四、救治体会

1. 前4次手术皮片成活不良原因分析

（1）创面感染：该例患者休克期胶体液输入不足，持续低蛋白血症，水肿回吸收期延迟，水肿消退缓慢，导致该患者早期可能已出现痂下感染。

（2）术前没有早期发现感染并给予足够重视，该患者入院后创面软痂，虽然早期分泌物培养、血培养没有阳性结果，但感染指标降钙素原、白细胞水平居高不降可能提示患者有感染，术前对此没有引起足够重视。

（3）营养不良，该患者因为经济困难，病程中胶体液入量和静脉营养摄入很少，主要依靠患者进食获取能量，白蛋白、前白蛋白长期处于较低水平，营养摄入不足，严重消瘦，也是引起皮片成活不良的另外因素。

（4）手术方案和手术时机选择不当：该患者没有充足费用，制订手术方案时太过保守，如果第一次手术一次切除四肢焦痂创面异种皮移植，在分次点状邮票皮移植可能会出现另外的结果。

2. 后期40% TBSA残余创面修复体会

（1）加强创面处理。每日行全身创面浸入治疗，有效清除创面定植细菌，药浴后创面给予艾夫吉夫溶液纱布半暴露，促进肉芽生长。

（2）心理干预非常重要。该患者前2个月经历4次手术，倾家荡产，剩余约40% TB-SA肉芽创面，患者情绪低落，心理负担极重，全身严重消瘦，重度营养不良，食欲缺乏，感觉前途渺茫。通过心理干预，帮助患者树立康复的信心，减免医疗费用减轻患者经济负担，增加患者求生欲望。

（3）营养支持及免疫调理。留置胃管胃肠营养和静脉营养相结合方式补充营养，使用免疫增强剂调理患者免疫力，避免患者免疫力的持续下降。

（4）针对后期供皮区不足，我们采用头皮和异种皮混合移植，打"歼灭战"，逐步封闭创面。此种移植方式避免了皮片稀疏、间距过大，减少了二次感染机会，短时间内封闭了创面，抑制了创面感染的进一步发展，减少了体液和营养物质丢失，让患者看到了康复希望。

3. 普通家庭特重度烧伤患者救治体会

（1）感染的防控：感染是导致重症烧伤患者死亡的主要原因，烧伤创面是最重要的感染部位，一切重在预防。尽早清除坏死组织是减少创面感染的有效方法，只要条件允许，尽早手术，清除坏死组织。

（2）注重细节：重症烧伤的救治，细节决定成败。休克期的是否平稳渡过、水肿回吸收期的合理掌控、脏器功能的维护、营养的合理供给、抗生素的合理应用、免疫力的调整、隐匿性感染的早期识别、"三管"的护理、创面手术方式和时机的选择等是我们管床医生把控的重要环节。

（3）控制费用：以最少的费用，合理的个性化治疗方案，"土洋结合"，让重症烧伤患者尽早回归社会是我们烧伤医务工作者面临的艰难挑战，没有最好，只有更好。

五、主编述评

该患者病例简单，因费用原因，创面治疗有波折，但最终成功修复，术后患者恢复较好。创面浸入治疗是解决创面感染行之有效的方法,艾夫吉夫溶液浸泡皮片提高皮片成活率没有确切依据,需大量临床证据。

(刘卫华 肖仕初)

编者介绍:

刘卫华,副主任医师,航空工业襄阳医院烧伤整形科、医疗美容科主任。湖北省医学会烧伤与创面修复分会委员,中国中西医结合学会烧伤专业委员会青年委员,中国研究型医院学会创面防治与损伤组织修复专业委员会委员,襄阳市医学会医学美容学会副主任委员、襄阳市医学会烧伤整形学会副主任委员。

指导老师:肖仕初,男,教授、主任医师,博士生导师,海军军医大学附属长海医院烧伤外科执行主任。

病例 5 多学科联合治疗大面积特重度烧伤病例

一、入院情况

患者男性,41 岁,因饮酒后吸烟引燃被褥,致身体多处火焰烧伤合并吸入性损伤,伤后在当地某医院行补液、抗休克、肢体及躯干切开减张等治疗,于伤后 5 天转入我院治疗。既往有高血压病史。

入院查体:精神差、呼吸困难,血压 180/95mmHg,阴囊高度水肿。

专科查体:创面分布于面颈部、前后躯干及四肢,基底呈皮革样,渗出较多,其中右上肢及左侧躯干已行焦痂切开减张。

入院急诊抽血检查:血常规:白细胞计数 $17.36 \times 10^9/L$,血红蛋白 79g/L;血生化:总蛋白 44.6g/L,球蛋白 26.5g/L;动脉血氧分压 73mmHg。

二、入院诊断

1. 烧伤(火焰)42% TBSA Ⅲ~Ⅳ度面、颈、前后躯干、四肢
2. 吸入性损伤(中度)
3. 焦痂切开减张术后
4. 低蛋白血症
5. 中度贫血
6. 低氧血症
7. 高血压

三、救治过程

入院后给予吸氧、应用抗生素、补充胶体液纠正低蛋白血症(冰冻血浆 800~1000ml/d、白蛋白 20g/d)、输注浓缩红细胞悬液(2~4U/d)纠正贫血;强心利尿(西地兰注射液 0.4mg,静脉推注,1 次/日;呋塞米注射液 20mg,静脉推注,2 次/日);乌司他

丁拮抗炎性介质(20万U,静脉滴注,2次/日)。同时考虑外院采取的焦痂切开减张不充分,再次给予左上肢、躯干焦痂行进一步切开减张(病例5图1)。患者入院48小时后呼吸困难仍未缓解,低氧血症进一步加重(吸氧状态下动脉血氧分压维持在58~70mmHg),于入院第3天急诊行胸部CT检查显示:双肺感染、肺不张、双侧胸腔积液。立即在床旁超声引导下行双侧胸腔穿刺闭式引流术(累计引流出胸腔积液2800ml),行床旁连续肾脏替代疗法(CRRT)治疗48小时,考虑心肺液体负荷过重,机器设定脱水200ml/h。治疗后呼吸困难、组织间质水肿均明显好转,低氧血症明显改善。入院后第6天行前躯干、双上肢切痂+脱细胞异种(猪)皮与自体皮条状混合移植+部分创面脱细胞异种(猪)皮覆盖术(病例5图2、病例5图3)。术后第3天出现呼吸困难加重,血气分析显示低氧血症,胸部CT检查提示:肺部感染、肺不张、双侧胸腔积液。术后第5天给予气管切开+呼吸机辅助通气治疗。呼吸机治疗期间先后3次(呼吸机治疗后第2、第4、第6天)行纤维支气管镜检查,进行气道灌洗+气道分泌物抽吸+灌洗液细菌培养。肺部细菌培养:阴沟肠杆菌。按照细菌药物敏感试验结果,应用敏感抗生素美罗培南+丁胺卡那霉素治疗。呼吸机治疗6天后,肺部感染控制,呼吸困难改善,低氧血症改善(动脉血氧分压85~100mmHg),成功脱机。患者共行4次自体皮移植术(其中1次MEEK植皮)修复创面(病例5图4),入院60天后创面完全封闭(病例5图5)。

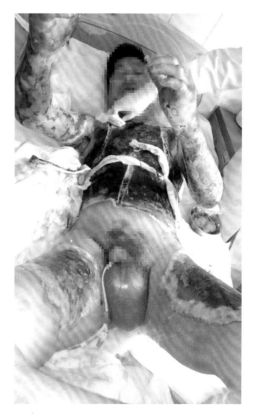

病例5图1　入院时阴囊处于高度水肿状态,前后躯干及四肢创面基底呈皮革样,渗出较多,其中右上肢及左侧躯干院外已行焦痂切开减张,但减张不彻底

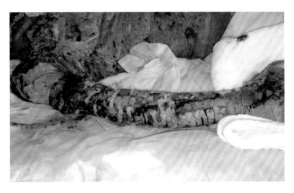

病例 5 图 2　入院后第 6 天行前躯干、双上肢切痂＋脱细胞异种（猪）皮与自体皮条状相间移植＋部分创面脱细胞异种（猪）皮覆盖手术

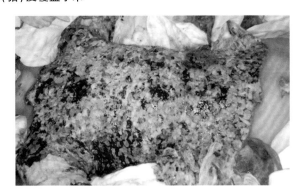

病例 5 图 3　术后换药皮片成活情况

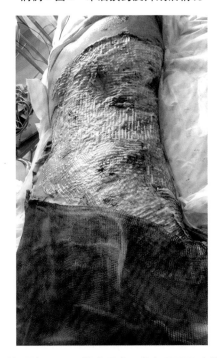

病例 5 图 4　后躯干行 MEEK 植皮手术，术中 MEEK 皮片覆盖后的创面

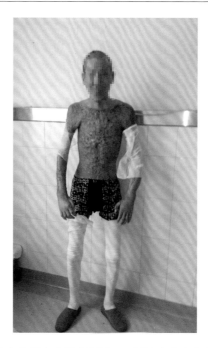

病例 5 图 5　患者愈合后瘢痕增生明显，双侧腋窝瘢痕牵拉，功能部分受限

四、救治体会

讨论多学科协助及 CRRT 技术在危重症烧伤患者救治中发挥了积极作用。

1. 本例患者的救治过程中，除烧伤科外，先后有超声介入科、肾内科透析中心、呼吸内科、重症监护科等专家参与救治与会诊，多学科协助是成功救治的基石，弥补了烧伤科医师的治疗局限性。

2. 吸入性损伤是特重度烧伤患者救治的难点，也是特重度烧伤高病死率的主要因素。本例患者在严重低氧血症无法短期纠正情况下给予立即气管切开＋呼吸机辅助治疗呼吸衰竭；通过纤维支气管镜，了解呼吸道的情况，进行肺部灌洗、吸痰、细菌培养、注入药物。应用呼吸机时对气道的管理、在严重低氧血症无法短期纠正情况下给予立即气管切开＋呼吸机辅助治疗呼吸衰竭；调整镇静镇痛药物、通过纤维支气管镜检查、灌洗等操作均需要经验丰富的呼吸内科、麻醉科、重症监护室与烧伤科的医师紧密配合。

3. 本例患者入院治疗后呼吸困难不缓解，在与家属充分沟通、充分做好准备的情况下，紧急行胸部 CT 检查时，发现呼吸困难的主要原因是大量漏出性胸腔积液，在床旁超声引导下行胸腔积液闭式引流，引流出大量胸腔积液，呼吸困难立即缓解，为早期切痂植皮赢得机会。

4. 第一次前躯干、双上肢切痂植皮手术后第 3 天患者又出现呼吸困难，再次行胸部 CT 检查，确认与肺部感染、肺不张、手术二次打击引起急性肺损伤、急性呼吸窘迫综合征有关，给予气管切开＋呼吸机辅助治疗＋呼气末正压通气＋纤维支气管镜气道灌洗＋肺部敏感抗生素应用，治疗 6 天后成功脱离呼吸机。

5. 呼吸困难、低氧血症的原因很多，治疗效果不佳时要及时查找原因，常规的胸部

CT 检查是非常必要的。

6. CRRT 在重度、特重度烧伤患者的应用是近几年临床开展的一项新技术,需要肾内科血液净化中心的大力支持。CRRT 技术应用在烧伤科的适应证是:①脓毒症和全身炎症反应综合征(以清除内毒素、炎性介质);②液体负荷过重(控制液体平衡);③顽固性充血性心力衰竭;④严重的代谢紊乱;⑤严重的水、电解质紊乱;⑥急性肾损伤。本例患者早期存在严重的低蛋白血症、全身水肿、心肺功能差,存在低氧血症,单纯大量补充胶体液往往加重心肺负担,该患者应用 CRRT 技术设定每小时脱水 200ml,48 小时共脱水 9600ml,避免了利尿剂的大量应用,减轻了肾功能损伤,既脱出了组织间隙大量水分,又纠正了低蛋白血症,大大提高了救治效率。

五、主编述评

该患者创面整体治疗及处理较成功,愈合后瘢痕康复及功能锻炼比较理想,但治疗中该患者两次于术后出现呼吸困难、肺部感染、肺不张等情况,分析其原因,与围术期全身情况准备不充分,尤其是对心肺功能的评估不足有关,此外术中及术后短期内大量补液,进一步加重了心肺负担,这也提醒我们,大面积严重患者在封闭创面的同时,应注意密切监测各项指标,维持全身情况的稳定。

(李　嵩　李文军)

编者介绍:

李嵩,主治医师,在职硕士研究生,从事烧伤专业近十年,擅长各种原因引起的烧烫伤及慢性病创面治疗。曾获"数据平台库－创面组"一等奖,通过国家级重症医师 5C 考核,拥有重症医师资格。

指导老师:李文军,第三军医大学烧伤医学专业博士,主任医师,解放军联勤保障部队 990 医院全军烧伤中心副主任。对大面积烧伤及危重烧伤救治、烧伤内脏并发症处理、烧伤感染、烧伤免疫、烧伤休克、ARDS、肺部感染、吸入性损伤、多器官功能衰竭等方面有深入的研究及丰富的临床经验。

病例 6　革兰阴性杆菌脓毒症的救治

一、入院情况

患者朱某某,女,45 岁。因"全身多处汽油火焰烧伤近 4 个月"于 2016 年 9 月 8 日入院。患者于 4 个月前因汽油火焰烧伤全身多处,伤时及伤后未做特殊处理,曾在当地行输液治疗,部分创面切开减张治疗(具体治疗不详)。患者伴疼痛、口渴、无尿,遂来我院就诊,伤后 1 天由 120 急救车送至我院,门诊以"全身多处汽油火焰烧伤 80% TBSA 深Ⅱ～Ⅲ度,烧伤休克"收入烧伤 ICU 住院治疗。患者伤后予以抗休克、抗感染及营养支持治疗,气管切开术及动静脉置管术,PICCO 监测生命体征变化。创面行多次手术治疗,经治疗病情平稳后转至普通病区治疗。现因患者病情突然加重，转入烧伤 ICU 继续治疗。患者自受伤以来精神差，食饮少许，偶有恶心、烦躁不安，患者体力差，小便量少，大便正常。

既往史：否认高血压、心脏病、糖尿病病史，否认肝炎、结核或其他传染病病史，否认过敏史，否认手术史。

入院查体：体温 37.3℃，脉搏 145 次/分，呼吸 38 次/分，血压 105/60mmHg。血氧饱和度 93%，神志清楚，慢性病容，皮肤巩膜无黄染，全身浅表淋巴结未见肿大。颈静脉正常。心界不大，心律齐，各瓣膜区未闻及杂音。胸廓未见异常，双侧呼吸运动均匀对称，无增强或者减弱，双肺呼吸音粗，可闻及干湿啰音。腹部略膨隆，全腹柔软，无压痛及反跳痛，腹部未触及包块，肝脏肋下未触及，脾脏肋下未触及，双肾未触及。双下肢水肿（＋＋）。

专科查体：烧伤创面 80% TBSA，目前残余四肢及躯干，双臀共约 30% TBSA，前躯部分创面有少许上皮岛分布，双上肢、臀部、躯干可见黑色坏死斑，其中右侧躯及左臀残余部分绿色坏死组织。双侧髂骨坏死外露，为黄绿色。右手小指指骨末节坏死外露。面颈部已愈合创面出现瘢痕增生，质硬，充血，紫红色，口角因瘢痕挛缩向左下歪斜。

辅助检查：2016 年 9 月 8 日血培养为除多黏菌素敏感外的泛耐药铜绿假单胞菌，创面分泌物培养为铜绿假单胞菌及鲍曼不动杆菌，痰培养为 MRSA 及鲍曼不动杆菌。血培养见酵母菌生长。血常规：白细胞计数 14.3×10^9/L，中性粒细胞百分比 97.95%，淋巴细胞百分比 9.67%，淋巴细胞计数 0.51×10^9/L，红细胞计数 2.82×10^{12}/L，血红蛋白 84.0g/L，血细胞比容 0.257%，红细胞体积分布宽度 15.98%，血小板计数 89.6mg/L。血生化：降钙素原 16.53ng/ml，丙氨酸氨基转移酶 6U/L，总蛋白 45.6g/L，白蛋白 32.0g/L，尿素氮 8.4mmol/L，钠 133.8mmol/L，钾 2.8mmol/L，钙 1.68mmol/L，肌酸激酶 23U/L，总胆固醇 1.89mmol/L，三酰甘油 5.31mmol/L，前白蛋白 41.3mg/L，乳酸 4.50mmol/L。

二、入院诊断

1. 全身多处汽油火焰烧伤后残余创面
2. 烧伤脓毒症
3. 泛耐药铜绿假单胞菌感染
4. 肺部感染
5. 全身多处烧伤瘢痕增生
6. 贫血
7. 营养不良

三、救治过程

患者于 2016 年 9 月 8 日 22：00 出现喘息，呼吸浅快，心率持续 140～156 次/分，呼吸 39 次/分，血氧饱和度 93%，患者自觉呼吸困难，双肺呼吸音粗，可闻及干性啰音。立即由普通病区转入烧伤 ICU 治疗，给予呼吸机无创自主模式辅助呼吸，未见缓解。23：00 动脉血气分析 pH 7.47，氧分压 52mmHg，二氧化碳分压 21.5mmHg，血氧饱和度 89.7%，实际剩余碱 -6.6mmol/L。立即行气管插管，左侧股动脉置管，随后监测动脉血压，强心、利尿、镇静治疗，呼吸机辅助呼吸压力控制 A/C 模式，期间监测动脉血气，调整呼吸机参数。至凌晨 3：00，患者呼吸频率 18 次/分，心率 110 次/分，血氧饱和度

100%,血压110/70mmHg,尿量大于80ml/h。9月8日病情变化及救治见病例6图1。

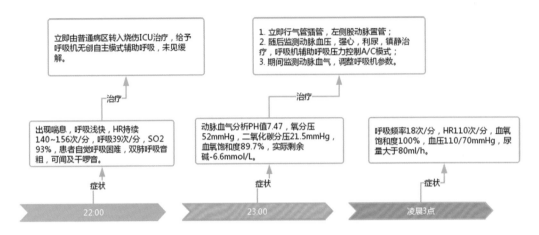

立即由普通病区转入烧伤ICU治疗,给予呼吸机无创自主模式辅助呼吸,未见缓解。

治疗

1. 立即行气管插管,左侧股动脉置管;
2. 随后监测动脉血压,强心,利尿,镇静治疗,呼吸机辅助呼吸压力控制A/C模式;
3. 期间监测动脉血气,调整呼吸机参数。

治疗

出现喘息,呼吸浅快,HR持续140~156次/分,呼吸39次/分,SO2 93%,患者自觉呼吸困难,双肺呼吸音粗,可闻及干啰音。

症状

动脉血气分析PH值7.47,氧分压52mmHg,二氧化碳分压21.5mmHg,血氧饱和度89.7%,实际剩余碱-6.6mmol/L。

症状

呼吸频率18次/分,HR110次/分,血氧饱和度100%,血压110/70mmHg,尿量大于80ml/h。

症状

22:00   23:00   凌晨3点

病例6图1 病情变化及救治过程

2016年9月9日呼吸困难稍缓解,拔除气管插管,后躯手术创面出现植皮皮片变黑,发绿,创面加深。9月8日血培养为除多黏菌素敏感外的广泛耐药铜绿假单胞菌,创面分泌物培养为铜绿假单胞菌及鲍曼不动杆菌,痰培养为MRSA及鲍曼不动杆菌。因当时国内暂无多黏菌素B针剂使用。培养结果尚未出来前经验性抗感染治疗:头孢哌酮舒巴坦3g,3次/日;利奈唑胺0.6g,2次/日。9月9日调整抗生素为:替加环素50mg,2次/日,首剂加倍。创面见病例6图2。

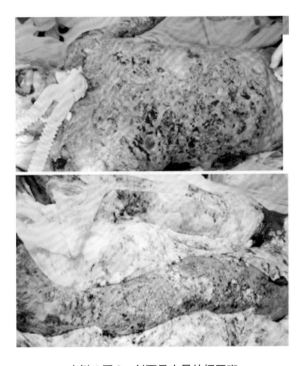

病例6图2 创面见大量的坏死斑

2016年9月10日患者晨4：00尿量少于20ml/h，喘息，拒绝面罩给氧。11：00翻身仰卧转俯卧时出现憋气发绀，呼吸变浅变慢，心率减慢至60次/分，血氧饱和度60%，呼之无反应，立即翻身仰卧后呼吸逐渐恢复，心率恢复至120次/分，呼吸33次/分，血氧饱和度95%，双肺呼吸音增粗，左侧肺部弱于右侧呼吸音，可闻及干性啰音。可视喉镜下气管插管成功，呼吸机压力控制呼吸。11：35血压为59/35mmHg，行PICCO血流动力学检测，乳酸林格氏液快速补液，0.9%氯化钠20ml加去甲肾上腺素3支一组微量泵泵入2ml/h。11：45血压为70/40mmHg，调节去甲肾上腺素泵4ml/h。12：05咪达唑仑6ml加芬太尼0.5mg微量泵泵入镇静治疗。待血压稳定后予以托拉塞米静脉泵入利尿治疗。同日下午行气管切开术。9月10日病情变化及救治见病例6图3。

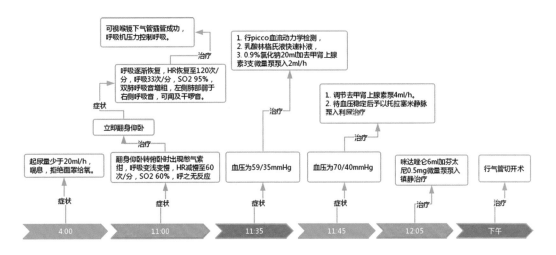

病例6图3 病情变化及救治

2016年9月11日患者出现呼吸困难、腹胀、呕吐、少尿（50ml/2h）、心率增快130～140次/分，平均动脉压60mmHg左右，呼吸36～40次/分，继续呼吸机辅助呼吸，补液，盐酸肾上腺素静脉泵入，纠正脓毒性休克治疗。9月12日凌晨由家属设法获取敏感抗生素多黏菌素B 50万U，1次/12小时静脉抗感染治疗。

9月20日加用伏立康唑抗真菌治疗，停替加环素，加用头孢哌酮舒巴坦。9月21日血培养：MDRPA只对环丙沙星及多黏菌素敏感、MDRAB只对多黏菌素敏感。9月24血培养阴性，9月26痰培养MDRPA。9月28日血培养阴性。治疗期间多次创面分泌物培养：铜绿假单胞菌。多次输悬浮红细胞、血浆、白蛋白、丙种球蛋白等治疗，静脉及肠内营养支持治疗。9月11日至9月28日病情变化及救治见病例6图4。

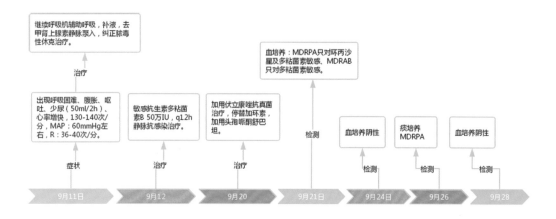

病例 6 图 4　病情变化及救治

9月8日至9月19日11天相关检验指标的变化趋势见病例6图5至病例6图11。

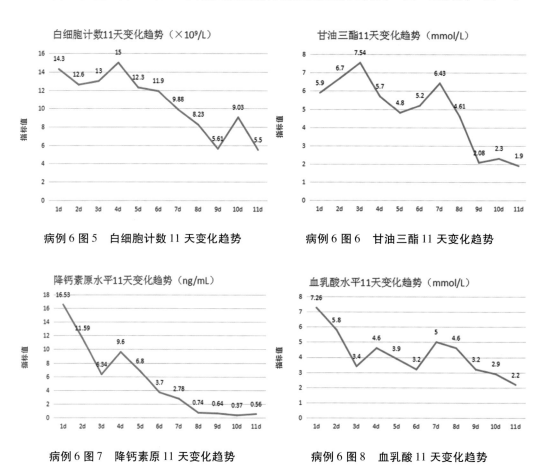

病例 6 图 5　白细胞计数 11 天变化趋势

病例 6 图 6　甘油三酯 11 天变化趋势

病例 6 图 7　降钙素原 11 天变化趋势

病例 6 图 8　血乳酸 11 天变化趋势

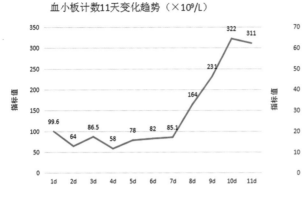

病例 6 图 9　血小板计数 11 天变化趋势

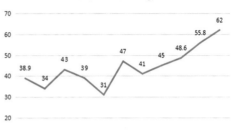

病例 6 图 10　前白蛋白 11 天变化趋势

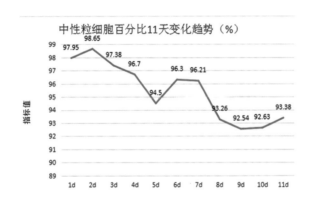

病例 6 图 11　中性粒细胞 11 天变化趋势

2016 年 9 月 13 日急诊在全麻下行全身多处水刀清创负压引流术。9 月 14 日、9 月 18 日、9 月 20 日、9 月 21 日、9 月 22 日、9 月 24 日、9 月 26 日在全麻下行全身多处水刀扩创异种皮移植术 + 异种皮制备术。9 月 27 日全身多处扩创自体皮、异体皮移植术 + 头部取皮术 + 异体皮、异种皮制备术 + 异种皮移植术。水刀及手术治疗见病例 6 图 12、病例 6 图 13。经治疗，患者病情逐渐平稳，创面逐渐愈合。进一步行康复治疗。

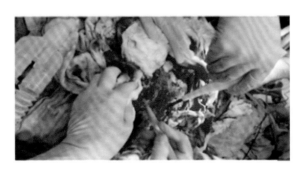

病例 6 图 12　术中水刀清创

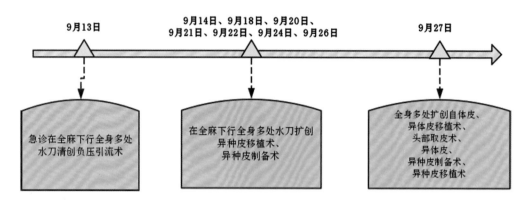

病例 6 图 13　手术治疗方式

四、救治体会

此患者因特大面积烧伤,大部分均为深度创面,治疗周期长,创面修复较慢,暴露时间较长,导致并发脓毒症及脓毒性休克。且为革兰阴性杆菌感染,病情凶险,治疗难度大。治疗期间多次血培养为铜绿假单胞菌或鲍曼不动杆菌,为多耐或泛耐药,因多黏菌素药物缺乏,致早期经验性抗生素的选择受限,从本例患者的救治来看,敏感抗生素多黏菌素 B 的使用至关重要,抗生素使用 1 周后,曾停用 3 天,患者再次出现病情加重,多黏菌素再次使用,导致使用周期近 1 个月。使用期间未继发肾功能的损伤,但出现了全身广泛的皮肤发黑,色素沉着。停药 4 ~ 5 个月后色素沉着逐渐消失。多黏菌素对耐碳青霉烯鲍曼不动杆菌、铜绿假单胞菌的敏感性接近 100%。关于多黏菌素应用的国际共识中提到:多黏菌素不建议单独使用,应该联合其他敏感抗生素一起使用。多黏菌素 B 与其他抗菌药物联合应用的机制如下:多黏菌素 B 与其他抗菌药物之间互为敏化剂增加对方的抗菌活性,或可抑制生物膜的形成,使得部分疏水性抗菌药物更加容易进入细胞,或与部分药物联用可产生或协同增强其抗真菌效果。此患者开始联合替加环素及利奈唑胺,使用 10 天左右后,更改为联合头孢哌酮舒巴坦及伏立康唑治疗,均取得较好的治疗效果。

革兰阴性杆菌导致的脓毒症较革兰阳性菌脓毒症的病理过程更加严重、病情进展更加迅速,病死率高。烧伤休克未及时纠正,极易造成各器官微循环障碍,机体抵抗力降低,肠道细菌易位,创面易发生感染。此患者伤后 1 天才来我院治疗,早期复苏不良,不仅引起创面较深,且易并发多脏器的损伤,是诱发脓毒症的潜在因素。烧伤坏死组织及代谢产物吸收入血,加重感染及炎症反应而产生脓毒症。本例患者后期创面裸露 30%,生理屏障破坏、大量坏死组织、失控的炎症反应和削弱的免疫调节能力最终导致脓毒症及脓毒性休克的发生。

创面的修复是治疗烧伤的根本,当发生脓毒症时,应较好、尽快地控制创面的感染,是防止感染进一步扩散的关键。加强创面换药必不可少,此患者全身见坏死斑,首次行扩创全身负压治疗,未起到预期的效果,创面感染进一步加重。立即更改手术方式:每隔一日即在手术室行水刀清创,水刀有效清除了创面的坏死斑,减少坏死组织残留。水刀在清除坏死组织的同时对创面有冲洗作用,并及时将失活的组织碎片、创面分泌物、细菌及其生物膜回吸收清除,减轻创面二次污染;此例患者坏死斑的创面凹凸不平,由于水刀的精准性及灵活性，从而减少了对周围正常组织的损伤。清创后异种猪皮剪成 1cm×2cm 左右大小，贴于创面，保护创面，减少渗出。此方法连续 2 周后，有效地控制了创面的感染，并促进肉芽组织的进一步生长，为后来的植皮提供了良好的条件。

此患者发生脓毒症早期降钙素原出现明显升高、血小板开始降低、脂代谢异常、低蛋白血症等。国内外文献报道：降钙素原、血小板计数等可作为脓毒症早期诊断的敏感标志物。降钙素原水平的快速升高及血小板水平的突然下降的患者更容易发生脓毒血症。结合患者的临床表现，让我们在临床工作中更早地发现病情，更早地予以干预及治疗，从而阻止病情的进一步发展，降低脓毒性休克的发生率。

烧伤休克的及时纠正、有效抗生素的及时使用、手术方式的选择、多黏菌素的使用、停止时机仍待我们进一步的积累经验。

五、主编述评

该患者系特重度烧伤，后期并发脓毒症及脓毒性休克，经过积极治疗，患者最终康复。但救治过程仍待进一步思考及改进，例如：深度创面手术方式及时机的选择，抗生素的合理使用，如何预防脓毒症的发生，仍需进一步研究。

（蒋南红　王德运　谢卫国）

编者介绍：

蒋南红，女，主治医师，武汉市第三医院烧伤科硕士研究生。擅长创面修复及危重患者的救治。工作至今，参与及治疗大面积危重烧伤患者数十例，积累了一定的临床经验。对特重度烧伤早期液体复苏及疑难创面的修复有一定的研究。

指导老师：

王德运，主任医师，教授，武汉市第三医院烧伤科副主任。中华医学会烧伤外科学分会委员，湖北省医学会烧伤与创面修复分会副主任委员。对各类烧伤特别是大面积烧伤及严重、急危重患者的治疗有丰富的临床经验。

谢卫国，医学博士，教授，博士生导师。武汉大学同仁医院/武汉市第三医院烧伤科主任兼烧伤研究所所长；中华医学会烧伤外科学分会前任副主任委员，湖北省医学会烧伤与创面修复分会主任委员，《中华烧伤杂志》副主编。

病例7　严重烧伤患者早期气切套管意外滑脱的救治

一、入院情况

患者徐某，男，26 岁，体重 65kg，既往体健。患者就职于钢铁厂，2018 年 8 月 22 日于 5m^2 左右相对密闭车间内作业时，钢水意外泄漏，泄漏当时钢水未直接接触患者，但唯一逃生通路被堵住，故患者被困于高温环境后衣物被高温点燃，致全身多处被灼伤、烧伤，10 分钟后方被工友救出，随后立即送至我院就诊，约伤后 2 小时到达我院，途中未输液。

入院查体：神志清，精神可，体温36.0℃，脉搏130次/分，呼吸20次/分，血压124/82mmHg。烧伤情况：全身多处烧伤，分布于面颈、躯干、四肢、双臀、会阴，总面积约96% TBSA，其中Ⅲ度90% TBSA，深Ⅱ度6% TBSA，少量完好皮肤位于头部及面部上1/3，创面基底大部分呈焦黄色皮革样改变，弹性极差，双下肢可见明显栓塞血管网，双手僵直，面颈部、双足底、会阴约6%面积创基呈红白相间或苍白。创面无明显渗出，痛觉明显减退或消失。鼻咽部黏膜红肿，无声音嘶哑，咳少量血性痰，小便颜色深，呈深酱油色(病例7图1、病例7图2)。

二、入院诊断

1. 烧伤(火焰)96% TBSA 深Ⅱ～Ⅲ度(深Ⅱ度6% TBSA，Ⅲ度90% TBSA)面、颈、躯干、四肢、臀部、会阴部

2. 吸入性损伤(重度)

3. 烧伤休克

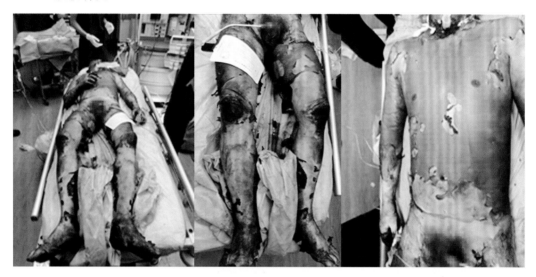

病例7图1　入院专科查体情况

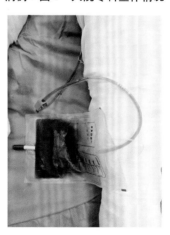

病例7图2　入院后即导出血红蛋白尿

三、救治过程

患者入院后立即予以右侧股静脉置管，并快速静脉滴注乳酸钠林格液进行液体复苏治疗。患者面颈部烧伤严重并合并重度吸入性损伤，符合预防性气管切开指征，立即局麻下行暂时性气管切开术，术中放置9号气管套管于气管切口内检查气管导管通畅后固定于颈部。此后全麻下行四肢、躯干焦痂切开减张，简单清创包扎后送入我院烧伤重症监护室，告病危，呼吸机辅助呼吸，并根据三军大烧伤补液公式予以晶胶体液进行液体复苏治疗，同时予以记每小时出入量，监测尿比重，维护重要脏器功能，预防应激性溃疡等综合治疗。

患者抗休克治疗顺利，至伤后32小时，突发烦躁不安，呼吸急促，可轻微发声，当时监护显示脉氧100%，心率120次/分，考虑气切套管滑脱可能，急请麻醉科及ICU前来会诊，同时做气管插管准备，麻醉科到场后，床边行支气管镜检查提示套管在位，但套管远端气道水肿狭窄，遂立即予以速尿（呋塞米）10mg静脉推注，同时调整呼吸机参数为：氧浓度100%，潮气量800ml，呼气终末正压10cmH$_2$O，增加氧气供应。患者症状无明显改善，立即予以地塞米松40mg静脉推注后仍无缓解，遂予以丙泊酚静脉推注5ml后5ml/h维持镇静，减少氧耗。此时患者脉氧逐渐降至85%，血气分析：氧分压38.7mmHg，二氧化碳分压65.5mmHg，乳酸6.0mmol/L。经烧伤科、ICU、麻醉科紧急讨论后，决定再次支气管镜检查，提示气切套管骑跨气管，部分滑脱，立即尝试重新置管，但未能成功，立即在可视喉镜下经口气管插管，见咽喉部水肿明显，会厌难以窥见，患者饱和度迅速进行性下降至测不出，但仍有脉搏，心率166次/分，在两次尝试后成功置管，立即接呼吸机辅助呼吸：模式SIMV，氧浓度100%，潮气量600ml，呼气终末正压10cmH$_2$O。患者饱和度逐渐回升，但至90%后不再上升，并且出现血压下降，最低至86/54mmHg，予以去甲肾上腺素维持治疗后逐渐回升，但饱和度仍不升，血气分析：氧分压57.0mmHg，二氧化碳分压56.4mmHg，乳酸4.7mmol/L。予以胸部听诊，两肺呼吸音低，考虑存在气胸可能，立即予以床边胸部X线检查提示两侧气胸，胸外科会诊后予以两侧胸腔闭式引流，置管成功后患者饱和度迅速上升至98%，心率下降至72次/分，呼吸20次/分，复查血气分析：氧分压76.0mmHg，二氧化碳分压51.8mmHg，乳酸4.1mmol/L。抢救成功后予以加强补液、适当利尿、镇静等治疗，次日麻醉科协助下，予以丙泊酚麻醉后，充分暴露气切口，直视下，麻醉师逐渐、缓慢退出气管插管至气管切口以上，但不退出声门，重置气管套管成功，拔除气管插管。

患者休克复苏明显延迟，伤后第5天进入回吸收期。伤后第6天开始分次行四肢及躯干切痂，并快速地利用头皮多次行MEEK微粒皮覆盖大部分创面，残余创面多次邮票皮修复，伤后2个月患者痊愈（病例7图3）。

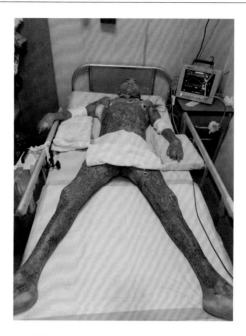

病例 7 图 3　患者愈合，开始功能锻炼

四、救治体会

1. 严重烧伤气管切开患者一旦发生气管套管滑脱，抢救成功率不能保证，因此要在诊疗过程中做好细节处理。

(1)提高气管切开质量，气切前头部后仰，颈部应充分暴露，气切位置应位于 2 ~ 4 气管软骨环处，不可过低，切开气管时切口应尽量规则，切开不可过长，以两个软骨环为宜，置入气切套管时不可暴力，以免气管切口撕裂，如皮肤切口过长，可适当缝合 1 ~ 2 针。

(2)选择合适的气切套管，根据患者体型，选择合适的气切套管，对于肥胖或者面颈部严重烧伤预计后期组织肿胀明显者可选用可调节气切套管，早期适当增加气切套管长度。

(3)妥善固定气切套管，颈部固定系带松紧度以容纳 1 手指为宜，不可打活结，避免自行松开，早期每班检查系带松紧度，如发现松动应及时调整，早期不可频繁更换系带，如无特殊，建议 3 天内无需更换，气囊压力控制在 12 ~ 24cmH$_2$O，压力值定期检测，如需呼吸机辅助呼吸患者，需同时妥善固定呼吸机管路，防止过度牵拉导致气切套管移位。

(4)规范补液，过量、不正规补液会加重软组织肿胀，增减脱管风险。休克期控制尿量以 0.5 ~ 1ml/(kg·h)为宜，不可刻意追求尿量导致补液过度，同时需保证稳定的胶体渗透压，减少体液外渗。

(5)在进行床边摄片、搬运检查、更换床单、翻身、换药、吸痰等日常医疗活动时，动作要轻柔，操作前检查系带松紧度及气囊压力，操作时要有专人看护套管，操作后再次检查固定装置是否妥当。

(6)对于合并重度吸入性损伤的患者，气道黏膜充血水肿，坏死上皮脱落引起频繁、剧烈的刺激性咳嗽会增加套管滑脱的风险，应早期行支气管镜检查，如气道内分泌物或坏死黏膜较多，尽早定期行支气管镜下气道灌洗，避免频繁的刺激性咳嗽，同时加强气道湿化治疗，利于咳痰。

（7）早期疼痛、不适、创伤引起的心理应激使患者躁动不安，也会增加脱管风险，甚至出现主动拔管可能，如患者过度烦躁可予以适当镇静、镇痛，手脚适当约束。

2. 对于气切套管滑脱评估应迅速、准确，严重烧伤行预防性气管切开患者早期出现以下症状时，应考虑气切套管滑脱可能。

（1）患者出现烦躁、大汗淋漓、吸气性呼吸困难、发绀。

（2）血氧饱和度下降，呼吸机低压报警。

（3）患者可发声。

（4）吸痰时，吸痰管无法插入气道。

3. 特重度烧伤早期一旦发生气切套管滑脱，首先应开放气道，立即拔出套管，开放上呼吸道，但此时口咽部往往有严重水肿，需同时用血管钳撑开气切口，改善通气，备好气管插管，由于早期窦道尚未形成，气道水肿，重新置管难度较大，一旦不成功后应立即改行经口气管插管。其他人员应迅速备好抢救药品和物品，密切监测患者脉氧、心率、血压等变化，一旦出现心搏骤停应立即予以心外按压。气管插管成功后立即接呼吸机辅助呼吸，要妥善固定气管插管，去除可能引起脱管的危险因素，在患者病情稳定后在麻醉科协助下重新置管。

五、主编述评

严重烧伤，特别是合并重度吸入性损伤或面颈部深度烧伤的患者，早期通常需要行预防性气管切开，防止气道梗阻的发生。气切套管意外滑脱是烧伤重症监护室气管切开术后的严重并发症。烧伤早期，指烧伤后72小时内，患者喉头及气道黏膜高度水肿，使得经口插管或重置气切套管变得十分困难甚至不可能。因此，一旦发生气切套管滑脱对于患者来说通常是致命的，死亡率极高。本例患者伤后32小时出现气管套管滑脱并抢救成功，由于发现及时，此时套管并未完全滑出气管外，为后期救治预留了时间。尝试经口插管时喉头严重水肿，会厌窥见不清，经多次尝试方成功置管，除插管者经验丰富外亦存在偶然因素。因此，对于特重度烧伤患者早期气切套管滑脱，要做到预防为主，要充分认识可能导致套管滑脱的危险因素，包括患者体型、气切的位置、套管大小选择及固定方式，是否合并吸入性损伤及医疗过程中体位的改变等，并针对这些危险因素根据患者实际情况做到精细化处理，只有处理好诊疗过程中每一个细节才能避免类似事件的发生，一旦发生早期脱管应及时、准确做出判断，为抢救争取时间。

（张 勇 孙炳伟 王 珣）

编者介绍：

张勇，男，硕士研究生，住院医师，2016年毕业于温州医科大学，2016年8月至今就职于苏州市立医院北区烧伤整形科。

指导老师：

孙炳伟，男，博士/博士后，主任医师（技术二级），博士生导师，苏州市立医院副院长、烧伤整形科学科带头人,江苏省"333 工程"第二层次培养对象,江苏省临床医学领军人才,中国医师协会美容与整形医师分会常务委员,江苏省医学组织工程与移植专业委员会主任委员。担任《中华危重病与急救医学杂志》《中华烧伤杂志》编委,以及 6 种 SCI 杂志编委及审稿人,担任国家自然科学基金面上项目及重点项目通讯评委,教育部学位论文评审专家。

王珣,硕士研究生,主任医师,苏州市立医院北区烧伤整形科,长期从事烧伤临床工作,尤其对大面积烧伤治疗有较丰富的经验。

病例 8　特重度大面积烧伤患者的成功救治

一、入院情况

患者田某某,男,48 岁。因"火焰烧伤全身多处伴肿痛、口渴 3 小时"入院。

现病史:患者于 2016 年 6 月 16 日 15:00 左右,电焊引燃香蕉水被火焰烧伤头面颈部、躯干、四肢、臀部、会阴等全身多处。受伤后即被同事救出,后感创面疼痛,无昏迷。120 救护车直接转送至我院,途中输入平衡液 500ml。急诊以"火焰烧伤 95% 全身多处"收入我科。患者受伤后神志清楚,精神差,未进食。口渴严重,大小便未解。

专科查体:血压 90/70mmHg,心率 120 次/分,入院首次 PICCO 提示:PCCI:1.05L/(min·m^2),GEDI:376ml/m^2,ELWI:7ml/kg,SVRI:6432dyn.s.cm^{-5}·m^2。患者躁动明显,口渴重。烧伤创面于全身除头、腹和双足 5% 正常皮肤外,所有创面为黄褐色痂皮覆盖,质硬,呈现皮革样改变,表面可见粗大树枝状栓塞血管网,部分创基苍白,渗出少,皮温低,触痛消失;周边可见部分红白相间创面。患肢稍肿胀,足背动脉及桡动脉搏动弱,肢端血运差,皮温凉。嘴唇呈鱼嘴样改变,鼻毛烧焦,声音轻度嘶哑。

入院检查:血气分析(吸氧 5L/min):pH:7.41,氧分压 133mmHg,二氧化碳分压 23mmHg,HCO$_3^-$:14.6mmol/L,碱剩余 −7.5,血乳酸 3.6mmol/L,钠 133mmol/L,钾 3.5mmol/L,氧饱和度 99%。血常规:白细胞计数 44.46×10^9/L,血红蛋白 191g/L,血细胞比容 52.8%,血小板计数 747×10^9/L。凝血五项:活化部分凝血活酶时间 64.8 秒,纤维蛋白降解产物 263.7mg/L。肝肾功:钠 145mmol/L,钾 4.71mmol/L,血糖 12.69mmol/L,白蛋白 33g/L,丙氨酸氨基转移酶 49.5U/L,门冬氨酸氨基转移酶 326.2U/L。

二、入院诊断

1. 烧伤(火焰)95% TBSA Ⅲ度头面颈部、躯干、四肢、臀部、会阴
2. 吸入性损伤(轻度)
3. 低血容量性休克

4. 高乳酸血症

三、救治过程

1. 休克期

（1）予以报病危，特级护理。行气管切开、心电监护、PICCO 监测，双下肢、双前臂、胸部焦痂切开减张，呼吸机辅助呼吸（病例 8 图 1、病例 8 图 3）。

（2）常规烧伤液体复苏。

2. 创面修复期及感染期

（1）持续约 1 个月 CRRT 治疗（病例 8 图 2）。

（2）内环境维持和脏器功能保护。

（3）抗感染及营养支持等。

（4）创面修复期，先后行多次手术治疗。

2016 – 06 – 21 双下肢切痂微粒皮移植异体皮覆盖术 + 腹部、双上肢创面清创异体皮移植术，纤维支气管镜明确吸入伤诊断。

2016 – 07 – 01 双侧腹股沟切痂植皮 + 双前臂、上臂切痂微粒皮移植异体皮覆盖术，为液体通道建立穿刺环境。

2016 – 07 – 07 胸腹部切痂植皮、异种皮覆盖术、双下肢无痛换药 + 气管导管更换术。

2016 – 07 – 19 前躯干创面清创削痂自体邮票皮移植 + 四肢、面颈部换药 + 异种皮覆盖术。

2016 – 08 – 02 颈部、左上肢削痂植皮术。

2016 – 08 – 12 躯干、颈部、双肩清创头皮网状皮移植术。

2016 – 08 – 24 背部清创植皮 + 前躯干异种皮覆盖术。

2016 – 09 – 05 面颈部、躯干、右上肢清创植皮术。

2016 – 09 – 28 背部创面清创邮票皮移植术、四肢前躯干无痛换药术。

2016 – 10 – 21 全身多处残余创面清创植皮术。

2016 – 12 – 06 四肢躯干清创植皮 + 双手坏死骨质咬除 + 清创植皮负压吸引术（未愈创面散在分布于全身多处，面积约 2% TBSA）。

（5）康复训练、抗瘢痕治疗。

病情演变

（1）入院后监测肾功提示异常，予以间断 CRRT 治疗。

（2）皮源紧张，每次手术区域及植皮面积有限，创面修复困难，周期长。

（3）多次血液、导管、伤口分泌物、痰培养等提示：铜绿假单胞菌、MRSA、鲍曼不动杆菌、近平滑念珠菌、粪肠球菌感染。

（4）2016 – 11 – 02 12：00，患者出现一次惊恐谵语，但呼之能应，并能正常对话。当即测定肾功提示血钠 166mmol/L，渗透压 355mOsm/L。立即建立静脉通道，补充水分并利尿。

2016 – 11 – 04 6：00，肾功提示血钠 154mmol/L。

2016 – 11 – 04 7：40，患者呼之不应，急查血气提示：（鼻导管吸氧 3L/min）pH：

7.37，氧分压 135mmHg，二氧化碳分压 54mmHg，HCO_3^-：31.2mmol/L，碱剩余 5.9，血乳酸 0.9mmol/L，钠 150mmol/L，钾 3.8mmol/L，氧饱和度 99%，氧合指数 409。予以紧急经鼻气管插管，纤支镜吸痰，可见气道及肺部痰液较多，黄色或白色黏痰。急查血常规及肝肾功等提示：白细胞计数 $31.6×10^9$/L，中性粒细胞百分比 87.9%，血糖 101mg/L；降钙素原 0.79ng/ml；钾 5.57mmol/L，钠 155mmol/L。考虑气道通气障碍，加强吸痰及翻身拍背，全天多次复查血气均提示氧合尚可，二氧化碳分压 >50mmHg，存在高碳酸血症。

2016 - 11 - 04 17：00，行经皮气管切开，纤支镜灌洗，可见肺部痰多，痰液镜检提示：白色念珠菌。开放气道后二氧化碳分压仍无降低，且患者自主呼吸逐渐减弱，呈现显著呼吸抑制状态，予以呼吸机辅助呼吸(SIMV 模式、大潮气量、高呼吸频率及低吸呼比)纠正 CO_2 潴留。很快得以纠正，但患者自主呼吸消失、心率开始缓慢下降(从 110 次/分降到 55 次/分)，予以异丙肾上腺素提高心率至 100 次/分左右；同时患者出现双足病理征反射消失、瞳孔缩小至不足 2mm(直接对光反射存在)；自主血压仍维持在 120mmHg 左右，尿量正常。PICCO 监测提示类似暖休克，严重的高排低阻(CI：6.4，SVRI：863)。初步拟诊：感染性休克。予以扩容、"泰能 + 泰阁 + 他格适 + 米卡芬净"联合抗感染，同时加强纤支镜下肺部灌洗、创面清洁换药等处理。

2016 - 11 - 05 凌晨，患者血压(收缩压)下降至 85mmHg，予以去甲肾上腺素维持血压，头部置冰帽降低脑组织代谢率等。之后患者瞳孔直径逐渐恢复正常，双下肢病理反射逐渐恢复，对声音刺激逐渐敏感并能做出转目反应。

2016 - 11 - 06 10：00，患者神志完全恢复正常，呼之能应，且能完成睁眼闭眼、伸舌等简单指令动作。患者此时自主呼吸逐渐恢复，仍存在窦性心率不稳定，无异丙肾上腺素作用下心率波动在 110~135 次/分，仍继续予以异丙肾上腺素维持心率。血标本检验提示白细胞、中性粒细胞百分比、降钙素原均显著下降，电解质逐渐恢复正常。此次病情变化全过程患者心、肝、肾等血液检验以及消化、凝血系统等均未提示显著异常。

2016 - 11 - 08，颅脑 CT 提示：颅脑未见异常，存在鼻窦炎。

3. 预后情况　患者神志清楚，精神状态可。生命体征平稳，创面全部愈合。体健、全身瘢痕增生明显、目前可独立行走、佩戴辅具可进食。但四肢关节活动度不同程度下降，日常生活活动部分可以自理(病例 8 图 4 至病例 8 图 6)。

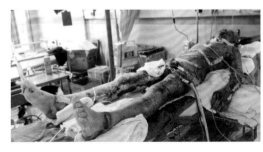 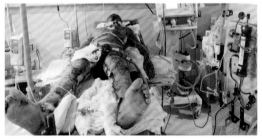

病例 8 图 1　患者入院时情况(全身多处切开减张)　　病例 8 图 2　患者入院时情况(CRRT 治疗中)

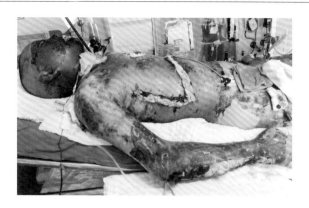

病例 8 图 3　患者入院时情况（机械通气）

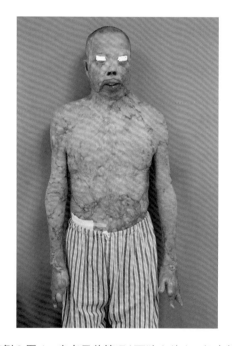

病例 8 图 4　患者目前情况（可独立站立、行走等）

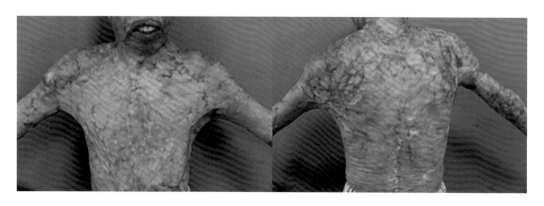

病例 8 图 5　患者前后躯干瘢痕情况、双上肢外展情况

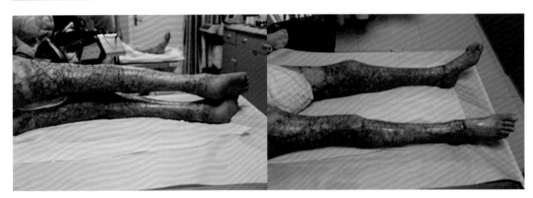

病例8 图6 双下肢瘢痕情况

四、救治体会

1. 患者为特重度特大面积烧伤,95% TBSA 全部为Ⅲ度创面,且早期复合并发多种复合伤和并发症;救治难度极大;经过约 5 个月的治疗,患者成功挺过休克关、感染关和创面修复关。经历了多重感染、脏器损害、内环境紊乱等诸多困难而危险的时期,进入康复治疗阶段。休克期双通道补液和提高血浆、电解质液比例,PICCO 指导的容量复苏,对早期有效抗休克意义重大。小剂量激素使用,可有效预防应激反应,抑制过度全身炎症反应。CRRT 的及时应用,对肾脏有效维护的同时减少体内炎症因子。

2. 患者病程中出现病情急剧变化,如神志昏迷、循环系统损害等表现,治疗组综合考虑病情变化的主要原因是患者长期卧床、身体虚弱、抵抗力差、排痰不畅,导致坠积性肺炎,肺部感染继而发展为全身性严重感染、脓毒性休克。感染致病微生物以鲍曼不动杆菌和白色念珠菌为主。合理运用抗生素,"敢用敢停",根据病情及病原学结果,及时调整抗感染方案。

3. 对待危重症患者,细致地进行病情观察。长期卧床患者,且气管切开,建议床旁有效多次进行纤支镜灌洗引流,加强翻身拍背咳痰、体位改变促进肺部引流、气道口湿化等;提高营养支持,增强患者体质和免疫力。

4. 患者特重度烧伤,住院周期长,手术次数多,皮源有限,手术安排需层层推进。双侧腹股沟为烧烫伤患者常规深静脉及动脉穿刺置管部位,为避免导管源性感染,早期可考虑双侧腹股沟局部切痂植皮。建立相对健康的穿刺环境。同时,为避免导管穿刺处菌栓形成,定期更换导管的同时,推荐间断小剂量使用抗凝药物。

5. 患者入院开始,即行肢体功能位摆放。在及时封闭创面的前提下,合理安排康复训练项目和手术治疗时机,相互促进;做到局部创面、肢体功能与全身情况的有效合一,让患者尽早的回归社会,正常生活。

6. 加强多学科会诊和联合治疗,相互取长,争取更好的治疗效果。

7. 与患者家属沟通病情仔细到位,即使创面基本愈合时,仍不排除全身性的问题出现。成功救治后,患者预后的情况、可能存在的瘢痕挛缩导致肢体功能障碍的情况,提前告知家属并对患者的后续治疗进行有效规划。

8. 对于危重症患者的救治,从抢救生命到创面修复,再到康复训练,治疗周期漫长,"任重而道远"。目前患者伤后已近 3 年,日常生活能力逐渐提高,仍需依赖家人。

在挽救患者生命的前提下，医疗同仁全力以赴使其成为独立的个体回归生活。从患者目前情况评估，后续仍需进行多次瘢痕松解整复手术，以及长时间康复锻炼。

五、主编述评

该患者的成功救治得益于漫长救治中的经验：针对特重度烧伤患者，休克防治过程中，补液方案实行晶胶双通道、高蛋白比例和 PICCO 指导的正常低限复苏原则。早期强的松冲击治疗稳定循环状态及 CRRT 预防应急和抑制过度全身炎症反应治疗。兼顾脏器保护，保障组织灌流，充足氧供(保证动脉血氧分压)，维生素 C，预防应急性胃肠溃疡。敢用敢停，密切监测感染相关指标，依据病房优势菌谱、患者培养结果经验和目标并举的抗菌策略；肺部的拍背引流和辅助咳嗽物理治疗防治肺部感染并发症，对整个救治过程起到关键作用。有序积极的创面处理、供皮区的创建与保护、全程的康复治疗对患者预后及回归社会至关重要。烧伤救治是痛苦和宏大的系统工程，每个环节都环环相扣，医师的细致而辛苦的工作才是成功基石。

（周　灵　马思远　罗奇志）

编者介绍：

周灵，主治医师，外科学(烧伤)硕士。至今就职于第三军医大学西南医院烧伤研究所，主要从事危重症患者救治、烧伤创面修复与烧烫伤后功能整形、烧伤康复等工作。

指导老师：

马思远，外科学(烧伤)博士，主治医师，讲师。中国医促会烧伤医学分会委员，中华医学会烧伤外科学分会重症学组委员。主要从事临床烧伤危重症救治、创面修复及烧伤后功能整形等工作。主持完成国家自然科学基金青年科学基金 1 项，参与完成并获得军队科技进步二等奖 1 项。

罗奇志，医学博士，主任医师。师从烧伤泰斗黎鳌院士，研究烧伤和吸入性损伤，工作于西南医院烧伤研究所。现任重庆市医学会烧伤整形分会第六届专业委员会副主任委员，《中华烧伤杂志》第四届编辑委员会委员，中华医学会烧伤外科学分会第八届委员会休克和脏器损伤与防治学组委员。

病例 9　热碱液深度烧伤 100% TBSA 患者的救治

一、入院情况

患者李某，女，31 岁，身高 165cm，体重 55kg。患者于 2018 - 05 - 25 13：40 工作时意外跌入 68℃碱性液体池内，持续时间约 1 分钟，后被同事救出，立即用清水冲洗，于伤后 1 小时 50 分钟至当地医院烧伤科给予补液抗休克、创面包扎、气管切开、应用亚胺培南西司他丁钠抗感染治疗，保留尿管，观察尿量，尿量可。伤后 72 小时救护车由外院转入。既往体健，曾行剖宫产术。

入院查体：神志清楚，精神差，全身水肿，双肺底听诊呼吸音粗糙，未闻及明显干湿性啰音，肠鸣音 3 次/分，心音弱，心率 102 次/分，律齐。

专科情况：体表全部烧伤，大部分基底苍白，痛觉消失，其中Ⅱ度伤5％。Ⅲ度伤95％。

入院检查：血常规：红细胞计数 3.36×10^{12}/L，血红蛋白 95.00g/L，血小板计数 90.00×10^9/L，中性粒细胞百分比 89.10％，淋巴细胞百分比 5.70％，C - 反应蛋白 158.03mg/L。血生化：钠 132.9mmol/L，氯 104.3mmol/L，钙 2.02mmol/L，总蛋白 46.8g/L，白蛋白 23.3g/L，球蛋白 23.50g/L，肌红蛋白 55.5ng/ml，超敏肌钙蛋白 0.02ng/ml，肌酸激酶同工酶 5.3ng/ml。动脉血气分析：pH：7.436，动脉血二氧化碳分压 38.3mmHg，动脉血氧分压 52mmHg，血乳酸 2.05mmol/L。CT 提示：①双侧颞顶区皮下软组织肿胀；②坠积性肺炎；③心包稍许积液；④两侧胸腔积液；⑤肝内小钙化灶。

二、入院诊断

1. 烧伤(热碱液)100% TBSA(Ⅱ度 5％，Ⅲ度 95％)全身多处
2. 气管切开术后
3. 全身炎症反应综合征
4. 多浆膜腔积液(双侧胸腔、心包)
5. 电解质代谢紊乱(低钙、低钠)

三、救治过程

入院前即行气管切开，入院后重症监护、气管切开护理、应用亚胺培南序贯抗感染、纠正低蛋白血症、电解质紊乱、抗炎、利尿脱水、加强营养、完善检查。患者 100% 烧伤(病例 9 图 1)，输液经深静脉导管，穿刺部位均经创面，部位选择右锁骨下、双侧股静脉 3 个部位交替穿刺(病例 9 图 2)，均采用导管侧翼与创面痂皮或肌肉缝合固定的方法，然后用干燥碘伏纱布条包绕穿刺点导管及皮肤，以弹力绷带固定，无菌纱布覆盖包绕三通接头。每 8 小时更换导管尖处碘伏纱布及覆盖的无菌纱布，使用肝素盐水(1.25 万 U∶500ml)脉冲式冲管，必要时增加更换无菌纱布次数。做好肝素帽免受创面渗液污染的保护，更换肝素帽或三通前使用酒精消毒接口；减少输液停滞时间及次数，避免从静脉置管抽血检查。入院做纤维支气管镜检查无吸入性损伤，未使用呼吸机辅助呼吸，经气管切开处持续气道湿化治疗。烧伤后早期创面疼痛剧烈，应用呼吸机，多管路刺激及 ICU 环境，患者时有谵妄，采用镇痛优先(枸橼酸舒芬太尼)，必要时镇静治疗(RASS 评分评估躁动状态，维持 -1～0 分)策略；入院早期全身水肿严重，应用悬浮床保持创面干燥，脱水利尿、心肺功能好转后应用翻身床治疗，躯干保痂，四肢于伤后 5 天行切痂生物敷料覆盖，避免碱烧伤创面进一步加深，以利于后期创面植皮成活，术后创面无菌换药。头皮烧伤早期不能供皮，术中浅削痂，生长因子＋百多邦软膏保护创面促进愈合，希望尽快成为自体供皮源头皮，实现伤后 12 天首次供皮(病例 9 图 3)；头皮首次供皮方式为 MEEK 植皮，植皮早期皮片黏附差，部分表皮游离，加强创面换药后改用自体头皮邮票皮方式封闭四肢创面(病例 9 图 4)，植皮成活情况较前逐渐好转，但仍存在大量创面未有效封闭，伤后 26 天出现体温居高不下，血压下降，降钙素原(06 - 20 至 06 - 2124 小时内 1.24ng/ml

升至 15.29ng/ml)、C - 反应蛋白(81mg/L 至 >200mg/L)飙升,GM 实验阳性,考虑导管、创面相关感染,立即使用冰帽机持续降温,免疫球蛋白进行免疫支持,更换深静脉导管,留取导管尖端、血液标本,微量泵入去甲肾上腺素,及时调整抗感染策略,升级抗生素,停用左氧氟沙星及哌拉西林他唑巴坦,加用比阿培南及替加环素,口服伏立康唑更改为静脉注射伏立康唑,后血培养证实为多重耐药的醋酸钙不动杆菌(病例 9 图 5),迅速纠正脓毒症状态,至 06 - 22 清晨降钙素原(下降至 5.64)、C - 反应蛋白(降至 135mg/L)得到控制,GM 实验 OD 值较前下降(1.16 降至 1.12),血流动力学逐渐稳定,后快速降阶梯,停用比阿培南,改为舒普深治疗。积极与家属沟通后患者姐姐(O 型,RH 阳性)要求捐献头皮,伦理委员会审核同意后待患者脓毒症状态好转,于伤后 33 ~ 40 天两次行自异体邮票皮间隔移植(患者 B 型,RH 阳性)(病例 9 图 6),邮票皮大小 1cm² 左右。自异体皮早期均占位良好,后续经过 4 次自体头皮邮票植皮封闭全身剩余创面,术后于 07 - 06 拔除气管套管。治疗 1 个月左右出现镇痛药物依赖,通过转出 ICU,增加亲属陪护、鼓励,换药时动作轻柔,与患者对话交流,减轻疼痛,安慰剂(静脉注射生理盐水)使用等,并随创面逐渐封闭,疼痛逐渐减轻,逐渐戒断。头皮第 3 次供皮术中发现头皮下脓性分泌物,送培养未能培养出细菌,后续取皮过程肿胀液经验性加入阿米卡星对症处理,未再发现头皮感染。

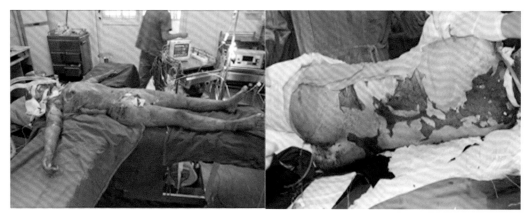

病例 9 图 1　入院第 1 次手术术中:体表全部烧伤,大部分基底苍白,其中 Ⅱ 度伤 5%。Ⅲ 度伤 95%

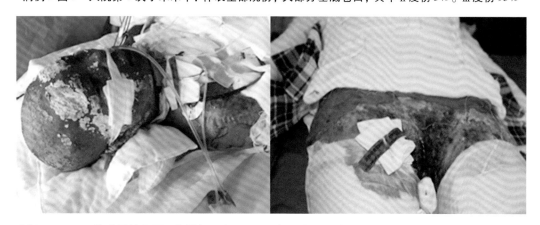

病例 9 图 2　深静脉置管位置,穿刺部位均经创面,部位选择右锁骨下、双侧股静脉 3 个部位交替穿刺

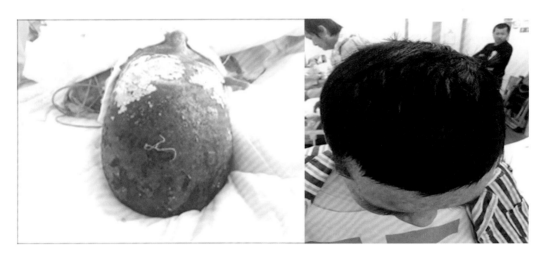

病例9 图3　头皮烧伤后12天首次供皮；头皮保护良好，反复使用，愈合后无秃发

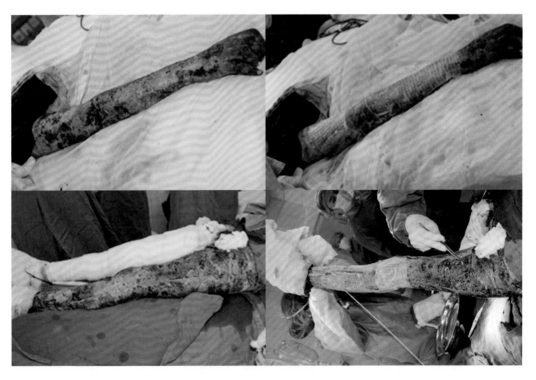

病例9 图4　四肢削痂 MEEK 植皮

细菌	菌落计数	检验结果
醋酸钙不动杆菌		

抗生素　　（15）	Mic	测试结果	结果标志
头孢吡肟（马斯平）	＞16	耐药	⊙R ⊙I ⊙S
头胞他啶	＝16	中介	○R ⊙I ○S
头孢哌酮/舒巴坦（舒普深）	＝16/8	敏感	○R ○I ⊙S
哌拉西林/他唑巴坦	＝64/4	中介	○R ⊙I ○S
替卡西林/棒酸	＝16/2	敏感	○R ○I ⊙S
氨苄青霉素-S	＞32/16	耐药	⊙R ○I ○S
复方新诺明	＞4/76	耐药	⊙R ○I ○S
左氧氟沙星	＝1	敏感	○R ○I ⊙S
环丙沙星	＝0.5	敏感	○R ○I ⊙S
多粘菌素B	≤2	敏感	○R ○I ⊙S
美罗培南	＞8	耐药	⊙R ○I ○S
亚胺培南（泰能）	＞8	耐药	⊙R ○I ○S
庆大霉素	＞8	耐药	⊙R ○I ○S
阿米卡星	＝16	敏感	○R ○I ⊙S
美满霉素	≤4	敏感	○R ○I ⊙S

病例 9 图 5　伤后 26 天血培养及药敏结果显示为多重耐药的醋酸钙不动杆菌

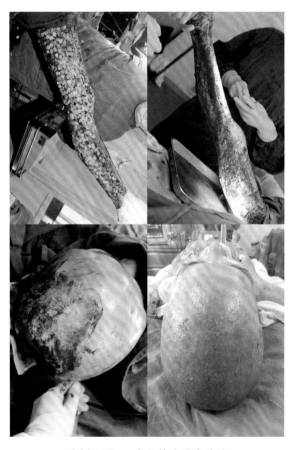

病例 9 图 6　自异体皮混合移植

四、救治体会

1. 热碱液 100% 烧伤，输液置管均经创面，创面细菌易入血导致脓毒血症；大面积烧伤患者血流动力学不稳定，血液呈高凝状态，消耗严重，营养差，反复穿刺易导致动静脉瘘形成、假性动脉瘤、深静脉血栓，即使使用人工血管修复伤口也不易愈合，若再次感染，导致血管破损增加，形成恶性循环，甚至造成截肢风险，因此保证静脉置管通畅，尽量减少深静脉穿刺次数，减少穿刺并发症是烧伤病情稳定的前提保证。除本文所述对深静脉置管的处理，皮源充足情况下优先保证置管位置自体皮有效覆盖，后期更换 PICC 或外周静脉，尽早停静脉输液治疗也是较为有效的措施。

2. 热碱液烧伤创面床准备尤其重要。热碱液烧伤创面应尽早切除创面痂皮，在全身条件允许的情况下，一般伤后 48 小时左右即行切痂生物敷料覆盖，延迟 3～5 天后植皮，可以较大提高碱烧伤创面植皮成活率。此患者伤后 3 天入院，心肺功能差，全身水肿，手术麻醉风险较高，经对症治疗后于伤后 5 天才进行切痂手术，期间碱性疱液及痂皮持续下渗腐蚀未烧伤组织，虽后期经过创面切痂生物敷料过度，直至伤后 15 天才行双上肢、右下肢 MEEK 植皮，但由于早期未能及时去除碱性坏死组织，对比同时期手术患者，植皮成活率明显较低，结果导致大面积创面外露，渗出增多，创面感染概率增大，虽使用异体真皮覆盖，但由于创面未能有效覆盖，于伤后 26 天因大面积创面暴露发生创面感染脓毒症，危及生命。

3. 100% 面积烧伤早期无供皮区可用，重视对 Ⅱ 度烧伤头皮的保护，希望尽早成为供皮源，第 3 次供皮时发现头皮下感染，考虑碱液烧伤头皮下组织，虽然表皮愈合，但后期坏死组织逐渐形成脓液，供皮过程注射肿胀液不利于脓液吸收，致使头皮发生局部感染。后期取皮过程中肿胀液加入阿米卡星，取皮后外用莫匹罗兴软膏加多黏菌素 B 软膏保护，有效控制感染加重。在自体皮源不足，因大面积创面暴露并发创面脓毒症情况下，依靠其姐多次头皮供皮，临时有效封闭大部分创面，明显改善病情，为后期自体皮移植争取时间；而通过自异体头皮 1:1 邮票间插植皮，后期大部分创面一次植皮愈合，未再行自体皮移植，考虑原因为异体皮占位或自体皮沿异体皮爬行两种机制，对其他大面积烧伤患者救治提供宝贵经验。

4. 其他对症治疗。大面积烧伤患者的救治离不开综合对症治疗。伤后 26 天并发创面脓毒症，通过早发现、早处理，根据病房微生物流行趋势及时调整抗感染策略，大剂量联合使用迅速控制感染，有效减少脓毒症对机体的打击，血流动力学快速稳定，减少组织缺氧时间，结合患者症状体征及降钙素原等化验检查结果，早识别、早干预，降低脓毒症死亡率。患者无头面颈典型Ⅲ度焦痂、无严重吸入性损伤，但大面积烧伤早期全身水肿，肺部氧合功能低下，后期多次手术需要，故此类大面积烧伤患者可放宽气管切开适应证，延长保留气管套管时间，对患者不仅避免气道梗阻风险，减轻全身器官组织缺氧危害，更要减少气道反复刺激，避免气道发生痉挛窒息，对烧伤治疗提供有力支持。

五、主编述评

患者 100% 热碱液烧伤，虽然创面深，病情重，救治难度大，但救治成功，后期功能康复良好，但治疗期间出现戒断综合征，说明在镇痛镇静理念方面还有待进一步学习，以期降低烧伤患者镇痛镇静的相关并发症。

（刘　冰　娄季鹤）

编者介绍：

刘冰，医学硕士，住院医师，工作于郑州市第一人民医院烧伤科。一直从事烧伤专业，熟练掌握各类烧伤患者的救治及瘢痕综合康复整形治疗。

指导老师：娄季鹤，主任医师，郑州市第一人民医院烧伤科病区主任。国际烧伤协会（ISBI）会员，中华医学会烧伤外科学分会危重病学组委员，中国医促会烧伤医学分会委员，河南省医学会烧伤外科学分会常务委员，河南省康复医学会烧伤治疗与康复学分会常务副主任委员，河南省烧伤医师协会副会长，河南省中西医结合学会烧伤专业委员会常务委员。

病例 10　重症烧伤患者伴重度吸入性损伤气管切开后感染致气管出血的救治

一、入院情况

患者杨某某，男，45 岁，2018 年 7 月 8 日因"火焰烧伤头面颈、躯干、臀部及四肢等多处 2 小时余"入院。患者意识清楚，感剧烈疼痛、咽干，无恶心、呕吐、呼吸困难等不适，就诊于当地医院，予静脉输液治疗（具体不详）。因患者病情较重，为进一步治疗转至我院烧伤整形科。患者伤后神志清楚，精神可，少量饮水，未进食，未排大小便，体重正常。既往体健，无高血压、糖尿病、冠心病病史，无手术史，无输血史，无药物、食物过敏史。

入院查体：体温 36.8℃，脉搏 124 次/分，呼吸 20 次/分，血压 190/108mmHg，双肺呼吸音稍粗，未闻及干湿性啰音，心律齐，未闻及病理性杂音，腹软无压痛，叩鼓音，移动性浊音（-），四肢活动未见明显异常，双侧巴氏征及克氏征（-）。

专科查体：烧伤创面主要位于头面颈、躯干、臀部及四肢，约75% TBSA（Ⅲ度 17% TBSA），清创后见Ⅲ度创面位于双手背和双前臂创面、部分双上臂创面、双大腿部分创面，表皮剥脱，基底蜡白，有淡黄色渗出，痛觉不明显，创面肿胀，尤其双上肢创面肿胀明显；深Ⅱ度创面约为 24% TBSA，位于双大腿大部分创面、头面颈部大部分创面、双上臂部分创面及躯干前部分创面，基底红白相间，表皮大部分剥脱，有淡黄色渗出，痛觉迟钝；浅Ⅱ度创面约为 34% TBSA，位于颈部部分创面、双小腿创面、躯干后创面、臀部创面、躯干前部分创面，表皮部分剥脱，部分存在，散在大小不等水疱，基底潮红，痛觉敏感，较多渗出。肢端末梢循环欠佳，皮温低，尤以双上肢明显。头面部肿胀明显，头发、眉毛、睫毛烧焦，鼻毛部分烧焦，双眼睑肿胀明显，双眼眼睑稍可睁开，双眼结膜稍充血，双侧瞳孔等圆，视物清楚；双唇稍肿胀，张口稍受限，咽部稍充血。

辅助检查：白细胞计数 23.0×10⁹/L，中性粒细胞百分比 78.5%，红细胞计数 5.84
×10¹²/L，血红蛋白183g/L，血细胞比容56.4%，血小板计数252×10⁹/L；C－反应蛋白
＋生化全项(新)：钾 2.82mmol/L，钠 140.0mmol/L，氯 104.1mmol/L，钙 2.01mmol/L，
尿素 5.96mmol/L，血糖 13.65mmol/L，丙氨酸氨基转移酶 28.1U/L，白蛋白(溴甲酚绿)
36.9g/L，肌酸激酶344.0U/L；血气分析：pH：7.284，二氧化碳分压35.9mmHg，氧分压
107.8mmHg；凝血：凝血酶原时间11.6秒，活化部分凝血活酶时间21.1秒，凝血酶时间
13.7秒，纤维蛋白原3.12g/L。床旁胸部X片示双肺纹理增粗。

二、入院诊断

1. 70%～79% Ⅱ～Ⅲ度 TBSA 火焰烧伤，头面颈、躯干、臀部及四肢烧伤
2. 休克
3. 吸入性损伤

三、救治过程

患者入院后告病危，予气管切开、吸氧，补液抗休克、予盐酸头孢甲肟注射液防治
感染、雾化吸入、化痰、吸痰等治疗，面颈部创面暴露治疗，躯干、四肢创面包扎治疗。
患者平稳度过休克期后加用静脉营养支持及肠内营养等治疗，创面外用生长因子类药物
促进创面修复，雾化吸入生长因子类药物促进气管黏膜修复。2018 年 7 月 11 日行双上
肢切痂植皮术。术后患者间断发热，体温为 36.9～40.1℃，予对症处理。2018 年 7 月 14
日痰细菌培养结果示：肺炎克雷伯杆菌(为多重耐药菌感染)，予调整为注射用头孢哌酮
钠舒巴坦钠 3.0g 静脉滴注 12 小时 1 次抗感染治疗。2018 年 7 月 17 日予加用甲磺酸左
氧氟沙星氯化钠注射液 0.3g(100ml) 静脉滴注 12 小时 1 次抗感染、伏立康唑片(400mg
口服 12 小时 1 次，24 小时后改为 200mg 口服 12 小时 1 次)防治真菌感染。2018 年 7 月
19 日血培养、创面分泌物细菌培养结果示：肺炎克雷伯杆菌(为多重耐药菌感染)，继续
前方案治疗。2018 年 7 月 21 日痰细菌培养结果示：大肠埃希菌(为多重耐药菌感染)，
改为亚胺培南西司他丁钠 1.0g 静脉滴注 8 小时 1 次、甲磺酸左氧氟沙星氯化钠注射液
0.3g(100ml) 静脉滴注 12 小时 1 次抗感染治疗。2018 年 7 月 23 日 13：10 患者气管切开
处突然出血，量约200ml，当时患者意识清楚，耳鼻喉科会诊后给予凡士林纱条4条填塞
止血。2018 年 7 月 23 日 15：00 患者气管切开处再次出血，急诊行颈部气管切开处探查
术：术中探查见气管插管通畅，固定在位，清理切口下方凝血块时，向外涌血，寻找出血
点困难，纱布块压迫止血，急请胸外科及血管外科会诊，撤出填压纱布块，未再出血，适
当清理血块，未出血，经会诊后暂予碘仿纱条填塞气管切开处，患者病情平稳后可行血
管造影等相关检查，术毕患者于镇静镇痛状态下送重症监护室继续治疗。2018 年 7 月 24
日血细菌培养结果示：肺炎克雷伯杆菌(为多重耐药菌感染)，继续予亚胺培南西司他丁
钠 1.0g 静脉滴注 8 小时 1 次抗感染治疗。2018 年 7 月 24 日 16：00 左右患者气管切开处
再次出现渗血，予气管切开处适当填塞凡士林纱布压迫止血后行床旁纤维支气管镜检
查，气管内未见明显出血。2018 年 7 月 24 日 17：00 左右患者气管切开处再次大量出血，
患者血压下降，予补液、升压治疗，同时紧急行手术探查。术中行动脉造影发现头臂干
动脉距离右锁骨下动脉约2cm处可见造影剂外溢(病例10图1)。

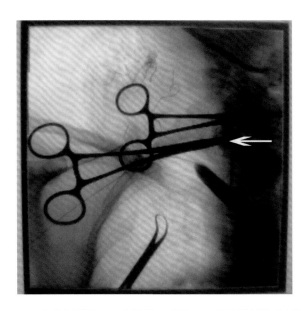

病例 10 图 1　动脉造影提示距右锁骨下动脉 2cm 处造影剂外溢(箭头所指)

气管切开处探查发现相对头臂干破裂部位气管右前外侧壁局部溃烂坏死呈一腔洞，气管破裂穿孔周围组织呈暗红色，局部组织坏死(病例 10 图 2)。

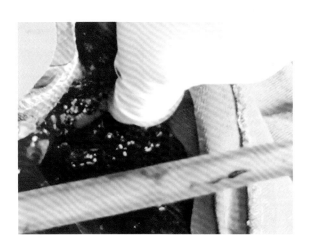

病例 10 图 2　术中探查见气管右前外侧壁局部溃烂坏死

术后患者持续深度镇静镇痛，呼之不应，偶可见自主呼吸，气管切开导管接呼吸机辅助呼吸。2018 年 7 月 25 日床旁胸片示：两肺野肺门旁淡片影，肺水肿？炎症？(病例 10 图 3)2018 年 7 月 25 夜间患者出现持续高热(39.0～41.0℃)、心率增快(110～150次/分)、血压偏低(95～85/54～42mmHg)，给予降温治疗(外用冰毯、静脉给予赖氨匹林 0.9g/次，2 次/日)效果不佳。

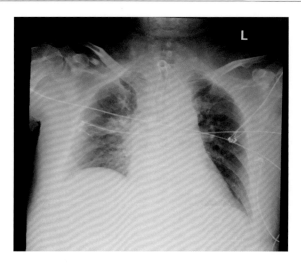

病例 10 图 3 2018 年 7 月 25 日床旁胸片

2018 年 7 月 26 日患者持续瑞芬太尼、咪达唑仑镇痛镇静治疗,气管切开导管接呼吸机辅助呼吸,气道内可见少量陈旧性血性液体。凌晨出现气管切开导管周围漏气(考虑气囊与气管壁间隙增大)、纵隔引流管气体显著增多,患者氧合下降、心率加快、上调呼吸机吸氧浓度,予气囊内打气,之后漏气情况明显好转。复查床旁胸片示:两肺野肺门旁淡片影范围较前略扩大,双侧膈顶模糊,左肺下野新出现淡片影,不除外感染(病例10 图 4)。

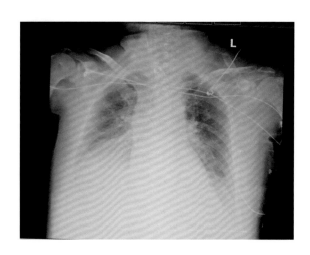

病例 10 图 4 2018 年 7 月 26 日床旁胸片

2018 年 7 月 26 日患者日间体温波动在 38℃ 左右,痰细菌培养示:金黄色葡萄球菌。血细菌培养示:肺炎克雷伯杆菌,对亚胺培南西司他丁钠敏感,继续应用亚胺培南西司他丁钠抗感染治疗。2018 年 7 月 26 日 15:30 患者家属商议后放弃继续治疗。

四、救治体会

吸入性损伤是指热力和(或)具有损伤性的烟雾引起的呼吸道损伤,严重者可直接损伤肺实质。除热力引起外,燃烧时的烟雾、爆炸时的粉尘等所含有害的化学物质如 CO、氰化物等被吸入至下呼吸道,引起局部腐蚀或全身中毒。重度吸入性损伤死亡率增加 20% ~40%。

烧伤合并吸入性损伤临床上较常见,尤其大面积烧伤合并重度吸入性损伤时,患者并发症及死亡率均较高,严重者往往需气管切开治疗。于热力吸入致气管支气管内壁黏膜局限性溃疡甚至广泛坏死剥脱,易引起气管内出血与咯血。气管切开后继发性出血与感染腐蚀或气管套管摩擦周围组织致血管损伤有关,严重者导致窒息死亡,需要立即手术探查止血。吸入性损伤所引起的气管内出血多发生在气管切开后 3~21 天。无名动脉出血:约85% 见于术后 1 个月左右;咯血持续时间短,气管内大量涌血,出血量多,致窒息死亡;严重气管内出血,特别是涉及较大血管破裂出血时,出血量大、凶猛,抢救成功率不大。大出血前多有先兆,气管内出现血性分泌物及气管套管出现与脉搏一致的搏动;全身有贫血、低蛋白血症,肺部常合并感染。

本例发生气管出血时间在气管切开术后第 15 天,患者存在肺部感染、贫血、低蛋白血症等情况。出血前后患者气管插管随颈动脉搏动而搏动。患者出血量较大,探查发现出血位置与气囊位置接近,气囊充分充气后对出血位置有一定压迫止血效果。在患者病情允许情况下行血管造影有助于对出血位置的诊断。对合并严重吸入性损伤的烧伤患者,早期气管切开对挽救生命非常重要,气切后的护理、气管切开处的观察等亦至关重要。可以适当使用生长因子类药物促进气管黏膜修复。

同时对于此类患者的抗感染、营养支持、免疫支持等治疗需较轻症患者要有一定加强,尽快封闭创面,及早拔管,可有效减少气道及肺部感染的概率,避免管壁在修复过程中在咳嗽时气管内气流的冲击下引起咯血,也可最大限度降低由于长时间置管损伤无名动脉,引起破裂大出血,救治无效造成患者死亡。

五、主编述评

重症烧伤合并严重吸入性损伤时易发生肺部感染,在呼吸道损伤修复过程中,因坏死的呼吸道黏膜脱落、反复吸痰等因素,常可引起呼吸道出血,一般情况下经止血等对症处理可逐步缓解直至愈合。一旦发生严重出血,会严重影响患者愈后、增加患者治疗难度及治疗费用。本例患者因严重吸入性损伤后因感染侵蚀气管壁,造成气管壁坏死后进一步侵蚀气管壁后组织、器官,造成头臂干血管壁破裂而出现大出血,出血部位通过血管造影明确,并在手术探查过程中证实。通过本例患者的救治,可知对于重症烧伤合并严重吸入性损伤患者,抗感染治疗非常重要,同时营养支持、免疫支持等亦需加强,促进创面愈合,尽早拔管;同时呼吸道维护要仔细、排痰通畅。本例患者最终因严重感染及家庭经济原因无法继续治疗。

(杨　蒙　邵洪波)

编者介绍:

杨蒙,男,副主任医师,外科学硕士。河北省中西医结合学会微循环专业委员会委

员，河北省中西医结合学会第四届烧伤整形专业委员会委员。从事烧伤外科临床一线工作，参与救治十余例危重症烧伤患者，熟练掌握常见烧伤疾病的诊疗常规，能够熟练处理常见烧伤疾病，对于烧伤创面及各种慢性创面的治疗有较深刻体会。

指导老师：邵洪波，女，主任医师、副教授，外科学博士、硕士研究生导师。河北医科大学第一医院烧伤整形科副主任，中国女医师协会第一届烧创伤专业委员会常务委员、中国研究型医院学会美容医学专业委员会委员、河北省血管健康与技术协会理事、石家庄市医学会烧伤与整形外科学分会副主任委员、河北省医学会烧伤与整形外科学分会委员、河北省免疫学会烧创伤专业委员会常务委员及秘书等。

病例11 成功救治特大面积深度烧伤患者的关键技术

一、入院情况

患者徐某某，男，52岁，身高178cm，体重75kg。2017年11月28日11：00在单位倾倒甲苯桶时，因静电引起甲苯爆燃，受其冲击倒地，全身被甲苯火焰烧伤，并因引燃所穿衣服而持续烧伤。当时无昏迷，自行爬起后，边呼救边向厂房外奔跑，逃离火场，有烟雾吸入。在厂房外，被同事用灭火器扑灭身上火焰，创面未做特殊处理。伤后1.5小时送至我院就诊。来院途中未饮水、未补液，未解小便，呼吸急促，明显口渴，轻度烦躁。

入院查体：体温37.0℃，脉搏115次/分，呼吸20次/分，血压未测，血氧饱和度98%。神志尚清，呼之能应，对答切题，四肢厥冷，双足背动脉搏动弱。口唇黏膜烧伤，鼻毛烧毁，咽红，轻度声嘶。全身皮肤90%烧伤，其中80%创面基底苍白或为黄色焦痂、呈皮革样改变，弹性差，痛觉消失；10%创面基底红白相间，痛觉减退（病例11图1）。剩余10%正常皮肤分布于系腰带部位、左前臂、左小腿前面及双足底。

入院后首次检测：血常规：白细胞计数 22.24×10^9/L，中性粒细胞百分比72.1%，血红蛋白191g/L，血细胞比容57.1%，血小板计数 481×10^9/L。血生化：钾4.08mmol/L，钠142.6mmol/L，氯103.9mmol/L。丙氨酸氨基转移酶34U/L，肌酸激酶640U/L，乳酸脱氢酶1224.7U/L；总蛋白49.9g/L，白蛋白26.5g/L，总胆红素49.12μmol/L；尿素氮8.37mmol/L，肌酐94.3μmol/L；葡萄糖8.84mmol/L，C-反应蛋白28.41mg/L。尿常规：pH 6.0，尿比重1.019，尿葡萄糖OVER(4+)，尿蛋白(2+)，尿酮体(±)，尿隐血(3+)。粪常规+隐血：颜色，黄色，性状，软。隐血(-)。降钙素原4.93ng/ml。创面培养(-)。

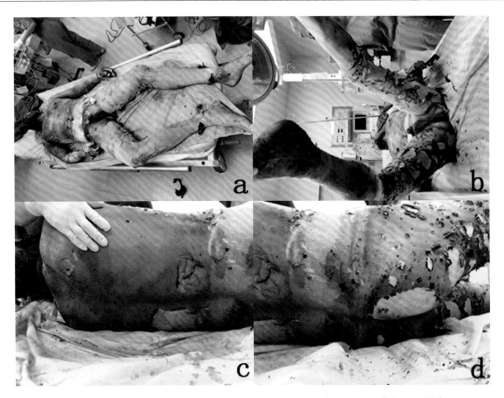

病例 11 图 1　患者入院时创面（a. 全身前面；b. 双下肢后面；c. 背部；d. 臀部）

二、入院诊断

1. 全身甲苯火焰烧伤 90%（深Ⅱ度 10%，Ⅲ度 80%），合并烧伤休克
2. 吸入性损伤（中度）

三、救治过程

急诊在手术室吸氧，行右股静脉置管、2 小时内快速输注 4900ml 乳酸钠林格液复苏，留置导尿管时导出血红蛋白尿 100ml（病例 11 图 2），气管切开。肢体的环形焦痂切开减张，躯干、四肢创面清洁后敷 1 层碘伏纱布、敷料包扎，其余创面半暴露。

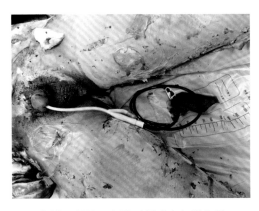

病例 11 图 2　入院时导出血红蛋白尿

入住烧伤重症监护室(BICU)治疗,卧悬浮床(床温 36℃),持续气道湿化仪(费雪派克)吸氧(氧浓度40%,37℃),继续晶胶体液复苏、碳酸氢钠碱化尿液、雾化吸入化痰及气道护理、保护心、肺、脑、肾、胃肠道等脏器功能、应用抗生素防治感染。伤后第1个 24 小时总入量 15 607ml(晶胶体比例 1.9∶1),出量均为尿量 2337ml。伤后第 2 个 24 小时入量 12 195ml,出量均为尿量 2110ml。伤后第 3 个 24 小时入量 11 305ml,出量尿量 3600ml,大便 60g,明显较前增加,尿 pH 偏碱性,提示回吸收到来。进入第 3 个 24 小时后为防止肺水肿和急性呼吸窘迫综合征(ARDS),给予呼吸机辅助通气(SIMV 模式,潮气量 480ml,氧浓度 50%,PEEP 10cmH$_2$O)。平稳度过休克期后,于伤后 70 小时首次手术,在全麻下行四肢切、削痂 + 异种皮覆盖术 40%;左腹股沟切痂植皮 1%(病例 11 图 3)。

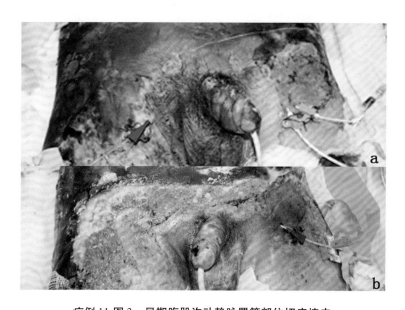

病例 11 图 3　早期腹股沟动静脉置管部位切痂植皮

注:a. 左侧腹股沟切痂植皮成活;b. 右侧腹股沟切痂植皮成活

术后继续卧于悬浮床保痂,保持头面颈部、前后躯干和臀部的创面干燥。四肢切、削痂创面早期经异种皮覆盖过渡,待创面水肿消退后分 4 次行自体皮移植术。于伤后第 7 天行双下肢后面扩创、刃厚小皮片移植 12%(病例 11 图 4);第 14 天行双上肢扩创 + 刃厚小皮片移植 6% + 右腹股沟切痂植皮 1%;第 23 天行双下肢前面扩创 + 自体刃厚小皮片、异体邮票皮叠加混合移植 12%;第 30 天行双上肢扩创 + 刃厚小皮片移植 6%。1个月内四肢创面得到有效封闭。术后应用抗生素防治感染、给予营养支持、代谢调理、维持内环境稳定、保护脏器功能。每 2 天 1 次在悬浮床上或者翻身床上创面换药,外用生长因子促进上皮生长。因供皮区有限,且无头皮供皮,故每次取皮后,供皮区均外用银离子藻酸盐敷料,既能吸收创面渗血,又能止血、止痛、促进创面尽快上皮化。

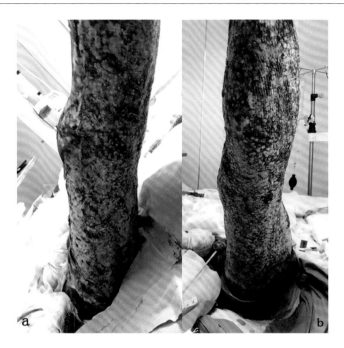

病例 11 图 4　双下肢后面 0.3cm 自体刃厚小皮片移植术后 2 周(a. 右下肢；b. 左下肢)

前后躯干、臀部及四肢根部创面伤后 1 个月内保痂(病例 11 图 5)。1 个月之后开始有计划的切痂、大张异体皮覆盖等待供皮。待供皮区创面愈合能再次取皮时,揭除大张异体皮、水刀清创后,采用自异体皮叠加移植修复创面(病例 11 图 6、病例 11 图 7)。待移植的自体小皮片在异体邮票皮覆盖下成活后,在翻身床上换药时,剪除自体皮片上的异体皮(开窗)便于自体皮向四周扩张。伤后 2 个月之后,全身散在的残余创面,在浸浴后,仍采用自异体皮叠加移植修复(病例 11 表 1)。伤后 3 个月创面全部愈合,5 个月随访瘢痕增生(病例 11 图 8)。

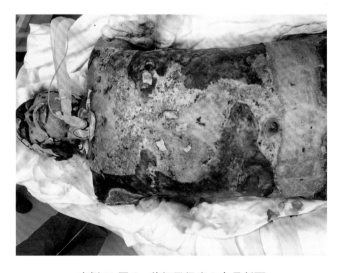

病例 11 图 5　前躯干保痂 1 个月创面

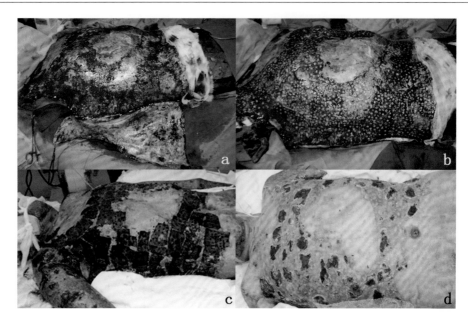

病例11 图6　前躯干扩创＋自异体皮叠加混合移植

注：a. 前躯干异体皮揭除后水刀扩创；b. 前躯干自体小皮片移植后；c. 前躯干自异体皮叠加混合移植术半个月；d. 前躯干自异体皮叠加混合移植术后，随着自体皮的扩展，异体皮片逐渐脱落

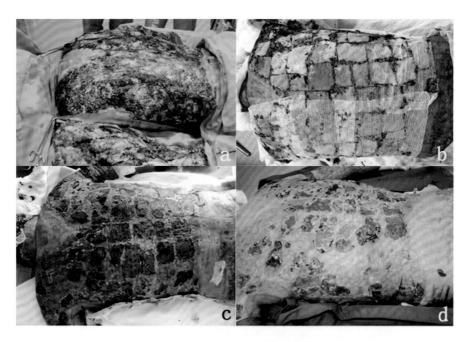

病例11 图7　后躯干扩创＋自异体皮叠加混合移植

注：a. 后躯干异体皮揭除后水刀扩创；b. 后躯干自异体皮叠加混合移植术后10天；c. 后躯干自异体皮叠加混合移植术后3周；d. 后躯干自异体皮叠加混合移植术后，随着自体皮的扩展，异体皮片逐渐脱落

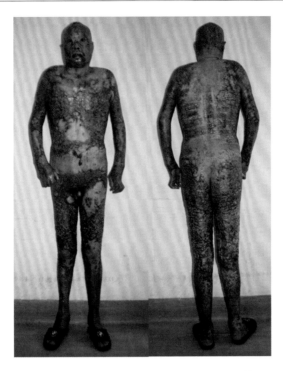

病例 11 图 8　伤后 5 个月随访全身瘢痕增生情况

病例 11 表 1　11 次手术时间及名称

日 期	伤后时间	手术名称
2017 – 12 – 01	70小时	四肢切削痂、异种皮覆盖术40%；左腹股沟切痂植皮1%
2017 – 12 – 05	7天	双下肢后面扩创、刃厚小皮片移植12%
2017 – 12 – 12	14天	双上肢扩创 + 刃厚小皮片移植6% + 右腹股沟切痂植皮1%
2017 – 12 – 21	23天	双下肢前面扩创 + 自、异体皮叠加混合移植12%
2017 – 12 – 28	30天	双上肢扩创 + 刃厚小皮片移植6%
2018 – 01 – 04	37天	头部躯干切痂扩创 + 大张异体皮移植术23%
2018 – 01 – 11	44天	髋臀双大腿切痂 + 刃厚小皮片移植 + 异种皮移植3%
2018 – 01 – 18	51天	前躯干扩创 + 自、异体皮叠加混合移植10%
2018 – 01 – 24	57天	髋臀部扩创 + 刃厚小皮片移植术8%
2018 – 02 – 06	70天	后躯干扩创 + 自、异体皮叠加混合移植11%
2018 – 02 – 22	86天	头躯干四肢残余创面扩创 + 自、异体皮叠加混合移植

四、救治体会

本例患者属于特重度烧伤，烧伤面积达 90%，均为深度烧伤，需要植皮修复的创面大，若创面裸露必将增加感染风险。供皮区有限，且人体最佳的供皮区头皮完全被烧毁，不但无法供皮，甚至还需要植皮修复，为本例治疗中的难点。而本例救治过程中，患者创面覆盖好、移植皮片成活率高，全身情况稳定，病程经过顺利，各项生命体征基本稳定在预期范围内，无明显全身并发症。体温波动幅度不大，很少出现高于 38.5℃ 的发热，且大多与手术应激有关；呼吸稳定在 16～20 次/分；心率在 100～110 次/分；股动脉血压在 130～140/80～90mmHg；脉氧均为 100%。白细胞、降钙素原、G 试验等感染指标基本正常，这在特大面积深度烧伤患者的治疗中实属不易。通常在严重烧伤患者的救治过程中，或多或少的都会出现一些并发症，而本例能做到无明显并发症的发生，取得如此好的治疗效果是如何做到的呢？这与在整个救治过程中所采取的几项关键技术有关。

1. 休克期平稳度过　患者能在伤后 2 小时到达医院，得到有效的液体复苏，保证组织灌注，尿量满意，尽快纠正烧伤休克，为休克期后早期切、削痂手术打下了良好的基础。伤后第 1 个 24 小时内补液 15 607ml，晶胶比 1.9:1，从补液总量和成分来看，与国内通用烧伤补液公式基本一致。尿量 2337ml，平均 97.4ml/h，达到≥1ml/（kg·h）的抗休克目的。到医院后在手术室进行早期抢救，后至烧伤重症监护室（BICU）继续进行液体复苏，有着严密的生命体征监测和烧伤重症专科的医疗与护理，这是保障烧伤休克期平稳度过的基础。

2. 早期切、削痂手术　特大面积深度烧伤创面广泛，发生感染机会多。因此，在伤后应争取尽早行切、削痂手术，若能在回吸收前去除四肢烧伤坏死组织、引流皮下水肿液，减少创面炎性因子吸收，则有利于全身情况的稳定。而早期切、削痂创面经异种皮覆盖过渡，待创面水肿消退后植皮成活率也高。该患者伤后 70 小时即进行了四肢切、削痂手术。手术在股动脉血压监测下进行，四肢除其根部及双手指未切痂外，其余创面均做切、削痂处理，面积达 40%，创面用异种皮覆盖。由于休克期液体复苏补液量大，组织间隙水肿明显，切痂虽然能使痂下水肿液引流，但组织间隙水肿液的回吸收仍需要时日，同时创面渗出液量大、并含有大量炎性介质，不利于早期皮片的成活，所以我们采用异种皮暂时覆盖过渡可达到保护创面、减少渗出、防止感染、为有计划分期分批植皮创造条件的目的。

3. 小皮片与自、异体皮叠加混合移植　特大面积深度烧伤创面植皮方法有：大张异体皮开洞＋自体小皮片嵌植，自体微粒皮＋大张异体皮移植，MEEK 植皮，砌砖式自、异体小皮片皮混合移植，自、异体表皮细胞混合移植等。其中前 3 项为目前国内最常用植皮方法。本病例主要采用自体小皮片（0.3cm×0.3cm）移植和自体小皮片（0.5cm×0.5cm）＋异体邮票皮片（5cm×5cm）叠加移植法来封闭创面。其中，病程早期（第 1 个月）创面新鲜、供皮区初次供皮质量好，在切、削痂异种皮覆盖过渡 3 天后，清除异种皮下积液、积血，修剪创基残留的坏死组织，形成新鲜创面，移植自体小皮片（0.3cm×0.3cm），能提高自体小皮片移植成活率。病程中期（第 2 个月）创面感染、供皮区反复供皮质量差，躯干、髋臀、四肢根部创面保痂 1 个月后进行切痂大张异体皮覆盖，等待供皮区愈合到能再次供皮时，再分期进行自、异体皮片叠加移植封闭创面。即创面先移植自体小皮片，再用异体邮票皮覆盖于所有植皮区创面包括自体小皮片。此方法与微粒皮移植不同之处在于，扩大了自体皮片（由 0.1cm×0.1cm 微粒扩大到 0.3×0.3cm 或 0.5cm×0.5cm 小皮片），缩小了覆盖异体皮（将大张异体皮缩小到 5cm×5cm 邮票皮）。优点为：①增加了自体皮面积，不会因创面感染而被溶解，使小皮片在创面分布均匀，确保真皮面与创基接触，保证皮片存活；②减小了异体皮面积，保证异体邮票皮之间的间隙充分引流，避免异体皮下积液，使异体邮票皮易与创面黏附而成活；③解决了自体小皮片之间创面间距大,创面在未上皮化之前长时间裸露的问题,有效减少了创面渗出、防止了创面感染、避免了肉芽水肿、老化或过度生长。自体小皮片在异体皮片下存活后,于其上的异体皮开窗,释放自体皮便于其扩展。而异体邮票皮片叠加移植方法简单,相比自、异体小皮片砌砖式混合移植更快。此方法缺点为制作异体邮票皮、移植自、异体皮片均需人工完成。此例通过多次的自、异体皮叠加混合移植,使烧伤中、后期(第3个月)创面得到有效的修复,避免了创面裸露;④在反复使用有限的皮源时,能够在每次植皮时拉大自体小皮片间距修复更多的创面,在有效利用紧缺的皮源覆盖更多的创面时,而不至于出现创面裸露。

4. 导管源性感染的防控 对于特大面积深度烧伤患者来说,深静脉、动脉置管穿刺点皮肤常被烧毁,长时间经过痂皮或创面穿刺置管极易发生导管源性感染。而反复更换穿刺点或原位更置导管虽能减少导管源性感染概率,但导管源性感染的发生率仍然较高,且血管反复穿刺损伤亦有可能发生血管栓塞。只有从正常皮肤穿刺置管才能有效降低导管源感染的风险。故此,除了常规的导管护理外,在供皮区极其稀缺的情况下,我们仍在早期切取0.5%薄中厚皮片移植于腹股沟区域的切痂创面,在移植皮片成活后经其穿刺置管,避免了在整个救治过程中发生导管源性感染。

5. 全身情况的持续稳定 特大面积深度烧伤全身打击大,无论是烧伤早期休克、全身炎性反应综合征,还是并发常见的肺部感染、创面脓毒症均会造成全身情况急剧恶化。而全身情况的恶化,一方面因患者不能耐受手术迫使原本计划好的手术延迟,失去最佳植皮时机;另一方面也直接导致创面感染加深、失去生机使受皮条件变差,影响皮片成活。而创面的侵袭性感染,又会加重全身脏器功能的损害,产生互为因果的恶性循环。若能维护好全身内环境的稳定,则有利于创面植皮成活。而每一次创面植皮的成活,减少了创面裸露面积,亦能显著改善全身情况,形成良性循环。所以特大面积烧伤患者无论从全身情况管理、脏器功能保护、营养支持、代谢调理,还是创面坏死组织清除、皮片移植、促进上皮生长,两者都很重要。在治疗初期就应制订好计划,逐步封闭创面。全身情况的稳定有赖于:①平稳度过休克期。避免单位时间内液体输注速度忽快忽慢及晶胶体比例失衡,防止出现严重的低蛋白血症;②早进食、水,刺激消化道功能尽快恢复;③消除诱因。纠正任何原因引起的缺氧、削弱免疫力的因素,如休克、ARDS、贫血、水电解质酸碱紊乱、高代谢状态和低蛋白血症等;④悬浮床的使用。此例救治过程中患者均卧悬浮床,早期对躯干、臀部的保痂;中期对调节植皮后皮片间隙创面的湿度;后期对防止新愈合瘢痕上皮破溃都起到关键性作用。病程中没有因长期卧悬浮床而出现肺部感染。悬浮床沙粒悬浮时形成低于毛细血管闭合压的压力和温热效应能改善局部微循环,早期利于躯干、臀部创面坏死组织成痂,避免焦痂过早溶解造成创面裸露。同时温控系统给患者提供的最佳舒适感,减少了患者因过冷、过热引起的过多热量消耗。此外,特大面积深度烧伤患者体位变动时始终处于悬浮状态,对创面不产生摩擦和剪切力,避免翻身时的疼痛和损伤,有利于创面愈合。悬浮床还能大大减少护理工作量及创面敷料的消耗;⑤藻酸盐银离子敷料的应用。对于头、面、颈及手指自然溶痂后的创面采用藻酸盐银离子敷料反复更换,能有效控制感染、减少创面渗出,利于创面愈合;⑥一个高度敬业、责任心强,有实力的的专科医疗、护理团队。

五、主编述评

　　该病例为典型特大面积深度烧伤患者，其总面积达 90%，其中深Ⅱ度 10%，Ⅲ度 80%；且头皮全部烧毁，不但不能供皮，还要靠植皮来修复，可供皮不多，治疗难度相当大。而救治过程顺利，并没有出现明显的并发症。休克期度过平稳，在回吸收高峰即将来临时就行切、削痂手术，然后有计划的分期分批植皮。虽然供皮区有限，但早期采用较为稳妥的刃厚小皮片移植，规范的术后创面换药和全身支持，每次植皮成活，能有效封闭创面，对于全身情况的稳定至关重要。中、后期在自体供皮区稀缺、反复取皮后皮片质量下降的情况下，采用自、异体皮叠加混合移植的方法，每次手术植皮虽然扩大了皮片间隙，而不至于在靠自体皮扩展创面愈合前出现裸露，避免了营养丢失与创面感染，保证了植皮成活。从而，用极有限的自体皮供区和深Ⅱ度创面愈合后的瘢痕皮，将多达 80% 的Ⅲ度创面完全修复。早期腹股沟区切痂整张薄中厚自体皮移植，为长期深静脉、动脉置管后导管源性感染的防控创造了条件。此病例的救治措施符合烧伤诊疗规范，反映了该单位的烧伤救治实力，体现了目前国内烧伤治疗水平，也是众多烧伤救治医生或烧伤救治单位努力的方向。

（金新源　王志学）

编者介绍：

　　金新源，男，副主任医师，目前就职于苏州市立医院北区。苏州市医学会整形烧伤与美容外科学会委员，江苏省整形美容协会修复与重建整形专业分会委员，中国研究型医院学会美容医学专业委员会青年委员，中国医疗保健国际交流促进会创伤医学分会青年委员，海峡两岸医药卫生交流协会第一届烧创伤暨组织修复专业委员会委员。

　　指导老师：王志学，主任医师，苏州市立医院北区烧伤整形科原科主任。苏州市烧伤整形医学重点学科带头人，苏州市烧创伤临床医学中心主任，苏州市创伤救治中心建设指导专家组成员。兼任苏州医学会理事、整形烧伤与美容外科学会副主任委员，江苏省医学会整形烧伤外科学分会委员，中国研究型医院学会美容医学专业委员会委员，海峡两岸医药卫生交流协会烧创伤暨组织修复专业委员会常务委员，中国医疗保健国际交流促进会创伤医学分会常务委员。

病例 12　大面积特重度烧伤合并多器官功能衰竭、脓毒症、侵袭性真菌感染患者的救治

一、入院情况

　　患者杜某某，男，54 岁，工人，因"全身多处火焰烧伤后疼痛伴渗液 2 小时"于 2015 年 9 月 16 日 10：31 入院。患者入院前 2 小时于深井中清淤时，深井内气体意外爆燃，致全身多处大面积烧伤。伤后疼痛，伴大量烟雾吸入，咽部不适、吞咽困难，同时伴有胸

闷、气喘、呼吸费力等症状。患者伤后未予特殊处理即来我院。病程中患者无昏迷、无恶心呕吐等其他不适。入院时患者神志清楚，精神萎靡，未进食，大小便未解。既往体健。

入院查体：体温36.3℃，脉搏85次/分，呼吸18次/分，血压130/80mmHg。

专科查体：患者除头顶部、大腿根部、双足、下腹部皮肤完好外，其余75% TBSA 创面皮肤剥脱，局部水疱形成，伴渗液，其中约50% TBSA 创面基底苍白色，痛觉消失。约25% TBSA 创面基底红白相间，痛觉减退。

入院检查：入院后急查血常规示：白细胞计数 17.27×10^9/L，红细胞计数 6.37×10^{12}/L，血小板计数 124×10^9/L，中性粒细胞计数 11.54×10^9/L，血红蛋白190g/L，血细胞比容58.00%。生化示：总蛋白73.6g/L，白蛋白47.0g/L，球蛋白26.6g/L，丙氨酸氨基转移酶21U/L，天门冬氨酸氨基转移酶72U/L，尿素氮4.76mmol/L，肌酐98.0μmol/L，钙2.38mmol/L，钾4.07mmol/L，钠139.0mmol/L，氯101.0mmol/L。床边胸片示：右肺渗出性改变（病例12图1）。心电图检查无异常。

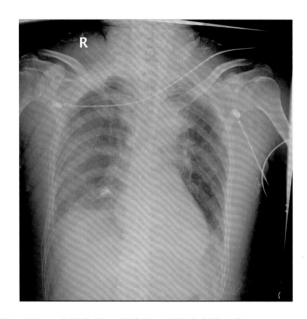

病例12图1　床边胸部X线片示：右肺渗出性改变（2015 – 09 – 17）

二、入院诊断

1. 烧伤（火焰）75% TBSA（Ⅲ度50%，深Ⅱ度25%）全身多处
2. 重度吸入性损伤
3. 烧伤休克

三、救治过程

患者入院后立即予补液抗休克、气管切开、右股静脉置管、输血浆补充胶体、抗感染、保护内脏功能、雾化吸入、对症支持等治疗。患者左上肢为环形焦痂，予焦痂切开减压术，创面予以简单清创包扎，同时监测患者生命体征，密切观察病情变化。每日用磺胺嘧啶银乳膏涂抹创面换药。患者休克期平稳度过后于2015年9月21日在全身麻醉下

行左上肢切痂自异体皮混合移植术，于 2015 年 9 月 26 日在全身麻醉下行右上下肢切痂异体皮移植术（亲属献头皮），于 2015 年 10 月 5 日在全身麻醉下左下肢削痂植皮术 + 右上下肢异体皮开窗自异体皮嵌入术（亲属献头皮）。患者两次创面细菌培养示脑膜脓毒性黄杆菌（病例 12 图 2），予哌拉西林/他唑巴坦（4.5g，静脉滴注，1 次/8 小时）+ 左氧氟沙星（0.5g，静脉滴注，1 次/日）目标抗感染。

检验报告单 【微生物】

姓　　名：	ID　　号：0000272115	样本种类：创面	样本编号：常 15092828
性　　别：男	病　　区：204病区	临床诊断：烧伤	
年　　龄：54 岁	病床号：39	送检医师：	备　注：

鉴定结果：　脑膜脓毒性黄杆菌　　　++

序号	抗生素	MIC	药敏性	序号	抗生素	MIC	药敏性
1	头孢替坦	>=64	耐药	2	头孢噻肟	>=64	耐药
3	氨苄西林	>=32	耐药	4	氨苄西林/舒巴坦	>=32	耐药
5	丁胺卡那霉素	>=64	耐药	6	氨曲南	>=64	耐药
7	庆大霉素	>=16	耐药	*8	复方新诺明	40	敏感
9	环丙沙星	2	中介	10	头孢唑啉	>=64	耐药
11	呋喃妥因	256	耐药	12	亚胺培南	>=16	耐药
*13	左旋氧氟沙星	1	敏感	14	头孢他啶	>=64	耐药
15	妥布霉素	>=16	耐药	*16	哌拉西林/他唑巴坦	8	敏感
17	头孢吡肟	32	耐药				

病例 12 图 2　创面分泌物细菌培养示：脑膜脓毒性黄杆菌（2015 - 09 - 27）

2015 年 10 月 7 日患者出现蛋白尿（病例 12 图 3），24 小时尿蛋白定量 14g，且逐渐出现胸闷、气喘、心悸等症状，考虑脓毒症所致的肺肾等脏器功能衰竭，予改用亚胺培南西司他汀钠（1g，静脉滴注，1 次/6 小时）+ 万古霉素（1g，静脉滴注，1 次/12 小时）加强抗感染治疗。

检验报告单 病房尿液

姓　　名：	ID　　号：0000272115	样本种类：尿液	样本编号：常 28
性　　别：男	病　　区：204病区	临床诊断：烧伤	
年　　龄：54 岁	病床号：39	送检医师：	备　注：已镜检

	检验项目	结果	参考值		检验项目	结果	参考值
1	酸碱度	5.5	5-9	12	透明管型	-	0-2 /LPF
2	亚硝酸盐	-	阴性	13	病理性管型	8-10	0 /LPF
3	葡萄糖	-	阴性	14	结晶检查	-	少量
4	尿比重	1.025	1.003-1.03	15	酵母菌	-	阴性
5	隐血	3+ 10.0	阴性	16	精子检查	-	阴性
6	蛋白质	3+ 3.0	阴性	17	颜色	黄色	
7	胆红素	-	阴性	18	透明度	清晰	
8	尿胆原	-	阴性	19	非鳞状上皮细胞	1.00	0-6 /ul
9	酮体	-	阴性	20	粘液丝	-	0-4 /LP
10	红细胞	310.0 ↑	0-17/uL	21	鳞状上皮细胞	2.00	0-28 /ul
11	白细胞	53.0 ↑	0-28 /uL				

病例 12 图 3　尿常规示：尿隐血 3 +，尿蛋白 3 +，尿红细胞增多（2015 - 10 - 07）

2015 年 10 月 14 日患者出现进行性呼吸窘迫,肺部感染加重(病例 12 图 4、病例 12 图 5),予转入重症医学科抢救。患者转入后立即予呼吸机辅助呼吸、监测动脉血压、镇痛镇静等治疗。行纤维支气管镜肺泡灌洗吸痰术,见支气管黏膜充血水肿,局部糜烂,有较多白色黏痰及血性痰,予生理盐水充分灌洗吸引。

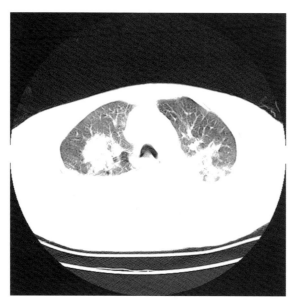

病例 12 图 4 胸部 CT 平扫示:两肺多发实变影,两侧胸腔积液伴两肺下叶局部膨胀不全(2015 - 10 - 13)

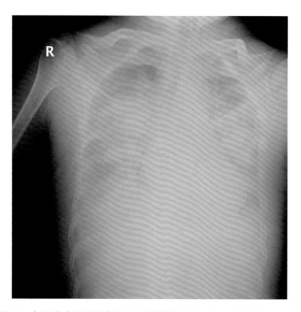

病例 12 图 5 床边胸部 X 线片示:两肺渗出性改变,肺水肿(2015 - 10 - 14)

患者反复发热(体温波动范围在 36.0 ~ 38.7℃),肺部感染症状严重(病例 12 图 6)。

5次痰真菌培养找见真菌(病例12图7),3次创面真菌培养示:有丝状真菌生长(病例12图8),考虑侵袭性真菌感染,加用伏立康唑(200mg,静脉滴注,1次/12小时)目标性抗真菌治疗。同时予以加强创面换药、维持内环境稳定、保护残存肾单位、调节免疫、对症支持等治疗。患者多次创面分泌物及痰细菌培养示:鲍曼复合醋酸钙不动杆菌(CRAB)(病例12图9)、金黄色葡萄球菌(MRSA)等,予头孢哌酮钠舒巴坦钠(3g,静脉滴注,1次/8小时)+伏立康唑(0.2g,静脉滴注,1次/12小时)目标性抗感染治疗。

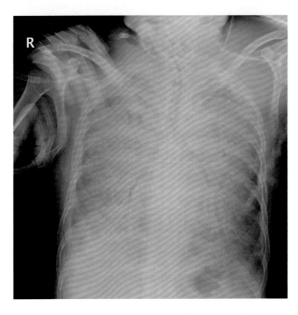

病例12图6　床边胸部X线片示:两肺渗出性病灶,肺水肿(2015 - 10 - 19)

检验报告单　　【微生物】

姓　　名:	ID　号: 0000272115	样本种类:痰	样本编号:常 15101276
性　别:男	病　区:204病区	临床诊断:烧伤	
年　龄:54 岁	病床号:39	送检医师:	备　注:

鉴定结果:　热带念珠菌　　　　+++

序号	抗生素	MIC	药敏性	序号	抗生素	MIC	药敏性
*1	制霉菌素		敏感	*2	酮康唑		敏感
*3	氟康唑		敏感	*4	伊曲康唑		敏感
*5	两性霉素 B		敏感	*6	伏立康唑		敏感

病例12图7　多次痰真菌培养见真菌

检验报告单　　　【微生物】

姓　　名：	ID　号：0000272115	样本种类：创面	样本编号：常15101363
性　　别：男	病　区：204病区	临床诊断：烧伤	
年　　龄：54岁	病床号：39	送检医师：	备　注：

鉴定结果：　有丝状真菌生长

病例12 图8　多次创面分泌物真菌培养示：有丝状真菌生长

检验报告单　　　【微生物】

姓　　名：	ID　号：0000272115	样本种类：痰	样本编号：常15101725
性　　别：男	病　区：202病区	临床诊断：烧伤	
年　　龄：54岁	病床号：38	送检医师：	备　注：

鉴定结果：　鲍曼复合醋酸钙不动杆菌　　+++

序号	抗生素	MIC	药敏性	序号	抗生素	MIC	药敏性
1	头孢噻肟	16	中介	2	氨苄西林	16	耐药
3	阿莫西林/棒酸	4	耐药	4	氨曲南	16	中介
*5	庆大霉素	<=1	敏感	*6	复方新诺明	<=20	敏感
*7	环丙沙星	<=0.25	敏感	8	头孢唑啉	>=64	耐药
9	呋喃妥因	>=512	耐药	10	头孢西丁	>=64	耐药
*11	亚胺培南	<=1	敏感	*12	左旋氧氟沙星	<=0.25	敏感
*13	妥布霉素	<=1	敏感	*14	哌拉西林/他唑巴坦	<=4	敏感
*15	头孢吡肟	2	敏感	*16	替加环素	<=0.5	敏感

病例12 图9　多次创面分泌物、痰细菌培养示：鲍曼复合醋酸钙不动杆菌

患者病情稳后于2015年10月21日转入烧伤整形科。当晚出现呕吐伴腹胀，呕吐物为褐色胃内容物，黑便5次。予胃肠减压、抑酸补液、输血等治疗后患者症状好转。

2015年10月22日患者夜间再次出现呼吸窘迫，考虑气道痰液堵塞导致血氧饱和度下降，予再次转入重症医学科。转入后予重症监护、呼吸机辅助呼吸等治疗，从气道吸出大量血性痰液。10月23日再次行纤维支气管镜检查并肺泡灌洗术。10月24日床边胸片示：两肺渗出性病变加重，改为头孢哌酮钠舒巴坦钠(3g，静脉滴注，1次/8小时)＋利奈唑胺(0.6g，静脉滴注，1次/12小时)＋卡泊芬净(0.05g，静脉滴注，1次/日)联合抗感染治疗。患者感染性休克予连续性肾脏替代治疗(CRRT)。10月27日痰细菌培养为鲍曼复合醋酸钙不动杆菌，予头孢哌酮钠舒巴坦钠(3g，静脉滴注，1次/8小时)＋替加环素(0.05g，静脉滴注，1次/12小时)目标性抗感染。患者凝血功能异常予输冷沉淀。经治疗患者肺部感染控制(病例12 图10)，卡泊芬净用足1个月，复查G试验、GM试验结果均为阴性后予停用。

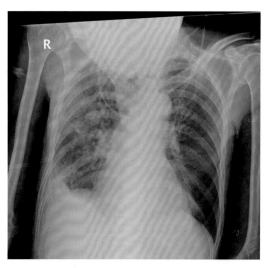

病例 12 图 10　床边胸部 X 线片示：两肺渗出性病变，右肺病灶有所吸收（2015 - 10 - 31）

2015 年 11 月 7 日患者病情稳定后转入烧伤整形科。12 月 16 日患者再次出现呼吸困难、大汗淋漓。床边胸部彩超示：双侧胸腔积液，肺叶漂浮。予双侧胸腔积液穿刺引流，引流出 2200ml 血性液体。12 月 17 日患者午间又出现呼吸急促、呼吸困难，考虑胸腔积液引流过快导致的肺水肿，予控制引流量后症状缓解。12 月 22 日拔除胸腔闭式引流管。

2016 年 1 月 15 日患者局麻下行背部、双下肢残余创面扩创自异体皮混合移植术（亲属献头皮）修复残余创面。后逐步降阶梯抗感染、保护内脏功能、加强残余创面换药、营养支持、功能锻炼等治疗，患者病情趋于稳定，肺部炎症得以控制（病例 12 图 11）。

2016 年 4 月 1 日患者局麻下行右眼上下睑外翻矫正术。

2016 年 5 月 19 日患者病情稳定，创面基本愈合出院。

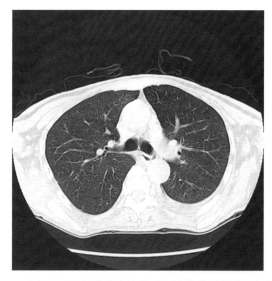

病例 12 图 11　胸部 CT 平扫示：两下肺炎症治疗后，较前明显吸收、好转。左侧胸腔积液较前明显减少（2016 - 04 - 12）

四、救治体会

1. 吸入性损伤的治疗　本例患者为重度吸入性损伤，肺部感染极其严重，病情多次反复，数次濒临死亡线，救治难度极大。我们在救治中遵循吸入性损伤的临床指南，采取了畅通气道、吸氧、雾化吸入、支气管肺泡灌洗、呼吸机辅助呼吸、液体管理等多项治疗方案，结合抗感染、营养、免疫调节、创面处理、血流动力学监测、动态影像学检查等多种治疗措施，耐心细致诊察，及时调整方案，经过数月不懈努力，最终成功控制了肺部感染，吸入性损伤得以治愈。

2. 侵袭性真菌感染的预防与控制　患者为大面积特重度烧伤，病程中出现了侵袭性真菌感染。这是一种严重的烧伤并发症，危害极大，死亡率高。我们在救治过程中根据《烧伤侵袭性真菌感染诊断与防治指南》，反复行痰、创面分泌物真菌培养及药敏实验，并予以伏立康唑、卡泊芬净等药物全程、目标性抗真菌感染，不畏困难，科学施治，最终治愈了侵袭性真菌感染。我们体会到对于侵袭性真菌感染高危患者，早期进行有效预防非常重要。

3. 多重耐药菌感染的治疗　患者病程中出现鲍曼复合醋酸钙不动杆菌、金黄色葡萄球菌等多重耐药菌感染，还出现了脑膜脓毒性黄杆菌这一特殊的细菌感染，治疗棘手。我们在治疗中遵循《烧伤感染的诊断标准与治疗指南》，在尽早清除感染源、闭合创面的基础上，反复多次进行创面分泌物、痰液、血液细菌培养，尽可能地目标性抗感染治疗。我们在抗感染治疗初期采取升阶梯治疗方案，在抗感染治疗后期采取降阶梯治疗方案，并结合 CRRT、免疫调理、对症支持等方法，最终取得了抗感染治疗的成功。

4. 多器官功能障碍/衰竭的治疗　患者全身烧伤严重，病程中出现呼吸衰竭、心力衰竭、肾功能损害(表现为肾病综合征)、胃肠功能衰竭、凝血功能障碍等多器官功能障碍/衰竭，治疗复杂，且治疗方案有矛盾之处。我们在治疗过程采取各专科通力合作的办法，在对各种并发症专科治疗的基础上进行统筹安排，给予患者最优化的治疗方案，最终取得了治疗上的成功。大面积烧伤患者消耗大，营养差，后期肺部感染控制后仍出现了呼吸窘迫症状，主要原因是低蛋白血症引起的肺水肿、胸腔积液，对此需总结经验，在今后的临床治疗中注意预防。

5. 烧伤康复一体化治疗　尽管患者皮源极度紧张，在关节部位我们还是进行了中厚皮片的移植，后期也及时进行了睑外翻的整形手术，最大限度地帮助患者实现功能康复。出院后随访了解到患者基本能做到生活自理。

五、主编述评

生命相托，永不言弃。本例患者病情极重，数次濒临死亡线，治疗难度极大，救治压力巨大。我们本着"生命至上、永不言弃"的原则，通过半年多的坚守和努力，一次次将患者从死亡线上拽回，最终创造了生命的奇迹。患者烧伤面积大，且大部分头皮烧毁，皮源匮乏，费用拮据，治疗棘手。在救治过程中我们不抛弃、不放弃，创造性地通过多次亲属献头皮自异体皮混合移植的方法修复了患者的创面，取得了治疗的成功。该技术创伤小，费用少，近年来已在我科应用多例，成功救治了多个大面积特重度烧伤患者，取得了较好的临床效果，并获得江苏省新技术引进二等奖。

（练慧斌　刘亦峰　李平松）

编者介绍:

练慧斌,男,医学硕士,副主任医师,讲师,江苏省苏北人民医院美容外科主诊医师。江苏省整形美容协会颅面与儿童整形专业分会委员,江苏省医学会整形烧伤外科学分会整形修复与烧伤康复学组组员。

刘亦峰,男,主任医师。从事烧伤整形美容工作31年。擅长严重烧伤救治、瘢痕畸形整复及面部年轻化微创治疗。发表论文30余篇,获省、市医学新技术引进奖4项。

李平松,男,主任医师、副教授、硕士研究生导师,江苏省省级临床重点专科学科带头人。从事烧伤整形美容工作30年。在多个省级学会担任主任或副主任委员。主持市级以上课题多项,发表SCI、核心期刊论文50余篇,获市级医学新技术引进奖10余项。

病例 13 特重度烧伤脓毒症感染性休克患者的救治

一、入院情况

患者袁某某,男,50岁,体重70kg。患者于2019年1月28日2:00工作时不慎被高温蒸汽烫伤头面颈部、双上肢、躯干及左下肢,当时立即感到患处疼痛,伴有患处起水疱,无昏迷,5:00被送入当地医院予以告病危、抗破伤风、补液、抗休克、抗感染、维持水电解质平衡、保护各脏器功能、创面处理、营养支持等治疗,当天因出现喘憋、呼吸困难并满肺啰音,急行气管切开并收住ICU病房,持续镇静,并予呼吸机辅助呼吸。期间行全身大面积烧伤创面扩创+双上肢及前侧躯干异种皮覆盖,背部加强换药处理,未予以翻身床定时翻身治疗。患者病情逐渐变差,多次痰细菌培养为耐药金黄色葡萄球菌及鲍曼不动杆菌,血细菌培养报告为肺炎克雷伯杆菌,真菌G试验+GM试验(-),2月12日患者出现持续高热(39.0℃以上)、血压下降(80/50mmHg)等感染性休克症状,予以"利奈唑安0.6g,1次/12小时+头孢哌酮舒巴坦2g,1次/8小时+替加环素100mg,1次/12小时"抗感染治疗、升压药维持血压、扩容、维持酸碱及水电解质平衡、持续床旁血液滤过清除炎性介质等治疗,全身感染仍控制不佳,各项感染指标骤升,血流动力学极不稳定,病情极其危重,于2月15日(伤后第18天)紧急长途转至上级医院。

入院查体:(送入病房时)体温38℃,脉搏175次/分,呼吸34次/分,血压40/30mmHg,血氧饱和度测不出。(积极抢救处理后)体温39.8℃,脉搏145次/分,呼吸24次/分(呼吸机辅助呼吸,SIMV模式),血压102/65mmHg,血氧饱和度98%[去甲肾上腺素3μg/(kg·min)维持血压]。

专科查体:神志昏迷,气管切开术后,眼睑烧伤,结膜充血,双侧瞳孔等大等圆,左4mm,右4mm,双侧瞳孔对光反射迟钝。心律整齐,心音低钝。双肺听诊呼吸音粗,少量湿啰音。肠鸣音弱。头面颈部、双上肢、躯干及左下肢可见烫伤创面,总面积约55% TBSA(浅Ⅱ度15%,深Ⅱ度25%,Ⅲ度15%),未愈创面约40%(深Ⅱ度创面主要位于躯干约25%,Ⅲ度创面主要位于双上肢约15%)。头面颈部创面部分愈合,色素沉着、表皮菲薄,部分未愈创面已结痂。躯干及双上肢创面渗出较多,背部可见大量黄白色坏死组织及脓性分泌物残留,伴有异味,部分散在真皮乳头残存。双上肢创面呈黄白色焦痂,皮温低。双下肢末端凉(病例13图1至病例13图4)。

入院辅助检查:痰细菌培养(外院,2019-02-04):金黄色葡萄球菌,鲍曼不动杆菌。创面分泌物细菌培养(2019-02-07):金黄色葡萄球菌,鲍曼不动杆菌。血细菌培养(2019-02-15):肺炎克雷伯杆菌。

入院急查检验结果:血常规(五分群)(2019-02-15):白细胞计数9.7×10^9/L,红细胞计数3.14×10^{12}/L,血红蛋白100.0g/L,血小板计数38.0×10^9/L,中性粒细胞百分比79.3%。肝功能+肾功能+心肌酶+E4A+血清离子+血糖(2019-02-15):白蛋白35.6g/L,白球比值1.0,天门冬氨酸氨基转移酶56.6U/L,尿素氮26.68mmol/L,肌酐286.4μmol/L,葡萄糖3.58mmol/L,肌酸激酶384.1U/L,肌红蛋白642.8μg/L,钾5.86mmol/L,氯96.9mmol/L,二氧化碳13.8mmol/L,阴离子间隙30.7mmol/L,磷2.58mmol/L,镁1.1mmol/L。降钙素原全定量(2019-02-15)143.15ng/ml。B型钠尿肽前体(2019-02-15)3203.0pg/ml。肌钙蛋白I定量:0.38ng/ml。成人血培养全套:鲍曼不动杆菌。下呼吸道分泌物细菌培养:肺炎克雷伯杆菌+嗜麦芽窄食单胞菌。创面细菌培养:鲍曼不动杆菌。导管尖端细菌培养:肺炎克雷伯杆菌+鲍曼不动杆菌。床旁胸片:双肺少许渗出性病变。支气管纤维镜检查:气管隆突以上黏膜充血,无黏膜溃疡。

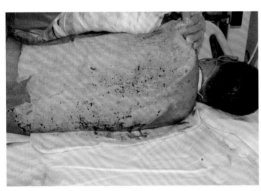

病例13图1　背部创面严重溶痂

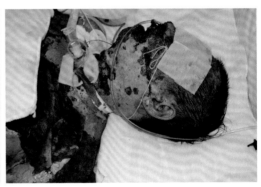

病例13图2　感染性休克,昏迷,呼吸机辅助呼吸

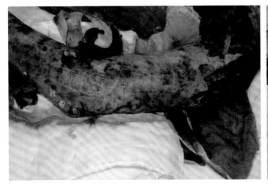

病例13图3　双上肢异种皮残留+创面

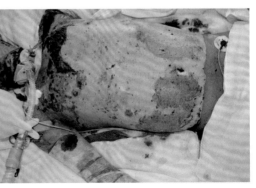

病例13图4　前侧躯干部分创面已愈合

二、入院诊断

1. 烧伤(火焰)55% TBSA(浅Ⅱ度15%,深Ⅱ度25%,Ⅲ度15%)
2. 脓毒症
3. 感染性休克
4. 呼吸道烧伤
5. 肾功能不全
6. 手术后状态(烧伤扩创异种皮覆盖术,气管切开术后)

三、救治过程

1. 治疗总体计划及措施

(1)告病危,重症监护,密切监测生命体征、尿量、神志情况的变化。

(2)抗休克治疗,持续充分液体复苏+应用血管活性药,维持血压。

(3)呼吸机辅助呼吸,完善痰培养,纤维支气管镜检查以明确气道烧伤情况并清理气道。

(4)加强抗感染,完善各项炎症指标,并做血培、创面分泌物培养,并根据结果或临床症状及时调整。

(5)输血、输蛋白,纠正酸中毒、维持水电解质平衡。

(6)护心、护胃、护肝等预防和治疗各脏器并发症。

(7)营养支持治疗,主要是胃肠道营养及静脉营养,血流动力学不平稳停止肠内营养,血流动力学趋于平稳后逐步恢复肠内营养。

(8)治疗原发病,积极处理创面是关键,予以磺胺嘧啶银控制创面感染。

(9)免疫调节(球蛋白、胸腺肽)、细胞保护(维生素)、生长激素等。

(10)预防医院相关性感染,拔除并及时更换深静脉置管,尽量减少置管数目。

(11)必要时多学科协助治疗。

2. 感染性休克 患者严重脓毒症,表现为顽固性休克,在充足液体复苏的基础上(初期每日液体量6000~8000ml)+联合大剂量去甲[2~3μg/(kg·min)]维持血压,并呼吸机辅助呼吸,维持脏器灌注及功能支持,为后续治疗赢得宝贵救治时间。同时加强抗感染治疗(合理创面处理+抗生素选用),直至患者在入院后20天才彻底停用血管活性药物,感染性休克得以完全纠正。即使后期去甲肾上腺素剂量逐渐减量时,因感染因素导致血管床扩张仍需足量液体(每日4000ml以上)维持组织灌注,同时保证尿量在150~200ml/h,有效促进体内毒素、炎症介质及代谢产物的排出。

3. 创面处理过程 患者入院时创面溶痂严重,大量脓性分泌物附着(以背部及双上肢后侧为主),因血流动力学极不平稳无法翻身床治疗,采取侧卧位翻身(每2小时1次)避免背部创面受压,磺胺嘧啶银保痂控制创面感染,全身创面情况逐步好转并部分愈合(病例13图5),双上肢散在残余创面待血流动力学平稳后(即停用血管活性药物后)安排手术植皮封闭(病例13图6)。

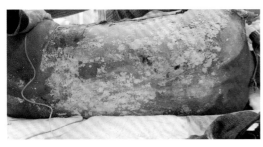
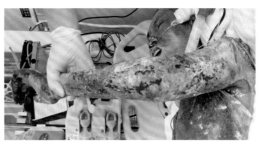

病例 13 图 5　背部创面感染控制并逐渐上皮　　病例 13 图 6　双上肢创面换药控制感染，局部肉芽创面形成，后期手术植皮封闭

四、救治体会

1. 重视创面处理永远是治疗烧伤的关键　烧伤后大量坏死组织的存在是创面感染和脓毒症的根源，因此，及早清除创面坏死组织是减轻炎症反应、防止创面侵袭性感染，乃至预防脓毒性休克发生的关键措施之一。患者伤后 18 天并发如此严重脓毒症及顽固性感染性休克与前期创面处理不及时有关，尤其收住于 ICU 病房（非烧伤 ICU），无法早期应用翻身床等专科特色治疗方式，创面换药等相关处理可能不够及时到位，以及镇静药物的应用导致患者无法自主活动，更加剧了背部创面受压感染加重等创面感染加重的机会，从而导致创面脓毒症继发感染性休克。

2. 烧伤感染性休克的治疗　此病例特点为顽固性感染性休克，降钙素原高达 180ng/ml，血小板 $19 \times 10^9/L$，均提示此患者全身感染极重，预后极差。在烧伤后感染性休克的救治中，尤其该患者需足够液体复苏 + 大剂量去甲，维持血流动力学稳定，我们不主张此时 CRRT 治疗，因为该状态下 CRRT 会使得血流动力学维持的难度大大加大，最终导致各脏器灌注不足而抢救失败。只有保证血压及脏器和组织灌注，才是控制休克进一步进展并给抗感染治疗赢得机会以阻止全身炎症反应链的一线生机。

3. 预防医源性感染，如各种导管（气管导管、静脉置管、血滤置管等），在烧伤菌血症患者所留置的导管中不可避免会有细菌定植，导致细菌入血的可能。及时拔除非必需导管，并定期及时更换。气管导管尽早予以堵管、拔管，不需大量补液时应及时改为外周静脉输液。

五、主编述评

该患者系大面积烧伤后严重创面感染导致烧伤脓毒症、感染性休克的典型病例，上级医院的救治过程是比较成功的。众所周知，烧伤脓毒症来势凶猛，病情进展快，脓毒性休克病死率达 40% ~70%，是严重烧伤患者救治中的主要难题。在烧伤不同阶段，合理有效的创面处理措施，是大面积特重度烧伤患者救治的关键环节。烧伤后感染性休克重在预防。

（郭　乐　曾纪章　张丕红）

编者介绍：

郭乐，女，医学博士，主治医师，工作于中南大学湘雅医院烧伤重建外科。从事烧伤救治、创面修复及瘢痕综合治疗临床一线工作，参与救治多名危重烧伤患者，对烧伤创面治疗、脓毒症综合救治、创伤支持治疗等有较深刻的体会。

指导老师：

曾纪章，男，医学硕士，主治医师。在长期临床工作中对复杂疑难和危重烧伤病例的救治积累了丰富的工作经验，取得较高的救治成功率。

张丕红，男，主任医师，教授，研究生导师。在大面积烧伤治疗、烧伤感染和烧伤后脏器损害的防治、瘢痕修复尤其是面部和手部瘢痕的整复、皮肤撕脱伤和热压伤、电烧伤等深度创面皮瓣修复等方面有较深造诣。

病例 14　磺胺类药物过敏患者特重度烧伤伴感染性休克的救治

一、入院情况

患者周某某，男，52 岁。因"全身多处热水烫伤 2 天余"入院。患者于 2016 年 4 月 16 日下午 4 点多在火电厂工作过程中，因收集废水容器，其内的热水喷出而烫伤全身多处，伤后急送往当地市级医院就诊并住院治疗，住院期间给予补液、抗休克、预防感染、保护脏器、保护创面、双下肢焦痂切开减张等对症处理，具体治疗不详。家属为求进一步治疗，要求转至上级医院继续治疗，于 4 月 19 日 17 点左右入住我科。入院时，患者神志清楚，精神状态一般，无恶心、呕吐，无明显胸闷气急气促等不适，无发热、呕吐、抽搐等表现。既往有口服磺胺类药物发生剥脱性皮炎病史。否认高血压、糖尿病等病史。

入院查体：神志清楚，精神差，体温 37.2℃，心率 106 次/分，呼吸 20 次/分，血压未测（肢体包扎中），经皮血氧饱和度 100%，呼吸尚平稳，双肺呼吸音粗，无干湿性啰音，尿色微黄，尿量 100ml/h。

专科查体：创面位于躯干及四肢，总面积约 80% TBSA，大部分腐皮已脱，基底红白相间到苍白不等，其中双下肢创面基底苍白为主，弹性减退，并已切开减压，足背动脉可触及，搏动弱。正常皮肤位于头面颈部及躯干前侧。

辅助检查：中性粒细胞百分比 85.24%，总蛋白 45.5g/L，白蛋白 25.2g/L，钙 1.65mmol/L，钠 150.1mmol/L，氯 112.7mmol/L，余指标未见明显异常。

二、入院诊断

1. 躯干及四肢烫伤 80% Ⅱ～Ⅲ度 TBSA
2. 烧伤休克

三、救治过程

入院后积极补液、抗休克、营养支持等对症治疗，由于患者有口服磺胺类药物发生剥脱性皮炎病史，致使临床常用的磺胺嘧啶银粉无法使用，故创面使用藻酸盐银离子敷料保护创面预防感染，并用无菌纱布包扎，每日换药一次（病例14图1）；于入院后第3天行双下肢36%切痂MEEK微型皮片移植术，其他创面继续使用藻酸盐银离子敷料包扎治疗。躯干、双上肢创面很快溶痂，在术后第4天患者出现感染表现：高热（体温38.4～40℃）、时有神志恍惚、腹胀、呼吸急促、心率增加（100～120次/分）等表现；且导管细菌培养示泛耐药鲍曼溶血不动杆菌，所做的药敏试验提示仅对头孢哌酮舒巴坦钠"中介"，术后第6天创面细菌培养结果示肺炎克雷伯杆菌，药敏提示对头孢哌酮舒巴坦中介，其他均耐药。此时抗感染治疗方案改为舒普深2g、1次/8小时＋万古霉素1.0g、1次/12小时＋伏立康唑0.2g、1次/12小时，应用后效果改善不明显，肿瘤坏死因子－α、白介素6及降钙素原等炎症指标仍然明显升高（病例14图2）；再次行创面分泌物细菌培养及血培养均提示为肺炎克雷伯杆菌，药敏结果对替加环素和复方新诺明敏感，经科室讨论后决定更改抗感染治疗方案为替加环素50mg、1次/12小时＋万古霉素1.0g、1次/12小时＋伏立康唑0.2g、1次/12小时；用药之后感染逐渐得到控制，双下肢创面植皮成活率也达到近90%，躯干及双上肢形成约20%肉芽创面。

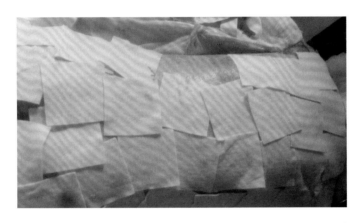

病例14图1　患者后背部创面换药时，应用藻酸盐银离子敷料覆盖包扎

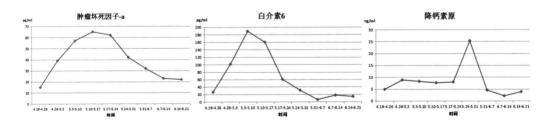

病例14图2　肿瘤坏死因子－α、白介素6及降钙素原动态变化情况

患者病情稳定后，安排行第二次手术，躯干及双上肢约20%肉芽创面植皮术，术后恢复良好，植皮大部分成活；病情一直平稳，并于2016年5月19日（入院后29天）在全身麻醉下行全身散在约15%肉芽创面植皮术，手术顺利，术后安返病房；术后第4天，患者再次出现严重精神症状，时有胡言乱语，呼吸急促，双肺呼吸音粗，可闻及干湿性啰音；CT提示两肺炎性病变，两侧胸腔积液；心包腔少量积液；双侧胸膜肥厚。创面定

期换药,见四肢创面大部分愈合,散在分布肉芽创面,集中创面位于大腿根部、臀部、躯干后侧,分布上皮岛,并未见明显分泌物及红肿。深静脉导管培养及痰培养为肺炎克雷伯杆菌,药敏提示对磷霉素钠和丁胺卡那霉素敏感,其他均耐药(包括亚胺培南西司他丁钠、美罗培南、替加环素及利奈唑胺)。故此时抗感染治疗方案改为磷霉素钠 4.0g、2次/日 + 丁胺卡那霉素 0.4g、1 次/日联合应用。应用后病情并无改善;5 月 28 日上午科室讨论病情,认为目前患者感染严重,仍需加强抗感染治疗,遂将抗感染方案改为美罗培南联合万古霉素;5 月 28 日下午,病情进一步发展,患者出现低血压,最低达到 80/40mmHg,氧饱和度下降,尿量 10 ~ 20ml/h,处于浅昏迷状态,呼吸急促,双肺呼吸音粗,可闻及明显干湿性啰音,心率 130 次/分左右,律齐;使用无创呼吸机情况下氧饱和度最高只有 80%。科主任徐庆连主任查房后认为不能一味依赖培养结果,建议:①利奈唑胺联合亚胺培南西司他丁抗感染;②无创呼吸机无法纠正缺氧,立即行气管切开,使用呼吸机压力控制模式呼吸;③进行抗休克等对症治疗。治疗后 4 小时患者病情即有好转表现,血压升高,心率下降,呼吸改善,6 小时后患者清醒,休克消失;患者逐渐好转,但是此后出现镜下血尿及蛋白(3 +),肾功能正常;请肾内科会诊建议停用肾损害药物,并保肾治疗。患者在此后一直未再出现严重感染表现;但出现过三次输血时急性左心衰竭,表现为突然咳嗽、咳粉红色泡沫痰、呼吸困难,强心利尿效果不明显,停止输血后逐渐改善。之后给予对症治疗,逐步撤除呼吸机。经过换药创面大部分愈合,残余肉芽创面 3% 左右,位于臀部及大腿根部,到 6 月 30 日第四次手术植皮愈合。入院 90 余天出院(病例 14 图 3)。

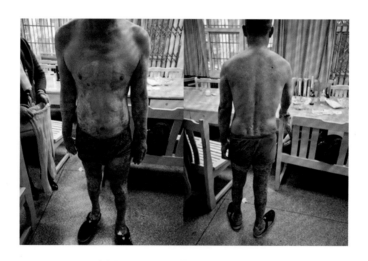

病例 14 图 3　患者创面愈合后随访

四、救治体会

1. 对于大面烧烫伤患者的治疗全程均不可掉以轻心,治疗后期亦容易引发严重感染。

2. 感染一旦出现,要及时有效的抗菌药物应用,方可有效控制细菌感染,避免病情进一步发展。

3. 大面积烧伤患者后期感染治疗应以经验用药为主,不能过度依赖细菌培养及药敏结果,应将其结果视为用药参考。在该病例中,血培养及创面培养均为肺炎克雷伯菌且药敏对磷霉素及丁胺卡那霉素敏感,在这种情况下使用这两种抗菌药物却无效,但在应用利奈唑胺后,患者病情很快得到控制,说明该患者存在球菌感染。对于大面积烧伤患者后期来说,虽然细菌培养没有培养出球菌,但不能排除球菌感染的可能,尤其是耐甲氧西林金黄色葡萄球菌(MRSA)的感染。

五、主编述评

该患者治疗过程并非一帆风顺,由于有磺胺类药物过敏史,早期磺胺类药物的内用及外用就无法应用,特别是临床常用的创面外用药磺胺嘧啶银粉,对于杆菌抗感染效果极好。由于患者本身的限制,全身性感染来的较早,而且比较严重,最终出现感染性休克的情况。经及时有效的抗菌药物的应用及对症支持治疗,患者病情明显好转,最终创面治愈出院。

（宋均辉　徐庆连）

编者介绍:

宋均辉,男,硕士研究生,现工作于安徽医科大学第一附属医院烧伤外科。主要研究方向为烧伤治疗与慢性创面修复。

指导老师:徐庆连,男,烧伤专业博士,主任医师,博士生导师。安徽省医学会烧伤外科学分会主任委员,中华医学会烧伤外科学分会常务委员,中华医学会组织修复与再生学分会常务委员,中国医师协会烧伤科医师分会常务委员,中国医师协会创伤外科医师分会常务委员,中国康复医学会烧伤治疗与康复学专业委员会常务委员,中国康复医学会再生医学与康复专业委员会副主任委员,《中华烧伤杂志》及《中华损伤与修复杂志》常务编委。擅长大面积烧伤的综合治疗和烧伤患者康复治疗。

第二章 创伤及难愈性创面

病例 15 严重 Fournier 坏疽继发
多发坏死性筋膜炎的救治

一、入院情况

患者阿某，男，47 岁，以"肛周红肿 20 天，加重、破溃流脓 15 天"入院。患者于入院 20 天前无明显诱因出现肛门右侧局部包块，大小约 1cm×1.5cm，有波动感，伴疼痛，可耐受，无放射痛等其他不适，就诊于杭州某区医院，给予抗感染对症治疗（具体不详），效果不佳，未进一步诊治，返回新疆和田老家后上述症状进一步加重，肛周红肿向会阴及双侧腹股沟蔓延，肛周脓肿破溃流脓，阴囊发黑坏死，于 3 天前就诊和田当地医院，急诊以"阴囊坏死性筋膜炎"收住泌尿外科，急诊手术予以双侧腹股沟脓肿切开引流，术后会阴部感染症状未见缓解，血糖控制差，合并高热、食欲缺乏、低蛋白血症（白蛋白 23g/L），建议转上级医院进一步诊治，2017 年 4 月 20 日就诊于我院，以"Fournier 坏疽"收住我院。发病以来，食欲缺乏，睡眠、小便尚可，近期体重无明显变化。和田当地医院住院期间曾诊断为 2 型糖尿病，血糖最高 25mmol/L，予以胰岛素降糖。

专科查体：阴囊发黑，创缘破溃流脓；肛周 5 点、7 点钟方位破溃流脓，脓腔较多絮状坏死；肛周红肿向会阴、双侧腹股沟及右下腹、右侧腰部蔓延，皮温高。双侧腹股沟可见脓肿切开切口，长约 3cm，切口内较多絮状坏死及恶臭脓液，皮下大范围潜腔形成（病例 15 图 1）。

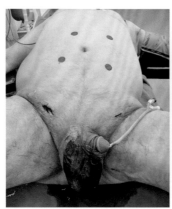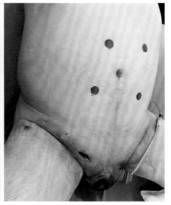

病例 15 图 1　入院查体情况

入院检查：生化检查：白细胞计数 $16.3 \times 10^9/L$，血红蛋白 118g/L，血小板计数 161 $\times 10^9/L$，血细胞比容 0.37，白蛋白 21.6g/L，钾 4.19mmol/L，降钙素原 1.72ng/ml，血糖 20.5mmol/L。CT检查示：右前侧胸壁、腹壁、盆壁、双侧腹股沟、阴囊皮下肛周及臀部软组织肿胀，皮下多发渗出、积气影、肛管壁略厚、肛周软组织肿胀、周围脂肪间隙浑浊并渗出、条索影（病例15图2）。

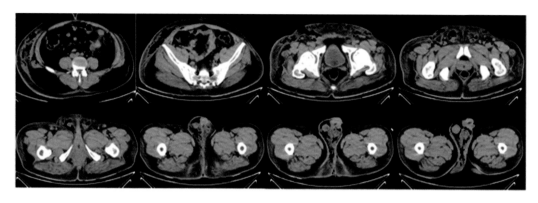

病例15图2 入院CT检查

二、入院诊断

1. Fournier 坏疽：肛周、会阴、双侧腹股沟、右下腹坏死性筋膜炎
2. 感染性休克
3. 低蛋白血症
4. 2型糖尿病

三、救治过程

2017年4月20日入院后完善相关检查，明确诊断，完善我科会诊，转入我科，当日急诊手术清创。术中见：会阴皮下大范围潜腔形成，分别向双侧腹股沟、坐骨直肠窝延伸，会阴、肛周、坐骨直肠窝大量筋膜发黑呈絮状坏死，脓性分泌物多，黏稠，恶臭，双侧睾丸、附睾及精索浸泡于脓液中，睾丸、精索表面筋膜及附睾感染坏死。感染腔隙自会阴经左腹股沟蔓延至左髂前上棘，经右腹股沟延伸至右侧肋弓及右侧腋后线，大量筋膜、脂肪感染坏死（病例15图3、病例15图4）。上述坏死感染腔隙予以充分切开引流，坏死组织充分清除。创面封闭，皮下埋置冲洗、引流管路，安装负压引流装置。

术后据细菌培养结果见病例15图5，加强补液抗感染（大肠埃希菌，亚胺培南敏感）、抗休克治疗，并积极纠正低蛋白血症、控制血糖。创面处理上加强皮下腔隙冲洗及负压引流。患者一般情况好转，休克纠正，食欲改善，体温渐恢复正常。

2017年4月23日复查：白细胞计数 $8.39 \times 10^9/L$，血红蛋白 109g/L，血小板计数 $184 \times 10^9/L$，血细胞比容 0.35，白蛋白 25.6g/L，钾 4.13mmol/L，血糖 8.5mmol/L。

2017年4月23日换药见术区感染控制可，红肿消退，右腹股沟、阴囊缝合切缘皮肤局部坏死，右下腹切口开裂，皮下残存少许脓性分泌物，冲洗清创后继续负压引流治疗并加强残腔冲洗（病例15图6、病例15图7）。

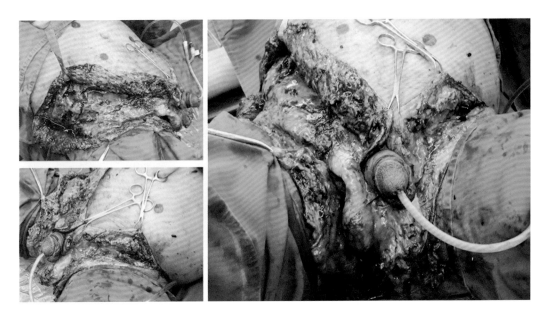

病例 15 图 3　术中所见——清创前

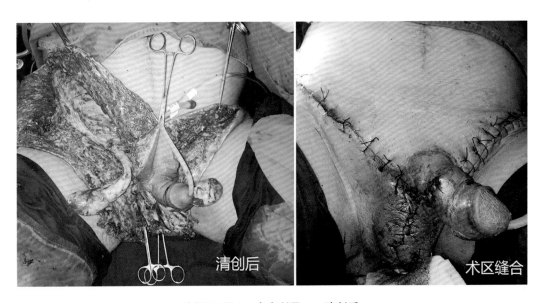

病例 15 图 4　术中所见——清创后

注：右侧胸腹壁、双侧腹股沟、会阴区感染坏死组织彻底清创，切口一期缝合

病例 15 图 5　细菌培养

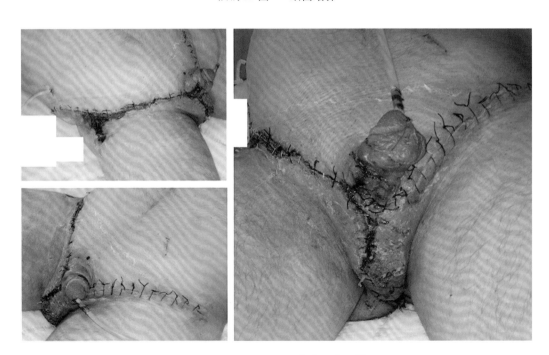

病例 15 图 6　4 月 23 日换药见术区情况

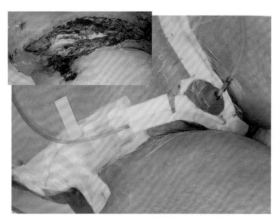

病例 15 图 7　4 月 23 日更换负压引流装置

　　此后继续加强抗感染、降糖治疗，积极纠正低蛋白血症，并定期更换负压引流装置，左腹股沟、阴囊切口部分愈合，肛周潜腔基本闭合，右腹股沟局部皮肤坏死，皮下潜腔形成，感染控制可，创基肉芽化。

　　2017 年 5 月 9 日再次行手术清创＋右腹股沟植皮（病例 15 图 8）。植皮创面负压引流局部加压。术后常规抗感染、降糖、补液营养支持对症治疗。

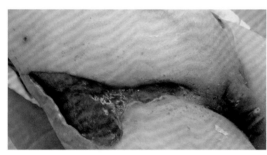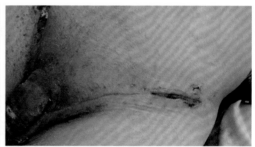

病例 15 图 8　5 月 9 日术中所见

注：左腹股沟、阴囊切口部分愈合，右腹股沟局部皮肤坏死，皮下潜腔形成，感染控制可，创基肉芽化

　　2017 年 5 月 13 日换药见左腹股沟、阴囊术区切口对合尚可，无红肿热痛，无发黑坏死，无开裂渗出，右腹股沟植皮创面皮片成活尚可，常规换药治疗（病例 15 图 9）。

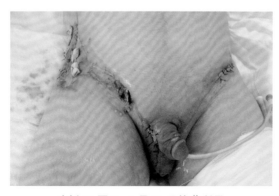

病例 15 图 9　5 月 13 日换药所见

此后术区加强换药，左腹股沟、阴囊切口渐痊愈，右腹股沟移植皮片部分成活，部分创基肉芽化。继续常规换药治疗，并嘱术区加强洗浴，创面渐痊愈（病例 15 图 10、病例 15 图 11）。

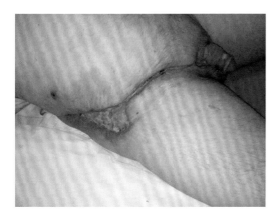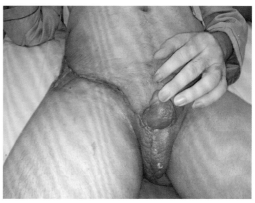

病例 15 图 10 5 月 30 日换药所见

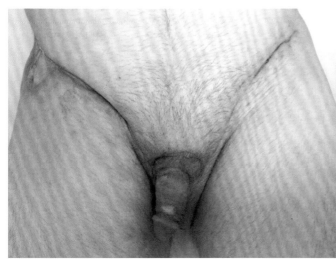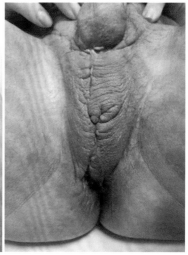

病例 15 图 11 随访复查所见

四、救治体会

Fournier 坏疽又称 Fournier 综合征（Fournier' syndrome），是一种以会阴部为主的严重的急性感染性疾病。其特点是发病急骤，恶寒高热，发展迅速，病情凶险，局部组织可广泛坏死等。近年来发病率呈明显上升趋势，尤其在合并糖尿病人群中多见，且女性患者也在不断增多。由于病变部位特殊，组织结构疏松，血供又极为丰富，感染蔓延扩散极为迅猛，而人们大多又"羞于"就诊，往往延误了最佳诊疗时机，最终造成接诊时已出现大范围严重感染，部分患者甚至出现严重感染中毒症状，糖尿病患者有些还合并酮症酸中毒，死亡率极高。

治疗上，Fournier 坏疽一旦确诊，尽早手术去除感染源极为重要，抗感染、抗休克及其他生命支持手段虽同样重要，但绝不能藉此达到治愈的目的，手术清创是必须的，而且需尽可能的彻底清创。结合该患者，发病早期未能正规足疗程抗感染治疗，病情迅速进展后，接诊医院又未能彻底清创，紧予以局部脓肿切开引流，未能达到有效控制感染的目的，最终造成自会阴至双侧腹股沟及右下腹、侧胸壁大范围感染坏死。我科接诊后即行急诊手术，在尽可能控制出血的情况下彻底清创，手术时间近 4 小时，术后感染症状明显得到缓解。另外，术区的处置也很关键，我们采取皮下冲洗、切口表面负压引流的方式，即保证了能够及时清理术区残存感染，又方便术区管理，才使得患者能够在短期内康复。

五、主编述评

该患者的救治比较成功。结合其严重感染程度、感染范围，主管医师早期及时彻底清创起到了关键作用，同时后续创面处理上医护人员都付出了巨大的努力才使得患者顺利康复。日后接诊此类患者同样需要早发现、早处理，不得延误最佳手术时机。

（曹　强　查天建）

编者介绍：

曹强，男，汉族，医学硕士，工作于新疆维吾尔自治区人民医院烧伤科。主要从事烧伤、烧伤瘢痕、急慢性难愈性创面、皮肤肿瘤、皮肤软组织感染、糖尿病足、切口感染等诊治。

指导老师：查天建，男，汉族，医学硕士，副主任医师，新疆维吾尔自治区人民医院烧伤、创面修复外科副主任。中华医学会烧伤外科学分会第十届青年委员会委员，中华医学会烧伤外科学分会第十届委员会烧伤临床学组委员，中国研究型医院学会创面防治与损伤组织修复专业委员会委员，中国医疗保健国际交流促进会烧伤医学分会委员，《中华烧伤杂志》第五届编辑委员会通讯编委，新疆医学会烧伤外科学分会常务委员。

病例 16　大腿坏死性筋膜炎并发脓毒血症的救治

一、入院情况

患者张某某，男，15 岁。患者于 2018 年 7 月 15 日被摩托车压倒致右下肢皮肤软组织挫伤，出血、肿胀明显、活动障碍，即往当地医院就诊，查 CT 示：右侧股骨远端骨折、右膝关节软组织肿胀。给予清创包扎、石膏托固定膝关节，注射破伤风抗毒素针，预防感染，止痛对症处理，伤后第 3 天(2018 年 7 月 18 日)患者出现烦躁不安、口渴、呼吸急促，呕吐胃内容物，伴有畏寒、发热，体温达 41℃。第 5 天(2018 年 7 月 20 日)症状加重，出现肢端及全身皮肤黏膜发绀，伴有血尿，再次前往医院就诊，入院检查过程中气促明显加重，血压下降至 88/46mmHg，血氧饱和度下降至 85%，考虑休克，即刻给予补液、抗休克治疗。彩超示：右侧髂外静脉、股总静脉、股浅静脉、腘静脉、胫腓静脉干血栓形成，右下肢动脉未见狭窄及栓塞。肺部 CT 未见明显肺栓塞表现。予呼吸机辅助呼吸、CRRT 等治疗后，血氧饱和度、气促有所改善，但四肢仍湿冷、发绀，无尿，于伤后 7 天(2018 年 7 月 22 日)转入我院 ICU 治疗。

入院查体：体温 38.3℃，呼吸 22 次/分，脉搏 89 次/分，血压 135/89mmHg。呼吸稍促，双肺呼吸音粗，可闻及少许湿性啰音；心律齐，未闻及心脏杂音；腹平软，未触及明显包块，双侧肾区无叩痛，双侧输尿管区无压痛，肠鸣音可，约 4 次/分。

专科查体：双手、双足皮肤明显淤紫，皮温升高，双小腿局部发黑，有渗液。右大腿肿胀明显，外旋外展畸形，伴有活动障碍，右侧足背动脉未触及，左侧足背动脉减弱。

辅助检查：血常规：白细胞计数 7.99×10^9/L，红细胞计数 2.34×10^{12}/L，血小板计数 17×10^9/L，中性粒细胞计数 7.58×10^9/L，血红蛋白 64g/L；降钙素原 71.40ng/ml；C-反应蛋白 >200mg/L。创面分泌物培养：鲍曼不动杆菌，白色念珠菌，阿沙毛孢子菌。床边胸片：双肺渗出并右侧少量胸腔积液，考虑感染。

二、入院诊断

1. 感染性休克
2. 脓毒血症(外院血培养提示：乙型溶血性链球菌)
3. 右股骨骨折
4. 下肢静脉血栓形成
5. 肺部感染

三、救治过程

患者入住 ICU 后，积极抗休克、抗感染(亚胺培南西司他丁钠、万古霉素、替加环素)、呼吸机辅助呼吸(7 天)、床边 CRRT(20 天)等支持治疗，内脏功能保护，营养治疗。患者生命体征稳定，但患者左下肢踝关节以下肿胀淤紫，皮温低，足趾淤黑坏死，足跟干黑；右足前半部干黑，后半部分皮肤温度暖，毛细血管充盈好；左手第 2 至第 5 指屈曲状，伸直不能，肿胀淤紫，局部可见水疱。考虑需要手术截除坏死肢体及修复创面，经多学科会诊后于 2018 年 8 月 9 日转入我科进一步治疗。

转入我科后，继续抗感染(哌拉西林钠他唑巴坦钠、利奈唑胺、头孢哌酮/舒巴坦、米诺环素)、纠正贫血、补充白蛋白、调整水电解质平衡、保护肝肾功能、营养支持治疗，完善术前准备。先后行三次手术治疗，逐步封闭创面。

第一次手术(2018-08-13)：全麻下行上下肢坏死软组织肌肉切除，下肢血管探查，创面负压封闭治疗；第二次手术(2018-08-21)：全麻下行右足第 1 至第 5 趾截除，左前足截除，左手第 2 至第 5 指中远节截除，右膝伤口扩创，膝关节腔脓肿引流，右股骨活组织检查；股骨组织活检提示：金黄色葡萄球菌性化脓性关节炎；第三次手术(2018-09-05)：全麻下行双下肢扩创，左侧股前外侧游离皮瓣修复左足，头部取皮修复右足及右膝创面，右膝部筋膜皮瓣修复开放关节腔(病例 16 图 1 至病例 16 图 7)。术后右膝关节持续负压冲洗引流(生理盐水 500ml + 万古霉素 500mg，2 次/日，关节腔持续冲洗引流 9 天)。后因患者右膝关节明显疼痛伴活动障碍，请骨科会诊，建议关节腔内穿刺抽液，予生理盐水 20ml + 万古霉素 500mg 隔天一次关节腔注射(20 天),并加强右下肢肌肉康复锻炼。

患者术后左足游离皮瓣存活,于 2018 年 10 月 20 日转康复医院行功能康复锻炼,并继续行右膝关节腔穿刺抽液,注射万古霉素。

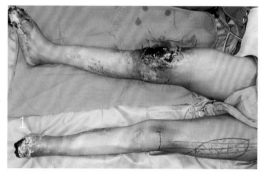

病例 16 图 1　手术前创面及皮瓣初步设计
(三纵五横法)

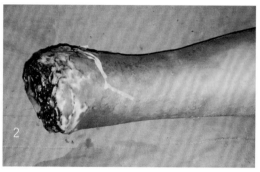

病例 16 图 2　左足清创后

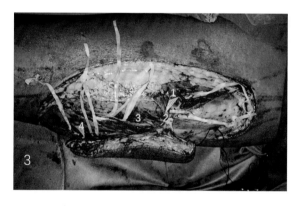

病例 16 图 3　左侧股前外侧皮瓣罕见斜支(来源于股三角区股动脉,1 为缝匠肌,2 为斜支,3 为股直肌,4 为股外侧肌)

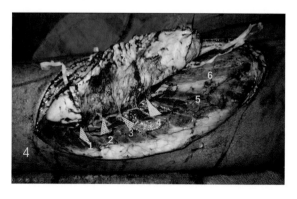

病例 16 图 4　旋股外侧动脉降支发出细小丛状穿支(1、2、3、4 为穿支血管,5 为股外侧肌,6 为股直肌)

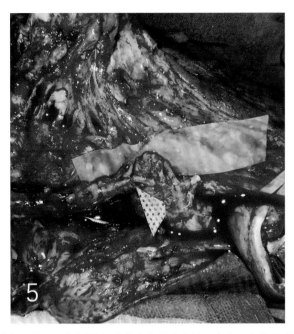

病例 16 图 5　内侧斜支动脉吻合足背动脉, 吻合一条伴行静脉

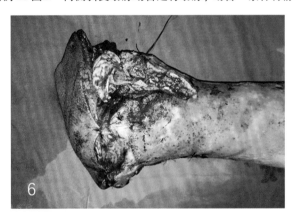

病例 16 图 6　降支来源血管蒂动脉结扎, 伴行两条静脉与胫后静脉吻合

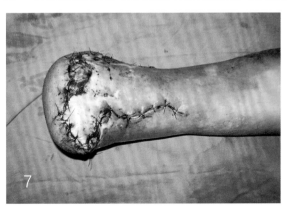

病例 16 图 7　左足创面修复后(患者第三次手术情况)

四、救治体会

1. **脓毒血症的治疗体会** 患者为年轻男性，因外伤致右大腿坏死性筋膜炎并导致脓毒性休克，起病急，进展快。我们按照脓毒性休克相关治疗原则进行积极有效的治疗。2016 年 Sepsis 3.0 指南对脓毒症及脓毒性休克有全新的定义：脓毒症是指因感染引起的宿主反应失调导致的危及生命的器官功能障碍。其诊断标准：对于感染或疑似感染的患者，当脓毒症相关序贯器官衰竭（SOFA）评分较基线上升≥2 分可诊断为脓毒症。脓毒性休克定义为脓毒症合并严重的循环、细胞和代谢紊乱，其死亡风险较单纯脓毒症更高。其诊断标准：在脓毒症的基础上，出现持续性低血压，在充分容量复苏后仍需血管活性药来维持平均动脉压（MAP）≥65mmHg 及血乳酸浓度 >2mmol/L。该患者因外伤致右大腿坏死性筋膜炎，有明确局部感染病灶，后血流发生感染（血培养提示：乙型溶血性链球菌），逐渐出现呼吸、肝肾功能、神经系统等多器官功能损伤，导致脓毒性休克发生。患者入院后相关实验室检查结果（三系降低、尤其血小板明显降低；肌酐升高、尿素氮升高、肝功酶升高、降钙素原明显升高）符合脓毒性休克表现。

2. **化脓性关节炎的治疗体会** 患者化脓性关节炎形成原因不明。有文献表明：化脓性关节炎多发生于膝、髋等下肢关节。发病直接原因是化脓性细菌侵入膝关节，一般多由血源性感染所致，少数为直接感染及蔓延感染。最常见的致病菌为金黄色葡萄球菌，其次为链球菌、白色葡萄球菌、绿脓杆菌、淋病双球菌、大肠杆菌、肺炎链球菌和伤寒杆菌等。治疗方法主要有穿刺冲洗和切开引流及关节镜下清创术。目前考虑导致患者右膝化脓性关节炎的原因有两种：①血源性感染。患者伤后出现高热，血培养提示：乙型溶血性链球菌，细菌经血入膝关节腔，导致化脓性关节炎。但后期患者关节液培养为金黄色葡萄球菌，与之不符；②炎症直接侵犯膝关节。患者外院 CT 提示右股骨远端骨折。在炎症刺激下，可能发生股骨炎症改变，随着大腿坏死性筋膜炎加重从而导致关节炎发生。该患者在确诊化脓性膝关节炎后，及时请骨科会诊，采用手术切开，置管予生理盐水＋万古霉素持续冲洗负压引流。在膝关节创面修复后，采用右膝关节腔穿刺抽液，关节腔内注射万古霉素。

3. **缺血坏疽的治疗体会** 患者双手、双足出现缺血坏疽，考虑是患者在治疗脓毒性休克过程中使用大剂量血管活性药物所致。此并发症并不多见，仅在个案中有报道，血管活性药物主要通过增加外周血管阻力及心输出量来改善感染性休克的低血压状态及微循环状态；另一方面，外周血管过度收缩有可能加重微循环障碍，从而导致肢端缺血坏疽。因为该患者为年轻患者，要尽可能保留肢端功能，不能简单截肢，从而使创面修复的难度加大。我们为了保留患者左足跟骨功能，采用股前外侧游离皮瓣修复左足创面，保住左足跟骨，避免小腿截肢。

五、主编述评

该患者感染性休克救治和四肢肢端坏疽创面处理比较成功。患者治疗过程中使用大量血管活性药物导致肢端缺血坏死，应引起临床医师的足够的关注。避免不必要的截肢手术。

（马亮华　郑少逸　刘族安）

编者介绍：

马亮华，男，主治医师，工作于广东省人民医院烧伤与创面修复外科。医疗专长：危重烧伤治疗，烧伤后瘢痕整复，糖尿病足、褥疮、骨髓炎、乳腺炎等难愈性复杂创面修复等。

指导老师：

郑少逸，男，主任医师，工作于广东省人民医院烧伤与创面修复外科。擅长于危重症烧伤治疗，糖尿病足、褥疮、骨髓炎、乳腺炎等难愈性创面修复，烧伤瘢痕整复及功能重建。

刘族安，男，主治医师，工作于广东省人民医院烧伤与创面修复外科。擅长于危重症烧伤治疗，烧伤 ICU 监护与治疗，烧伤瘢痕整复及功能重建，显微外科游离皮瓣修复严重软组织创伤缺损。

病例 17　水痘合并重度感染导致
皮肤全层坏死的救治

一、入院情况

患者李某某，男，7 岁，因"发热、皮疹 5 天，皮肤破溃 2 天"于 2016 年 12 月 26 日入院。患儿于 5 天前在家中发现周身皮肤不明原因出现散在疱疹，为红色基底，中间为白色水疱样隆起，伴发热，呼吸快及乏力，2 天前前往当地医院就诊时，皮疹逐渐破溃，左侧腰部可见血性渗出，伴瘙痒、疼痛，未接受规范治疗。为进一步治疗来我院就医，门诊以"发热原因待查"收入我科。患儿病程中偶有咳嗽，咳痰，痰不易咳出。无腹痛、腹泻，饮食、睡眠差，大小便如常。

入院查体：体温 38.5℃，呼吸 35 次/分，脉搏 84 次/分，血压 95/62mmHg。一般状态差、乏力。头面部、前胸、后背、双手、双下肢可见疱疹破溃，腰部出现紫红色不规则带状淤斑伴有破溃，左腰部可见皮肤破溃、血性渗出，皮肤坏死，可见散在水泡，伴瘙痒、疼痛。双肺呼吸音粗，未闻及明显的干湿性啰音，神经系统查体未见异常（病例 17 图 1）。

辅助检查：血气分析：pH 7.29，二氧化碳分压 31mmHg，动脉血氧分压 55mmHg，血乳酸 4.8mmol/L，HCO_3^- 14.9mmol/L，碱剩余 - 10.5mmol/L。血常规：白细胞计数 27.52×10^9/L，中性粒细胞百分比 0.81%，淋巴细胞百分比 0.18%，单核细胞百分比 0.01%，嗜酸性粒细胞百分比：0.00↓，中性粒细胞计数 22.13×10^9/L，平均红细胞体积 78.4fl，平均红细胞血红蛋白浓度 367g/L，血小板计数 50×10^9/L。血生化：尿素氮 25.04mmol/L，肌酐 179.3μmol/L，血糖 6.89mmol/L，钾 5.2mmol/L，钠 107mmol/L，氯 81.4mmol/L，钙 1.38mmol/L，二氧化碳结合力 12.70mmol/L。尿常规：尿潜血（3+），尿蛋白（2+），尿红细胞计数 64.00/μl，尿红细胞 11.5/HPF，管型计数 18.74/μl，管型 54/LPF。凝血指标：凝血酶时间 9.4 秒，活化部分凝血活酶时间 66.4 秒，凝血酶原时间

13.8 秒，凝血酶原活动度 77%，D – 二聚体 4795.00μg/L，纤维蛋白（原）降解产物 40.1μg/ml。

二、入院诊断

1. 水痘
2. 皮肤及皮下组织感染
3. Ⅰ型呼吸衰竭
4. 电解质紊乱：低钠、低氯、低钙、高钾血症
5. 代谢性酸中毒

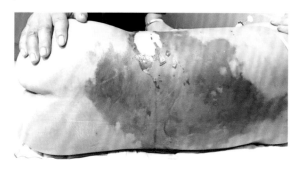

病例 17 图 1　入院时照片

三、救治过程

入院第 1 日（2016 – 12 – 27）：患儿一般状态差，仍有发热，体温最高 39.5℃，呼吸 28 次/分，脉搏 150 次/分，血压 118/62mmHg。辅助检查：肌酸激酶 7798U/L，肌酸激酶同工酶 222.3U/L，乳酸脱氢酶 855U/L，α – 羟丁酸脱氢酶 750U/L，门冬氨酸氨基转移酶 281.1U/L，丙氨酸氨基转移酶 132.6U/L。粪便隐血（急）（ + ）。存在应激性消化道出血的可能，予以奥美拉唑静脉滴注。

补充临床诊断：①前、后躯干皮肤坏死 12% TBSA Ⅱ ~ Ⅲ度；②多脏器功能障碍综合征（心脏、肺脏、肾脏、血液系统）；③低蛋白血症；④高脂血症。

入院第 2 日（2016 年 12 月 28 日）：患者口腔出现白膜，真菌 D – 葡聚糖检测 74.29pg/ml，给予氟康唑静脉滴注预防及治疗真菌感染。患者腰部破溃处涂抹磺胺嘧啶银保痂（病例 17 图 2）。

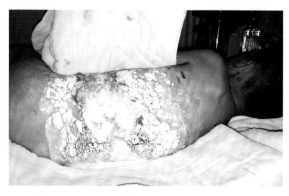

病例 17 图 2　入院第 2 日创面外涂磺胺嘧啶银

入院第 3 日(2016 年 12 月 29 日):尿液常规检查:尿蛋白(1 +),白细胞高。肺炎支原体抗体 1:80 阳性,肺炎衣原体抗体 0.432S/CO。重症肺炎、呼吸衰竭:患儿咳嗽,呼吸促,约 40 次/分,三凹征(+),双肺呼吸音粗,可闻及中小水泡音,患儿呼吸困难症状明显,需要气管插管呼吸机辅助通气。给予美罗培南及替考拉宁抗感染治疗。为防止呼吸困难进一步加重,给予气管插管、机械通气。

补充临床诊断:①严重脓毒症;②中度贫血;③重症肺炎。

入院第 4 日(2016 年 12 月 30 日):肺部多排 CT 平扫影像诊断:①支气管炎;双肺炎变;②双侧胸腔积液,邻近部分肺组织不张;③纵隔及双侧腋窝淋巴结略肿大;④双侧颈背部、胸壁水肿。

气管插管机械通气,呼吸模式 SIMV,参数:FiO$_2$:30% , f:22 次/分,PEEP:5cmH$_2$O, VT:200ml, Ti:0.8 秒,启动窒息通气及 Autoflow。当日晨血气分析:pH:7.38,动脉血二氧化碳分压 29mmHg,动脉血氧分压 85mmHg。结合患儿胸部 CT、胸片改变,考虑肺部炎症不足以引起患儿明显的呼吸困难。心肌酶:肌酸激酶 7798U/L,肌酸激酶同工酶 222.3U/L,乳酸脱氢酶 855U/L,α – 羟丁酸脱氢酶 750U/L。故考虑患儿呼吸困难的主要原因为心源性因素,即患儿存在心功能差所致,注意根据尿量变化,限制液体,呼吸支持,营养心肌治疗。

入院第 6 日(2017 年 1 月 1 日):处于气管插管呼吸机辅助通气状态下,患儿心脏功能受损明显,今日加用血管活性药物持续泵入强心治疗。

入院第 9 日(2017 年 1 月 4 日):处于气管插管呼吸机辅助通气状态下,呼吸模式 SIMV。参数不变。多巴胺[7.5μg/(kg · min)]、肾上腺素[0.03μg/(kg · min)]持续泵入状态下,动态血压监测波动于 98 ~ 140/47 ~ 90mmHg。全身水肿减轻。当日晨血气分析:pH:7.52,动脉血二氧化碳分压 38mmHg,动脉血氧分压 80mmHg。患儿呼吸机参数要求较低,自主呼吸好,咳嗽反射好,呼吸道分泌物减少,停止呼吸机辅助通气,改为鼻导管吸氧。

入院第 15 日(2017 年 1 月 10 日,第 1 次手术):以手术刀切除黑色痂皮,至脂肪层,可见脂肪层广泛坏死,并沿坏死脂肪层扩大切除范围,并切除创面边缘坏死皮肤,充分切除坏死皮肤及深筋膜,自制负压吸引加灌洗创面(病例 17 图 3)。

入院第 28 日(2017 年 1 月 23 日,第 2 次手术):以手术刀切除残余坏死组织,至深筋膜,充分切除坏死深筋膜,电凝止血,无活动性出血点后以苯扎氯铵和无菌生理盐水冲洗创面,无菌敷料适当加压包扎(病例 17 图 4)。

入院第 31 日(2017 年 1 月 26 日,第 3 次手术),术中见:总面积约 7% TBSA,行"前后躯干扩创、头皮取皮植皮术"(病例 17 图 5)。电动取皮刀调至千分之十,剔取面积约 3% TBSA 的韧厚皮片拉网。给予清除前后躯干肉芽组织至纤维板层,反复冲洗消毒 3 遍后,将制备好的皮片随形覆盖于创面,VSD 固定,清洁纱布包扎。

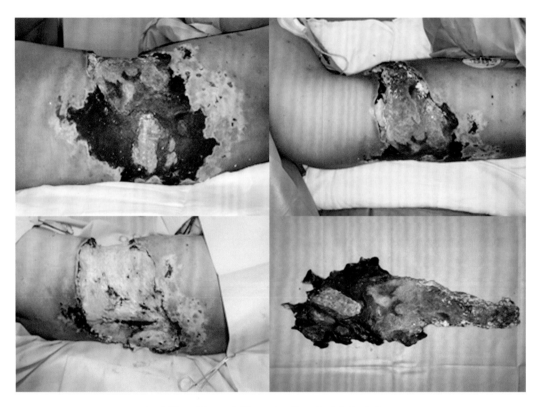

病例 17 图 3　入院 15 日，第一次手术切痂术

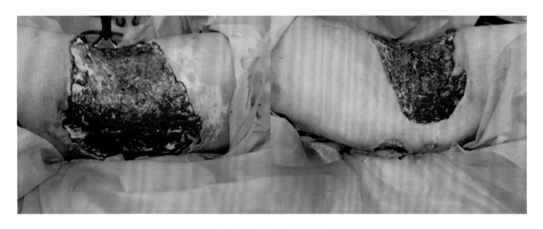

病例 17 图 4　扩创术

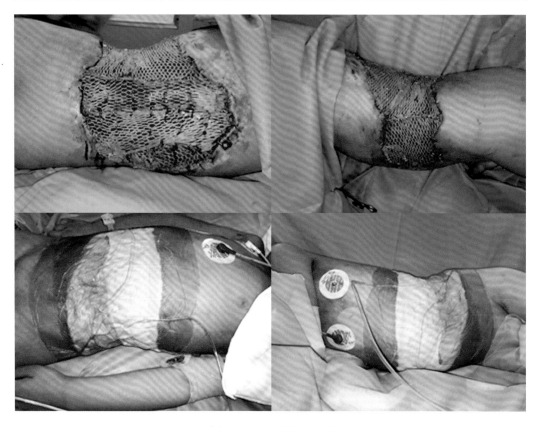

病例 17 图 5　扩创植皮术

四、救治体会

水痘是由水痘－带状疱疹病毒（Varicellazosterus，VZV）引起的急性传染病，有高度传染性，多见于小儿。呼吸道传播或直接接触传播，症状较轻者临床上易被误诊。通常认为水痘是儿童的传染病，而且很少被认为是严重的公共卫生问题，但若处理不当，水痘会并发一些严重的并发症，如皮肤感染等。近年来研究显示，水痘引起的皮肤感染发生率约为 28.57%，多数为侵袭性的 α 溶血性链球菌，并可致中毒性休克，甚至死亡。带状疱疹病毒破坏皮肤天然屏障，同时降低机体免疫能力，促使侵袭性的 α 溶血性链球菌直接进入皮肤内，破坏皮肤正常活性组织，导致皮肤全层坏死。

1. 水痘累及皮肤全层，引起全身重度感染病例实属罕见，该病例患儿疾病发展迅速，短时间内造成患儿 MODS、严重脓毒症甚至发展为 DIC，因此在管理此类患儿过程中，时刻要注意患儿生命体征的改变。

2. 给予患儿适当镇静，使患儿在监护室治疗过程中，减少焦虑的发生，极大限度地保证患儿身心健康，提高生活质量，达到社会化康复，减少创伤后应激障碍（post traumatic stress disorder，PTSD）的发生。

3. 呼吸机辅助通气　患儿呼吸频率快，消耗大量的能量，短时间应用呼吸机辅助通气，纠正呼吸症状同时降低患儿能量消耗。

4. 抗生素的使用 由于病毒为该疾病的始发因素,伴发细菌或者真菌感染时,抗生素应多联用药。

5. 抗休克治疗、丙种球蛋白提高免疫能力、多器官保护等危重症治疗技术以及恰当合理的治疗方案和时机成为治愈患者的关键。

6. 合理制订手术方案,把握治疗节奏,患儿一般状态好转后,即进行首次清创术,充分扩创,去除坏死组织,尽快控制感染;利用负压装置覆盖创面,减少创面渗出。

7. 利用烧伤创面修复技术对非烧伤引起的难治性创面处理上取得了良好的效果。负压封闭引流技术在烧伤外科应用的全国专家共识(2017 版)指出,负压装置可辅助植皮创面床术前准备、植皮创面术后固定,在此基础上,我科创新性地应用持续灌洗,在促进创面生长、减少感染取得了良好的效果。

带状疱疹病毒联合细菌的侵袭导致皮肤全层坏死,并发脓毒血症,在临床上较为罕见,该病例始发阶段容易忽视,随着病情加重常伴随感染性休克而严重危及患者生命。维持生命体征、换药并充分引流控制感染、创面修复重建功能是治疗重中之重。

五、主编述评

该患者危重症救治以及创面修复等,应用的医学技术比较成功,但是创面修复后外观略差,愈合后瘢痕增生可能比较重。后期康复、抑制瘢痕治疗可能成为重中之重。

(周　鑫　于家傲)

编者介绍:

周鑫,医学硕士,吉林大学第一医院烧伤外科住院医师。2015 年在校期间发表《大面积烧伤谵妄的研究进展》,被《中华损伤与修复杂志》收录。工作期间参与救治多起重大群体群伤患者的救治,对于创面修复具有较深的体会及治疗经验。

指导老师:于家傲,医学博士,主任医师,教授,硕士研究生导师,吉林大学第一医院烧伤外科主任,吉林大学第一医院党委副书记。以第一作者或通讯作者发表论文 18 篇,SCI 收录 13 篇。以第一负责人主持吉林省科技厅、卫生厅课题等 8 项。以主要参加者获得 2010 年国家科技进步二等奖,2009 年卫生部科技进步二等奖,吉林省科技进步一等奖 2 项、二等奖 2 项,中华医学科技进步二等奖 1 项、三等奖 2 项,获得专利 6 项。

病例 18　水刀精准清创结合负压渐退法治疗高龄肛周坏死性筋膜炎

一、入院情况

患者周某某,女,89 岁。因"咳嗽伴发热 3 天"于 2017 年 8 月 24 日入住呼吸内科。既往高血压、糖尿病病史数十年,控制不佳,帕金森病数年,口服药物(美多芭、森福罗），控制可。

入院后查体：体温 38.9℃，脉搏 102 次/分，呼吸 22 次/分，血压 180/95mmHg、血氧饱和度 95%（鼻导管吸氧 4L/min），神志清，精神疲软，胸廓无畸形，两侧呼吸动度减弱，两肺呼吸音粗，左下肺可闻及少许湿性啰音。腹平软，肠鸣音弱，1～2 次/分。肛周及两侧臀部（以肛门为中心向左侧延伸约 7cm，向右侧延伸约 10cm，前侧至大阴唇）皮肤红肿明显，皮温增高，触之有捻发感。

入院检查：血常规：白细胞计数 1.1×10^9/L、中性粒细胞百分比 69.5%、淋巴细胞百分比 24.8%、单核细胞百分比 5.7%、红细胞 4.41×10^{12}/L、血红蛋白 122g/L、血小板 105×10^9/L；C-反应蛋白 403.0mg/L；血沉 81mm/h；降钙素原 4.67ng/ml。电解质、血生化：血糖 24.54mmol/L、尿素 18.5mmol/L，糖化血红蛋白 10.2%。胸部 X 线片：左肺少许感染灶。盆腔 CT 平扫：盆壁、会阴部软组织明显肿胀、积气；臀部软组织肿胀，少许积气。

二、入院诊断

1. 肛周脓肿？
2. 肺部感染
3. 2 型糖尿病
4. 高血压病
5. 帕金森病

三、救治过程

入院后呼吸内科给予比阿培南抗感染、盐酸氨溴索化痰、痰热清清热解毒等治疗，病情无好转。于入院后第 2 天转入 ICU，给予替加环素 + 亚胺培南联合抗感染治疗。普外科全麻下行结肠造瘘 + 会阴部、肛周切开引流术，术中将乙状结肠游离置于腹腔外，会阴部感染明显处予以切开，去除明显坏死液化组织，碘伏、双氧水、生理盐水反复冲洗，于肛周及臀部置入 3 根双套管引流。病情时有反复，血培养及创面细菌培养回报均为多重耐药肺炎克雷伯杆菌。于入院后第 6 天请烧伤科会诊（病例 18 图 1），当日考虑肛周坏死性筋膜炎可能性大，急诊全麻下行肛周、臀部、会阴扩创引流探查术，术中见肛周、会阴、臀部皮肤广泛红肿、破溃，大量坏死组织液化中。沿肛周坏死皮肤切开后见肛周间隙、肛管阴道间隙内软组织、筋膜广泛变性坏死，伴异味，无效腔隙向近心端延伸至尾骨前方，两侧向臀大肌深部延伸，右侧为重，坏死即将穿透肛管、阴道壁，距离不足 1.5cm，无效腔容量 300～400ml（病例 18 图 2）。肛管、直肠完整。予施乐辉爱微捷水动力清创系统清创，引流脓液，去除坏死筋膜，腔内行负压治疗（病例 18 图 3）。明确诊断：①肛周坏死性筋膜炎；②肺部感染；③2 型糖尿病；④高血压；⑤帕金森病。此后每 5～7 天床边或手术室局部麻醉下行水刀清创，更换病灶内负压海绵，待创基新鲜后采用负压渐退的方式，逐步减少病灶腔内负压海绵填塞量，由内向外消灭无效腔（病例 18 图 4、病例 18 图 5）后伤口直接缝合，伤后约 54 天创面基本封闭。随访 1 年，恢复良好（病例 18 图 6）。

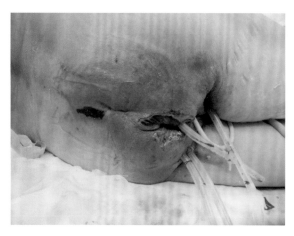

病例 18 图 1　烧伤科接诊时病灶外观(肛周及臀部置入 3 根双套管引流,臀部坏死组织覆盖,创周红肿伴渗液)

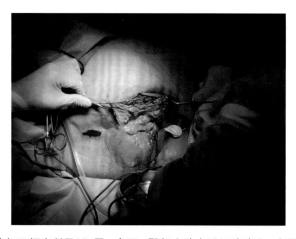

病例 18 图 2　初次切开探查所见(肛周、会阴、臀部皮肤广泛红肿破溃,大量坏死组织液化中)

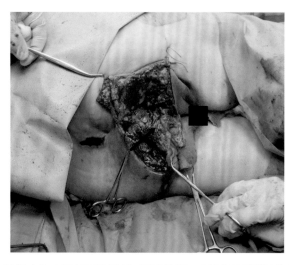

病例 18 图 3　乐辉水动力清创系统清创,引流脓液、去除坏死筋膜(箭头所示为肛管)

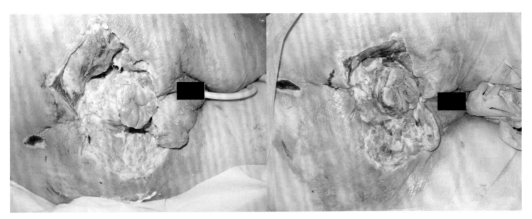

病例 18 图 4　负压治疗 1（采用负压渐退的方式，逐步减少病灶腔内负压海绵填塞量）

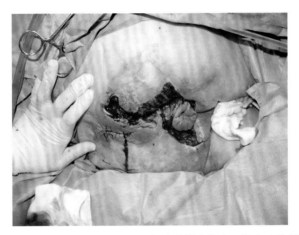

病例 18 图 5　负压治疗 2（伤后约 40 天创面深部腔隙基本闭合，基底肉芽新鲜，可手术封闭）

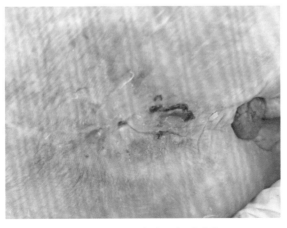

病例 18 图 6　出院 1 年后随访

四、救治体会

本例患者高龄，基础疾病多，治疗过程曲折，一定程度上增加了整体治疗难度。该例患者能够救治成功，最终得益于较为果断的抗感染治疗、良好的全身支持治疗，以及合理有效的清创系统和创面封闭计划。治疗体会如下：

1. 坏死性筋膜炎表现为沿深、浅筋膜播散的感染，可累及血管形成血栓，引起相应皮肤、皮下组织及筋膜的坏死，病情进展迅速，常伴有休克及多器官衰竭，死亡率高。坏死性筋膜炎的治疗关键是及时诊断，尽早治疗，但由于坏死性筋膜炎发病率较低，很多基层医院对该病认识不足，容易误诊或漏诊，增加治疗难度。

2. 坏死性筋膜炎的治疗核心在于积极纠正休克和脏器损伤的同时，给予强而有力的抗感染治疗和实施彻底的手术清创。传统的手术清创存在创伤较大，清创效率较低，对一些深部腔隙清创效果不佳等局限性。该例患者采用了近年来较为先进的水动力精准清创系统，在该患者的治疗中其体现了以下优点：①操作简便，床边即可实施；②清创迅速，效率高；③对深部、隐秘部位和腔隙也可进行有效清创；④在清创的同时能有效的控制创面感染；⑤尽量保留了健康组织，为后期采用简单方法封闭无效腔保留了尽量多的组织量。

3. 坏死性筋膜炎病程长，病情复杂，往往需多次手术治疗。该患者高龄，耐受手术及麻醉能力差，如何以损伤控制理念指导治疗，平衡麻醉、手术风险和清除病灶、修复创面之间的关系是难点。针对上述，该患者除第 1 次病灶切开引流及探查术在全麻下进行，以确保最大限度清除可见的坏死组织，彻底探查病灶范围，明确病变部位外，此后的手术均在局部麻醉下进行，以减少全身麻醉对患者的影响，提高救治成功率。利用老年患者皮肤及组织松弛，采用"蚕食、渐退"的负压治疗技术逐步由内向外消灭无效腔，避免了进行皮瓣转移和植皮等手术操作，最终采用直接缝合的方法封闭了创面。

五、主编述评

坏死性筋膜炎是一种主要侵犯皮下组织、筋膜组织的坏死性软组织感染，较少累及肌层，容易与蜂窝织炎、丹毒、气性坏疽等常见皮肤软组织疾病相混淆，其感染细菌常为多种细菌混合感染，病情来势凶险、发展迅速，病死率高，临床易误诊。对可疑者应当尽早切开引流送检，一旦确诊务必彻底引流所有病灶，同时广谱抗生素抗感染治疗，预防感染扩散，此外应当加强营养支持治疗、增强免疫力以抵抗患者自身的免疫抵抗能力。本例患者年龄较大，基础疾病较多，一般情况较差。针对此类患者在损伤控制理念和彻底清创的要求上，采用了更为温和和柔性的策略，以最小的损伤和代价进行操作，采用水刀、负压循序渐进的缩小封闭创面，同时减少麻醉次数及风险。

（季佳浩 常 菲）

编者介绍：

季佳浩，烧伤外科在读硕士，张家港市第一人民医院烧伤整形科医师。专业方向：烧伤与创面修复。

指导老师：常菲，硕士研究生，主治医师。2008—2015 于上海长海医院烧伤外科工作，2016 至今工作于张家港市第一人民医院烧伤整形科，现为科室副主任、负责人。在危重烧伤、复杂皮肤软组织感染及创面修复方面有较为丰富的临床经验。

病例 19 双下肢严重车祸外伤伴脓毒症的救治

一、入院情况

患者卜某某，女，30 岁，身高 160cm，体重 60kg。2018 年 11 月 29 日在上班途中被油罐车碾压双下肢，伤后无昏迷，双下肢皮肤撕脱，大量渗血，双下肢疼痛难忍，双大腿、双小腿及左足皮肤撕脱，双足肿胀及下垂，伤后立即经 120 转送于当地某医院骨科住院治疗，诊断：①左股骨干骨折；②右髌骨骨折；③双侧腓骨头骨折；④左内踝、右外踝骨折；⑤左跟骨骨折；⑥双下肢皮肤撕脱伤 20% TBSA（双大腿、双小腿、左足）。入院后行抗感染、输血、双下肢大张自体皮修薄打洞原位缝合术、左股骨髁上牵引术等治疗。因救治条件有限，约伤后 1 周（病例 19 图 1）转诊于我省某医院，伤后约第 12 天，患者左下肢突然大出血，给予床旁结扎血管、输血、补液等治疗，后患者食欲缺乏，间断性高热，约 39℃左右，对症降温效果好；约伤后第 17 天，患者突发呼吸困难，呼吸频率为 50 次/分左右，急查胸片示：肺部感染，床旁胸腔彩超：胸腔积液（双侧大量），腹部彩超：腹腔积液（中量），诊断：①ARDS；②胸腔积液（双侧，大量）；③腹腔积液（中量）；④低蛋白血症；⑤左股骨干骨折；⑥右髌骨骨折；⑦双侧腓骨头骨折；⑧左内踝、右外踝骨折；⑨左跟骨骨折；⑩双下肢皮肤撕脱伤（双大腿、双小腿、左足 20%）。给予床旁插管、呼吸机辅助呼吸、镇静、升压及肌松药物治疗，并予双侧胸腔闭式引流等治疗。患者病情垂危，就诊医院建议转往我院治疗。约伤后第 21 天（病例 19 图 2），经 120 转运，就诊于我院。患者入院时病情危重，气管插管，呼吸机辅助呼吸，镇静、升压药物治疗。

入院查体：体温 37.5℃，脉搏 127 次/分，呼吸 37 次/分（呼吸机辅助呼吸），血压 118/62mmHg，氧饱和度 98%~99%。患者右侧锁骨下静脉穿刺置管术后、双侧胸腔闭式引流术后、留置导尿后、左股骨骨折牵引术后，心率快，心音弱，呼吸快，双肺呼吸音粗，肠鸣音未闻及，全身皮肤黏膜黄染，全身肿胀明显，左大腿及右膝关节畸形，左膝关节以下至左足皮肤撕脱，左足跟脱套样改变，右会阴部至右小腿后侧皮肤撕脱，右膝关节开放性损伤，回植皮肤坏死液化，色泽晦暗，无生机，异味明显。

入院检查（急查）：血常规：白细胞计数 26.17×10^9/L，红细胞计数 3.6×10^{12}/L，血红蛋白 111g/L，血细胞比容 0.303，血小板计数 106×10^9/L，中性粒细胞计数 26.17×10^9/L；生化示：总蛋白 45g/L，白蛋白 28g/L，血肌酐 160μmol/L，血尿素 10.4mmol/L，总胆汁酸 16.3μmol/L，Pro-BNP：35000pg/ml，降钙素原 10.8ng/ml；床旁胸片结果：两肺支气管肺炎；腹部彩超：腹腔积液（中量）；胸腔彩超：胸腔积液（双侧，少量）。

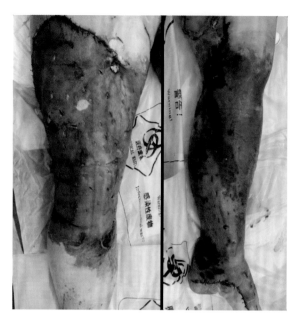

病例 19 图 1　伤后第 7 天,患者双下肢修薄皮肤原位回植坏死

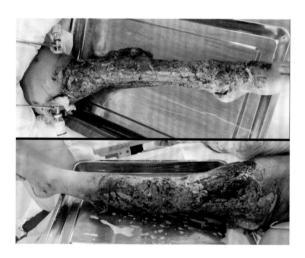

病例 19 图 2　伤后第 21 天,创面异味明显,坏死液化,渗液多,创基色泽晦暗,左足跟脱套样改变

二、入院诊断

1. 感染性休克
2. 创面脓毒症
3. 多脏器功能不全(急性肾损伤、心力衰竭、支气管肺炎、肝功能不全)
4. 双下肢皮肤及软组织坏死伴感染
5. 胸腔积液(双侧,少量)
6. 腹腔积液(中量)

7. 低蛋白血症

8. 多发骨折（左股骨干、双侧腓骨头骨折、左内踝、右外踝骨折、左跟骨骨折）

三、救治过程

入院后告病危，完善各项化验检查，全面评估病情，床旁行经皮小切口气管切开术，呼吸机辅助呼吸，入院后予注射用亚胺培南西司他丁钠联合万古霉素经验性抗感染治疗，并予保护重要脏器功能等治疗。患者于入院当晚出现点头样呼吸，口吐白色泡沫，当时考虑心力衰竭、肺水肿，给予利尿治疗后，患者病情好转，伤后第 22 天，静脉复合麻醉后在床旁行双下肢清创术。患者于伤后第 23 天意识恢复，伤后第 23 天、第 24 天连续两天高热，行对症治疗，效果不佳，根据患者药敏结果改用注射用替加环素联合头孢哌酮钠舒巴坦钠抗感染治疗，病情逐渐平稳，请神经内科、骨科、康复科会诊。伤后第 25 天，在手术室行双下肢清创术，术中见感染侵蚀正常皮肤，正常皮肤下可见坏死组织及积脓，予以彻底扩创引流。伤后第 30 天（病例 19 图 3），经积极救治及手术清创，患者生命体征平稳，创面肉芽红润，经骨科会诊，征得患者家属同意后，行创面植皮术及左股骨干骨折切开复位内固定术（病例 19 图 4）。期间，积极调整肠道微环境，予免疫调节治疗；先行静脉营养，肠鸣音恢复后，逐渐增加肠内营养；予清除炎性介质治疗；监测血糖，予生长激素促进合成代谢及创面愈合。伤后第 44 天（病例 19 图 5），骨折内固定切口周围红肿，按压疼痛明显，经手术探查骨痂与股骨干间形成腔隙，诊断为：股骨干骨折内固定术后感染。给予冲洗引流，创面经多次培养为铜绿假单胞菌，后请骨科会诊，予以抗生素骨水泥填塞、引流、抗感染等治疗后，感染控制。伤后约 2 个月（病例 19 图6），创面愈合，患者转院进一步进行修复、重建治疗。

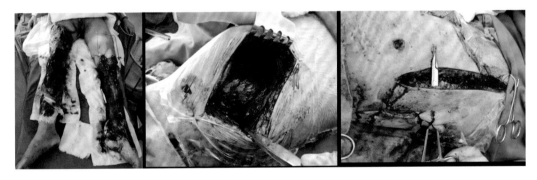

病例 19 图 3　伤后 30 天，联合骨科行左股骨干骨折内固定术，术中见左股骨干断端骨痂膨胀性生长，经病理证实为正常骨组织

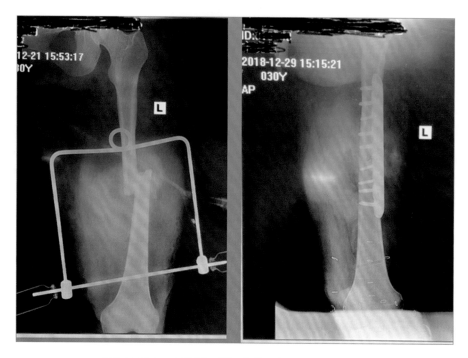

病例 19 图 4　左股骨干骨折术前及内固定术后 X 线片

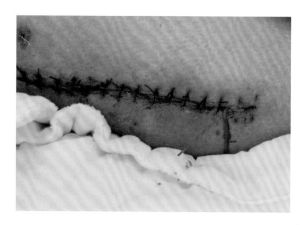

病例 19 图 5　伤后第 44 天，左股骨干骨折内固定术后感染，切口处可见咖啡样液体流出，经切开引流、负压冲洗及骨髓泥填塞，感染控制

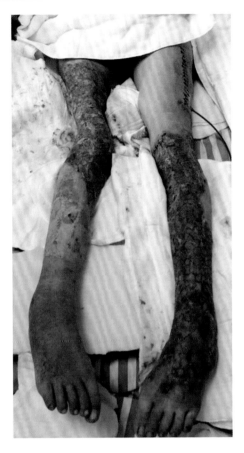

病例 19 图 6　伤后 2 个月，患者创面愈合

四、救治体会

1. 患者创面早期的问题　该患者皮肤原位回植失败，造成皮源浪费。考虑该例患者受伤早期创面受泥土等污染及血管破坏造成创面继发性坏死等因素，创面一次清创后不具备植皮条件，需两次或多次创面准备后再行植皮。为不造成自身皮源浪费，可考虑将皮肤反取放液氮容器内保存以供创基具植皮条件后使用。

2. 对疾病的正确诊断　患者出现高热、心率快、呼吸快，创面晦暗，皮下组织坏死液化，病情发展为脓毒症，对疾病做出正确的诊断，以创面处理为重点，加以抗感染、营养等治疗使得病情迅速向好的方向发展直至愈合。

3. 对发热的再认识　烧创伤发热常见于创面、肺部及导管性感染，除此之外，在高热不退的情况下，注意隐匿性感染灶（皮肤外观无红肿热痛，切开皮下组织后可见脓性分泌物）。

4. 危重患者的救治离不开多学科的协作诊疗（神内、骨科、麻醉科、康复科）、辅助科室的密切协作及团队成员的密切配合。

五、主编述评

该患者的救治创面处理及全身治疗比较成功，但在骨折处理方面存在一定问题，患者骨折术后并发了骨髓炎，另一方面该患者抗生素使用时间长，在患者无发热、无明显感染的情况下应尽早停用抗生素。

(张海瑞　郝振明　雷　晋)

编者介绍:

张海瑞,男,主治医师,青海大学烧伤外科硕士,师从李毅教授,工作于山西省烧伤救治中心烧伤二科,从事烧创伤外科临床一线工作,多次参与救治成批危重烧伤患者,对于烧创伤创面的救治有深刻体会。

指导老师:

郝振明,男,主任医师,山西省烧伤救治中心烧伤二科主任。中华医学会烧伤外科学分会烧伤临床学组委员,山西省医师协会烧伤科医师分会副会长,山西省烧伤临床质控部委员,山西省劳动能力鉴定医疗卫生专家,山西省医学会医疗事故技术鉴定专家库成员。擅长大面积烧伤救治、小儿烧伤、烧伤早期切削痂手术、烧伤后期肉芽创面植皮术、颜面部深度烧伤手术治疗、烧伤后期功能畸形的整形治疗、抗瘢痕综合性治疗及各种疑难创面和伤口的处理。

雷晋,男,主任医师,教授,山西医科大学第六医院(山西省烧伤救治中心)临床首席专家,硕士研究生导师。中华医学会烧伤外科学分会常务委员、中国医师协会烧伤科医师分会常务委员、山西省医学会烧伤外科学分会主任委员、山西省医师协会烧伤科医师分会会长、美容整形协会副会长、中国冶金医学会烧伤分会副主任委员,《中华烧伤杂志》《中华损伤与修复杂志》《中国美容杂志》编委,省城突发公共卫生事件医疗救治专家组成员。

病例 20　中毒性表皮坏死松解症合并脓毒症的治疗

一、入院情况

患者何某某,男,35岁。2019年1月3日在因"肾病综合征"用药(泼尼松50mg、1次/日+来氟米特30mg、1次/日)过程中,头面部开始出现红色颗粒状皮疹,随后出现发热,最高体温40℃,伴有畏寒、咽痛、肌肉酸痛、腹泻。当地拟诊为"上呼吸道感染",予阿莫西林克拉维酸钾抗感染及退热、止泻等对症处理,但患者皮疹逐渐增多,蔓延至颈部、躯干、会阴部,继而四肢,且部分皮肤开始出现表皮剥脱。于2019年2月1日收入住院治疗,住院期间出现肝功能不全,停来氟米特,予甲泼尼龙及地塞米松抗炎,并行丙种球蛋白冲击,相继予莫西沙星、美平、利奈唑胺抗感染治疗。患者仍间有发热,皮损范围及程度进一步扩大加重,降钙素原升高,肝衰竭。1月30日曾查甲流RNA阳性。今为进一步治疗转至我院感染科。

既往史:既往有肾病综合征病史(2018年11月26日开始行泼尼松50mg、1次/日+来氟米特30mg、1次/日治疗,同时使用多种中草药治疗);混合痔病史3年;蚕豆病病史。

专科查体：体温 37.2℃,全身皮肤散在暗红色皮疹伴脱屑,散在皮肤剥脱,部分融合成片,口腔及会阴糜烂、溃疡,口唇结痂,咽充血(+),巩膜深度黄染,结膜充血(++),双眼睑缘黄色分泌物附着,手足皮肤剥脱,双下肢轻度水肿,肝脾肋下未及,余查体未见明显阳性体征。

入院检查：血常规：白细胞计数 11.13×10⁹/L,血红蛋白 64g/L,血小板 345×10⁹/L、中性粒细胞比值 0.780;肝肾功、电解质：白蛋白 22.8g/L,丙氨酸氨基转移酶 243U/L,门冬氨酸氨基转移酶 205U/L、总胆红素 351.7μmol/L、结合胆红素 196.0μmol/L,尿素 5.07mmol/L,肌酐 70.24μmol/L,钾 3.51mmol/L,钠 132.3mmol/L,钙 1.91mmol/L;凝血指标：凝血酶原活动度 37.0%、国际标准化比率 2.10,凝血酶原时间 23.50 秒,D-二聚体 610ng/ml;甲型流感病毒：阴性;降钙素原 0.42ng/ml。

二、入院诊断

1. 药物性皮炎
2. 药物性肝炎
3. 流行性感冒(甲流)
4. 肾病综合征
5. G6PD 缺乏(蚕豆病)
6. 混合痔

三、救治过程

入院予行人工肝治疗,治疗过程中出现寒战,入院第 2 天体温高达 39.2℃,血培养：G⁺球菌,考虑脓毒症,第 3 天暂停人工肝,继续护肝退黄等治疗。予甲强龙 80mg、1 次/日并逐步减量,2019 年 2 月 2 日血培养为 G⁺球菌,2 月 5 日明确为"粪肠球菌",予万古霉素 500mg、1 次/8 小时抗感染。2 月 8 日口腔分泌物和痰培养为"嗜麦芽窄食单胞菌",皮肤分泌物培养为"光滑念珠菌",加用莫西沙星 250ml、1 次/日,制霉素 100 万 U 口服、3 次/日。2 月 9 日开始出现新发皮疹并逐渐加重,热峰升高,2 月 11 日将莫西沙星改为左氧氟沙星 500mg、1 次/日。2 月 14 日静脉导管培养为"近平滑念珠菌",予停万古霉素、左氧氟沙星及制霉素,改为卡泊芬净 50mg、1 次/日抗真菌治疗。2 月 15 日仍有高热,加用泰能 500mg、1 次/8 小时,热峰仍继续升高,血小板下降明显,降钙素原逐渐升,白细胞下降,胆酶分离,2 月 18 日停泰能。2 月 19 日行多学科联合治疗(MDT)讨论,抗生素改为阿米卡星 0.8g、1 次/日及卡泊芬净 70mg、1 次/日继续治疗(具体用药疗程见病例 20 图 1),甲强龙 1000mg、1 次/日,同时予丙种球蛋白 20g、1 次/日冲击。另外,予纠正低蛋白血症及贫血、护胃、维持水电解质平衡、钙剂抗过敏等治疗。创面外涂百多邦,以可乐必妥、贝复舒等滴眼,2 月 21 日因创面情况恶化转烧伤科治疗。

转烧伤科后卧悬浮床(转入时创面见病例 20 图 2),隔日清创换药,创面妥善包扎。停甲强龙,予地塞米松 15mg、1 次/日,继以甲强龙 80mg、60mg,2 次/日抗炎。予万古霉素 500mg、1 次/6 小时,阿米卡星 0.8g、1 次/日,卡泊芬净 70mg、1 次/日,喷昔洛韦 250mg、1 次/12 小时抗感染。2 月 24 日血培养提示"表皮葡萄球菌",对万古霉素敏感,2 月 27 日血培养再次提示"表皮葡萄球菌",降钙素原仍持续升高,2 月 28 日测万古霉素谷浓度为 7.39μg/ml，低于正常范围，予万古霉素改为 1000mg、1 次/8 小时。从 3 月 2 日开始，患者热峰逐渐下降，3 月 5 日降至正常，测万古霉素谷浓度：10.06μg/ml，属正常范围，患者体温控制良好，降钙素原迅速下降，白细胞降至正常，血小板可恢复至正常水平，转氨酶、胆红素显著下降，创面明显好转（具体用药疗程见病例 20 图 3）。另予输红细胞、血小板、血浆、白蛋白对症治疗，予碳酸氢钠、利多卡因、地塞米松混合溶液漱口，眼部外用可乐必妥、贝复舒、碘必殊等，行营养支持、护肝、护胃、抗凝（克赛）、提高免疫力（日达仙）、镇痛等治疗。至 3 月 11 日，创面基本愈合（病例 20 图 4），转回感染科继续治疗。

感染科予万古霉素 1000mg、1 次/12 小时抗感染，甲强龙 40mg、1 次/日（4 天后改口服阶梯治疗），体温稍有回升，3 月 15 日出院。出院后 2 周电话随访，患者无发热，间断有腹泻，余一般情况好。出院后 2 个月随访，患者因脓毒症入外院 ICU 治疗，最终因多器官功能衰竭而死亡。

出院诊断：①中毒性表皮坏死松解症（toxic epidermal necrolysis，TEN）；②脓毒症；③药物性肝炎；④肾病综合征；⑤G6PD 缺乏；⑥流行性感冒（甲流）；⑦混合痔。

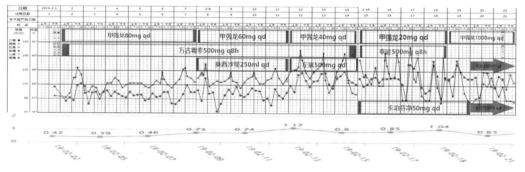

病例 20 图 1　患者住院期间抗生素、激素使用及降钙素原变化情况（感染科）

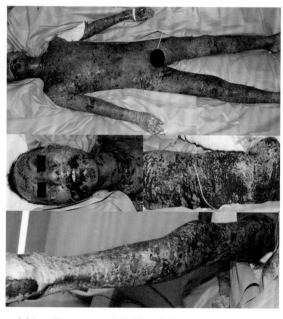

病例 20 图 2　TEN 患者转入烧伤科时全身创面情况

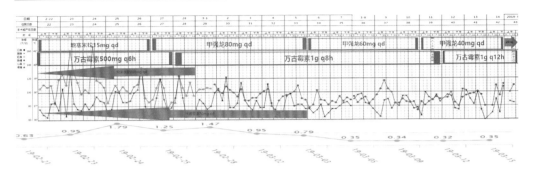

病例20 图3　患者住院期间抗生素、激素使用及降钙素原变化情况(烧伤科至出院)

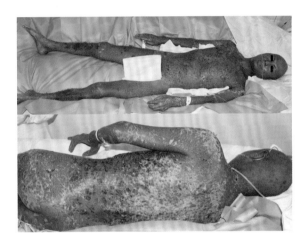

病例20 图4　TEN患者转出烧伤科时全身创面情况

四、救治体会

中毒性表皮坏死松解症(TEN)为药物相关性迟发型过敏反应,常见致敏药物有抗癫痫药、别嘌醇、NSAIDs 及抗生素等。病变主要累及皮肤和黏膜(面积大于30% TBSA),伴或不伴内脏功能损伤,病理表现为表皮的剥脱坏死,病死率可达50%,主要死因为脓毒症导致的多器官功能障碍。皮损范围、尿素氮水平、年龄及基础疾病等均与存活率有关,早期诊断并停用致敏药可有效降低死亡率。该患者既往有肾病综合征,致敏药物不明,皮损面积最大达60% TBSA 以上,创面感染,伴有肝衰竭及脓毒症,病情危重。

目前对 TEN 无一致有效的治疗方案。国内比较公认的治疗为大量激素 + 丙种球蛋白冲击疗法,但无循证依据显示大剂量激素能使患者获益。该患者存在脓毒症,血小板低,大量激素有致感染加重、消化道出血等风险,故转入我科后予停用甲强龙,改用半衰期长的地塞米松 15mg、1 次/日(约为甲强龙 80mg),同时予加强抗感染、抑酸、改善凝血功能等对症治疗。

TEN 为药物相关性超敏反应,患者体温及相关炎症指标变化可能因为:①原发疾病加重或复发;②既有感染治疗效果欠佳;③激素治疗后继发其他病原菌感染。该患者入院后反复高热,血培养为 G^+ 菌,应用敏感抗生素疗效不明显。鉴于患者具体致敏药物不确切，住院期间应用多种药物且病情反复，不排除药物超敏反应致病情加重，转入我科后停用可疑致敏药物。根据血培养及药敏结果使用敏感抗生素万古霉素治疗效果欠佳，分析更换抗生素同时考虑药物剂量是否达标，经检测万古霉素谷浓度低于正常范围，加大剂量后患者体温回落，降钙素原明显下降，肝衰竭及骨髓抑制缓解。对于抗感染效果不佳的敏感抗生素治疗，应监测药物谷浓度，及时调整剂量，保证治疗效果。患者体温变化也不排除继发真菌或病毒感染，转科前已行抗真菌治疗，转入我科后予加用抗病毒治疗，检测带状疱疹病毒及单纯疱疹病毒抗体阳性，故病毒感染亦可能为导致患者高热的因素之一。

TEN 的对症治疗是提高生存率的关键，最新指南建议尽早转烧伤中心或 ICU 治疗。TEN 创面类似于浅Ⅱ度烧伤，创面治疗原则同烧伤，烧伤科既可及时处理创面，又可规范液体管理，预防全身性感染的发生。患者创面情况的好转往往是病情改善的转折点。该患者 1 个月后才转入烧伤科治疗，此时创面感染并致脓毒症，导致病情迁延。

营养、免疫支持及抗凝治疗能有效改善脓毒症预后，另外，血液透析、人工肝等措施必要时亦可应用。此类措施在患者治疗中的合理应用，才能保证最终的治疗效果。

五、主编述评

该患者在烧伤科治疗期间病情得到较好控制，创面基本愈合，各器官功能好转，但在 2 个月后患者因脓毒症入外院 ICU 治疗，最终因多器官功能衰竭而死亡，可能与患者未能尽早诊断及治疗和转特殊治疗部门有关。该疾病患者出院后长期存活率较低，因此应注重回访，避免再次使用致敏药物而复发。

（胡正祥　赖　文）

编者介绍：

胡正祥，男，整形外科硕士，广东省人民医院珠海医院（珠海市金湾中心医院）住院医师。2017 年 8 月至 2019 年 8 月于广东省人民医院进行住院医师规范化培训。

指导老师：赖文，男，医学硕士，主任医师，广东省人民医院烧伤与创面修复外科主任。中华医学会烧伤外科学分会委员，中国医师协会烧伤科医师分会委员，广东省医学会烧伤外科学分会副主任委员，广东省医师协会烧伤外科医师分会副主任委员，中国研究型医院学会烧创伤修复重建与康复专业委员会常务委员，中国医药教育协会烧伤科分会副主任委员等；《中华烧伤杂志》编委。

病例 21　严重放射性骨坏死伴软组织感染患者的救治

一、入院情况

患者何某某，女，59 岁，已婚。因"乳腺癌术后 15 年，左肩部皮肤破溃 3 个月余"于 2018 年 1 月 16 日入院。患者于 2003 年因左侧乳腺癌在当地医院行"乳腺癌根治术"，术后行辅助化疗＋放疗。2006年因"乳腺癌左肩胛骨转移"在当地医院行放射治疗＋内分泌治疗(放射剂量不详)。随后出现左上肢肿胀,活动能力丧失。2010年在广州某医院行"背阔肌转位术",术后左上肢肿胀、活动障碍无改善。2015年12月因"左肩部疼痛"在当地医院行MR检查,考虑"乳腺癌骨转移",在广州某医院开始内分泌治疗(来曲唑),2016年10月因治疗效果欠佳,改用"卡培他滨"治疗至今。患者2017年7月左肩部疼痛加重,自行口服"西乐葆"可缓解。2017年10月起药物止痛逐渐失效,伴左锁骨区皮肤起疱,自行用针扎破,到当地医院门诊定期换药,锁骨区溃疡逐渐扩大,伴大量渗液,恶臭,通过溃疡口可见锁骨断裂外露。当地医院考虑"乳腺癌骨转移",建议上级医院就诊。2018年1月到上级某肿瘤医院就诊,门诊行溃疡病理检查,未见肿瘤细胞,建议先抗感染治疗后再复查排除肿瘤转移,遂转至我院就诊。患者近期左肩部疼痛明显,无畏寒发热,饮食睡眠差,大小便正常。

专科查体:左侧乳腺癌根治术后改变:左侧乳房缺失,左上肢肿胀,主动活动能力丧失,感觉存在,左肩部红肿,锁骨表面皮肤破溃,破溃口约3cm×4cm大小,通过破溃口可见锁骨断裂,锁骨周围均为灰白色组织,大量渗液,恶臭(病例21图1)。

辅助检查:胸部正侧位片(2018－01－16,广东省人民医院):主动脉粥样硬化;左侧胸膜增厚;左乳腺术后改变;左锁骨陈旧性骨折并软组织积气;左肩关盂变形及左肱骨头骨质吸收并左肩关节半脱位(病例21图2)。颈部、肩关节MR增强扫描(2018－01－20,广东省人民医院):左侧锁骨中段软组织肿块并病理性骨折,结合临床,考虑转移;左侧颈部及双侧锁骨下区多个肿大淋巴结,结合病史,考虑转移瘤;左侧椎动脉重度狭窄,癌栓堵塞椎动脉(病例21图3)?胸主动脉螺旋CT平扫＋增强(2018－01－25,广东省人民医院):左乳术后改变。左侧锁骨骨折,考虑转移所致;左锁骨上窝病灶,考虑转移,未累及左锁骨下动静脉。左侧胸壁及左上臂软组织肿胀;左侧肩胛骨骨密度影,考虑骨转移可能性大;肝S8小囊肿;胸主动脉粥样硬化(病例21图4)。实验室检查(2018－01－22):细菌＋真菌培养:粪肠球菌、丙二酸盐阴性枸橼酸杆菌。其余实验室检查未见明确异常。

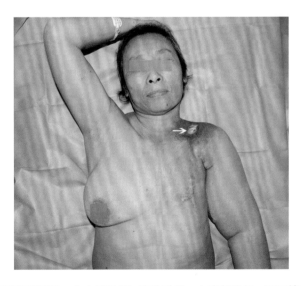

病例21 图1 入院时专科查体:左上肢肿胀,丧失功能,左肩部溃烂,可见锁骨骨折(箭头所示)

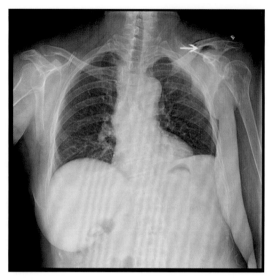

病例21 图2　入院时 X 线表现,可见锁骨骨折

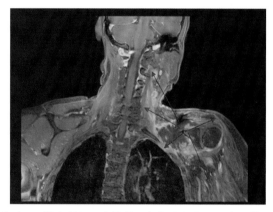

病例21 图3　入院时 MR 检查所见,病灶范围包括左颈部、左肩关节、肩胛骨,紧贴胸壁

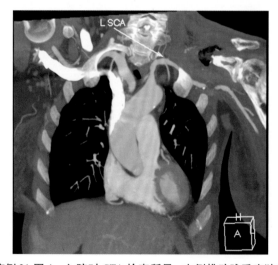

病例21 图4　入院时 CTA 检查所见,左侧椎动脉重度狭窄

二、入院诊断

1. 乳腺癌骨转移？
2. 放射性骨坏死？
3. 左上肢淋巴水肿
4. 背阔肌转位术后
5. 左肱骨头坏死
6. 锁骨骨折（病理性）

三、救治过程

患者入院后完善 X 线、CTA、MRI、PET 等检查，明确病灶范围。为进一步明确诊断，取溃疡组织及骨组织送病理，结果未发现肿瘤。随后又在 CT 引导下再次穿刺取深部组织送病理，依然未发现肿瘤。结合该患者近 2 年一直按照乳腺癌骨转移进行治疗但效果不佳的治疗史，初步诊断倾向于放射性骨坏死，乳腺癌骨转移待排除。

为更好地诊治该患者，组织了多科室会诊（MDT）（烧伤科、骨科、头颈外科、胸心外科、乳腺科、病理科、放射科、介入科），讨论三种手术方案：①病灶切除，斜方肌肌皮瓣填塞修复创面；②病灶切除，股前外侧游离皮瓣修复创面；③病灶切除，左肩关节离断，利用左上臂剔骨皮瓣修复创面。我们将初步诊断结果、左上肢功能评估情况、三种手术方案的风险及预后详细告知了患者及家属。患者及家属最终选择第 3 种手术方案。理由如下：①左上肢 2006 年以来就没有主动活动功能，患者无强烈保肢意愿；②乳腺癌骨转移诊断待排，优先保全生命。

2018 年 3 月 5 日，实施左肩关节离断、肩胛骨及锁骨切除术。术中先分离锁骨下动静脉、颈总动脉，止血带预处理，做好术中大出血应对措施。术中切除坏死锁骨、肩胛骨、关节盂、关节头及其周围的前斜角肌、中斜角肌、后斜角肌、锁骨下肌、三角肌、斜方肌、岗上肌、岗下肌及其周围筋膜组织，利用左上臂剔骨皮瓣修复病损切除后创面。患者术后伤口愈合良好，顺利出院（病例 21 图 5）。术后病理亦未发现肿瘤。患者于 2018年 6 月返院复诊，精神状态稳定，睡眠质量提高，体重增加 4kg，左肩部疼痛消失，术口愈合好，生活完全自理。主诉左肩关节离断后，生活质量较前明显提高（病例 21 图 6）。

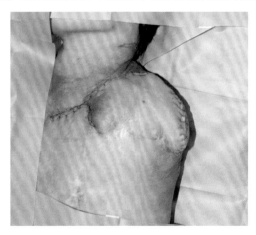

病例 21 图 5　术后伤口愈合理想，术口皮缘对合好，无红肿渗液

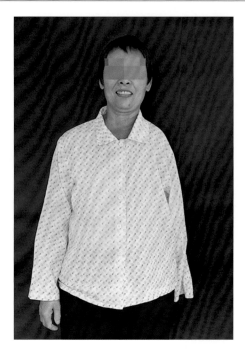

病例 21 图 6　术后 4 个月复诊情况：精神状态明显好转，术口愈合良好，体重增加 4kg

四、救治体会

1. 救治的第一难点为诊断不明确　该患者病情存在一定的特殊性。除了缺少病理结果，该患者病史、临床表现、辅助检查结果都提示乳腺癌骨转移，这在一定程度上干扰了临床医生的判断，以至于在很长一段时间内都诊断为肿瘤骨转移，并按照骨转移接受治疗。患者 2006 年至今，接受过放疗、化疗及内分泌治疗，患者 2015 年左肩部疼痛仍然单纯以肿瘤转移解释，经抗肿瘤治疗无改善，结合入院后系列检查本次初步诊断左肩部放射性骨坏死。

辅助检查之所以被称之为"辅助"检查，是因为它只能为临床提供部分信息，供临床医生决策时参考。事实上，很多常见的辅助检查的诊断正确率并没有我们想象中的高。工作中，要正确认识辅助检查的作用，避免被"辅助检查"结果带偏(病例 21 表 1)。

病例 21 表 1　软组织肿瘤辅助检查准确度(%)

	X 线	CT	MRI	ECT	PET
敏感性	72.9	86.5	96.9	77.5	80～100
特异性	62.5	70.8	79.2	80.4	68～100
准确度	70.8	83.3	93.3	77.5	

在外科技术突飞猛进、新技术、新药物日新月异的时代，更加需要严谨的诊疗思维。在进行外科手术操作或者肿瘤放疗化疗时，要慎之又慎，避免不恰当的操作或者治疗给患者带来额外伤害。

2. 本病例救治的第二难点为治疗方案的选择 根据疾病的部位、严重程度以及患者自身要求的不同，每种疾病都可能有多种治疗方案，如何选择合适的治疗方案是摆在医务人员面前的一道难题。该例患者诊断上考虑放射性骨坏死，有手术指征。据辅助检查结果，预计切除范围包括颈动脉鞘、斜角肌间隙、锁骨下动静脉、臂丛神经、胸壁等危险区域，术中大出血或胸膜破裂风险高。结合 MDT 讨论结果，有三种手术方案可选择：①病灶切除，斜方肌肌皮瓣填塞修复创面；②病灶切除，股前外侧游离皮瓣修复创面；③病灶切除，左肩关节离断，利用左上臂剔骨皮瓣修复创面。不管选择何种治疗方案，患者都将面对很高的手术风险。因此，术前充分沟通尤为重要。医务人员应给患者足够的时间考虑，避免因沟通不足引发医患纠纷。

3. 多学科协作是本病例救治成功的有力保障 该患者的成功救治，除了需要具备科学严谨的诊疗思维，足够的整形、显微外科技术储备外，多学科协作也发挥了重要的作用。骨科、胸心外科、头颈外科等科室的密切配合为手术方案的顺利实施解除了后顾之忧。

五、主编述评

这是一例放射性骨坏死的典型病例，该患者长时间被诊断为"乳腺癌骨转移"并接受抗肿瘤治疗。入院后经过严谨的临床诊疗、合理的逻辑推理，最终将诊断修正为放射性骨坏死，经过多科室协作，制定了适合患者的手术方案，彻底解除了患者的病痛。随着社会发展水平和医疗水平的提高，以后类似病例将越来越多，希望该临床病例能给医务人员提供借鉴。

（孙传伟 赖 文 卞徽宁）

编者介绍：

孙传伟，男，主治医师，工作于广东省人民医院烧伤与创面修复外科。广东省医学会烧伤学分会第三、第四届委员会秘书。擅长严重皮肤和软组织感染的治疗，糖尿病性溃疡的综合治疗；对瘢痕疙瘩的治疗也积累了丰富的经验。

赖文，男，医学硕士，主任医师，广东省人民医院烧伤与创面修复外科主任。

卞徽宁，女，医学博士，广东省人民医院烧伤与创面修复外科主任医师。中国康复医学会烧伤治疗与康复学专业委员会委员，广东省医学会烧伤外科学分会委员，广东省医师协会烧伤外科医师分会常务委员。长期从事烧伤救治、烧伤整形、急慢性创面修复等临床工作和研究。获广东省科技进步二等奖 1 项。

病例 22 严重多发伤并发感染性休克患者的救治

一、入院情况

患者张某某，女，65 岁，因"车祸致全身多处损伤 3 个月，伴持续高热 2 周"于 2018 年 1 月 18 日转入我科。患者于 2017 年 10 月 10 日过马路时被货车撞倒，双侧大腿遭后车轮碾压，伤后患者昏迷，伴大量出血，急送至就近医院抢救，予补液、输血等抗休克治疗，急诊行双下肢骨折外固定术＋双下肢清创缝合及撕脱皮肤原位回植术，术后患者生命体征相对平稳，但回植皮肤坏死，后转至上级医院，并行多次双下肢扩创植皮术，术后皮片基本未成活，创面基底条件较差，并持续高热2周，遂转入我院。既往体健，无慢性病及传染病史，无食物药物过敏史。

入院查体：体温39.5℃，血压67/36mmHg，血氧饱和度88%。昏迷，大小便失禁，经口气管插管呼吸机辅助呼吸，大剂量去甲肾上腺素持续泵入。双下肢可见外固定架，右侧腹股沟、大腿、臀部可见大面积环形皮肤软组织缺损，肌肉、骨质、肌腱外露，近端可探及潜行巨大腔隙，内侧至脐平面，外侧至髂棘上缘，后侧至臀上缘，左大腿外侧及后侧可见不同面积的皮肤软组织缺损，基底晦暗，覆盖大量黄绿色分泌物，可闻及异味，外露肌肉、筋膜组织无生机，未见肉芽生长，胸腹部供皮区可见三处未愈创面，全身皮肤均呈凹陷性水肿。

入院首次辅助检查：头胸腹盆CT示：两肺感染，两侧胸腔积液伴肺不张，右侧锁骨、左侧骶骨及耻骨骨折后改变，T_{12}和L_2椎体压缩，腔隙性脑梗死，轻度脑萎缩。双下肢X线片示：股骨、骨盆骨折未愈合，无骨痂形成。血气分析：pH：7.558，血乳酸3.9mmol/L。血生化：血钾3.28mmol/L，血钠154.3mmol/L，血氯118.4mmol/L，白蛋白23.6g/L，肌红蛋白2530.0ng/ml。另降钙素原4.68ng/ml；血培养示铜绿假单胞菌。

二、入院诊断

1. 双下肢广泛坏死性筋膜炎合并脓毒性休克
2. 多发伤：双下肢皮肤软组织缺损

        全身多处骨折

        弥漫性轴索损伤合并昏迷
3. 双肺感染，双侧胸腔积液伴肺不张
4. 腔隙性脑梗死
5. 低蛋白血症，贫血，水、电解质紊乱

三、救治过程

入院后予以重症监护，呼吸机辅助呼吸，去甲肾上腺素维持血压，泰能抗感染，雾化吸痰，肠外营养，输血，补充白蛋白等对症支持治疗，立即处理创面（每日三次冲洗、引流、磺胺米隆纱布湿敷），一周后患者生命体征渐平稳，可自主呼吸，停用血管活性药物。2018年1月15日行第一次扩创手术，开放右大腿潜行腔隙，发现臀股沟广泛坏死性筋膜炎（病例22图1），切开探查左大腿后侧，见股四头肌广泛水肿、变性、夹层坏死，术中清除明显坏死的脂肪、筋膜、肌肉组织（病例22图2），潜行腔隙利用皮瓣封闭，开放创面予负压封闭引流治疗。

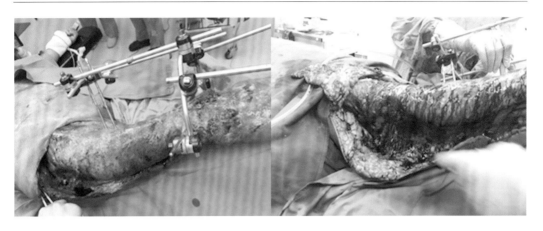

病例 22 图 1　第一次扩创术中见右侧大腿情况

注：右侧腹股沟、大腿、臀部可见大面积环形皮肤软组织缺损，肌肉、骨质、肌腱外露，近端可探及潜行巨大腔隙，内侧至脐平面，外侧至髂棘上缘，后侧至臀上缘。开放右大腿潜行腔隙，发现臀股沟筋膜炎广泛坏死

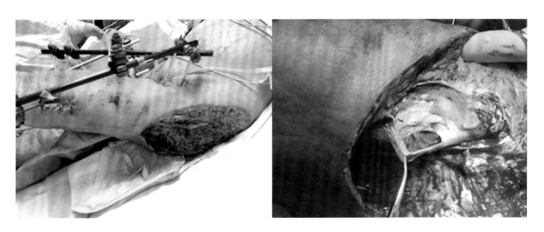

病例 22 图 2　第一次扩创术中见左侧大腿情况

注：左大腿外侧及后侧可见不同面积的皮肤软组织缺损，基底晦暗，覆盖大量黄绿色分泌物，可闻及异味，外露肌肉、筋膜组织无生机，未见肉芽生长。切开探查左大腿后侧，见股四头肌广泛水肿、变性、夹层坏死

　　本次手术持续 7 个小时，术后患者生命体征尚平稳，脓毒性休克基本得以纠正，全身炎症反应较前明显减轻，但是双下肢仍肿胀，双小腿尤为明显，怀疑双下肢仍有坏死组织残留，于 2018 年 1 月 29 日行第二次扩创手术，术中切开探查左大腿远端，见深层股四头肌肌肉广泛坏死，肌束呈夹层样坏死，予以清除坏死组织（病例 22 图 3）。同时，右大腿负压封闭引流后创面肉芽组织形成，予移植自体邮票皮封闭创面。后续分别于 2018 年 2 月 12 日及 2018 年 2 月 26 日对双小腿进行扩创手术，见双侧腓肠肌、比目鱼肌广泛坏死（病例 22 图 4）。

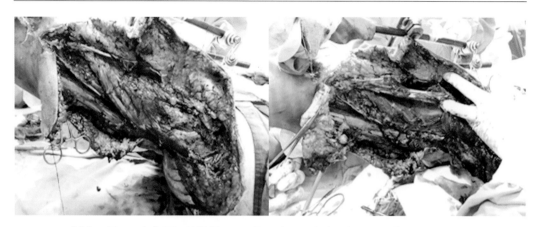

病例 22 图 3 左大腿远端扩创：深层股四头肌肌肉广泛坏死，肌束呈夹层样坏死

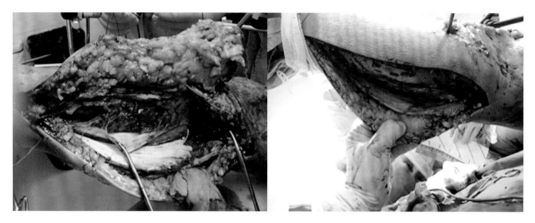

病例 22 图 4 双小腿扩创见双侧腓肠肌、比目鱼肌广泛坏死

经过多次扩创手术，双下肢坏死组织已基本清除，创面愈合良好（病例 22 图 5），患者生命体征平稳，全身炎性反应及肿胀基本消退，神志逐渐清醒，呼之可应答，于 2018 年 4 月 17 日出院。

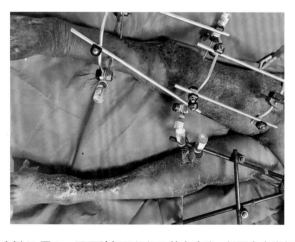

病例 22 图 5 双下肢坏死组织已基本清除，创面愈合良好

四、救治体会

1. 严重多发伤病情严重、伤情复杂,早期致死率、致残率极高,因而如何实施对于多发伤患者的救治至关重要。多发伤的救治需要应用现代创伤救治理念,通过加强多学科间的合作,共同制订救治方案,达到理想的救治效果。

2. 本例患者属于严重的多发伤,脓毒性休克,病情极其严重及复杂,我们首先处理创面,根据经验判断主要致病菌为铜绿假单胞菌,对创面进行彻底、反复清创,减少毒素的吸收,创面处理的同时进行全身情况的稳定,再选择合适的时机进行分次手术扩创,根据术中发现的组织坏死特点再果断进行闭合肢体的探查,这些都是能够成功救治本例患者的关键。

3. 经过本例患者的救治,我们回顾性分析患者的病情演变,患者入院前 3 个月发生严重的车祸伤,导致近端肢体碾压伤,因患者早期在外院治疗,具体病情变化及治疗措施不甚清楚,可能在治疗过程中肢体远端肿胀,并未及时切开减张及探查,导致骨筋膜室综合征的出现,肢体远端肌肉继发坏死,近端肢体的严重感染,进而导致肢体广泛性坏死性筋膜炎,最终演变成脓毒性休克。我们推测这样的病情衍变,然而在多次扩创手术中逐步证实了我们的分析,我们在无创面的闭合远端肢体发现了夹层样坏死肌肉束,并按照血管走形分布。所以在这类严重肢体碾压伤患者的治疗中,尤其是近端肢体存在损伤,往往忽视了对远端肿胀肢体的探查,以及远端肢体已出现骨筋膜室综合征,但因其无创面未能及时处理,或者单纯的封闭了创面,未进行深度的探查及扩创,大量坏死肌群的残留仍会导致病情的不良衍变,最终导致截肢甚至死亡的严重后果。

五、主编述评

双下肢高位碾压伤,横断面以下的远端肢体虽然没有直接受到创伤,但仍会存在缺血缺氧性改变,早期容易忽视,如未及时处理,后期往往继发肌筋膜、骨筋膜室综合征、坏死性筋膜炎、肌炎、脓毒症,应引以为戒。

(郭在文 苏建东)

编者介绍:

郭在文,女,住院医师,中南大学烧伤整形科硕士,师从黄晓元教授,工作于苏州市立医院烧创伤中心。每年参与救治几十名危重烧创伤患者,对于危重烧创伤患者的救治有丰富的经验和深刻的体会。

苏建东,男,主任医师,硕士生导师,苏州市立医院北区烧伤整形科主任,主持江苏省卫健委面上项目及苏州市级科研课题多项。

病例 23 牙签引发的"悲剧"
——急性坏死性筋膜炎的救治

一、入院情况

患者王某某，男性，61 岁，身高 172cm，体重 75kg。于 2018 年 5 月 12 日被其妻正在使用的牙签扎伤右手背，伤后疼痛、肿胀，当时未行任何处理。第 2 日清晨发现右手背红肿明显，且向前臂延伸，遂就诊于太原市某二甲医院急诊科，当时予输注抗菌素（具体种类及剂量不详）治疗 3 天，效果不明显，且上述症状进行性加重，严重影响睡眠。而后就诊于居住区域所在区医院、太原市某糖尿病专科医院，给予创面涂抹中药制剂、口服中药（具体成分不详）等治疗，创面红肿进一步加重，且向右上臂、侧胸壁延伸，手背皮肤创面出现破溃，伴脓性分泌物，恶臭明显。现为求进一步治疗，于 2018 年 5 月 21 日（伤后第 9 天）来我院就诊，急诊拟"急性坏死性筋膜炎（右上肢、侧胸壁），2 型糖尿病"收住院。患者自入科以来，意识淡漠，精神、食欲差，小便次数多，夜尿频繁，大便正常。

入院查体：体温 38.8℃，脉搏 120 次/分，呼吸 24 次/分，血压 140/70mmHg，氧饱和度 100%，即刻血糖 15mmol/L。创面主要分布于右手、右前臂，面积约 5% TBSA，创面皮肤红肿、张力大、皮温高，压痛阳性，可触及皮下波动感，尤以手背明显，局部创面破溃后见大量黄色稀薄脓液流出，伴恶臭味，右手呈屈曲状，活动因疼痛严重受限。

入院检查：实验室检查：白细胞计数 20.91×10^9/L，红细胞计数 4.99×10^{12}/L，血红蛋白 154g/L，血细胞比容 0.442%，血小板计数 232×10^9/L，中性粒细胞百分比 0.84%；纤维蛋白原 5.89g/L；钠 130mmol/L，氯 84mmol/L，钙 2.0mmol/L，总蛋白 44.1g/L，白蛋白 20.2g/L；C‐反应蛋白 299.24mg/L；降钙素原 5.67ng/ml；糖化血红蛋白 13.1%；果糖胺 334.3μmol/L。创面多次细菌培养结果示：革兰阳性杆菌；金黄色葡萄球菌。床旁胸部 X 线片未见明显异常。

二、入院诊断

1. 急性坏死性筋膜炎（右上肢、侧胸壁）
2. 脓毒症
3. 水、电解质紊乱
4. 低蛋白血症
5. 2 型糖尿病

三、救治过程

患者生命体征不平稳，意识淡漠，呈贫血貌，口唇发绀，伴喘息。自发病以来一般情况差，精神、食欲差，小便次数多，大便正常。告病重，监测患者生命体征，持续 24h 心电、血氧饱和度监测，持续低流量吸氧，留置尿管，记录 24h 出入量及每小时尿量，监测血糖、血压。考虑创面革兰阳性菌、球菌合并厌氧菌可能性大,积极给予(青霉素400万 U,1次/12小时;替硝唑注射液0.8g,1次/日)抗感染及对症支持治疗。患者存在水、电解质紊乱,积极给予补液纠正。给予输注人血白蛋白纠正低蛋白血症。右上肢创面予磺胺嘧啶银均匀涂抹,棉垫包裹,无菌绷带包扎后抬高制动。

2018年5月21日在全麻下行右手背、前臂切开减张(S形切口)+坏死物质清除+负压封闭引流术(病例23图1)。术中可见大量脓血性稀薄液体喷出,量多,恶臭味明显,腕关节内、伸肌群、伸肌腱间隙及周围可见大量黑黄色坏死物质,与周围组织界限不清,出血明显,扩创清除坏死组织后留置负压封闭引流装置。2018年5月24日见创面炎性浸润向右上臂、侧胸壁延伸,张力较术前改善,遂在臂丛麻醉下行右上肢扩创+负压封闭引流术,术中见右手背、前臂组织间隙及表面可见栓塞血管网,周围可见大量黑黄色坏死物质(病例23图2),恶臭明显,给予扩创,保留间生态组织后行负压留置。

2018年6月2日在臂丛麻醉下再次行右上肢扩创术。术中拆除负压引流装置后见右手背、前臂大量脓血性稀薄液体喷出,量较上次手术略减少,恶臭明显,肌间隙、腕关节周围、伸肌群间仍可见大量黑黄色坏死物质,部分伸肌腱坏死(病例23图3),坏死范围与正常组织界限不清。考虑创面进行性坏死,负压效果不理想,术中给予清除变性坏死组织及脓性液体,外用广谱抗菌素氯霉素粉涂抹创面后包扎,术后每日换药观察创面情况变化。

2018年6月7日再次行右上肢扩创术,术中见右侧胸壁炎性浸润消失,右上肢炎性浸润减轻,尤以右上臂改善明显,右前臂、右手背创口内仍可见黑黄色坏死物质,量较前明显减少,术中再次给予清除新产生的残余坏死物质,外用广谱抗菌素氯霉素粉涂抹创面后棉垫固定无菌绷带包扎。术后第3日拆除外敷料后每日换药治疗。

2018年6月19日在全麻下行右上肢扩创+自体皮移植+负压封闭引流术(病例23图4)。

2018年6月25日拆除负压装置后见移植皮片部分成活,与基底贴合良好,部分皮片溶解(病例23图5),暴露老化肉芽组织,色泽灰暗,腕关节处仅掌侧部分相连。创面隔日换药治疗,观察愈合情况变化。经过半个月左右的换药治疗,见右手背伸肌群及腱束组织进行性坏死液化,挤压可见大量脓液自深部组织涌出。右手指呈屈曲状,指背皮下反复积脓,指端色泽灰暗,皮温低,反流差,伸指不能,腕关节处骨质感染严重,与掌侧完全贯通,不能屈伸,且换药见桡动脉完全栓塞,尺动脉部分栓塞。考虑腕关节以远肢体无血供,感染严重,若保留可能会导致坏死物质大量入血,炎症将沿皮下疏松结缔组织向近端延伸,导致全身脓毒症、脓毒性休克等。故于2018年7月13日在全麻下行右腕关节离断+自体皮移植+残端修整术(病例23图6)。术中见腕关节以远尺、桡动脉完全闭塞,腕关节掌侧和背侧完全贯通(病例23图7),掌骨和诸腕骨骨质坏死,指端无血运,骨间肌及掌背侧屈伸腱性完全坏死,似"鱼肉状"。2018年7月16日拆除创面外敷料后见移植皮片成活良好,大部分与基底贴合紧密。继续隔日换药,观察创面愈合情况变化。

2018年8月3日在全麻下行右前臂、残端扩创缝合术。术中可见大量残存坏死腱性组织,给予彻底清除,皮下放置引流管,加压包扎。经术后积极换药治疗,于2018年8

月 12 日见患者右上肢残端大小约 2cm×2cm 圆形残余创面(病例 23 图 8),创面基底肉芽组织新鲜,有少量脓血性渗出,移植皮片成活良好,前臂桡侧创面清洁干燥,切口对合良好,供区创面愈合良好。住院周期 82 天(病例 23 图 9)。

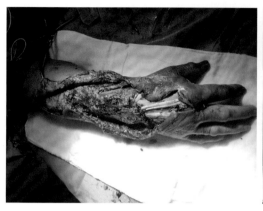

病例 23 图 1　急诊切开减张术中照片

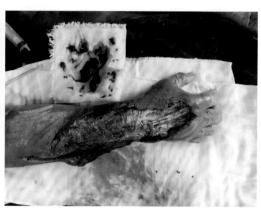

病例 23 图 2　术中见右手背、前臂黑黄色坏死物质

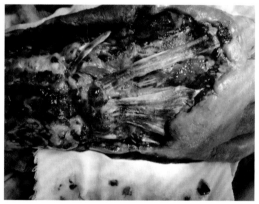

病例 23 图 3　术中见伸肌腱变性坏死,肉芽组织老化

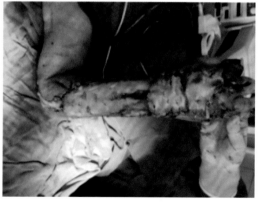

病例 23 图 4　右手背、前臂自体皮移植术

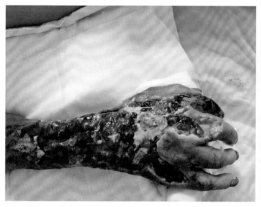

病例 23 图 5　创面植皮皮片一小部分成活,大部分溶解

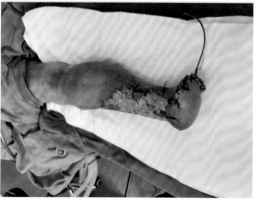

病例 23 图 6　腕关节离断术联合自体皮移植术

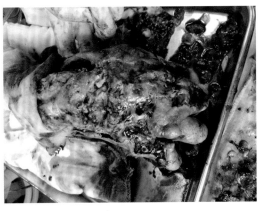 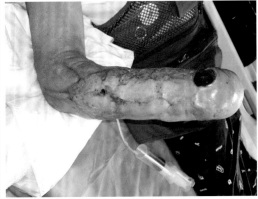

病例23 图7 腕关节间隙坏死物质与掌侧完全贯通　病例23 图8 肢体残端可见2cm×2cm圆形残余创面

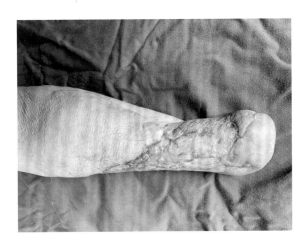

病例23 图9 1年后随访照片

四、救治体会

1. 本例患者被牙签扎伤后未及时来我院就诊，外院处理过程欠妥。既往有糖尿病病史，血糖控制欠佳。入院专科查体见右上肢、侧胸壁炎性浸润，病情凶险，随时可能因感染扩散危及患者生命。

2. 入住我科后立即给予建立静脉通路补液、抗感染等对症治疗。留置尿管，记录24h出入量。监测血糖、血压，密切观察生命体征，急查相关实验室检查，急诊手术治疗。后续给予多次扩创、植皮等治疗封闭创面。本次救治及时，处理措施得当，挽救了患者的生命。同时，最大限度地保留了患者患肢的长度。

3. 结合本例患者的治疗过程与2016年第二军医大学附属长海医院急诊科徐硕贵等发表在《中华损伤与修复杂志》第11卷第四期"10例急性坏死性筋膜炎的临床分析"的治疗总结不谋而合，深刻认识到急性坏死性筋膜炎早期诊断、早期干预、后续多次手术治疗对患者预后的重要性。

五、主编述评

该患者创面治疗及时，挽救了患者的生命，最大限度地保留了患肢的长度，治疗总体效果满意。但住院周期较长：一方面是患者长期血糖控制不理想，本次创面感染严重，使血糖调控难度增大；另一方面是面对渐进性的组织变态反应，如何把控截肢的时机值得我们深思。

（田小瑞　王建明）

编者介绍：

田小瑞，男，医学硕士，工作于山西医科大学第六医院创面修复外科。现任山西省、太原市医师协会烧伤科医师分会委员。从事烧伤、慢性创面治疗近5年，多次参加国内及省内学术交流并发言，积累了一定的临床经验。2018年在课题"开口锚定技术结合负压封闭引流在大面积潜行腔隙创面中的应用研究"荣获冶金医学二等奖。

王建明，外科学博士(师从中国工程院院士夏照帆)，副主任医师，山西医科大学第六医院院长助理，伤口与创面修复科主任，烧伤研究室主任。中华医学会组织修复与再生分会委员，山西省医学会烧伤外科学分会常务委员，山西省医师协会烧伤科医师分会常务委员。

病例24　剖宫产术后并发腹部坏疽性脓皮病的救治

一、入院情况

患者女性，38岁，因"剖宫产术后伤口疼痛渗液20余天，高热4天"收入我科。患者于2017年8月24日在当地医院行剖宫产术，术后5天出现术区剧烈疼痛，伴渗液，周围皮肤出现水疱，并逐渐出现皮肤坏死，后范围逐渐扩大（每天2～3cm），于2017年9月12日转至广州某医院治疗，予泰能抗感染，并行持续伤口负压辅助愈合治疗（NPWT），病情未见明显好转，创面进一步扩展，并出现反复高热，故于2017年9月18日收入我科（诊疗经过见病例24图1）。既往有乙型病毒性肝炎（具体不详）。

入院查体：下腹部可见巨大溃疡创面，大小约32cm×14cm，边缘不规则，基底有大量坏死脂肪组织和黄色脓性分泌物，创周呈紫红色潜行性炎性改变，触痛明显（病例24图2）。

入院检查：血常规：白细胞计数30.13×10^9/L，中性粒细胞百分比92.7%，血红蛋白76g/L，血小板计数250×10^9/L；血液生化：钾3.09mmol/L，白蛋白19.6g/L，总蛋白41.7g/L；降钙素原1.50ng/ml；G试验<50；脂多糖<0.025；C-反应蛋白199.4mg/ml。胸片：心影增大；心电图：窦性心动过速。

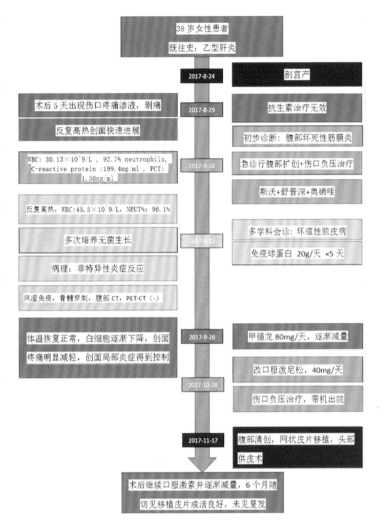

病例 24 图 1　诊疗经过

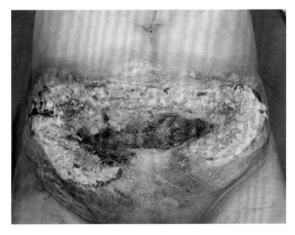

病例 24 图 2　入院时创面情况

二、入院诊断

1. 腹部坏死性筋膜炎
2. 贫血
3. 低蛋白血症
4. 低钾血症
5. 乙型肝炎

三、救治过程

入院后急诊行腹部扩创 + NPWT（病例 24 图 3），术中留取标本行细菌培养 + 病理活检，术后予斯沃 + 舒普深 + 奥硝唑联合抗感染治疗，积极纠正贫血、低蛋白血症及水、电解质紊乱。患者术后仍反复高热，白细胞计数、中性粒细胞比值进行性升高，白细胞计数最高达 45.5×10^9/L，中性粒细胞比值最高达 96.1%（病例 24 图 4）；创面疼痛剧烈，创周仍继续出现紫红色的潜行性炎性改变，而且范围不断向外周扩展（病例 24 图 5、病例 24 图 6）。进一步完善相关检查，包括：自身免疫性疾病相关指标、体液免疫、细胞免疫、反复多次细菌 + 真菌 + 分枝杆菌涂片 + 培养、病理活检、外周血涂片 + 骨髓穿刺、腹部 CT、PET – CT 等。但多次细菌培养结果均为阴性，病理提示为非特异性炎症反应（病例 24 图 7），风湿免疫指标（病例 24 图 8）、骨髓穿刺（病例 24 图 9）、腹部 CT、PET – CT 等检查均未见特异性改变。经过皮肤科、风湿科、血液科、产科、感染科、微生物室、病理科等多学科会诊讨论后考虑坏疽性脓皮病可能，但目前无法完全排除感染，激素治疗可能会加重感染，免疫球蛋白治疗相对安全，因此当时的一个初步意见是：先使用免疫球蛋白 20g/d，3 ~ 5 天后根据病情变化再确定下一步治疗方案。

2017 年 9 月 22 日（入院后第 5 天）开始使用免疫球蛋白（20g/d）治疗，患者体温、白细胞逐渐恢复正常，创面疼痛明显减轻，局部炎症控制，提示坏疽性脓皮病诊断成立（病例 24 图 10、病例 24 图 11）。2017 年 9 月 26 日开始使用激素治疗（甲强龙 80mg/d，逐渐减量），创面换药治疗（病例 24 图 12）。激素 + 换药治疗 3 周后，患者创面情况稳定，行 NPWT 治疗（病例 24 图 13），带机出院并口服激素（泼尼松 40mg/d，逐渐减量），定期更换 NPWT 敷料。2017 年 11 月 7 日（激素治疗 6 周，泼尼松 25mg/d），行腹部清创、网状皮片移植、头部供皮术（病例 24 图 14），术后皮片完全成活（病例 24 图 15）。术后继续口服激素并逐渐减量，6 个月随访见移植皮片成活良好，未见溃疡复发（病例 24 图 16）。

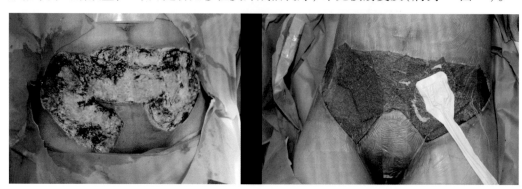

病例 24 图 3　术中情况：入院后急诊行腹部扩创 + NPWT 治疗

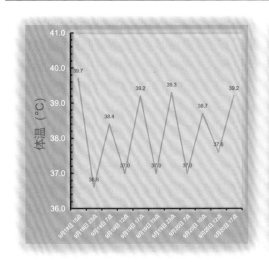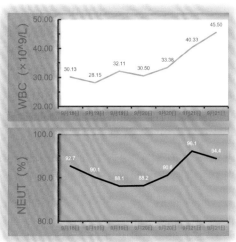

病例 24 图 4　术后体温及白细胞计数变化

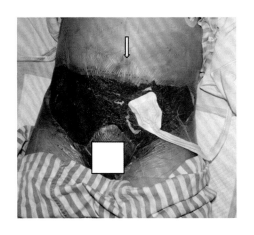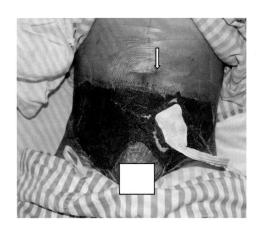

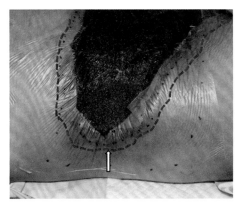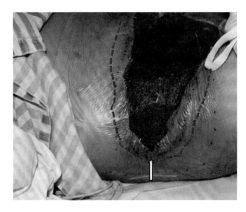

术后第2天　　　　　　　　　　术后第3天

病例 24 图 5　术后创面情况

注：术后患者创周仍继续出现紫红色的潜行性炎性改变，且范围不断扩展

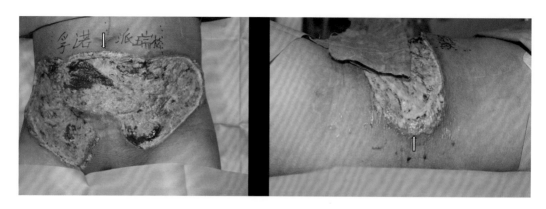

病例 24 图 6　拆除负压后创面情况

注：术后第 4 天拆除 NPWT 敷料后，创面边缘皮肤出现了新的炎性溃疡病灶，创面基底缺乏生机

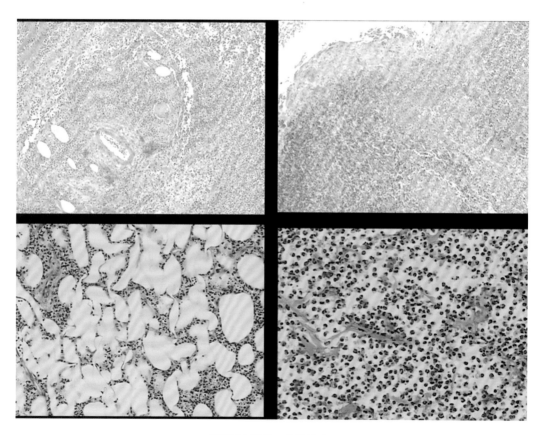

病例 24 图 7　病理检查

注：组织病理检查提示真皮内大量的中性粒细胞浸润、聚集，形成脓肿。未见分枝杆菌及真菌菌丝

项目	结果	项目	结果	项目	结果
IgG	5.53	C3	870.0	C4	169.0
CRP	202.00	RF	20.0		

项目	结果	项目	结果	项目	结果
dsDNA	4.7	ANA1	阴性　-	核型1	
滴度1		核型2		滴度2	
浆荧光		浆荧光滴度			

项目	结果	项目	结果	项目	结果
pANCA(IIF)	阴性　-	cANCA(IIF)	阴性　-	MPO-ANCA	2.0
PR3-ANCA	2.0	抗GBM	0.9		

项目	结果	项目	结果	项目	结果
kap	4.46	lam	1.85	kap/lam	2.41
IgΛ	1.31	IgG	5.06	IgM	0.23
C3	801.0	C4	174.0	CRP	179.00
ASO	25.0	ADNs	50.0		

项目	结果	项目	结果	项目	结果
AMA M2	阴性　-	LKM-1	阴性　-	SLA/LP	阴性　-

项目	结果
IL-6	287.9

病例 24 图 8　风湿免疫相关指标

注：除 IL－6、CRP 升高外，其余风湿免疫指标未见明显异常

临床诊断： 腹部手术后伤口感染

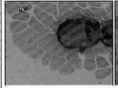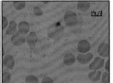

血片

　　白细胞增多，分类以粒系为主，可见中晚幼粒细胞，异型淋巴细胞占1.0%，异型淋巴细胞胞体大小不一，圆或类圆形，胞浆量丰富，深兰色或灰兰色，边缘深染，胞核圆或类圆形，核染色质固缩浓聚，个别可见核仁，1个。成熟红细胞大小不一，部分中央淡染区扩大，可见小红、大红、椭圆形和碎裂形（约占3.0%）红细胞，血小板可见，散或小镞分布，可见大血小板。

意见：血片白细胞增多，分类以粒系为主，可见中晚幼粒细胞，异型淋巴细胞占1.0%，请结合临床。

报告日期：2017-9-22

临床诊断： 坏死性筋膜炎（腹部）；剖宫产后伤

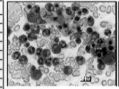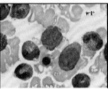

（一）骨髓片
1. 取材、涂片、染色良好。
2. 骨髓增生明显活跃，骨小粒（++），脂肪滴（+），G/E=2.29:1。
3. 粒系增生活跃，占58.5%，为早幼粒及以下阶段细胞，部分细胞浆内颗粒增多增粗相。
4. 红系增生活跃，占25.5%，其中早幼红细胞占1.5%，余为中晚幼红细胞，形态大致正常。
5. 淋巴细胞占13.0%，单核细胞占1.5%，为成熟细胞。
6. 吞噬网状细胞占0.5%，其胞体大小不一，圆形，胞浆量丰富，浆内可见空泡及被吞噬之有核细胞碎片、血小板、紫红色颗粒等。
7. 分类不明细胞占1.0%，其胞体圆或不规则形，胞浆量中等，兰色，部分细胞浆内可见紫色小颗粒；核圆或不规则形，核染色质粗沙状，核仁可见，1-2个。
8. 全片共见巨核细胞161个，其中幼巨37个、颗粒巨112个、产板巨7个、裸核巨5个，血小板可见，散或小镞分布，形态大致正常。
9. 全片观未发现转移瘤细胞团和寄生虫。

（二）血片
　　血片白细胞偏多，分类以粒系为主，可见中晚幼粒细胞，成熟红细胞大小不一，部分中央淡染区扩大，可见小红和碎裂形（约占2.0%）红细胞，血小板同骨髓。

组织化学染色	NAP		阳性率	0.66 +
			积分	70
		POX		
		PAS		
	铁		内铁	0.57 +
			外铁	+
		α-NBE		
		氯醋		
		双染		
		其它		

意见：骨髓增生活跃，巨核细胞增多，偶见分类不明细胞和吞噬现象，外周血粒系核左移。

报告日期：2017-10-11

病例24 图9　外周血涂片及骨髓穿刺活检：未发现血液系统肿瘤及其他血液病

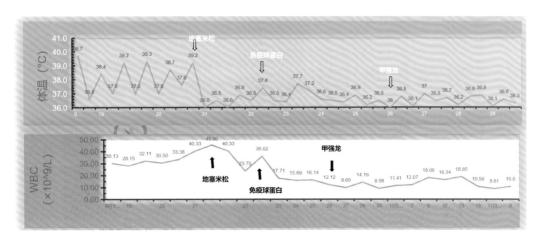

病例 24 图 10 免疫球蛋白 + 激素治疗后白细胞及体温变化情况

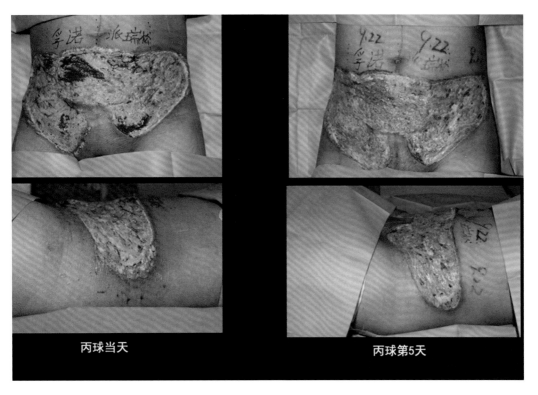

病例 24 图 11 免疫球蛋白治疗前后创面情况

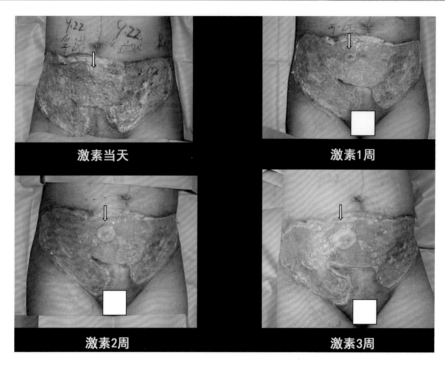

病例 24 图 12　激素＋换药治疗后创面情况

注:创面情况明显改善,创面中央可见皮岛,而且快速向周边爬行,创缘也可看到上皮向创面中央爬行

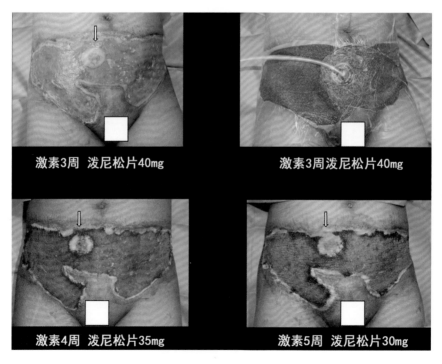

病例 24 图 13　激素＋NPWT 治疗后创面情况

注:创面基底肉芽新鲜,中央皮岛已经与创面上缘融合

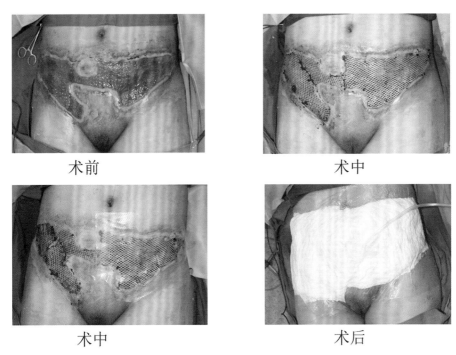

病例 24 图 14　激素治疗 6 周，手术修复创面

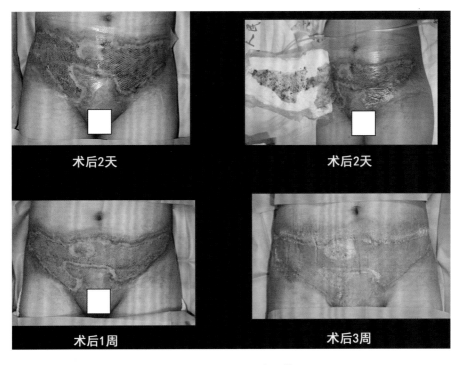

病例 24 图 15　植皮术后情况

注：术后第 2 天拆除 NPWT 敷料，移植皮片与基底贴附良好，术后 1 周患者拆线出院，术后 3 周复查皮片成活良好

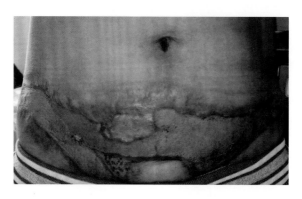

病例 24 图 16　植皮术后 6 个月情况：腹部皮片成活良好，无复发

四、救治体会

坏疽性脓皮病是一种少见的、具有破坏性的炎症性皮肤病，初期表现为疼痛性结节或脓疱，迅速发展为边缘隆起呈潜行性破坏的溃疡，常伴有发热、中毒症状及剧烈疼痛。该病最早在 1916 年由 Brocp 首次报道，是一种罕见病，每年每百万人中大约有 3～10 人发病，常见于 20～50 岁，女性略多于男性，好发于下肢。

坏疽性脓皮病的发病机制尚不清楚，现认为与以下三个方面有关：①中性粒细胞功能异常；②遗传变异；③免疫系统调节异常。坏疽性脓皮病通常伴发其他自身炎性疾病，提示免疫系统失调可能促发坏疽性脓皮病。坏疽性脓皮病可分为 4 种类型：经典溃疡型（最常见）、增生型（最轻微）、大疱型、脓疱型（少见）。坏疽性脓皮病还有一个特殊的类型：手术后坏疽性脓皮病，与其他类型相比有其独特的特点。首先，手术后坏疽性脓皮病较少合并系统性疾病；其次，好发于乳腺及腹部。坏疽性脓皮病患者无特异性标记物，病理上主要表现为中性粒细胞浸润的无菌性炎症，也无特异性，因此坏疽性脓皮病只能做排他性诊断，需要排除感染、肿瘤、血管炎和其他的系统性疾病。坏疽性脓皮病的治疗尚无统一意见，目前一线的治疗方案包括局部和全身使用糖皮质激素或环孢素，其他二线治疗药物包括免疫抑制剂、生物制剂、免疫球蛋白等；同时如有伴随疾病也应同时积极治疗。手术治疗包括清创和植皮手术，但目前争议较大，有成功个案报道，主要集中在烧伤整形外科，如果要做手术的话，需要注意手术本身可能会加重病情发展，因此围术期需使用激素。

通过本病例的救治及查阅相关文献，我们有以下体会：①手术后坏疽性脓皮病发病率低，无特异性诊断，极易误诊，因此临床上遇见难以解释的手术后创面变化时需考虑本病可能；②多学科会诊是快速诊断坏疽性脓皮病的关键。该患者在外院治疗 20 余天，未能明确诊断，转入我院的第 5 天即初步考虑坏疽性脓皮病并予免疫球蛋白治疗，取得了很好的效果，这得益于多学科会诊，通过多科室的讨论，对该病例进行详尽的分析并及时完善相关检查，从而尽早明确诊断；③激素治疗可能会加重感染性疾病的病情，因此早期未排除感染性疾病时，可使用免疫球蛋白冲击治疗，观察病情变化；④单纯手术清创不能控制病情，且创面会进一步进展，应注意避免；若创面范围大，需手术修复，需服用激素控制病情后方可考虑实施。

五、主编述评

目前，烧伤外科承担了越来越多的烧伤之外的创面修复工作，这些创面的病理生理过程、诊断、治疗等均与烧伤创面有所不同。本病例中患者起病后先后于多家医院诊治，方案均聚焦在感染方面，导致疗效不佳。编者单位接诊后考虑到其他可能的病因而进行了多学科会诊，最终确诊"坏疽性脓皮病"。治疗方案留有余地，先进行免疫球蛋白冲击治疗，确认有效、诊断明确后再进行糖皮质激素治疗，结合外科手段最终治愈。因此，面对各种各样的创面，烧伤外科医师应该拓宽思路，与更多的学科进行交流，以进一步提高创面修复水平。

（罗红敏 卞徽宁 赖 文）

编者介绍：

罗红敏，男，医学博士，主治医师，师从盛志勇院士，工作于广东省人民医院烧伤与创面修复外科。《中华危重病急救医学》杂志通讯编委，从事严重烧伤及疑难创面方面工作，主持国家自然科学基金青年科学基金一项。

卞徽宁，女，医学博士，主任医师，工作于广东省人民医院烧伤与创面修复外科。中国康复医学会烧伤治疗与康复学专业委员会委员，广东省医学会烧伤外科学分会委员，广东省医师协会烧伤外科医师分会常务委员。长期从事烧伤救治、烧伤整形、急慢性创面修复等临床工作和研究。获广东省科技进步二等奖1项。

赖文，男，医学硕士，主任医师，广东省人民医院烧伤与创面修复外科主任。

病例 25　隐匿性血友病患者右下肢毁损伤并发感染的救治

一、入院情况

患者刘某某，男，43 岁，因"右大腿外伤后肿胀疼痛伴活动障碍 1 个月"于 2018 年 12 月 7 日急诊收入我科。患者于 1 个月前(2018 年 11 月 6 日)在煤矿井下被高处坠落物砸伤右大腿，伤后右大腿肿胀疼痛，伴畸形和运动障碍，无开放性伤口，即被送至当地医院急诊，行 X 线检查示右股骨干骨折，当时右大腿肿胀明显，给予右大腿外侧切开减张术，术后创面出血不止，予以输血补液(输血量不详)。后为进一步治疗转至山西某省级医院住院，于 2018 年 11 月 8 日行右股骨骨折外固定术，后给予 VSD 负压封闭引流术及皮肤缺损减张缝合术，住院期间患者出现发热，体温最高至 39.7℃，右大腿持续肿胀，创面持续渗血渗液及脓性分泌物流出，给予抗感染、补充白蛋白及输血补液治疗。后患者右下肢逐渐出现感觉运动功能障碍,于2018年12月4日转至另一三级甲等综合医院进一步治疗,行右大腿扩创术,后因创面污染严重于2018年12月6日再次行右大腿扩创术,术中出血量大,给予止血及输血治疗。为求进一步治疗于2018年12月7日转至我院就诊,并收入院。患者伤后精神较差,小便正常。既往否认血液相关疾病病史、传染病史、慢性病史,否认阿司匹林及其他抗凝药用药史,伤后曾有多次输血,否认药物过敏史。

入院查体:右大腿前侧外固定支架固定,创面外敷料加压包扎中,上端敷料边缘处可见脓性分泌物和较多陈旧血性液体,伴有明显臭味。去除敷料后见右大腿肿胀严重,创面污染重,外侧及前侧纵向切开减张口内肌肉组织肿胀膨出,去除内部有填塞纱布及陈旧血凝块,见内部筋膜肌肉组织部分坏死,伴大量黄绿色脓性分泌物溢出。右侧臀部、右膝后外侧及右足跟部可见受压后创面。右下肢膝关节及远端肢体感觉完全丧失,右小腿及右足运动功能丧失,肌力0级。右足皮温无明显异常,足背动脉及胫后动脉搏动未触及(病例25图1)。

血常规、凝血、生化检查(2018年12月7日我院急查):白细胞计数3.85×10^{9}/L,红细胞计数2.84×10^{12}/L,血红蛋白86g/L,血小板计数136×10^{9}/L;活化部分凝血酶原时间43.2秒,D-二聚体定量0.66mg/L,总蛋白43.3g/L,白蛋白28.2g/L,总胆红素21.3μmol/L,直接胆红素9.7μmol/L,血糖8.3mmol/L,血钙1.87mmol/L,血磷0.63mmol/L。外院右下肢X线检查示右股骨干骨折外架固定术后表现。

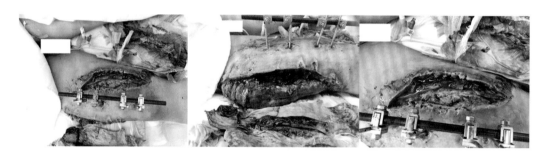

病例25 图1　患者入院初期创面情况

注:右大腿外侧及前侧纵向切开减张后,创面污染重,两侧减张口内肌肉组织肿胀,内部筋膜肌肉组织部分坏死,伴大量黄绿色脓性分泌物溢出

二、入院诊断

1. 创面感染(右大腿)
2. 皮肤软组织缺损(右大腿)
3. 骨髓炎(右股骨)
4. 右股骨骨折外架固定术后
5. 右下肢神经损伤
6. 低蛋白血症
7. 贫血

三、救治过程

患者入院后即完善术前常规检查，并于局麻下行右下肢动静脉造影，未见明确下肢深静脉血栓形成，股动脉、腘动脉、胫前动脉、胫后动脉、腓动脉通畅，未见明确破损及出血。

因患者右大腿毁损伤，感染重、深部大量坏死组织、右膝关节以远部分感觉运动功能丧失，存在截肢指征，保肢风险极大，建议行右大腿截肢术，患者及家属表示接受，遂安排 2018 年 12 月 13 日全麻下行右大腿截肢术。因患者既往手术中曾多次出现出血不止、止血困难的情况，考虑不排除隐匿性血友病可能，但患者否认相关既往史及家族史，且入院后创面渗血不明显、复查血红蛋白较前上升、凝血无特殊变化，于 12 月 13 日晨留取标本行凝血因子活动度检查，但并未推迟手术。

术中麻醉满意后，于右大腿上气囊止血带，沿右大腿下段行鱼口状切口，切开后见深部大量肌肉坏死及陈旧血凝块，已丧失正常解剖结构，分别游离股静脉、股深动脉及相应血管神经束，缝扎并结扎相应动静脉，应用局麻药给予局部神经阻滞后，锋利刀片切断，包埋其残端。离断肌肉，线锯在股骨中断截断，移除远端肢体，再处理残端。再次线锯截除股骨残端坏死部分，长约 2cm，骨锉修整。检查残端创面，其内仍有大量感染坏死组织，予以去除，部分活力不明组织，暂予以保留。彻底检查截肢处各血管，确认缝扎可靠后松止血带，止血，见创面内广泛大量渗血，止血困难，应用氨甲环酸、止血纱布止血，效果不佳，遂开放创面、留置带尾纱垫填塞，残端加压包扎止血。术中出血量约1600ml，术中输入同型红细胞 6U（术中情况详见病例 25 图 2）。患者麻醉清醒后，转入我科 ICU 病房，同时凝血因子活动度结果回报：第Ⅷ因子活动度 14.2%，急请血液内科会诊，诊断为血友病甲（轻型），急调人凝血因子Ⅷ、凝血酶原复合物、纤维蛋白原治疗，术后当晚约 18 时创面敷料仍持续渗血，出现失血性休克症状，急查血常规示红细胞 1.13×10^9/L、血红蛋白 34g/L，予以继续补充人凝血因子Ⅷ、输入同型红细胞、血浆，并充分补液抗休克、抗感染治疗。后患者生命体征逐渐稳定，至术后第二日晨 6 时，共输入人凝血因子Ⅷ 2400U、人凝血酶原复合物 400U、人纤维蛋白原 4GM、同型红细胞 16U、血浆 800ml、机采血小板 1U，晨起复查红细胞 2.66×10^9/L、血红蛋白 79g/L，第Ⅷ因子活动度 37.5%。

确诊血友病后，根据《血友病诊断与治疗中国专家共识（2017 年版）》和《中国血友病骨科手术围术期处理专家共识（2016 年版）》，于围术期持续补充第Ⅷ因子改善凝血功能治疗 [（目标 FVⅢ浓度 - 基础 FVⅢ浓度）× 体重（kg）× 0.5，12 小时 1 次]，并监测凝血功能及第Ⅷ因子活动度，并调整其用量。因创面尚未完全闭合，后于 2018 年 12 月 20 日全麻下行右大腿残端扩创死骨摘除 + 局部皮瓣转移 + 负压封闭引流术，术中及术后出血情况已较前明显改善。后因部分残余创面，于 2019 年 1 月 11 日全麻下行左大腿取皮 + 右大腿残端扩创 + 网状植皮术，术后皮片存活情况良好，创面基本覆盖（病例 25 图 3），于2019 年 2 月 11 日出院。

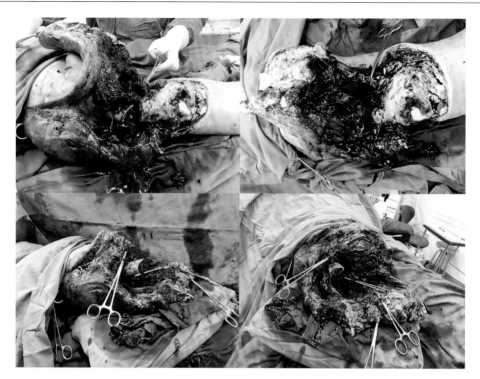

病例 25 图 2 患者入院第一次手术时创面情况

注：深部大量肌肉坏死及陈旧血凝块，已丧失正常解剖结构，以右股骨骨折端处为界将右大腿截除

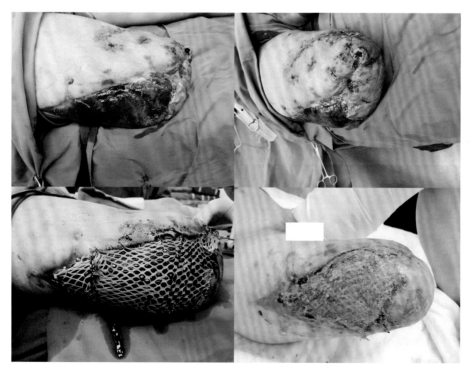

病例 25 图 3 患者残余创面植皮及出院时愈合情况

四、救治体会

围术期严重出血多见于凝血功能障碍患者,如严重贫血(缺铁性、肾性、炎症等)、抗凝药物使用、遗传性出血性疾病(vWD、血友病、血小板缺陷等)、产科相关出血、全身代谢内分泌疾病等,因此外科术前应常规检查凝血功能(APTT、INR、血小板计数等),对于出现异常者应进一步行相关检查,或者根据欧洲麻醉协会制定的《围术期严重出血的管理指南》,更推荐使用包括出血史与既往用药史在内的标准化问卷评估凝血功能状态,但该问卷并未在我国内广泛推广使用。

其中,血友病为 X 染色体连锁的隐性遗传性出血性疾病,可分为血友病 A 和血友病 B 两种,前者为凝血因子Ⅷ缺乏,后者为凝血因子Ⅸ缺乏,均由相应的凝血因子基因突变引起。另外根据患者凝血因子活性水平可将血友病分为轻型、中间型和重型。轻型患者一般很少出血,只有在损伤或手术后才发生,因此若无家族史或既往外伤手术史,很难发现其患病。其确诊依赖于凝血因子 FⅧ、FⅨ活性及血管性血友病因子抗原 vWF:Ag 的测定。关于轻型血友病合并骨外伤患者,其围术期凝血因子的补充剂量由很多因素决定,如手术大小范围、FⅧ基础水平、抑制物是否存在等,但一般认为围术期需将术前第Ⅷ因子活动度改善至 80% ~ 100%,术后 1 ~ 3 天维持于 60% ~ 80%、4 ~ 6 天维持于 40% ~ 60%、7 ~ 14 天维持于 30% ~ 50%,并采用简化公式计算:所需剂量 = (目标 FⅧ 浓度 − 基础 FⅧ 浓度)× 体重(kg)× 0.5,根据其半衰期调整频次。另外需要警惕,术前抑制物阴性的患者可因手术需强化因子替代治疗预防出血,以及组织创伤激发免疫反应等而诱发抑制物的产生,因此,手术前后抑制物的评估监测及相关手术止血的管理需特别重视。

根据该患者的凝血相关检查,并未发现明显异常,既往无相关出血病史、无家族血液相关病史,而且入院后创面出血改善明显,血红蛋白回升、凝血功能无明显异常变化,导致在治疗该患者过程中,并未重视其存在遗传性出血性疾病的可能,虽然在首次术前完善了相关检查,但结果延迟报告使得未能严密做好相关术前准备、提高第Ⅷ因子活动度并改善凝血功能,并致术中及术后大量出血、出现严重的失血性休克。幸运的是,凝血因子活动度检查在止血困难之时协助明确了其原因,为医护提供临床诊断及治疗依据,为患者提供一线生机。

五、主编述评

该病例的整体救治是成功的,但其出血问题初期并未特殊重视及时诊断治疗,导致术前准备不足,并术中、术后患者面临极高的死亡风险,不过关键时刻仍诊断出血友病并给予针对性治疗,挽救了患者生命。因此,作为烧伤科医师不仅应着眼于单纯的创面问题,更应视病患为整体、综合分析、兼顾合并症。

(张慧君　温春泉　陈　旭)

编者介绍:

张慧君,北京积水潭医院烧伤整形科医生,曾发表中文核心论文 3 篇,获 2018—2019 年度北京积水潭医院优秀医师,中国女医师协会第一届烧创伤专业委员会青年委员。

指导老师：

温春泉，医学博士，副主任医师，就职于北京积水潭医院烧伤整形科。北京医学会创面修复分会青年委员，北京医学会烧伤外科学分会青年委员，《中华烧伤杂志》通讯员。在核心期刊杂志发表专业文章10余篇及实用新型专利一项。擅长大面积烧伤救治，外伤性创面及难愈性创面的治疗，骨髓炎及骨外露的治疗。

陈旭，副主任医师，副教授，北京大学第四临床医学院、北京积水潭医院烧伤整形科行政副主任。国家卫计委应急委员会专家；中国医师协会烧伤科医师分会副会长，中华医学会烧伤外科学分会委员，北京医学会烧伤外科学分会常务委员，北京医学会灾害医学和心肺复苏分会常务委员，北京医师协会理事，北京医师协会烧伤科医师分会常务理事兼总干事，中国老年医学会烧创伤分会委员兼副总干事，京津冀烧伤联盟常务委员；《中华烧伤杂志》编委，《中华损伤与修复杂志》编委。

病例 26　巨大皮肤软组织缺损合并脓毒症患者的救治

一、入院情况

患者吴某某，女，53 岁，身高 155cm，体重 56kg。患者于 2018 年 3 月 3 日被大货车碾压，受伤当时昏迷约 30 分钟。伤后在当地医院诊断为"肛门外伤、骨盆骨折、全身多处软组织挫伤"，急诊行"会阴、骶尾部伤口清创，肛门括约肌离断修补，肛门成形及肛管引流术"，术后恢复不理想。于 3 月 16 日转到我市某三甲医院肛肠科住院治疗，予抗感染、营养支持、创面定期换药、长期药物镇痛等处理。患者双臀部、骶尾部、腹部受损伤的皮肤软组织逐渐出现发黑、坏死组织逐渐脱落分离，形成巨大皮肤软组织缺损（病例 26 图 1）。后因臀部、骶尾部较大皮肤软组织缺损，反复高热、白细胞进行性增高、反复呕吐 10 余日于 5 月 29 日转入我院就诊。

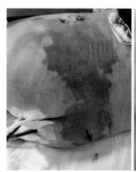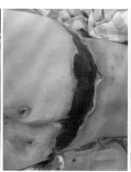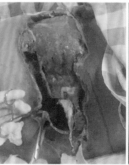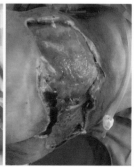

病例 26 图 1　入院前患者双臀部、骶尾部、腹部受损情况

入院查体：体温 38.9℃，脉搏 78 次/分，呼吸 23 次/分，血压 115/61mmHg，神志欠清楚，呼吸急促、躁动乱语，诉全身疼痛不适，有恶心、呕吐，查体不配合，患者表现焦虑、抑郁等创伤后应激综合征表现，上腹部有轻压痛与反跳痛，肝脾肋下未及，双下肢凹陷性水肿。双臀部、骶尾部、腹部有一大小约 40cm×12cm 皮肤软组织缺损，创面有多个潜行腔隙，髂前上棘、腹部有一潜在腔隙：向前方腹股沟方向长度约 10cm、下腹部方向长度约 9cm、上腹部方向长约 7cm。腰部上方有一潜在腔隙：向脊柱左侧方向长度约6cm，脊柱右侧方向长度约 4cm。左侧臀部有一窦道，长度约 9cm，窦道外口近肛门，位于肛门上方约 1cm，创面基底部分为水肿老化肉芽组织，大部分为淡粉色纤维素膜样组织，有少量分泌物及渗液（病例 26 图 2）。

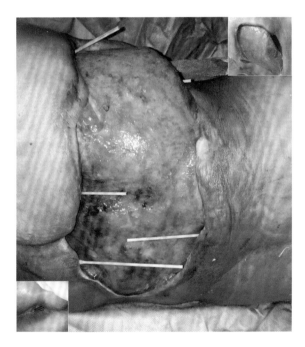

病例 26 图 2　入院时双臀部、骶尾部、腹部创面情况

入院检查：实验室检查：白细胞计数 43.66×10⁹/L，红细胞计数 2.84×10¹²/L，血红蛋白 78.0g/L，中性粒细胞计数 40.05×10⁹/L，中性粒细胞百分比 91.7%；糖及其代谢物测定：钾 2.50mmol/L，葡萄糖 2.8mmol/L，总蛋白 53.50g/L，白蛋白 26.2g/L，超敏C - 反应蛋白 150.60mg/L，前白蛋白 111.1mg/L，降钙素原 5.06ng/ml。1 - 3 - β - D 葡聚糖动态定量检测（G 试验）≤37.5pg/ml。创面分泌物培养：泛耐药肺炎克雷伯杆菌、铜绿假单胞菌。

二、入院诊断

1. 腰臀部、侧腹壁皮肤软组织缺损伴感染

2. 脓毒症

3. 双侧腹内外斜肌及腹横肌断裂

4. 多发骨折（L_3、L_4 右侧横突、L_5 双侧横突、双侧耻骨、左侧骶尾骨）

5. 创伤后应激障碍（PTSD）

三、救治过程

患者入院时高热、呕吐、烦躁，感染指标异常，脓毒症症状明显，不排除存在深部组织脓肿或真菌感染等可能性，需要积极寻找脓毒症病因，明确诊断。入院后第二天行腹部 CT 检查结果未见深部脓肿，影像提示胆囊管结石及急性胆囊炎，考虑患者腹痛、恶心、呕吐及白细胞明显增高均与急性胆囊炎有关（病例 26 图 3）。

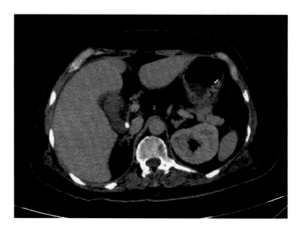

病例 26 图 3　入院后第 2 天 CT 检测提示：胆囊颈结石，胆汁淤积

经普外科医师会诊讨论后建议：患者无急诊手术指征，暂时不需要外科处理，胆囊炎主要给予奥硝唑抗感染及禁食。考虑患者目前臀部创面巨大，需尽快修复创面，创面每日消耗及丢失营养物质较多，营养需求较大，且目前存在较严重的电解质紊乱，若完全禁食无法保证其足够营养供给。故暂停经口饮食，改由鼻空肠管缓慢鼻饲少量、低浓度的肠内营养制剂联合静脉补液支持治疗，保证患者营养需求的同时以减轻饮食对胆囊的刺激；逐步予纠正低钾、低钙、低镁、低磷、贫血、低蛋白血症等。

经治疗后，入院第 4 天患者腹痛及恶心、呕吐明显缓解，可耐受肠内营养，精神及食欲较前好转，大小便正常，神志清楚，安静，对答切题，呼吸平顺，上腹部压痛明显减轻，无明显肌紧张、反跳痛，双下肢水肿消退，复查血常规白细胞降低，贫血及电解质紊乱情况有所改善，患者急性胆囊炎炎症控制。患者依从性迅速改变，且情绪改善。

患者在外院持续应用镇痛药物（地佐辛注射液 5mg，静脉滴注，1 次/6 小时）长达 1 个月余，对镇痛药物形成依赖。入院时有诉全身疼痛不适，以腹部为重，为避免镇痛药物影响对其腹痛病情的诊断，入院后停用镇痛药物，患者具有明显焦虑、抑郁等创伤后应激综合征表现，请心理科医师会诊后考虑系躯体疾病伴发焦虑、抑郁。予抗焦虑、抗应激治疗：帕罗西汀片 10mg、1 次/日，奥氮平片 2.5mg、1 次/日，阿普唑仑片 0.8mg、睡前服用，改善患者精神症状。

2018 年 6 月 5 日行"左侧腰部、大腿、双臀部、骶尾部清创封闭式负压引流术"，术中除术前所探查潜在腔隙外，见左大腿外侧方向长度约 20cm 潜在腔隙，予切开，患者各个腔隙创面表面可见白色纤维囊覆盖，尽量清除/破坏创面各腔隙白色纤维层，清创后行封闭式负压引流治疗，肛门处予放置肛管引流大便，肛门窦道口碘仿纱填塞（1 次/日更换）。负压治疗创面床准备 7 天后见部分窦道已经闭合，基底肉芽组织较新鲜，可见明显渗血（病例 26 图 4）。6 月 12 日行"双侧臀部清创植皮及封闭式负压引流术，左大腿取皮术，肛门及左髂部窦道口缝合术"，肛门处窦道口暂时分层缝合以保证负压密闭性，术后创面所植皮片成活良好。通往肛门的潜行腔隙已经闭合，剩余创面边缘创面以及通往下腹部约 9cm 潜行腔隙暂未闭合。6 月 29 日在气管插管全麻下行"双侧臀部清创植皮及封闭式负压引流术，左大腿取皮术"。7 月 20 日行"后腰部，左大腿残创清创植皮术，左小腿取皮术"。术后创面大部分愈合，仅剩左髂前上棘仍有窦道，通往下腹部，长约 9cm，留置负压引流管，术后隔日用"注射用 A 群链球菌（沙培林）"冲洗创面，腔隙自行闭合。伤后第 144 天，入我院第 58 天，患者创面痊愈出院（病例 26 图 5）。出院后随访一年，患者功能恢复良好，生活自理，但由于患者受伤时双侧腹内外斜肌及腹横肌断裂，左侧腹壁出现腹壁疝，尚需要到普外科行修补手术（病例 26 图 6）。

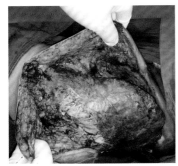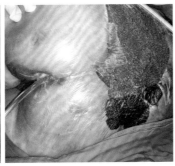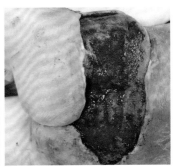

病例 26 图 4　第一次手术扩创，彻底清除坏死组织及水肿、老化肉芽组织，留置负压引流装置，7 天后可见部分窦道愈合，创面新鲜肉芽组织生长

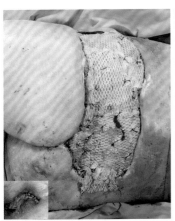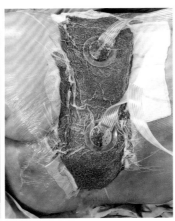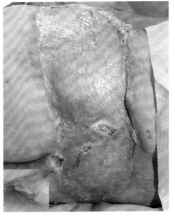

病例 26 图 5　第二次手术植皮，缝合各潜行腔隙，网状皮移植封闭创面，术后可见植皮成活良好

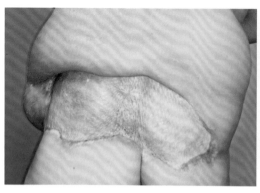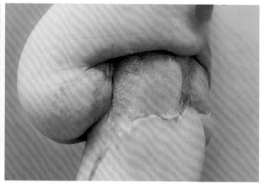

病例26 图6　出院一年复诊，患者生活自理，腰背部创面愈合部位少量瘢痕增生，因腹壁肌肉断裂、腹壁疝形成

四、救治体会

1. 患者入院时脓毒症症状明显，但通过评估后发现患者创面为老化、水肿肉芽创面、分泌物不多，肉芽屏障已经形成，考虑创面不是导致患者脓毒症的主要原因。行 CT 检查发现胆囊颈结石，考虑急性胆囊炎、胆汁淤积导致脓毒症。患者入院前，在外院胃肠外科长期应用大剂量的镇痛药物，掩盖腹痛症状，影响了对病情的判断。因此，对于病程长、有多种复合伤的患者，出现病情变化，应仔细分析，寻找病因，不能被疾病表象所迷惑。

2. 急性胆囊炎治疗时，按照外科诊疗常规，其保守治疗需禁食。但由于患者存在巨大创面，亟需改善营养状况、尽快封闭创面。且入院时存在较严重的电解质紊乱，若完全禁食无法保证其足够营养供给。故采取禁止经口进食，予鼻空肠管少量、稀释后低浓度肠内营养制剂、缓慢鼻饲，保证患者营养需求的同时以减轻饮食对胆囊的刺激。经过营养支持后，患者全身情况迅速改善，胆囊炎症状也明显改善，为下一步封闭创面提供了保障。故在难愈性创面修复过程中，应密切关注患者全身营养情况，针对患者情况制定个性化的治疗方案。

3. 患者创面范围广，多重耐药感染，同时有多个潜行腔隙，有一长达9cm窦道与创面相连，外口位于肛门上方1cm，封闭创面难度大。对广泛的潜行腔隙和窦道处理：手术切除、破坏纤维囊壁和窦道壁；封闭式负压治疗；沙培林（α溶血性链球菌）在局部形成无菌性炎症，可促进纤维囊壁粘连、闭合。对于邻近肛门、与创面相通的窦道处理：先封闭一端（碘纺纱填塞、暂时缝合），再封闭另外一端，以保证负压密闭性。患者创面面积大，出现多种并发症，创面修复上宜选用简单方法尽快有效的覆盖创面。

4. 患者入院时出现创伤后应激综合征表现，有明显的精神症状，焦虑，对疼痛极度敏感，依从性差。因此治疗躯体疾病的同时，应全程给予心理干预，能明显提高治疗效果。

五、主编述评

该病例为巨大皮肤软组织缺损伴多种并发症患者。患者出现并发症时能够深入分析原因，迅速明确诊断，并采取针对性的治疗。在创面修复过程中，能够采用简单有效的方法迅速封闭创面广泛的潜行腔隙，并修复创面。患者通过治疗痊愈出院，治疗较成功。

（李　罡　刘昌玲　张　志）

编者介绍：

李罡，男，医学博士，主治医师。工作于暨南大学附属广州红十字会医院烧伤整形科，在国内外期刊发表学术论文 7 篇。擅长烧伤救治、瘢痕整形及复杂创面的修复。

刘昌玲，女，医学硕士，住院医师。工作于暨南大学附属广州红十字会医院烧伤整形科，擅长烧伤救治、瘢痕激光治疗。

指导老师：张志，男，医学博士，主任医师，博士研究生导师，暨南大学附属广州红十字会医院烧伤整形科副主任兼二病区主任。中华医学会烧伤外科学分会青年委员，中国研究型医院学会创面防治与损伤组织修复专业常务委员，广东省医师协会整形外科医师分会副主任委员等。

病例 27　车祸致左下肢毁损合并多脏器损伤患者的救治

一、入院情况

患者张某某，女，8 岁，因"车祸致左下肢离断伤 5 小时余"于 2016 年 12 月 30 日 19：37 入院。家属述患儿于 2016 年 12 月 30 日 14：30 许因车祸致左下肢碾压伤，伤后昏迷约 1 小时，同时伴多处皮肤撕脱、出血，急送当地医院予输血补液等抗休克治疗，神志逐渐转为清醒后，由当地 120 急送至我院就诊。既往体健，无手术输血史，无药物过敏史。

入院查体：体温 36.3℃，脉搏 142 次/分，呼吸 27 次/分，血压 110/45mmHg，外周血氧饱和度 98%。患者嗜睡状态，精神差，全身皮肤、黏膜、口唇色泽苍白，呼吸急促，听诊呼吸音粗，心脏听诊未闻及明显异常杂音，左下肢毁损，局部皮肤及皮下软组织缺损，深及肌层，渗血明显（病例 27 图 1）。损伤范围分布于：腹壁 6% TBSA、背部 11% TBSA、臀部 5% TBSA、会阴部 1% TBSA 及右大腿外侧 5% TBSA，约 28% TBSA 的皮肤缺损（包括毁损左下肢，实际创伤总面积达到 49% TBSA）。

入院检查：血细胞分析：白细胞计数 20.97×10^9/L，红细胞计数 5.27×10^{12}/L，血红蛋白 150g/L，血小板计数 307×10^9/L，嗜中性粒细胞计数 16.21×10^9/L。入院后完善头颅及胸腹部 CT 平扫：①左侧骨盆骨及股骨未见显示（病例 27 图 2），左下腹皮肤软组织缺损，部分肠管向外突出，周围软组织挫伤；右侧髂骨骨折，L_5 右侧横突骨折，左侧中下腹壁缺损；②右肺多发斑片状高密度影，拟为肺挫伤可能；③颅脑 CT 平扫未见明显外伤性改变。左股骨侧位片:①骨盆变形,左侧部分骨盆及左下肢分离;②左侧耻骨升支、坐骨水平支骨折(病例27图3);③离断左股骨本身未见明显骨折;④所显示腹盆部软组织多发异物。

二、入院诊断

1. 创伤性休克

2. 车祸多发伤(创伤性左下肢离断、多发性骨盆骨折、腰椎骨折、肺挫伤、全身多处软组织损伤)

三、救治过程

患者入院后立即建立中心静脉置管补液,快速输注红细胞悬液、血浆及代血浆、乳酸钠林格液体补液、扩容、抗休克治疗,予头孢曲松钠及阿奇霉素抗感染治疗。生命体征相对稳定后,全麻下骨科、泌尿外科、普外科联合急诊手术:术中见左骨盆骶髂关节以下完全离断,左季肋下腹部及背部皮肤撕脱,可见肠外露,直肠破裂,粪便外漏,膀胱破裂,子宫未探及,阴道毁损伤,T$_{10}$水平下、右大腿外侧至右腋前线大面积皮肤撕脱,左髂内、外动脉完全离断伴出血。探及膀胱,行膀胱修补并造瘘;探查直肠,行直肠造瘘;探查血管并结扎;将撕脱坏死皮肤及坏死肌肉组织切除,创面予负压引流装置覆盖。

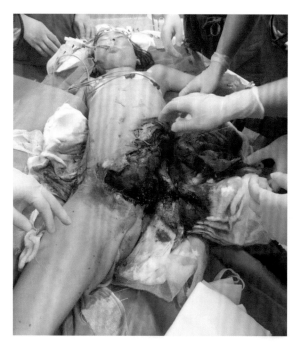

病例27图1 患者入院时左下肢完全离断,右大腿后侧、会阴及背部等处大面积皮肤撕脱,异味明显,尚无活动性出血,渗血渗液较多

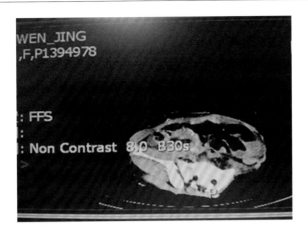

病例 27 图 2　腹部 CT 平扫示：左侧骨盆骨及股骨未见显示

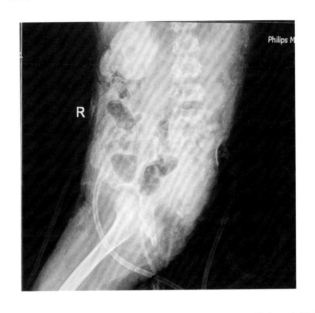

病例 27 图 3　左股骨侧位 X 片示：左耻骨升支、坐骨水平支骨折

伤后第 4 天，患者出现腹痛，心率 154 次/分，血压 96/48mmHg，血氧饱和度 90%，急查腹部 CT 检查示：①左侧骨盆切除术后改变，盆腔肠管局部膨出，小肠梗阻，腹盆腔积液；②右侧髂骨骨折。立即予禁食、胃肠减压，完全肠外营养支持，胃管注入甘油通便，在全麻下行清创探查术，术中探查腹腔内部肠管有无破裂损伤及探查尿路完整性等，见膀胱穿孔、肠管穿孔，再次行膀胱及肠管修补术。

伤后第 8 天，患者精神差，小便少，腹痛、腹膜炎症状明显，VSD 负压吸引管内见大便，急诊行乙状结肠破裂修补 + 横结肠双腔造瘘术，直肠后侧壁破裂，并放置肛管，尿道口留置尿管，见膀胱造瘘管，腹腔内少量粪水样积液，乙状结肠中上段见一小裂口，周边见少许脓苔，见部分乙状结肠系膜裂伤，小肠、肝脾、胃、胰腺探查未见明显异常。

伤后第 10 天，患者精神差，双侧胸部呼吸运动度弱，左上腹部可见横结肠造瘘，清创术区创面可见脓痂，VSD 引流管内可见大便，局部压痛，肠鸣音正常。考虑创面污染较重，异味明显，为进一步修复创面损伤情况转入烧伤 ICU 治疗。继续予禁食、胃肠减压，完全肠外营养支持，加强膀胱造瘘、直肠造瘘及横结肠造瘘口的清洁护理。为尽快去除创面坏死组织，减少毒素吸收，在全麻下行清创探查术 + 创面负压封闭引流术（VAC）。（病例 27 图 4 至病例 27 图 6）

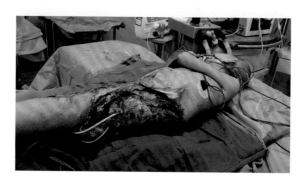

病例 27 图 4　转入烧伤科第一次清创，横结肠造瘘、膀胱造瘘状态，创面仍可见部分坏死肌肉肌腱，异味明显

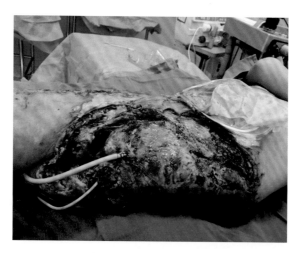

病例 27 图 5　左侧髋关节残端大面积皮肤缺损，基底可见液化坏死脂肪组织，创面渗液较多

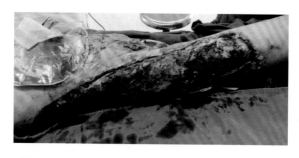

病例 27 图 6　右髋关节及大腿外侧大面积全层皮肤缺损，创面基底尚红润，部分坏死组织残留

伤后第 20 天，为尽快闭合创面，尽可能减少创伤面积，在全麻下行清创探查术＋创面（伤口）负压封闭引流术（VSD＋VAC）＋自体皮移植术＋头皮取皮术（病例 27 图 7 至病例 27 图 9），术后继续肠外营养及补液支持；予头孢米诺钠联合替考拉宁全身抗感染治疗。

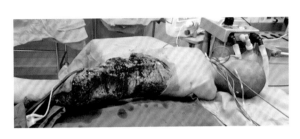

病例 27 图 7　第二次清创手术：拆除负压后创面基底红润，未见明显坏死组织残留

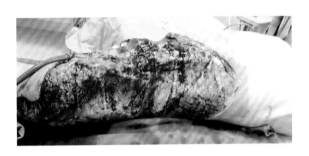

病例 27 图 8　背部创面基底肉芽生长，易出血，左下肢残端部分骨质外露

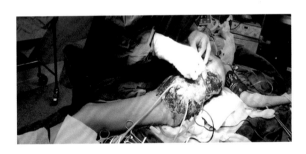

病例 27 图 9　利用头皮进行刃厚皮片移植于清创后创面

伤后第 28 天，再次利用头皮行自体皮移植术＋创面（伤口）负压封闭引流术（VSD＋VAC）＋刃厚皮取皮术（病例 27 图 10）。

伤后 41 天，拆除创面负压装置，见部分创面皮片生长愈合，残留创面肉芽组织生长新鲜、易出血；再次全麻下行自体皮移植术＋头皮取皮术治疗（病例 27 图 11）。

伤后 48 天，拆除创面负压装置，见大部分创面基本愈合，加强翻身、全身肠内外营养支持及膀胱造瘘、直肠造瘘、结肠造瘘口护理，创面予复方桐叶烧伤油联合生长因子创面清洗换药处理（病例 27 图 12、病例 27 图 13）。

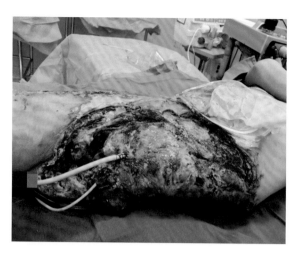

病例 27 图 10　术后 1 周头皮生长愈合，患儿生命体征平稳，右下肢等处植皮创面负压引流通畅，固定良好，未见明显血性液体

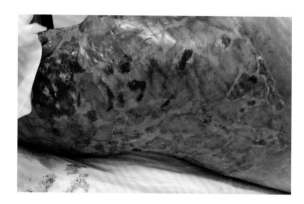

病例 27 图 11　拆除创面负压吸引装置，见后躯植皮面大部分皮片生长愈合，残余少许散在肉芽创面生长愈合中

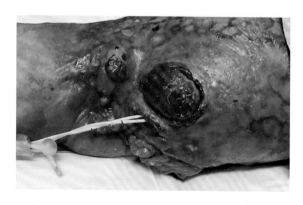

病例 27 图 12　会阴部创面情况：部分膀胱外露，膀胱造瘘处尿管脱落，置入双"J"管行尿液引流，会阴部大部分创面愈合，直肠黏膜外露

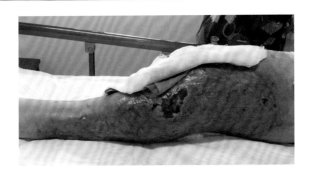

病例 27 图 13　坚持翻身及创面清洗换药,腰背部及右下肢创面基本愈合,会阴及左下肢残端少许肉芽创面生长缓慢

伤后 74 天,患者残余创面逐渐生长愈合,局部瘢痕生长、色素沉着,膀胱造瘘及横结肠、直肠造瘘口黏膜红润(病例 27 图 14 至病例 27 图 16)。办理出院转当地康复治疗。

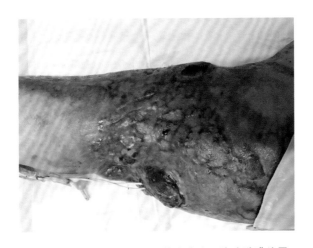

病例 27 图 14　会阴部创面基本愈合,膀胱黏膜外露

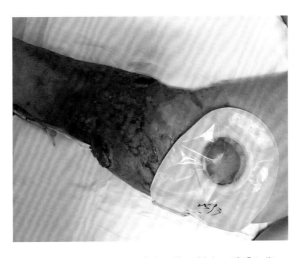

病例 27 图 15　横结肠造瘘处护理较多,黏膜红润

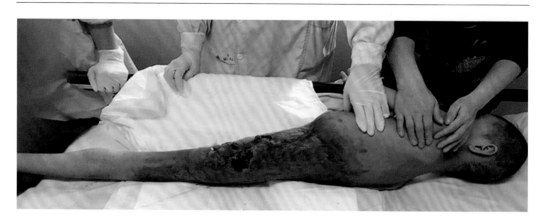

病例 27 图 16 患儿出院时创面基本痊愈,拔除双"J"管,膀胱及直肠黏膜仍外露

四、救治体会

1. 严重创伤已成为当今世界公共的健康问题,约占全球死亡率的 12%,在 36 岁以下人群死因中居第一位。其中多发伤损伤能量大,伤情涉及多系统、多脏器和多部位,需多学科协作急诊处理,是外科临床工作中面临的重大挑战,临床常见延误处理、漏诊、并发症发生率高、死亡率高等情况,加强严重多发伤院内早期救治的质量控制是提高救治效果的关键。在本例患者的救治当中,院外急救及输血补液抗休克、创面加压包扎止血是维持患者生命的保障;我院治疗团队在患者休克状况初步纠正后,早期实现了联合骨科、泌尿外科及普外科等多学科协作(MDT)救治模式,逐步完成了患者多脏器损伤的修复,为患者的后期创面修复奠定了基础。

2. VSD 和 VAC 的使用有利于减轻创面疼痛,便于创面的管理和治疗,有效地减少了创面的感染,也为创面修复争取了时间和促进培养了创基;VSD 与 VAC 的搭配使用为创面的充分引流、固定皮片、提高皮片成活率取到独特作用。

3. 把握好时机,适时安排植皮手术,分期分批地消灭创面,求皮片最大成活率;头皮的多次使用是本例患儿的特点,在没有足够皮源和需保护皮源的情况下,头皮成为了皮库,尽最大可能闭合创面的同时减少了损伤。

4. 该例患儿的救治过程中,患者会阴部的毁损伤,直接导致膀胱、直肠及髋关节骨质的外露,尽管直肠、膀胱造瘘可以解决一部分污染问题,有利于损伤肠管的愈合和局部创面的管理,但也给后期创面修复带来不小的困难。同时各造瘘口的精细护理,为创面皮片的生长提供了良好的生长环境。

5. 多发创伤后及创面修复过程中,患者能量消耗大,该患者早期肠道损伤重,多次行肠道修补手术后长时间处于禁食状态,全肠外营养支持,不仅需维持患者基本生命体征情况,还需要进一步维持机体正氮平衡及酸碱环境、电解质的稳定,为创面修复提供保障。

6. 患儿车祸后曾长时间处于高度紧张及恐慌状态,加上创面疼痛,在翻身和创面换药等操作过程中出现极度不合作,给创面修复带来一定的困难,因此,对于该患儿早期的心理护理显得尤为重要。

五、主编述评

严重创伤合并大面积皮肤撕脱患者死亡率较高，早期及时止血补液输血以及多学科协作手术是该患者救治的前提。患者在整个创面修复过程中，充分利用头皮及负压吸引技术，最大限度地减少了患者的创伤，为后期修复留取空间；在污染的创面上利用负压吸引技术充分引流和固定皮片，逐步封闭创面。对于该患者后期的生活质量情况应长期随访，最大可能重建泌尿系统。

（廖新成　郭光华　闵定宏）

编者介绍：

廖新成，男，主治医师，工作于南昌大学第一附属医院烧伤科，师从郭光华教授，从事烧伤外科及创面修复临床一线工作。中-德慢性创面治疗专职医师，中国创面修复专职医师。中华医学会烧伤外科学分会小儿烧伤学组委员，江西省医学会烧伤外科学分会创面修复学组委员，江西省整合医学学会内分泌与糖尿病学分会委员。在《中华烧伤杂志》《中华危重病急救医学》《中华损伤与修复杂志》等发表数篇论著。主持江西省卫健委科技计划项目及江西省教育厅课题数项。

指导老师：

郭光华，男，医学博士，二级教授/一级主任医师，博士生导师。现任江西省烧伤研究所所长，南昌大学第一附属医院烧伤科（江西烧伤中心）主任，江西省创面修复工程技术研究中心主任，烧伤科国家临床重点专科负责人，南昌大学外科学（烧伤）博士点负责人。

闵定宏，男，主任医师，教授，硕士生导师。中国研究型医院学会创面防治与损伤组织修复专业委员会副主任委员，江西省医学会烧伤外科学分会秘书长，中国医师协会创伤外科分会创伤急救与灾难医学专业委员会委员，中国研究型医院学会烧创伤修复重建与康复委员会委员。擅长各种类型烧伤的治疗及烧伤后康复、整形治疗，尤其是特殊性严重烧伤的治疗及烧伤免疫、烧伤感染的诊治。

病例 28　糖尿病会阴部难愈性创面负压治疗

一、入院情况

患者男性，67 岁，因"会阴部皮肤溃烂伴疼痛 4 天"收入我院。患者自述入院前 7 天右大腿上段红肿疼痛，未予以特殊处理，4 天前突发会阴部疼痛不适，当时未引起重视，前往当地卫生院输液治疗，期间患者无畏冷发热，无恶心呕吐，无呼吸困难，无心悸胸闷，前往县医院就诊，发现会阴皮肤已经溃烂发黑，局部渗出，异味明显，转上级医院就诊，考虑会阴坏疽，给予抗感染、切开引流。后因家属照顾方便转入我院。既往糖尿病病史 8 年，未正规服药控制。

入院查体：尿道正常（病例 28 图 1），会阴部大腿根部皮肤坏死，糜烂，有恶臭，脓液溢出（病例 28 图 2），右大腿中上段近会阴部可见皮肤红肿，质硬，范围 20cm×15cm（病例 28 图 3），阴囊处皮肤切开，睾丸处筋膜外露，筋膜坏死，创面累及肛周，基底白色坏死组织明显（病例 28 图 4，病例 28 图 5），右侧下腹部近腹股沟韧带及其耻骨结节处红肿质硬（病例 28 图 6）。腹股沟右侧淋巴结未触及。

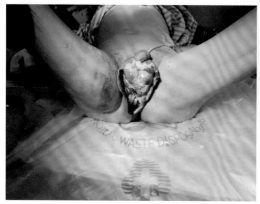

病例 28 图 1　入院时（尿道正常）

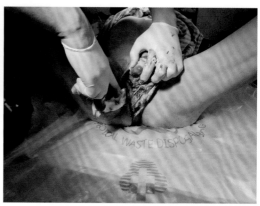

病例 28 图 2　入院时（腔隙内脓液溢出）

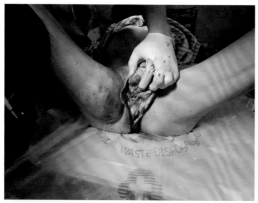

病例 28 图 3　入院时（右侧大腿蜂窝组织炎好转）

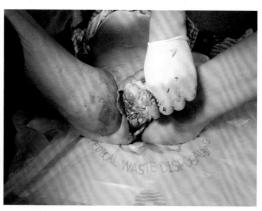

病例 28 图 4　入院时（睾丸肉膜坏死组织）

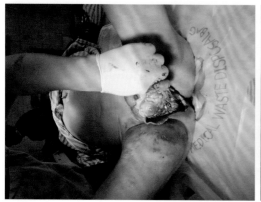

病例 28 图 5　入院时（窦道深至肛门括约肌）

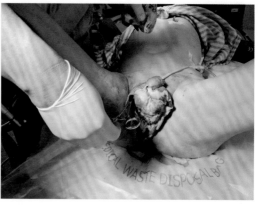

病例 28 图 6　入院时（窦道深至右侧腹股沟间隙）

二、入院诊断

1. 右大腿、右腹部、会阴部坏死性筋膜炎
2. 2 型糖尿病
3. 甲状腺功能减退
4. 低蛋白血症
5. 心律失常（室性早搏）
6. 肾功能不全
7. 糖尿病肾病

三、救治过程

入院后完善辅助检查：化验、心电图（窦性心律频发室性期前收缩）、超声、胸片、CT（下腹部前壁两侧、会阴部、阴囊区及右侧大腿根部内侧缘广泛软组织肿胀，脂肪间隙模糊不清伴积气影，蜂窝织炎、右侧股骨中段外生性骨疣考虑）、创面培养（中间葡萄球菌、大肠埃希菌、表皮葡萄球菌）。予静脉滴注抗生素美洛西林＋创面培养敏感药物替考拉宁抗感染，维护机体酸碱、电解质平衡，输注血制品，床边清创：1.5% 双氧水＋生理盐水反复冲洗破溃创面，外用银离子活性炭敷料填充，红肿处外涂磺胺嘧啶银乳膏后包扎。邀请相关科室会诊意见如下：①内分泌科：胰岛素治疗；②肛肠外科：直肠指检距肛门 6.0cm 内未及肿块，前列腺增生Ⅰ度，中间沟变浅，指套染血，色暗红；③泌尿科：阴囊皮肤坏死，溃烂，睾丸肉膜外露；④心血管科：应用心律平片 100mg、3 次/日，稳心颗粒 10g、3 次/日，控制心律失常，万爽力 1 片、3 次/日营养心肌。

入院后第 4 天，患者肾功能较前好转，电解质紊乱纠正，白蛋白上升，降钙素原明显降低，C-反应蛋白下降，白细胞计数下降。入院后第 5 天全身麻醉下行"会阴部，右侧腹股沟，右侧大腿清创术＋负压封闭引流术"，切除会阴部坏死组织，创面延长至右侧腹股沟上端，右大腿内侧见大量脓液流出，皮下存在较多腔隙，腔隙内存在脓液，部分皮下组织和筋膜层分离（病例 28 图 7）。清除上述坏死组织，保留睾丸肉膜，会阴部近肛门可及一窦道，深约 1.5cm，直径 0.8cm 左右，右大腿内侧皮下分离，皮下脂肪色泽暗淡去除之，局部水肿质韧的皮下组织内壁膜去除（病例 28 图 8），1.5% 双氧水，生理盐水，苯扎氯铵先后反复冲洗，外置负压引流装置一套，部分负压海绵留置在皮下间隙及窦道内（病例 28 图 9）。术后加强冲洗抗生素抗感染治疗。部分化验结果见病例 28 图 10。

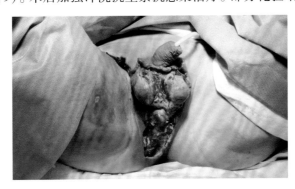

病例 28 图 7　第一次手术：去除坏死组织

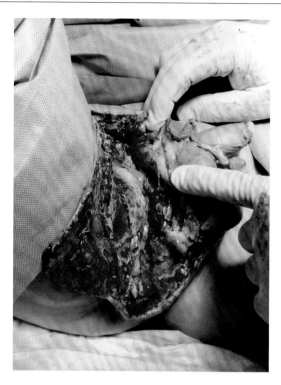

病例 28 图 8　第一次手术：腹股沟间隙大腿根部皮下组织间隙去除坏死筋膜

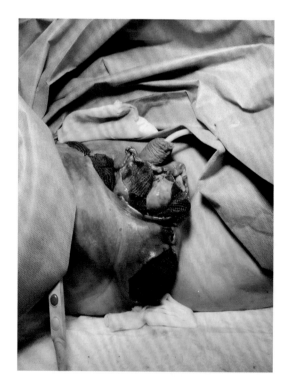

病例 28 图 9　第一次手术：腹股沟间隙大腿根部皮下组织间隙放置负压材料，外包银离子敷料

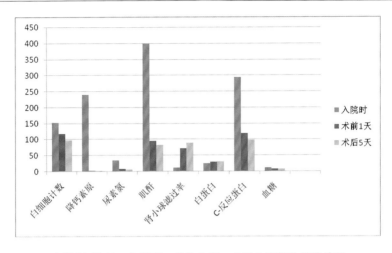

病例 28 图 10　入院时、术前 1 天、术后 5 天部分化验结果

　　入院后 10 天行第二次手术:会阴部,右侧腹股沟清创植皮 + 负压封闭引流术 + 左大腿取皮,术中见部分创面基底有肉芽存在(病例 28 图 11),清创,双氧水,生理盐水,苯扎氯铵先后冲洗,左大腿取约 1% 大小薄中厚皮,供区缝合,皮片打孔,覆盖会阴部睾丸表面,其余创面部分缝合(病例 28 图 12),大腿、右侧腹股沟、腹部间隙处表层予以全层组织"十"字性减张,内置负压海绵(病例 28 图 13),外置一整套负压引流装置三套(KCI)(病例 28 图 14)。术后 14 天拆线,创面愈合,植皮皮片睾丸处部分未见愈合(病例 28 图 15)。

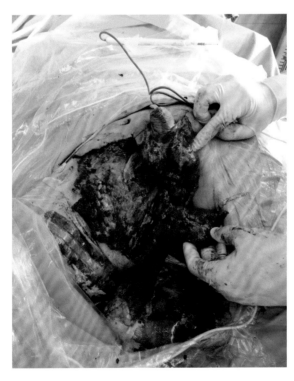

病例 28 图 11　第二次手术前:5 天后去除负压后创面基底

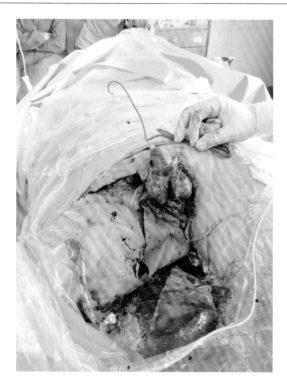

病例 28 图 12　第二次手术：扩创后残存皮肤软组织缝合固定

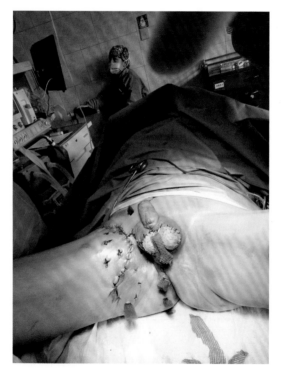

病例 28 图 13　第二次手术：睾丸处植皮，缝合后的皮下组织间隙多处"十"字形切开放置负压黑材料

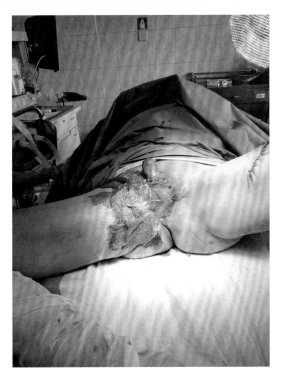

病例 28 图 14　第二次手术：皮肤表层放置负压黑敷料负压吸引

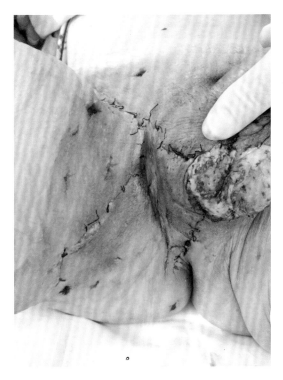

病例 28 图 15　第二次手术后拆线，创面愈合，睾丸处局部皮片未成活

四、救治体会

1. 患者老年男性，糖尿病病史多年，合并糖尿病肾病、肾功能不全，本次发病迅速，感染沿组织间隙弥漫性扩展，治疗过程中需要快速诊断、及时切开引流、积极去除坏死组织是必要措施。床边换药时，红肿未破溃创面使用磺胺嘧啶银制剂大范围外涂，破溃创面予双氧水冲洗联合银离子活性炭以减轻感染。

2. 会阴部作为人体特殊部位，间隙较多，扩创范围大，手术创伤大，负压贴膜常难以贴服导致漏气，从而失去负压效果。负压作用为扩创培植基底，负压材料内置于皮下组织间隙或腔隙内，皮肤及其皮下组织全层"十"字形小切口，通过负压材料海绵连接搭桥的作用抽吸细小腔隙内分泌物及其渗液，同时通过调整其压力，使皮肤上的负压海绵起到加压作用，使腔隙密闭，避免了细小窦道的全面切开，减小创伤的同时，避免手术范围的扩大导致脓液毒素蔓延至大腿腹部正常的疏松的组织间隙可能，符合损伤控制理论，减轻病患手术时间及手术打击。

五、主编述评

该患者创面处理诊治较为成功，治疗中采用负压培植肉芽的作用，在腔隙内放置条状负压材料，作为负压吸引力的搭桥作用，再利用皮肤表层的负压吸引力将腔隙内分泌物抽吸出来，提供了深层创面自愈的能力，同时负压的存在促进健康肉芽组织的生长，有利于潜在腔隙的闭合，避免手术范围的扩大，导致脓液毒素蔓延至大腿腹部正常的疏松的组织间隙，符合损伤控制理论，减轻病患手术时间及手术打击。

（李小奇　陈　炯）

编者介绍：

李小奇，女，医学硕士，副主任医师，现工作于杭州江干区人民医院。中国研究型医院学会烧创伤修复重建与康复专业委员会青年委员，浙江省医学会整形外科学分会青年委员，浙江省医师协会创伤外科医师分会青年委员。杭州"7·25"公交车烧伤事件患者救治参与和主持者。

陈炯，男，主任医师，温州附属医院瑞安市人民医院烧伤科主任。中国医师协会烧伤科医师分会副会长，中华医学会烧伤外科学分会委员，浙江省医学会烧伤外科学分会候任主任委员，中国研究型医院学会烧创伤修复重建与康复专业委员会副主任委员，中国研究型医院学会美容医学专业委员会副主任委员，海峡两岸医药卫生交流协会烧创伤暨组织修复专业委员会常务委员，中国老年医学学会烧创伤分会常务委员，中国医疗保健国际交流促进会烧伤医学分会常务委员，中国研究型医院学会生物材料应用分会常务委员等。

病例 29 皮肤撕脱伤合并骨盆骨折清创术后顽固高热的救治

一、入院情况

患者褚某某，女，50 岁，已婚，身高 163cm，体重 55kg。患者于 2018 年 9 月 10 日 12：00 左右发生车祸，被汽车车轮碾压，致右侧腹部、髋部及大腿内侧外伤，皮肤广泛撕脱，伴疼痛及出血，伤后有一过性昏迷，不能回忆受伤情况，无呕吐，由 120 急送至外院急诊，X 线示：右股骨下粗隆骨折、右侧骶骨翼骨折、累及骶髂关节、双侧耻骨上下支骨折、断端错位、耻骨联合间隙增宽。胸腹部、骨盆 CT：两肺挫伤，腹膜后血肿，L_5 横突骨折、骨盆多发骨折。当地医院予以开放静脉通路、输血、补液（具体量不详）、伤口加压包扎等处理，急诊转至我院治疗，急诊拟"多发伤"入我院骨科，因病情危重，转入 ICU 抢救治疗。入院时患者神志清，精神差，饮食未进，疼痛明显，无发热及呕吐，保留导尿在位通畅，尿少（约 100ml）、色黄，大便未解。既往无高血压、糖尿病、冠心病病史，否认肝炎结核病史，否认青霉素等药物过敏史。

入院查体：体温 36.5℃，脉搏 110 次/分，呼吸 26 次/分，血压 90/55mmHg，脊柱生理曲度存在，腰椎椎旁明显压叩痛。右侧腹部、髋部延伸至大腿内侧见约 60cm×30cm 不规则创面，其中腹股沟区肌肉外露约 10cm×20cm，局部髂骨外露，创缘污染严重，会阴部青紫，双下肢末梢血运存在，局部皮肤感觉迟钝，足趾活动可，足背动脉搏动可触及。

入院检查：入院后急查血常规：血红蛋白 74g/L，血细胞比容 23.8%，平均血红蛋白浓度 311g/L，红细胞计数 $2.54×10^{12}$/L。肝肾功能：白蛋白（干式）16.1g/L，磷酸肌酸激酶 818U/L。白介素 6：90.3pg/ml，降钙素原 1.457ng/ml。胸腹水、腹部、双下肢血管彩超：左大腿外侧无回声区（血肿可能）、脾脏包膜欠光滑（挫伤待排）、腹水、双侧胸腔积液、双下肢动脉内膜毛糙伴多发点状斑块。

二、入院诊断

1. 车祸多发伤
2. 失血性休克
3. 骨盆开放性粉碎性骨折
4. 右股骨粗隆、L_5 横突骨折
5. 右下腹、髋、大腿大片皮肤撕脱伤，左臀部皮下血肿
6. 双肺挫伤
7. 腹膜后血肿
8. 低蛋白血症

三、救治过程

患者入 ICU 后严密监测生命体征变化,完善相关检查,骨科、胃肠外科、胸外科等联合会诊,治疗上予哌拉西林钠他唑巴坦钠 + 万古霉素抗感染,扩容抗休克,止血,纠正贫血,保证通气及吸氧等。患者右侧肢体创面坏死感染严重(病例 29 图 1A),渗出较多,局部恶臭,ICU 予以常规消毒换药创面感染控制不佳,2018 年 9 月 11 日(伤后第 1 天)体温逐渐升高至 38℃。9 月 12 日联系我科会诊后在生命体征平稳条件下分别于 9 月 13 日、9 月 18 日两次在全麻下行右下肢创面清创手术(病例 29 图 1B),术中清除右侧肢体感染坏死皮肤及肌肉组织,创面 VSD 覆盖,持续冲洗引流。9 月 17 日(伤后第 7 天)复查胸部及腹盆腔 CT 提示双侧胸腔积液,盆腔散在渗出及积气(病例 29 图 2)。9 月 18 日术后转我科继续治疗。术后第 1 天,体温 37.5℃左右,术后第 2 天(伤后 10 天)体温再次升高达 39.1℃,结合辅助检查,考虑创面感染及肺部感染占主要原因,继续予以哌拉西林钠他唑巴坦钠 3.75g、1 次/8 小时联合万古霉素 500mg、1 次/8 小时抗感染治疗,同时加强雾化祛痰等对症处理。

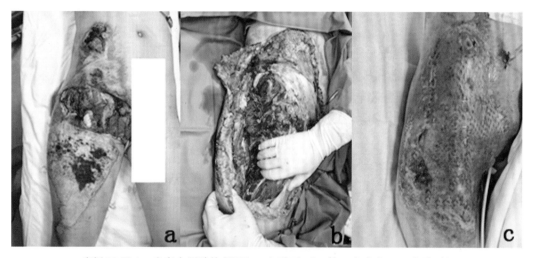

病例 29 图 1 患者右侧肢体创面(a:入院时;b:第一次术中;c:出院时)

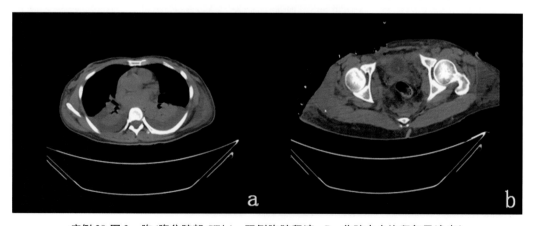

病例 29 图 2 胸/腹盆腔部 CT(A:双侧胸腔积液;B:盆腔内少许积气及渗出)

2018 年 9 月 25 日(伤后第 15 天)在全麻下行右侧躯干创面清创,局部皮瓣及大张拉网皮片移植修复创面。左臀部皮下血肿创腔大,内壁水肿、纤维化严重,手术暂行清创+VSD。术后第 2 天体温基本正常,随后体温再次升高,波动在 39.0℃ 左右。10 月 1 日(伤后第 21 天)复查胸片:双侧胸腔积液,两肺感染不除外。创面分泌物及痰细菌培养结果为铜绿假单胞菌、鲍曼不动杆菌,多重耐药,根据痰培养鲍曼不动杆菌及药敏结果调整抗生素替加环素 50mg、1 次/12 小时抗感染治疗。患者体温不降,维持在 39℃ 左右,此时患者主诉便意频繁,大便稀薄,不成形,初考虑患者胃肠道反应,予以益生菌、蒙脱石散口服等对症处理,稍好转。

2018 年 10 月 3 日(伤后第 23 天)行左臀部局部皮瓣转移及游离皮片移植修复,术后患者体温仍无明显改善,最高达 39.8℃,查血培养阴性,术后左臀部创面皮缘见少许淡绿色分泌物,细菌培养示铜绿假单胞菌,根据药敏结果予增加万古霉素继续联合替甲环素抗感染治疗,并更改换药次数 1 次/日为 2 次/日,薄层纱布覆盖,体温控制不佳。患者创面细菌培养阳性,但周围无明显红肿,且范围局限,结合患者肛门刺激症状,存在盆腹腔感染可能。10 月 5 日(伤后第 25 天)复查盆腔 CT:盆底直肠后间隙包裹性积气、积液影,盆腔内渗出改变(病例 29 图 3)。胸片示双肺纹理增多,结合发热、降钙素原、C-反应蛋白、血沉等炎症指标明显升高,考虑盆腔脓肿可能性大,请胃肠外科、肛肠科会诊,10 月 10 日行盆腔 MR,明确脓肿诊断及范围(病例 29 图 4)。再次请胃肠外科会诊后考虑直肠周围脓肿为持续高热直接原因,预约彩超定位下脓肿穿刺引流,因脓肿位置较深,腹部、背部及肛门直肠内入路损伤大,彩超定位脓肿穿刺困难,遂于 10 月 17 日(伤后第 38 天)在 CT 引导下穿刺置管引流(病例 29 图 5)。术后每日引流管冲洗、引流大量脓液。穿刺后体温无明显好转,引流管内见稀薄粪便样渗出,考虑肠瘘可能,给予暂禁食、肠外营养。

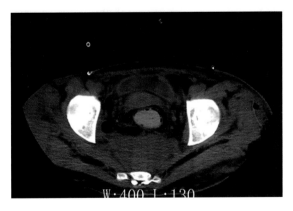

病例 29 图 3 复查盆腔 CT:盆腔积液(2018-10-05)

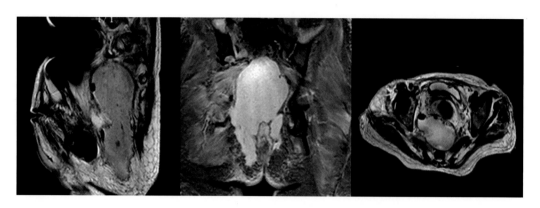

病例 29 图 4　肛周/直肠 MR 平扫：盆底直肠后间隙包裹性积气、积液影、向下延续至肛周，不除外脓肿，盆腔内渗出改变

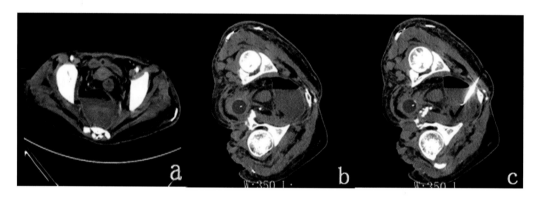

病例 29 图 5　CT 引导下穿刺置管引流

注：a：盆腔 CT 增强：盆底直肠后间隙包裹性积气、积液影，较前片(2018 - 10 - 05)增多，盆腔内渗出改变；b、c：CT 引导下直肠后间隙脓肿穿刺置管引流

2018 年 10 月 21 日(伤后第 41 天)盆腔 CT 提示盆腔脓液较前减少(病例 29 图 6)。10 月 23 日亚甲蓝盐水灌肠，见引流管及尿管内液体蓝染，考虑肠瘘及膀胱瘘可能。10 月 24 日复查盆腔 CT 提示盆腔内渗出改变，较 2018 - 10 - 21 变化不著(病例 29 图 7)。申请院内多学科会诊，骨科考虑目前骨盆骨折相对稳定，创面感染尚未彻底修复，暂无手术指征。胃肠外科建议明确肠瘘位置及瘘口大小，再拟行进一步治疗。泌尿外科考虑患者小便正常，无明显尿路感染及膀胱刺激症状，排除尿道、膀胱损伤可能，蓝染考虑为代谢因素。营养科建议继续目前全肠外营养。盆腔脓液细菌培养：解鸟氨酸克雷伯菌。临床药学部予以调整抗生素哌拉西林钠他唑巴坦钠 3.75mg、1 次/4 小时，头孢吡肟 2g、1 次/8 小时。患者发热间隔较前延长，间断高热 >39.0℃。

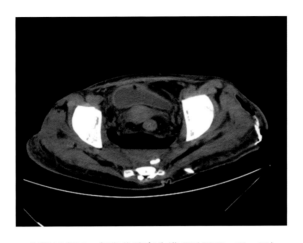

病例 29 图 6   复查盆腔高分辨 CT(2018 - 10 - 21)

注:盆底直肠后间隙包裹性积气、积液影,引流管留置,较前片(2018 - 10 - 17)减少,盆腔内渗出改变

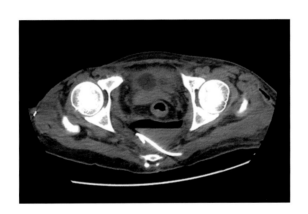

病例 29 图 7   复查盆腔高分辨 CT(2018 - 10 - 24)

注:盆底直肠后间隙包裹性积气、积液、引流管留置,左侧臀部软组织局部缺损,盆腔内渗出改变,较 2018 - 10 - 21 变化不著

2018 年 10 月 26 日(伤后第 46 天)直肠碘海醇造影见造影剂快速漏出且范围较大(病例 29 图 8),肠瘘诊断明确,考虑瘘口较大,自行愈合困难,请胃肠外科会诊后转胃肠外科于 10 月 30 日行乙状结肠造瘘 + 骶前脓肿引流术,同台我科修复左臀部残余创面,术后患者转我科继续治疗,右下腹壁黎氏管持续冲洗,引流液清亮后渐退式拔除引流管,术后患者体温无再复升,11 月 21 日复查盆腔 CT 示直肠周围积气较前明显好转,无明显积液(病例 29 图 9)。11 月 23 日(伤后第 78 天)患者痊愈出院(病例 29 图 1C)。

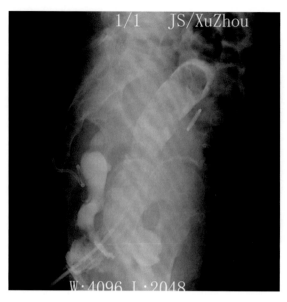

病例 29 图 8　直肠碘海醇造影

注：直肠周围间隙大量造影剂外渗，提示肠瘘明确，造影剂漏出范围较大，考虑瘘口较大

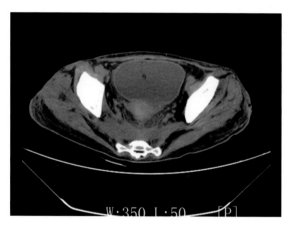

病例 29 图 9　复查骨盆高分辨 CT

注：结果提示直肠周围积气较前吸收，直肠周围间隙未见明显积液

四、救治体会

患者入院时因皮肤软组织感染严重，双侧胸腔积液、合并肺水肿，无明确腹膜刺激征，初期考虑高热为创面毒素吸收、肺部感染等原因所致。多次手术清创同时予全身抗感染、雾化、祛痰等治疗，排除创面及肺部感染，体温一度控制，但随即体温复升，持续居高。患者骨盆多发骨折，绝对卧床，故暂未复查盆腔 CT，至出现肛门刺激症状，予以复查，诊断直肠间隙脓肿、肠瘘明确。查明多次清创后再次产生顽固高热病因。病程中患者高热持续存在，诊疗过程曲折，虽未对患者造成危及生命的严重后果，但在诊疗过程中存在一定程度的延迟诊断及治疗。

多发伤的救治须体现早期、迅速、准确、有效，多学科共同会诊，全面而细致的检诊，共同处理并制定治疗抢救方案。以骨盆骨折为主的多发伤的救治需依据损伤控制外科原则，首先解除引起患者出现失血性休克危及患者生命的病因，再根据病情综合治疗。

此例患者急诊入 ICU 抢救诊疗。包括处理失血性休克、维持呼吸及内环境、保护重要脏器功能、控制感染等。患者早期检查无明确直肠间隙积气、积液表现，病程中患者出现肠瘘，其原因考虑：①骨盆骨折伴有肠壁损伤，但未发展至肠壁坏死、穿孔程度，或早期损伤穿孔但创口较小、急性肠壁水肿、粪渣及周围组织阻塞，早期检查不能明确诊断；②患者严重创伤应激，多次手术，全身血容量不足，导致血液重新分布，局部肠壁逐渐发生缺血坏死；③直肠空虚、周围组织填充，早期无明显粪便、液体及气体渗出等。

多发伤中低位肠管损伤具有一定的隐匿性，因结直肠内容物液体成分少而细菌含量多，一般腹膜炎出现较晚。闭合性腹部外伤中，肠破裂无典型腹膜炎，且无膈下游离气体时，不易早期诊断。

因此，闭合性腹部损伤患者在治疗过程中应强调动态观察，医师应敏锐地觉察患者症状、体征的变化，及时准确地借助影像学检查技术，对病情进行综合判断分析，力争尽早做出全面诊断，避免漏诊、误诊，争取获得更好的治疗效果。

五、主编述评

该患者总体治疗效果满意，最终痊愈出院，但治疗过程相对曲折，这就要求我们在临床工作中一方面需改变治疗上的"定向思维"，对于多发伤排除创面及肺部感染后尚存在不能解释的高热等症状时能够动态病情观察，利用详细的体格检查及辅助检查查明病因；其次需加强临床经验总结，多学科相互协作，考虑到多发伤骨盆骨折合并肠破裂等多种并发症可能，自始至终保持严谨诊疗态度。

（姜　涛　张建军）

编者介绍：

姜涛，外科学硕士，主治医师，创面治疗医师，工作于东南大学附属徐州医院（徐州市中心医院）烧伤整形外科，从事烧烫伤及各类复杂难愈创面的治疗工作。

指导老师：张建军，外科学博士，副主任医师，创面治疗医师。工作于华中科技大学同济医院整形外科。从事烧伤整形外科医疗、教学和科研工作多年，先后在国内核心学术期刊发表论文 10 余篇。

病例30　大面积坏死性筋膜炎的治疗

一、入院情况

患者杨某某，男，45 岁。右臀部肿痛、高热 3 天。患者于 3 天前无明显诱因下感右臀部肿痛不适，继而出现畏寒高热，体温最高达 40℃，外院治疗无好转，来我院就诊，骨科门诊查体：右臀部坐骨结节处皮肤色泽发暗，压痛明显，可及皮下波动感，予行切开引流,引出大量褐色脓液,拟"右臀部脓肿"收住骨科。既往19岁时因高处坠落至"腰椎骨折",在当地医院行手术治疗,术后遗留双臀部、双大腿后侧痛触觉减退,右足活动受限。否认高血压、糖尿病等慢性病病史。

专科查体:体温38.4℃,心率120次/分,呼吸20次/分,血压127/76mmHg,神志清,右臀部坐骨结节处见一长约4cm的切口,深达坐骨结节,可及一10cm×10cm大小的皮下潜行空腔,内有大量褐色脓血性液体流出,伴恶臭,右大腿后侧近端稍肿胀,皮肤发红,痛触觉减退,右足背动脉搏动良好,右足活动受限。

辅助检查:血常规:白细胞计数$8.66×10^9$/L,中性粒细胞百分比89.3%,淋巴细胞百分比5.1%,血红蛋白150g/L,血细胞比容42.8%,血小板计数$164×10^9$/L。C-反应蛋白318.4mg/L。肝功能:总蛋白53.0g/L,白蛋白29.8g/L,丙氨酸氨基转移酶12.8U/L,门冬氨酸氨基转移酶26.5U/L。肾功能:尿素氮9.2mmol/L,肌酐78μmol/L。电解质:钠134.9mmol/L,钾3.42mmol/L,氯94.7mmol/L,血糖4.26mmol/L。

二、入院诊断

右臀部脓肿

三、救治过程

患者首先收住我院骨科,给予头孢尼西2.0g、1次/日抗感染,右臀部创面行细菌培养,每日外用2%碘伏、生理盐水冲洗后,填塞碘伏纱条换药。入院第3天后,患者体温逐渐降至正常,但精神萎靡、食欲缺乏、身体乏力,右侧坐骨结节处皮肤引流口内仍有大量褐色脓血性液体溢出,伴恶臭,右大腿后侧皮肤红肿范围扩大至右腘窝。复查:血常规:白细胞$17.82×10^9$/L,中性粒细胞百分比89.3%,淋巴细胞百分比5.2%,血红蛋白132g/L,血细胞比容38.2%,血小板$187×10^9$/L。C-反应蛋白230.8mg/L。考虑抗感染效果不佳,加用左氧氟沙星0.5g、1次/日加强抗感染,创面换药同前。入院第7天,患者上述症状、体征无好转,查体发现患者右大腿后侧可触及捻发感,进一步行X线检查:右大腿皮下气肿(病例30 图1A、B)。行MRI示:右侧臀部至股骨中段范围内软组织信号异常,考虑蜂窝织炎,局部积气(病例30 图1C)。同时创面细菌培养结果提示:溶血性葡萄球菌,药敏结果:对左氧氟沙星、莫西沙星、苯唑西林、苄青霉素、克林霉素耐药,对利奈唑胺、万古霉素、替加环素、利福平敏感。血培养(需氧、厌氧)结果:阴性。血常规:白细胞计数$16.38×10^9$/L,中性粒细胞百分比81.8%,淋巴细胞百分比10.8%,血红蛋白114g/L,血细胞比容33.5%,血小板计数$379×10^9$/L。C-反应蛋白73.6mg/L。降钙素原0.88ng/ml。肝功能:总蛋白50.6g/L,白蛋白23.9g/L,丙氨酸氨基转移酶34U/L,门冬氨酸氨基转移酶29U/L。肾功能:尿素氮2.9mmol/L,肌酐31.0μmol/L。电解质:钠135.6mmol/L,钾3.83mmol/L,氯100.8mmol/L,血糖4.26mmol/L。经多科联合会诊,认为:①患者存在坏死性筋膜炎可能大,建议转烧伤科彻底扩创;②创面培养虽为溶血性葡萄球菌,但根据脓液色泽、气味,不能排除存在革兰阴性菌及厌氧菌的混合感染,故改用万古霉素1.0g、1次/12小时+比阿培南0.3g、1次/8小时加强抗感染;③患者肝功能提示低蛋白血症,与创面渗液多、食欲缺乏、身体乏力相关,给予肠内+肠外营养支持治疗;④给予低分子肝素抗凝治疗。

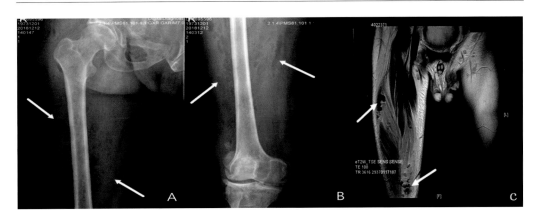

病例 30 图 1　术前影像学检查

注：A、B. 术前 X 线：右大腿可见皮下气肿；C. 术前右下肢 MRI：右大腿见皮下积气

经上述治疗后，患者精神、食欲较前改善，右大腿后侧皮肤红肿减轻，于入院第 10 日后转入烧伤科进一步治疗。转科后查体：右侧坐骨结节处见一直径约 4cm 大小的溃疡创面，深达坐骨结节，可探及皮下空腔，约 10cm×10cm 大小，皮下空腔向大腿后侧延伸，挤压右大腿后侧，可见较多脓血性液体自右臀部溃疡创面溢出，伴恶臭（病例 30 图 2a）。复查：血常规：白细胞计数 13.43×10⁹/L，中性粒细胞百分比 77.3%，淋巴细胞百分比 13.3%，血红蛋白 108g/L，血细胞比容 32.1%，血小板计数 497×10⁹/L。肝功能：总蛋白 57.3g/L，白蛋白 28.1g/L，丙氨酸氨基转移酶 19.3U/L，门冬氨酸氨基转移酶 13.6U/L。肾功能：尿素氮 3.1mmol/L，肌酐 38μmol/L。电解质：钠 138.2mmol/L，钾 4.99mmol/L，氯 101.4moml/L，血糖 5.54mmol/L。降钙素原 0.08ng/ml。

患者于转科 2 天后，行扩创手术，术中彻底打开皮下空腔，见空腔自右侧坐骨结节起始，向右股骨粗隆延伸，绕过股骨粗隆后，向右大腿后侧肌肉表面走行，经过右腘窝，并一直延伸至右小腿后侧中点处，空腔向两侧延伸至右下肢内外侧中线处（病例 30 图 2b）；皮下空腔在右侧股骨粗隆下方形成分叉，向右大腿前方走行至右大腿前侧中线处（病例 30 图 2c、病例 30 图 2d）。空腔内壁附着大量坏死液化的脂肪组织及坏死脱落的筋膜组织，空腔基底大部分被炎性肉芽组织覆盖，右腘窝处见坏死的腱膜组织。将上述坏死组织及炎性肉芽组织彻底清除，彻底清洗后，术区放置 VSD 装置，延伸至右大腿前侧的空腔内放置引流管。根据术中所见，术后修正诊断为：右臀部、右下肢坏死性筋膜炎。

术后对 VSD 装置行持续冲洗及低负压吸引，继续给予万古霉素＋比阿培南联合抗感染，给予输血、肠内营养支持、抗凝、对症等治疗，患者体温正常，精神、食欲明显改善，术区红肿消退（病例 30 图 2e）。术后第 6 天复查：血常规：白细胞计数 8.18×10⁹/L，中性粒细胞百分比 73.6%，淋巴细胞百分比 18.8%，血红蛋白 108g/L，血细胞比容 32.4%，血小板计数 433×10⁹/L。降钙素原 0.01ng/ml。肝功能：总蛋白 61.7g/L，白蛋白 35.8g/L，丙氨酸氨基转移酶 15U/L，门冬氨酸氨基转移酶 28U/L。肾功能、电解质基本正常。提示白细胞及中性粒细胞百分比逐步降至正常，低蛋白血症改善。术后第 9 天，行第 2 次手术，术中见右臀部、右大腿扩创创面基底基本被平实的肉芽组织覆盖，局部见少量坏死的筋膜及脂肪组织,延伸至右大腿前侧的皮下空腔内无脓性分泌物(病例30图2f)。予清除残留的坏死组织并清洗创面,缝合周围皮瓣组织,肉芽创面植皮修复,右大腿前侧的皮下空腔内继续放置引流管引流(病例30图2g)。术后给予头孢他啶抗感染,并给予抗凝、对症等治疗,定期更换术区敷料,术后2周,患者移植的皮片、皮瓣存活,创面愈合,皮下空腔消失,予治愈出院(病例30图2h)。

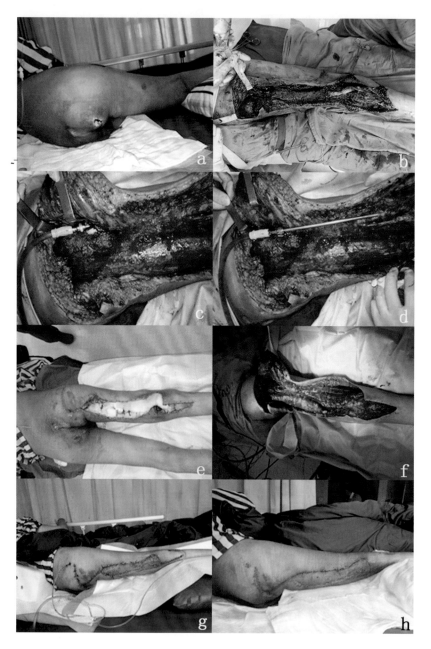

病例30图2　右臀部、右下肢坏死性筋膜炎治疗全过程

注:a. 入院第10天,患者转入烧伤科后创面表现;b. 入院第12天行第1次手术,术中扩创后见

筋膜坏死范围从右坐骨结节至右小腿后侧中点；c. 入院第 12 天第 1 次手术术中，见皮下空腔自右股骨粗隆下方向右大腿前侧延伸；d. 入院第 12 天第 1 次手术术中，吸引器探及的皮下空腔向右大腿前侧延伸的长度；e. 入院第 21 天，第 2 次术前，扩创后创面行 VSD 负压治疗后，感染消退；f. 入院第 21 天，第 2 次术中，去除 VSD 装置，再次清创后，见创面基底被新鲜肉芽组织覆盖；g. 入院第 21 天，第 2 次术中，采用皮瓣移植＋网状皮移植修复创面；h. 入院第 37 天，创面愈合

四、救治体会

坏死性筋膜炎 1952 年由 Wilson 正式命名，是一种罕见的、多细菌混合感染的、以广泛而迅速的皮下组织和筋膜坏死为特征的急性坏死性感染性疾病。根据病原微生物的种类不同，坏死性筋膜炎可分为 4 型：Ⅰ 型最常见，为多种细菌混合感染，包括溶血性链球菌、金黄色葡萄球菌、肠杆菌和厌氧菌等；Ⅱ 型为 A 组 β 溶血性链球菌所致，可并发葡萄球菌感染；Ⅲ 型由海洋弧菌引起，常呈暴发性，最为严重；Ⅳ 型由念珠菌等真菌感染引起，非常罕见。本病发病急剧，全身中毒症状严重，感染沿筋膜组织迅速潜行蔓延，24 小时内可迅速波及整个肢体甚至全身，如没有得到及时有效的治疗，可导致脓毒症，进一步发展为休克和多器官功能衰竭，危及生命。病理特征为皮下筋膜大片血管栓塞，广泛软组织坏死。

坏死性筋膜炎的早期临床表现缺乏特异性，常表现为局部红、肿、热、痛、皮肤发硬，与丹毒、蜂窝织炎难以鉴别。随着病情发展，常出现远超出局部范围的肿痛，并进一步出现瘀斑、水疱、皮下捻发音或捻发感、皮肤坏疽。由于皮下病变范围广泛，致病菌释放的毒素扩散，可出现寒战发热、心率加快、脉搏细速、呼吸急促、烦躁、谵妄、昏迷、肝脾大、低血压、休克等全身表现。辅助检查中，仅部分患者 B 超提示皮下积气、积液、筋膜层水肿；X 线表现多与蜂窝织炎相类似；CT 与 MRI 能更直观地发现筋膜增厚、积气、积液等较典型的特征。

坏死性筋膜炎的最终确诊仍有赖于手术探查、细菌学检查及病理，手术探查能在直视下观察到广泛坏死的浅、深筋膜、脓液等，但不累及肌肉；细菌学检查明确病原菌；病理多提示存在广泛白细胞浸润、筋膜和邻近组织灶性坏死和微血管栓塞。

坏死性筋膜炎常急性起病，病情凶险，早期诊断、及时手术探查、积极全身治疗是救治的关键。本病早期诊断困难，需仔细甄别。本例患者入院前右臀部肿痛、高热，行切开引流，引出褐色脓液，故初步诊断为右臀部脓肿，右大腿近端红肿可认为是臀部脓肿形成的炎症反应所致。但入院后的病情变化值需进一步重视：①脓肿早期切开引流后，给予常规换药、广谱抗生素治疗，血白细胞及中性粒细胞不降反升；②右大腿红肿持续不消退；③创面内持续有大量带恶臭的脓血性液体引出；④右大腿后侧出现皮下捻发感，X 线、MRI 提示右大腿皮下气肿。上述情况无法从单纯脓肿的角度来解释，却与坏死性筋膜炎颇为相符。

早期、及时、彻底扩创，开放病灶，清除坏死组织是本病最有效的治疗手段。由于病变沿筋膜层扩展，坏死范围往往比皮肤红肿区域要大得多，本例患者坏死范围累及右臀部、右大腿后侧、右腘窝、右小腿后侧 1/2，并有较隐蔽的通向右大腿前侧的窦道，这在术前是无法精确估计的，只能在术中根据皮下空腔的走行方向逐步开放创面扩创。由于

深筋膜呈环形包裹肌肉，有时皮下空腔很可能不止一处，会有许多小的分叉或暗腔，扩创时，需注意按压创面基底或采用吸引器头探查，如有脓性分泌物溢出或吸出，则需进一步开放创面；总之，不留无效腔是扩创的关键。

创面开放后，对坏死的脂肪、筋膜、肌腱等组织需彻底清除，因其是感染来源，绝不能姑息。本例扩创后创面采用 VSD 治疗，VSD 技术目前已非常成熟且已普及，其持续地冲洗及负压吸引，能不断地减轻组织水肿、减少细菌量及毒素、改善局部微循环及促进肉芽组织生长，为二期手术修复创面创造条件。但需注意的是，由于扩创后创面大都凹凸不平，局部存在暗腔，使用 VSD 装置时，在凹陷区域及暗腔内，需填塞海绵或另外放置引流管，以确保这些隐蔽部位引流通畅，避免日后成为新的感染源。VSD 宜采用低负压，使创面负压值控制在 −125mmHg 左右，定期检查，务必保持引流通畅。VSD 治疗推荐 5～7 天，治疗期间随时进行评估，如发现感染没有控制，需及时拆除 VSD 进一步扩创。

对坏死性筋膜炎，全身治疗也是不可缺少的一环。由于病情进展迅速，创面及血液细菌培养的速度往往慢于感染扩散的速度，且创面深而广，单纯 1 次培养很可能无法检测出所有主要致病菌，故需及早联用强有力的广谱抗生素。本例患者创面培养虽只提示存在溶血性葡萄球菌，但创面有大量恶臭脓液排出，故革兰阴性菌及厌氧菌感染不能排除，联用对革兰阳性菌确切有效的万古霉素及对革兰阴性菌、厌氧菌确切有效的比阿培南加强抗感染，效果佳。另外，由于创面内持续渗液，丢失大量营养物质，易造成休克、贫血、低蛋白血症、电解质紊乱，故输血、补液、营养支持也是治疗过程中不可或缺的一环。

本病例救治的不足在于，当高度怀疑存在坏死性筋膜炎时，未能及时行手术探查，而患者病情未进展至脓毒症、感染性休克，与右臀部引流口每天自行排出大量脓液，减少了全身毒素吸收有一定关系。在今后的工作中，一定要吸取教训。

总之，坏死性筋膜炎是一种罕见的、可危及生命的严重感染性疾病，在临床工作中颇具挑战性。治疗关键在于及早确诊、积极彻底扩创及修复创面、应用有效抗生素、全身支持治疗。

五、主编述评

坏死性筋膜炎是病情凶险、进展迅速、病死率及致残率高的疾病，在临床工作中应引起足够的重视。早期发现、及时手术干预、积极全身治疗是救治本病的关键。临床治疗失败的案例绝大多数是由于无法早期诊断，导致错过了最佳治疗时机。因此，早期细致的临床观察和影像学检查尤为重要，同时，寻找本病早期的敏感和特异性指标是未来研究的重点。不留无效腔的手术探查及强有力的抗感染治疗是挽救患者生命和避免复发的保障。

（成 赟 潘维诚）

编者介绍：

成赟，男，主治医师，工作于常州市第二人民医院烧伤整形科，从事烧伤外科临床工作十余年。

指导老师：潘维诚，男，主任医师，工作于常州市第二人民医院烧伤整形科，学科带头人，中国医师协会烧伤科医师分会委员，江苏省医学会整形烧伤外科学分会委员。

第三章　老年人及小儿烧伤

病例 31　老年烧伤合并严重软组织损伤的救治

一、入院情况

患者邹某某，男，67 岁。因"车祸致热液烫伤双下肢伴局部皮肤撕脱 3 天余"入院。患者伤后急至当地医院住院治疗，X 线检查示双下肢未见骨折，给予补液、抗休克，抗生素预防感染、烧伤创面包扎、撕脱皮肤清创缝合及破伤风抗毒素（TAT）注射等处理，具体不详，为求进一步治疗，转入我院。入院时患者神志尚清楚，感烦渴，尿量少，呈酱油色，四肢厥冷，检查欠合作。外院影像检查：X 线（双下肢）：双下肢未见骨折。实验室检查：血常规：白细胞计数 $6.85 \times 10^9/L$，红细胞计数 $2.70 \times 10^{12}/L$，血红蛋白 83g/L，血小板计数 $75 \times 10^9/L$；血生化：丙氨酸氨基转移酶 106U/L，肌酐 167.3μmol/L，尿素 15.6mmol/L，葡萄糖 6.29mmol/L，肌酸激酶同工酶 191.2U/L（病例 31 表 1）。既往高血压病史 5 年，否认糖尿病病史，否认其他疾病史，否认家族遗传病史。

病例 31 表 1　患者入院后急查血生化结果

项目	结果值	标志	单位	参考值范围
总胆红素	44.4	↑	μmol/L	3 ~ 22
丙氨酸氨基转移酶	106	↑	U/L	13 ~ 69
肌酐	167.3	↑	μmol/L	28 ~ 110
葡萄糖	6.29	↑	mmol/L	4.1 ~ 5.9
肌酸激酶同工酶	191.2	↑	U/L	0 ~ 24
钾	4.5		mmol/L	3.5 ~ 5.1
钠	137		mmol/L	137 ~ 145
氯	102.3		mmol/L	98 ~ 107
尿素	15.6	↑	mmol/L	2.5 ~ 7.1

入院查体：体温 37.0℃，脉搏 101 次/分，呼吸 20 次/分，血压 116/65mmHg；双下肢共约 13% TBSA 烧伤创面，创面潮红，有水疱形成，部分基底红白相间，创周稍红肿，右小腿局部可见黑色焦痂覆盖，痛觉消失；左小腿撕脱皮肤已缝合，皮缘部分发黑，左大腿皮温增高，较右下肢明显肿胀，双足足背动脉搏动均可触及（病例 31 图 1）。

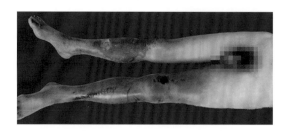

病例 31 图 1　入院创面情况

二、入院诊断

1. 烧伤复合严重软组织损伤
2. 多器官功能障碍综合征(MODS)
3. 热液烫伤双下肢 13% TBSA(深Ⅱ~Ⅲ度)
4. 左下肢皮肤撕脱伤缝合术后
5. 下肢皮肤软组织感染

三、救治过程

患者入院后立即予以心电监护、补液、创面换药、保护胃肠黏膜、抗炎、留置导尿等对症处理。入院急查化验结果表明,患者心、肝、肾等多脏器功能损伤,血小板低而嗜中性粒细胞比值高,积极抗炎同时给予保护脏器功能等处理。入院时除烧伤外并未发现患者左下肢大部分软组织损伤,入院后第 2 天,患者左大腿皮肤呈快速进行性发绀(病例 31 图 2),并触及捻发音,立即予急诊在全麻下行双下肢扩创 + VSD 引流术。

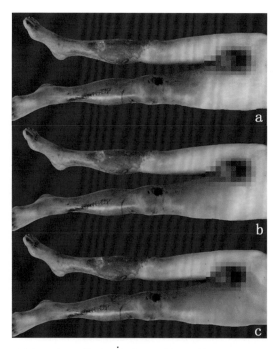

病例 31 图 2　临床观察发现,创面呈快速进展状态

注:a. 7∶30 分许创面表现;b. 8∶40 分许创面表现;c. 9∶50 分许创面表现

术中发现大量软组织液化坏死,清除坏死组织后,见腘动脉仅有少量组织包裹,搏动明显,股骨下段局部外露(病例31图3)。予负压封闭引流处理覆盖创面(VSD技术)。术后考虑可能合并厌氧菌感染,予以经验性青霉素类+甲硝唑等抗菌药物联合抗炎治疗,术中分泌物细菌培养结果见病例31表2。

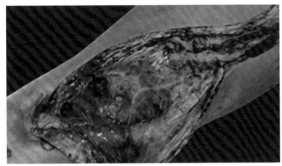
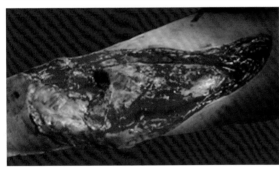
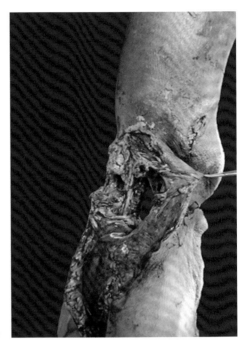

病例31 图3 第一次清创探查手术所见

注:第一次清创手术术中左下肢见大量皮下组织坏死,前后贯通,骨外露并可触及腘动脉搏动明显

病例31 表2 术中取分泌物培养结果

微生物				
细菌名称	菌量	试验抗生素	药敏结果	敏感度
		一般细菌检查	可见革兰阳性球菌(2+)及革兰阳性杆菌(2+)	

同时予以肠内营养(能全力)+肠外营养(静脉注射氨基酸、脂肪乳等)支持治疗,此外给予保护脏器(天晴甘美、乌司他丁)、补液等综合治疗。术后第5天拆除VSD,考虑患者年龄大、营养状态差等原因,创面未给予肌瓣/肌皮瓣等覆盖,遂予复方桐叶烧伤油+磺胺嘧啶银换药处理。入院第25天后,创面肉芽组织红润丰满,贯通处缩小不明显,予以手术植皮封闭肉芽创面(病例31图4)。患者入院第61天,创面大部分已愈合,肉芽生长填充与创面瘢痕收缩等原因致使大贯通伤口逐步封闭缩小成腔隙伤口,大小约4.0cm×0.5cm×2.0cm(长度×宽度×深度)(病例31图5)。患者入院第80天,大部分创面已愈合,腔隙基本填塞闭合,残余少许创面出院(病例31图6)。

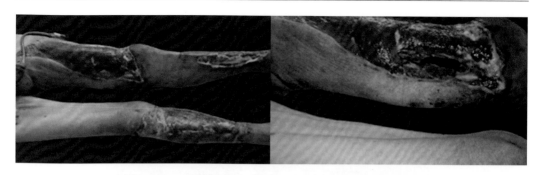

病例31 图4　入院第25天，肉芽生长可，但贯通处缩小不明显

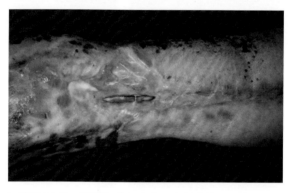

病例31 图5　入院第61天，创面部分已愈合，大贯通伤口逐步封闭缩小成腔隙伤口

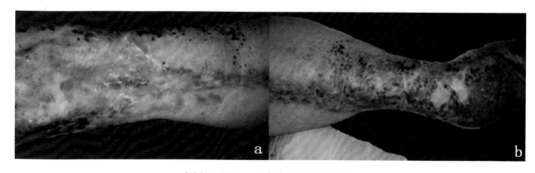

病例31 图6　患者出院时创面情况

注：a. 后面观；b. 前面观

四、救治体会

1. 老年患者，合并烧伤、创伤复合伤，其休克、感染发生率高，内脏并发症多且严重。与单纯烧伤相比，烧创复合伤最主要的特点是多发生复合效应，使得伤情发展和临床病理变化更为复杂，因此针对此类患者，要特别注意详细询问病史、严密监测生命体征、仔细排查潜在损伤，充分做好病情预判，根据伤情变化及时对症处理。

2. 因烧伤导致创面皮肤色泽的改变，对本例患者早期诊断有一定的干扰，但通过密切监测病情变化后，发现创面肿胀、发绀范围进展迅速，对诊断有一定帮助；其次，早期化验结果有与创面不一致的心肝肾等异常指标时，应警惕有合并皮肤软组织等潜在损伤可能。

此外,患者血小板低,不排除因创伤后感染引起。出现上述情况都应考虑有复合损伤可能。

3. 明确诊断后应积极急诊清创探查,清除创面坏死组织;应用较好的技术或材料（如 VSD）等,充分引流残余坏死组织,促进创面愈合。

4. 积极行病原生物学检查,针对性用药,同时加强脏器功能保护与营养支持;患者年龄大,营养状况差,更应选择适合的治疗方案处理创面。

五、主编述评

老年烧创复合伤患者伤情复杂、病情发展迅速,应尽早诊断、及时处理,同时结合个体病情变化针对性制订灵活的治疗方案,对提高抢救成功率可能有一定的借鉴意义。

（张友来　曾元临　邹立津）

编者介绍：

张友来,男,副主任医师,工作于南昌大学第一附属医院烧伤科。从事烧伤医教研 10 余年,积累了较丰富的临床经验。擅长特重烧伤、慢性创面的修复;主持与参与科研项目 10 项,发表论文 30 余篇（其中 SCI 收录 3 篇）,多次参与烧伤专业专著撰写;参与研究生、本科生与进修生带教工作。

指导老师：

曾元临,主任医师、教授,博士生导师,南昌大学第一附属医院副院长。对烧伤复合伤、严重烧创伤治疗具有丰富的临床经验,主持各级科研项目 10 余项,培养博硕士研究生数十名,发表论文 100 多篇。

邹立津,博士后,副主任医师、副教授,南昌大学第一附属医院烧伤科行政副主任,对特重烧伤治疗具有丰富的临床经验,主持国家级科研项目数项,表发 SCI 论文 10 余篇。

病例 32　合并严重冠心病糖尿病的老年大面积深度烧伤患者的救治

一、入院情况

患者傅某某,女,68 岁。因"煤气火焰致全身多处烧伤后 13 天"从外院转入我院。患者于 2018 年 7 月 26 日 21:00 洗澡时因煤气泄露起火致全身多处烧伤,当时无摔倒、昏迷,自行脱离受伤环境,被家人送往当地烧伤专科医院治疗,紧急行气管切开、补液抗休克、抗感染等治疗,聚维酮碘纱布包扎创面后行悬浮床治疗。2018 年 8 月 8 日因病情危重转来我科进一步治疗。既往于 4 年前因冠心病冠脉狭窄行冠脉支架植入术（放入 4 枚支架）,术后长期口服波利维抗凝;糖尿病病史 10 余年,拜糖平口服,胰岛素注射治疗。

入院查体：体温 36.8℃,脉搏 101 次/分,呼吸 22 次/分,血压 123/72mmHg。全身 90% TBSA 烧伤,创面分布在头、面、颈、躯干、会阴、四肢,呈灰褐色干痂,痛觉消失。

颈部留置气管套管，双肺呼吸音粗，可闻及少许痰鸣音。心率 101 次/分，律齐，各瓣膜听诊区未闻及病理性杂音，无心包摩擦音。

主要阳性检查结果：外院动态心电图：①窦房结到心房游走节律；②频发房性早搏；③交界性异搏性心动过速；④ST－T 改变。心脏彩超：①三尖瓣反流（轻度）；②左室舒张顺应性减退。胸片：两肺纹理增粗。

主要阳性检验结果：肌酐 138μmol/L，白蛋白 29.4g/L，凝血酶原时间 11.7 秒，活化部分凝血活酶时间 32.2 秒，D－二聚体 0.98mg/L，Pro－BNP 798.6pg/ml，超敏肌钙蛋白 0.206ng/ml，肌红蛋白 214.09ng/ml，白细胞计数 16.59×10^9/L，中性粒细胞计数 14.33×10^9/L（86.4%），红细胞计数 3.58×10^{12}/L，血红蛋白 103g/L，血细胞比容 0.322L/L，血小板计数 410×10^9/L，血糖 18.15mmol/L，糖化血红蛋白 6.7%。

二、入院诊断

1. 火焰烧伤 90% TBSA（Ⅱ～Ⅲ度）头面颈部、躯干、会阴、四肢
2. 冠心病
3. 冠状动脉支架植入后状态
4. 2 型糖尿病
5. 低蛋白血症

三、救治过程

1. 治疗计划

（1）重症监护（心电、呼吸、血压、氧饱和度监护），抗感染、营养支持及脏器功能维护等治疗，积极监测和控制血糖、血压。

（2）创面早期保痂，浅度创面待其自行愈合，深度创面分期手术植皮修复。

2. 治疗措施

（1）抗感染方案：早期应用强效抗生素，兼顾 G⁺球菌及 G⁻杆菌，注意预防真菌感染。

（2）心功能维护：继续口服波立维，并应用单硝酸异山梨酯扩冠，倍他乐克控制心率及血压，注意控制出入量防止心脏过负荷。

（3）胰岛素控制血糖，采用三短一长方案，血糖控制在 8～10mmol/L。

（4）肠内肠外营养支持，应用糖尿病专用配方营养素，营养师协助剂量调整及给予时间，保证热卡需要。

（5）加强气道管理：及时吸痰，气道湿化及雾化，及时更换气管导管。

（6）创面处理：早期保痂（睡悬浮床，创面外涂磺胺嘧啶银），头皮愈合后，分次手术植皮修复创面，做好围术期管理，和麻醉医师充分沟通病情。

3. 病情演变

（1）早期创面保痂治疗阶段：因便秘引起痔疮出血，给予太宁栓塞肛，软化大便，调节肠道菌群及调整营养素配方增加纤维素比例，如发现粪粒卡压肛门处致排便困难，及时用手去除粪粒防止卡压痔疮引起再次出血。伤前存在抑郁症，长期口服安定助眠，伤后情绪波动较大，夜间睡眠困难并存在被害妄想，予以心理科干预治疗。

（2）分次手术治疗阶段：前两次手术术中出现血压下降，难以维持，经麻醉师积极

处理，病情控制后再手术。后两次手术围术期与麻醉医师充分沟通之前术中情况，高度重视术中循环不稳定因素，备好血管活性药物及红细胞、血浆等，术中改变体位过程中轻柔，避免循环出现大的波动。

（3）后期创面保守治疗：伤后 4 个月，患者愈合皮肤反复出现溃烂，取皮区也难以愈合，换药时创面渗血不止，并出现膀胱出血，告知手术中循环不稳定的风险，患者家属拒绝再次冒险行植皮手术，考虑患者心功能较差拒绝行翻身床及浸浴治疗。遂给予强化控制血糖在 4～6mmol/L 范围，下悬浮床改为气垫床治疗、定时侧身，坚持每日湿敷换药，创面逐渐缩小，伤后 7 个月创面全部愈合。

（4）肺部感染：患者入院后给予强效广谱抗生素，兼顾 G⁺ 球菌及 G⁻ 杆菌，注意预防真菌感染，创面及生命体征平稳后及时降低抗生素等级，并敢于停用，后期根据细菌学检查选用敏感抗生素针对性治疗。治疗期间因发热行细菌学检查发现痰液存在鲍曼不动杆菌，根据药敏予多黏菌素 B 静脉滴注＋雾化（应用 2 周，体温连续 4 天正常后停药）。伤后 4 个月，患者未愈创面仍有 40% TBSA，给予加强创面换药，未静脉使用抗生素、体温及白细胞、中性粒细胞波动正常。

4. 预后情况　伤后 7 个月，患者全身创面完全愈合，心功能指标及患者情绪稳定后出院。出院 1 个月后随访患者，可下床活动，未有新生创面，血糖、血压、情绪稳定。

伤后创面情况见病例 32 图 1。

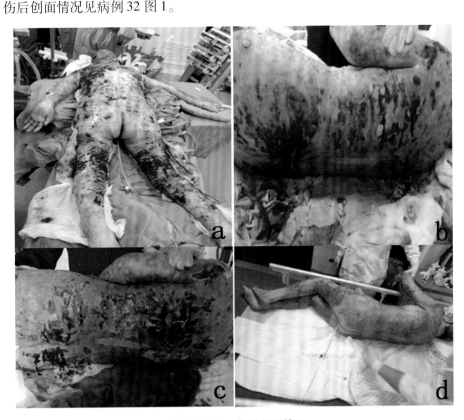

病例 32 图 1　伤后创面情况

注：a. 伤后 4 个月创面情况；b. 伤后 5 个月创面情况；c. 伤后 6 个月创面情况；d. 伤后 7 个月创面情况

四、救治体会

1. 本病例患者病情存在的特点（矛盾点）

（1）烧伤面积大，且以深度创面为主，必须行手术治疗；患者年龄大，基础疾病多，手术风险高。

（2）大面积严重烧伤的治疗，涉及水、电解质失衡纠正、营养支持、并发症防治等多方面内容，需大量输液，但患者心功能代偿能力差，对输液种类、数量需严格把握，另外患者一直排斥主动进食。

（3）患者创面需多次手术治疗，为手术安全并减少围术期创面失血量，需维持正常的凝血功能，但患者冠脉支架植入术后需长期抗凝治疗，抗凝药的停药时机、时长需慎重把握。

（4）使用生长激素促进合成代谢对严重烧伤的治疗被证明是有益的，但患者原有的严重糖尿病限制了生长激素的使用。

（5）烧伤创面日常换药是严重烧伤治疗的重要内容，需要患者的理解和配合，但该患者医从性差，无法保证换药的频次和效果。

2. 治疗方案的制订　　根据以上病情特点，制订了相应个性化治疗方案。

（1）创面处理：早期创面行保痂治疗，烧伤头皮愈合后，充分评估患者全身情况，先后 4 次取头皮覆盖全身约 30% TBSA 的创面，伤后 4 个月头皮愈合困难，头皮质量变差，部分愈合创面反复破溃，加之每次手术中都存在循环不稳定的情况，家属商讨后不同意再次手术，也不同意行翻身床及浸浴治疗，要求保守换药，并做好放弃的准备。此时未愈创面加反复破溃创面约 40%，先后应用多黏菌素 B 软膏、百多邦、利福平软膏等换药，创面反复未愈，经全科充分讨论考虑原有烧伤创面不愈、愈合创面反复破溃与细菌定植有关，虽多次培养未采集到明显的证据，但不排除细菌感染的可能，给予增加湿敷换药的频次，碘伏消毒后，百克瑞（FE 复合溶菌酶）湿敷，水肿肉芽处给予高渗盐水湿敷，创基新鲜后将异种脱细胞真皮基质敷料剪成 2cm×2cm 大小，浸泡酸性成纤维细胞生长因子贴敷，脱落处及时更换。换药时发现残余创面经反复湿敷消毒换药及在异种脱细胞真皮基质敷料的保护下，逐渐缩小，伤后 7 个月痊愈。创面处理过程中的体会：长期应用醋酸洗必泰消毒创面致使创面的定植菌对此消毒剂已产生耐药，而碘伏是一种碘与表面活性剂的不定型络合物，表面活性剂兼有助溶剂的作用，碘伏中的碘在水中可逐渐释放，能保持较长的杀菌作用，对铜绿假单胞菌和金葡菌有抗菌活性。FE 复合溶菌酶（百克瑞）是一种新型创面外用药，该药所含的溶血性葡萄球菌是一种由极少的金葡菌所分泌的能溶解葡萄球菌的溶菌酶，对金葡菌，尤其是 MRSA 具有较强的杀菌能力。其机制在于水解金葡菌细胞壁肽聚酶的甘氨酸交链结构。有研究发现，采用 FE 复合溶菌酶湿敷创面，不仅对 MRSA 有良好的杀菌作用，对铜绿假单胞菌、大肠埃希菌、肺炎克雷伯杆菌、枸橼酸杆菌等革兰阴性菌也有较强的杀菌作用。异种脱细胞真皮基质敷料贴敷创面能充当皮肤屏障作用，阻止水、电解质、蛋白质和热能经创面丢失和细菌入侵，并能减少创面上细菌定植的数量。烧伤后期的残余创面基本为肉芽创面，换药时产生的疼痛往往是严重的，甚至难以忍受，可能会造成机体过度应激反应，对机体产生不良影响，并可导致患者产生焦虑症。异种脱细胞真皮基质覆盖肉芽创面后对神经末梢有较好的保护作用，可以明显止痛。异种脱细胞真皮基质敷料浸泡酸性成纤维细胞生长因子后覆盖肉芽创面，可在局部产生一个缺氧、微酸、微湿的环境，增进吞噬细胞的吞噬作用，而呈现一定的抗菌活性，造成一个允许宿主防御机制清除细菌的环境，使原有的感染、缺血创面转化成为低菌、毛细血管呈开放状态的血运丰富的新鲜创面，有利于周围自体皮肤的收缩。

（2）心功能维护：患者入院后 24 小时入量控制在 3000 ~ 3500ml（静脉 2000 ~ 2500ml）（0.9% NaCl 600ml），患者检验结果示高钠、高氯，Pro – BNP 500pg/ml，综合评估患者所需液体量，认为患者 90% TBSA 烧伤，气管切开术后，睡悬浮床，每日需要 3000 ~ 3500ml 的液体量，可适当限制 NaCl 输入，并给予每晚 20mg 呋塞米，减轻心脏负荷，促进肾脏排水、排钠，注意补钾，极化液、磷酸肌酸钠护心。应用倍他乐克抗心肌缺血及纠正期前收缩，单硝酸异山梨酯扩冠，治疗后心率 80 ~ 120 次/分，血压 96 ~ 130/58 ~ 80mmHg,血氧饱和度 100%，未出现心律失常及严重的心力衰竭（病例 32 图 2、病例 32 图 3）。

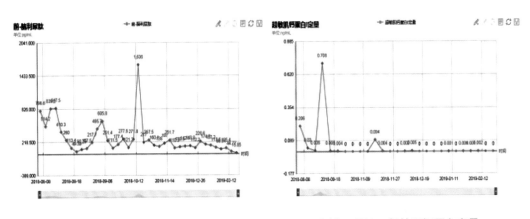

病例 32 图 2　前 – 脑利尿肽　　　　　病例 32 图 3　超敏肌钙蛋白定量

（3）抗血小板治疗策略：患者伤前存在冠状动脉粥样硬化性心脏病，4 年前行冠脉支架植入术（放入 4 枚支架），因其对阿司匹林过敏，术后长期口服波利维。以往的欧美和我国的经皮冠状动脉介入治疗（PCI）指南均推荐，不管何种临床状况，植入药物洗脱支架（DES）后均需应用双联抗血小板治疗（DAPT）至少 12 个月。入院后根据患者心功能检验检查结果，心内科建议需长期口服抗血小板药物，倍他乐克抗心肌缺血及纠正期前收缩，单硝酸异山梨酯扩冠。治疗期间患者先后出现痔疮出血，膀胱出血，换药时创面渗血不止，考虑与口服波立维有关，虽然血小板仍较高，但血小板功能较差，经充分评估患者心功能情况后，给予暂停该药，动态观察肌钙蛋白、Pro – BNP、凝血功能、D – 二聚体（病例 32 图 4、病例 32 图 5）。

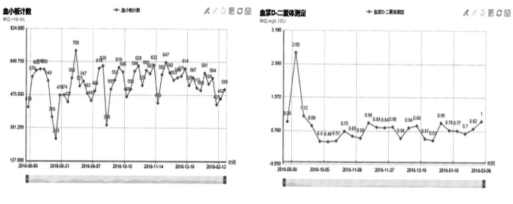

病例32 图4　血小板　　　　　　　　　病例32 图5　D-二聚体

(4)强化血糖控制：关于烧伤后血糖的理想控制范围至今缺少大样本研究，临床上的治疗大多参考危重患者的应激性高血糖治疗。强化胰岛素治疗(血糖控制在4.50~6.10mmol/L)对比常规胰岛素治疗(血糖控制在10.00~11.10mmol/L)是否能提高生存率，各方观点不一。2009年5月美国临床内分泌协会和美国糖尿病协会联合推出了适当控制住院患者高血糖水平的新指南，建议将危重患者的血糖控制在7.80~10.00mmol/L。但烧伤患者的应激性高血糖比一般创伤更加明显，如伤前就存在糖尿病，对机体的影响更大，不能完全否定胰岛素强化治疗在严重烧伤合并应激性高血糖及伤前就存在糖尿病的患者中应用。研究证实强化胰岛素治疗在普通ICU和烧伤ICU中的作用是不一样的，结果表明胰岛素强化治疗可增加严重烧伤患者的成活率，改善烧伤患者的胰岛素抵抗，减少烧伤患者的肺炎、呼吸机相关肺炎、尿路感染的发生率。

(5)气道管理：鼓励患者咳嗽，促进排痰，科学合理地实施雾化吸入治疗，减轻呼吸道局部炎症反应、扩张支气管、抗感染、降低痰液黏滞性、促进纤毛活动，以达到保持气道通畅，防止气道梗阻。及时行纤维支气管镜检查，明确不同阶段的气道情况，并行深部吸痰细菌学检查，指导抗菌素的使用。

(6)营养支持：烧伤后组织分解，蛋白质丢失，能量消耗增加，代谢率升高，如并发感染，消耗更大，机体及创面修复时也需要大量营养物质。正确的营养支持及调理有利于降低代谢消耗，维护器官功能，增加免疫机制，预防和控制感染，促进创面愈合。大面积烧伤患者总能量每日3500~5000kcal，蛋白质占15%~20%或2.0~3.5g/kg，碳水化合物占50%~60%，脂肪25%~30%[公式计算能量：成人：25kcal×体重(kg)+40kcal×烧伤面积(%)]。本例女性患者，68岁，身高155cm，体重35kg，BMI 14.6kg/m²。患者心功能差，增加静脉液体(包括脂肪乳)，心脏负荷增加，因其伤后抗拒经口进食，给于长期留置胃管，加强肠内营养。营养师根据患者全身情况及生化指标制定营养配方，予糖尿病专用型肠内营养制剂益力佳SR补充，并酌情增加蛋白粉，根据血糖监测情况，定期调整营养素的量及给予时间。

(7)抗抑郁治疗：烧伤对患者造成巨大伤害，容易造成抑郁症等精神障碍性疾病。采用合理的情绪行为干预有助于帮助患者建立健康的价值观，降低不良情绪和行为等的发生，对患者预后具有积极意义。本例患者伤前就存在抑郁症，睡眠困难，夜间服用安定片 10mg 助眠。入院后睡眠质量更差，夜间时哭时笑并有被害妄想，排除脑缺血缺氧及脑水肿等因素后请心理科干预治疗，并应用氯硝西泮、米氮平片助眠，患者精神症状改善，能配合换药等治疗。

(8)保持大便通畅：大面积烧伤后有效循环血容量的灌注不足，以及抗生素的使用不当，营养的不均衡，常常破坏肠道内微生态的平衡，容易引起便秘。双歧杆菌作为机体重要的正常菌群，可以调节肠道微生态平衡，减少有害菌及毒素移位、中和食物内有害物质对肠道的损害，促进肠道原常驻菌的恢复，减少致病菌产生的毒素和气体，减轻腹胀症状，其代谢过程中产生的短链脂肪酸，还可改善肠道的酸性环境，有利于维持肠黏膜的屏障功能。患者住院期间因便秘引起痔疮出血，给予手指从肛门去除粪块，避免粪块卡压痔疮引起出血，并强化软化大便及调节肠道菌群药物，应用泰宁栓治疗痔疮，营养师协助调整饮食膳食纤维，患者排便情况改善，未再出现痔疮出血。

五、主编述评

严重烧伤救治是一项涉及多器官、多层次、多方面的系统性工程，治疗中常会遇见各种相互矛盾、难以取舍的难题，需要依靠医者的经验、智慧和谋略，综合评估、抓大放小，而中老年人严重烧伤因合并多种严重基础疾病，更增添了其治疗复杂性。本病例为特重深度烧伤，转入我院时创面溶痂急需手术，但各项营养指标欠佳不适合手术，同时复合严重冠心病、糖尿病，对补液治疗、营养支持、翻身换药、创面愈合都造成很大困扰，加之患者患有长年的严重抑郁症，医从性差，更增添了治疗难度。治疗过程中，无论手术治疗或换药治疗，亦或是补液量增减及抗生素调整，常是步步惊心、如履薄冰，我们能做的是边观察边调整、微调再微调，有时还需要做好最坏打算的勇气。该病例的救治成功，归功于一线医生的细心负责、上级医生的判断决策和全科医护人员的通力合作，以及患者家属的理解、配合，其中一线医生的工作尤为重要。总的体会，我国严重烧伤的治疗水平普遍较高，大家都有能力治愈严重烧伤患者，而具体某个复杂严重烧伤病例能否救治成功，其关键因素在于医者的高度责任心、科室团队的精诚合作以及患方的配合支持。

（牛利斌　王甲汉　陈　静）

编者介绍：

牛利斌，医学硕士，主治医师，就职于南方医科大学南方医院。对各种原因所致的烧伤，尤其是危重烧伤、电和化学烧伤等有较丰富的救治经验。

指导老师：

王甲汉，主任医师、教授，就职于南方医科大学南方医院。对烧伤伴吸入性损伤、多脏器损害、难治性烧伤创面、电击伤、成批烧伤和危重烧伤患者的救治有丰富的临床经验。

陈静，医学博士，副主任医师、副教授。一直在南方医院烧伤科、中国协和医科大学整形外科医院工作、学习。广东省医学会烧伤学分会青年委员会副主任委员，广东省医师协会整形外科医师分会委员。擅长严重烧伤综合救治及瘢痕整复、急慢性创面治疗、体表畸形矫正等。

病例 33　特危重烧伤患儿的救治

一、入院情况

患儿栾某，男，7 岁，既往体健。因"全身多处煤气火焰烧伤 2 天"入院。患儿于 2015 年 9 月 20 日 9：00 左右在家因煤气泄露，自行前往厨房，不慎引燃泄露煤气，致全身多处被火焰烧伤，伤后半小时由家人紧急送至高密市某医院，予建立静脉通道补液治疗，伤后 2 小时左右转至潍坊市某医院就诊并住院，住院后予补液抗休克、抗感染、留置尿管、营养支持、气管切开术留置气管套管、双上肢切开减张术、创面清创换药等治疗。因患儿烧伤面积大、深度深，病情危重，治疗及其困难，当地医院建议转至我科治疗，2015 年 9 月 22 日长途转运患儿至我科。

入院查体：体温 37.8℃，脉搏 159 次/分，呼吸 26 次/分，血压 90/50mmHg，体重 21kg，营养状况中等，神志清，精神差，食欲差、睡眠可，稀便，留置导尿，色清凉淡黄。气管切开术后。全身烧伤创面面积约 90% TBSA，深Ⅱ度 5%、Ⅲ度 85%。腹部、臀部、双下肢可见散在正常皮肤，头面部创面肿胀明显，烧伤痂皮覆盖，双眼睑水肿外翻，口唇肿胀，明显鱼唇状改变；后躯干创面为皮革样痂皮，均为Ⅲ度，有溶脱趋势，颈部前躯干创面腐皮脱落，基底苍白；双上肢痂皮覆盖，血运尚可，切开减张术后至深筋膜层，双下肢创面少许红白相间，大部分苍白，末梢皮温尚可。

入院检查：胸片示：双肺纹理增多模糊；心电图示：窦性心动过速。化验检查：白细胞计数 16.27×10⁹/L，中性粒细胞百分比 85.3%，红细胞计数 4.30×10¹²/L，血红蛋白 122g/L，血细胞比容 34.3%，血小板计数 155×10⁹/L，白蛋白 32.7g/L，丙氨酸氨基转移酶 33U/L，总蛋白 58.3g/L，总胆红素 18.5μmol/L，直接胆红素 8.3μmol/L，尿素氮 3.3mmol/L，肌酐 27.9μmol/L，血钠 136mmol/L，血氯 103mmol/L，血钾 4.09mmol/L，降钙素原 17.630ng/ml。Pro－BNP 306.9pg/ml。创面培养：鸟肠球菌、恶臭假单胞菌、嗜麦芽窄食假单胞菌、嗜水汽单胞菌。

二、入院诊断

1. 烧伤 90% TBSA，深Ⅱ度 5%，Ⅲ度 85%，全身多处
2. 重度吸入性损伤
3. 创面脓毒症
4. 水、电解质紊乱

三、救治过程

患儿入住特护层流病房，报病重，重症烧伤护理，持续低流量氧气吸入，心电监护。具体措施包括：

1. 非手术治疗

(1)抗感染：泰能，静脉滴注，1 次/12 小时(入院后前 1 个月)；舒普深，静脉滴注，

1次/8小时(入院后第16天至入院后第55天);替考拉宁0.2g,静脉滴注,1次/12小时(入院后前55天)。

(2)营养支持:胃肠内正常进食下,额外鼻饲给予小安素300～400ml(300～400kcal)、3次/日,肠内营养乳剂500ml(650kcal)、1次/日(持续2个月余);给予静脉高营养550～800ml(600～1000kcal)(入院后第2～35天)及血浆200～800ml/d按需静脉滴注。

(3)抗炎治疗:血必净静脉滴注,乌司他丁静脉输入。

(4)免疫调理:谷氨酰胺散口服,人免疫球蛋白静脉滴注。

(5)液体平衡:避免大进大出,正平衡保持在+280～+1100ml,静脉补液速度30～80ml根据尿量调节,早期尿量波动在150～1000ml/d,治疗后期维持在500～1000ml/d。

(6)器官功能保护:肺部给予气管切开后雾化吸入、化痰治疗,心、肝、胃肠道功能保护药物治疗。

(7)生长激素皮下注射。

2. 手术治疗 患儿创面面积大、深度深,见病例33图1。我们采用早期、分步切削痂植皮的方式,逐步封闭创面,植皮方式包括MEEK植皮、自异体邮票皮移植及供皮区回植技术。利用亲属自愿捐献的新鲜异体头皮14例,以邮票皮形式单纯移植于创面或与自体皮混合移植封闭创面,促进创面愈合。以下是前9次手术的名称及时间分布;后续以7次手术封闭残余创面及整形治疗,包括眼睑瘢痕、颈部瘢痕及双手挛缩瘢痕进行松解植皮(未予详细列出),患儿康复出院。

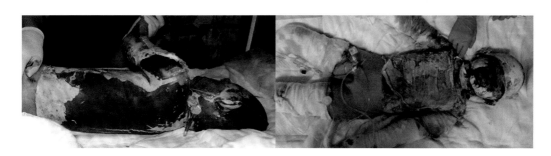

病例33图1 患儿全身多处烧伤后,创面以Ⅲ度为主

第1次手术于伤后第4天进行"四肢创面切削痂MEEK植皮,躯干、双下肢取皮,供皮区MEEK回植术"(病例33图2);第一次MEEK植皮术后1周换药见皮片在位尚可,经两次换药后发现创面分泌物增加,去除双绉纱见皮片绝大部分未存活,创面暴露。出现MEEK植皮失败原因分析:头面颈、躯干创面开始溶痂,全身炎症反应重;全耐药铜绿假单胞菌感染;换药时患儿活动,搓动皮片。

第2次手术开始采用了新鲜异体头皮的移植:头面颈、胸腹部创面清创,新鲜异体头皮移植术(伤后第14天)。第3次手术:四肢躯干创面清创植皮,自体+异体皮移植,腹部取皮,供皮区MEEK回植术(伤后第18天);在第4次手术对开始溶痂的后躯干和头部进行了手术,此时自体供皮区已无皮源可用,完全由新鲜异体头皮覆盖(伤后第22

天），见病例33图3。

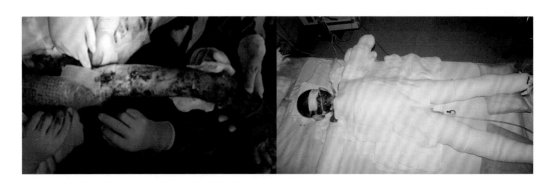

病例33图2　第一次手术中行 MEEK 植皮及术后

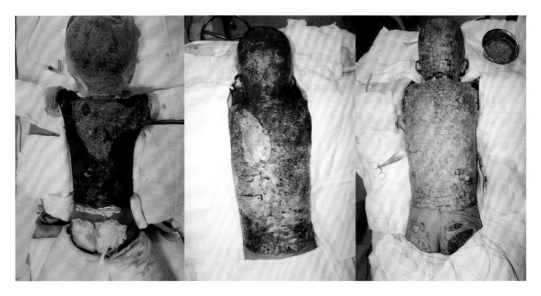

病例33图3　第4次手术术前、术中切痂后及全新鲜异体头皮移植后，创面得以临时封闭

　　第5次手术行前躯干、双上肢、左下肢创面清创植皮，头部双下肢取皮，自体＋异体皮移植术（伤后第29天）；第6次手术"背部（距前次11天）、右下肢创面清创植皮，躯干取皮，自体＋异体皮（1例）移植术"（伤后第33天）；第7次手术"头面颈、躯干、右下肢创面清创植皮，头部、躯干、右下肢取皮，自体＋异体皮移植，供皮区 MEEK 回植术"（伤后第39天）。

　　第8次手术再次对背部进行覆盖：背部创面清创植皮，臀部取皮，自体＋异体皮（伤后第46天），见病例33图4。第9次手术基本封闭创面：头面颈、躯干、臀部及双下肢创面清创，自体＋异体皮植皮，头部、躯干及双下肢取皮，躯干及双下肢供皮区 MEEK 回植术（伤后第60天）。患儿创面愈合后行功能锻炼，出院后（病例33图5）继续行功能锻炼及抑疤治疗。

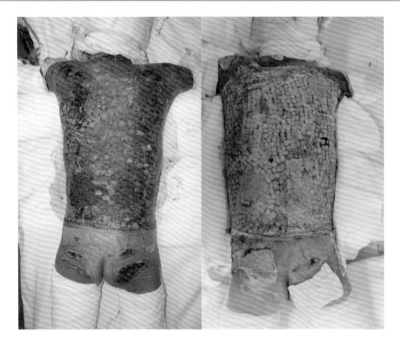

病例 33 图 4 第 8 次于术前及术后背部创面，行自异体皮混合移植

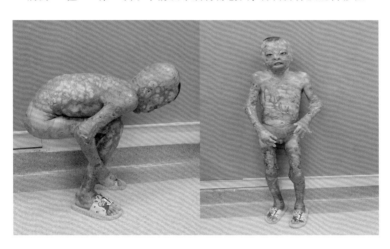

病例 33 图 5 患儿康复出院时

四、救治体会

1869 年，Gridner 首先采用尸体皮覆盖大面积烧伤患者，其后，冷冻异体皮广泛应用于大面积烧伤的救治。我中心自 1973 年建立皮库以来，采用冷冻尸体皮挽救了一大批危重烧伤患者的性命。近年来，因法规限制，我中心大张异体皮减少，如何覆盖大面积患者的创面是治疗中最大的挑战。在大量创面裸露的情况下，如何覆盖该患儿的创面成为一个难题。此时，选择有效创面覆盖物是救治该患儿的关键。利用患儿体表面积小的特点，我们采用了亲属健康供皮，皮片来自于亲属自愿捐献的新鲜异体刃厚头皮，患儿亲属签订自愿供皮协议书，在八次手术中，我们应用新鲜异体头皮 14 例覆盖创面，与自体

皮混合移植或者单纯异体皮覆盖创面，有效地保护创面，稳定患儿病情，为其特点是：①活性好，抗感染能力强；②为植自体皮创造了条件；③与自体皮混植，可有效封闭创面；④皮源来源广，不受配型影响，可由健康自愿的成人亲属提供，供皮者主动性好；⑤小儿创面绝对面积小，所需成人新鲜异体头皮量有限。在该患儿的治疗中，亲属积极配合供皮，其获取来源可靠，供者预后良好，未见感染及瘢痕出现，取得了良好的临床效果，具有较好的可行性。

冷冻异体皮的排斥时间较长，可达 30～102 天，与之相比较，新鲜异体头皮排斥出现时间较早，在该患儿，新鲜异体头皮大约在移植后 2 周排斥，为进一步治疗创面提供了时间。但是，经我们临床观察，部分新鲜异体头皮移植后可长期存活于受皮者，其机制于免疫移植或基因有关，临床上有采用直系亲属异体皮复合自体微粒皮移植，也有部分异体皮真皮存活的现象，其机制尚不明确。我们确实也观察到在部分病例中，新鲜异体头皮并未排斥脱落，而是自体化后，创面得以永久封闭。自体皮与新鲜异体头皮混合移植后的免疫机制尚需进一步研究。

MEEK 治疗技术经改良后已广泛应用于大面积烧伤的治疗中，我们在本病例的第一次手术中使用 MEEK 植皮技术移植皮片，术后 1 周，皮片下分泌物增多，植皮失败。本例患儿供皮区有限，头部供皮区几乎无法使用，我们创新性地采用供皮区 MEEK 回植技术修复供皮区，促进供皮区愈合，保证了供皮区的反复削取应用。患儿腹部反复取皮 5 次，供皮区愈合时间为 12～14 天，为头皮烧伤无法使用的大面积烧伤患者救治提供了希望。

总之，大面积危重小儿的救治是烧伤救治的难点之一，在现今异体皮缺乏的情况下，我们应用新鲜异体头皮覆盖保护创面，为自体皮移植争取时间窗口，采用供皮区 MEEK 回植技术确保供皮区的反复多次使用，为危重大面积烧伤患儿的创面治疗提供了一个可行的途径。

五、主编述评

该病例是典型的小儿大面积深度烧伤，其突出特点是头面部全部为 Ⅲ～Ⅳ 度烧伤，头皮无法作为供皮区，供皮区奇缺。此类患儿的病死率高。救治特点是应用新鲜异体头皮挽救了患儿生命。

（邓虎平　何丽霞　申传安）

编者介绍：

邓虎平，医学博士，主治医师，工作于解放军总医院第四医学中心烧伤整形科。在医学免疫学及烧伤代谢研究领域具有研究经历，现主要研究方向为危重烧伤后高代谢及骨骼肌代谢研究。以第一完成人完成中国人民解放军总医院科研扶持基金重点项目 1 项。

何丽霞，医学硕士，工作于解放军总医院第四医学中心烧伤整形科。

指导老师：

申传安，美国哈佛大学博士后，主任医师，博士生导师，中国人民解放军总医院第四医学中心烧伤整形科主任。中国医师协会烧伤科医师分会候任会长，中华医学会烧伤外科学分会副主任委员，中国医药教育协会烧伤专业委员会主任委员，北京医学会烧伤外科学分会候任主任委员，北京中西医结合学会烧伤专业委员会主任委员，美国烧伤协会官方杂志《J Burn Care Res》编委、《中华烧伤杂志》常务编委、《中华损伤与修复杂志》常务编委、《解放军医学杂志》编委。

病例34　65% TBSA 婴儿重度烧伤的救治

一、入院情况

患儿李某某，女，9个月，体重8kg。2018年4月2日在自家锅连炕上不慎自行掉入火炉中，身旁没有家长，患儿年龄太小无法自救，具体烧伤时间不详，被家人发现时呈坐位于燃烧的炭炉内，下身赤裸，上身衣物有烧灼痕迹，当时立即抱起，家属用自来水冲洗并脱掉上衣，患儿哭闹不止，在当地某医院就诊，未予任何处理后转至大同市某医院，于伤后2小时给予纱布包裹创面，并静脉输液（具体不详），因当地医疗条件有限，后转来我院，转运途中患儿仍有阵发性哭闹，有一过性昏迷，可唤醒，无发热，无抽搐，无咳嗽，无呕吐、腹泻，小便一次，色黄，量不详，无大便。伤后11小时收入我院。

入院查体：体温36.3℃，脉搏138次/分，呼吸40次/分，血压111/63mmHg，氧饱和度96%。创面主要分布：烧伤总面积约65% TBSA，其中Ⅳ度3% TBSA，Ⅲ度41% TBSA，深Ⅱ度21% TBSA（病例34图1）。头、躯干、会阴部、左下肢布满大小不等水泡，表皮脱落，创基红白相间，痛觉迟钝，渗出多；右下肢、臀部焦痂创面，呈黑色或暗黄色，触之呈皮革状，渗出较少，痛觉消失；双手指多处散在焦黑，面积不大。面部外观正常，未见烧伤创面，双耳郭外侧烧伤，外耳道无异常分泌物，无吸入性损伤征象。

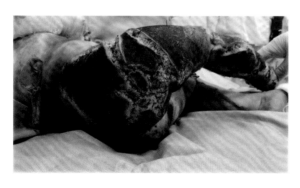

病例34图1　患儿入院时烧伤情况

入院检查：急查血常规：快速C-反应蛋白<8mg/L，白细胞计数19.14×10⁹/L，血红蛋白135g/L，血小板计数388×10⁹/L，中性粒细胞计数12.61×10⁹/L；血生化：钠128.5mmol/L，渗透压269mOsm/（kg·H₂O），总蛋白31.3g/L，白蛋白19.5g/L，球蛋白11.8g/L，门冬氨酸氨基转移酶137.5U/L，丙氨酸氨基转移酶48.1U/L，肌酸激酶

3826U/L,肌酸激酶同工酶155U/L,乳酸脱氢酶702U/L,α-羟丁酸脱氢酶475U/L;血气分析(静脉)示:pH:7.296,二氧化碳分压25.3mmHg,氧分压58.7mmHg,钾4.7mmol/L,钠135mmol/L,钙1.32mmol/L,血乳酸1.6mmol/L,碱剩余-13.3mmol/L,HCO_3^-:14.5mmol/L;降钙素原6.67ng/ml;胸部正位X片示:两肺纹理增多,模糊。

二、入院诊断

1. 极重度烧伤(火焰)65% TBSA Ⅱ~Ⅲ度全身多处
2. 烧伤休克

三、救治过程

患儿入院后即告病危,收入我院重症监护病房,给予建立静脉通道,保持呼吸道通畅,给予鼻导管吸氧,心电监测生命体征,完善各项检验检查,全面评估病情。右下肢创面床旁切开减张,予银离子纱布包扎;严记出入量,监测尿比重、尿pH;维护心肺等重要脏器功能,预防应激性溃疡;给予补液抗休克治疗,同时输注血浆及白蛋白。患儿病情危重,处于烧伤休克期,危及生命,定期复查血尿常规、血气、胸片。个性化补液(9月龄,体重8kg):第1个24小时补充0.9% NaCl 700ml,血浆200ml,白蛋白16g(160ml);第2个24小时补充0.9% NaCl 300ml,血浆400ml;第3个24小时补充0.9% NaCl 200ml,血浆200ml。抗感染治疗方面,该患儿可能存在复杂细菌感染,在完善病原学检查基础上,先予以经验性用药,升级抗生素为万古霉素+美罗培南,后期结合药敏结果,改用利奈唑胺+美罗培南+复方新诺明,加用抗真菌药,最后结合药敏更改为替加环素抗感染治疗。

入院后第2天(2018-04-03),完善相关术前检查及准备后,全麻下早期行清创削痂术,切除坏死组织至脂肪层,创面应用脱细胞异种真皮予以保护(病例34 图2)。入院后第3天,拔除气管插管后转入烧伤科病房继续治疗,请营养科会诊早期给予静脉营养,肠内营养+肠外营养,定期检查肝肾功能。同时继续监测生命体征、抗感染、提高免疫力、控制心率、纠正电解质、心肌保护、监测尿量、补充血浆和白蛋白、监测各项指标。创面定期给予全麻下换药,给予异种真皮和银离子敷料覆盖保护。入院后第11天胸部创面细菌培养为金黄色葡萄球菌(MRSA 耐甲氧西林)。

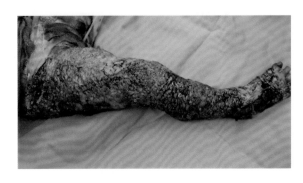

病例34 图2　入院后第2天给予清创削痂术,术中即刻,将右下肢坏死的皮肤组织全部削除

入院后第 15 天(2018 - 04 - 16)行腹部拉网植皮 + 头皮取皮术,腹部植皮全部成活。入院后第 18 天胸部和背部创面细菌培养为肺炎克雷伯杆菌(碳青霉烯酶 +),请感染科会诊,根据药敏结果及时调整抗生素使用。

入院后第 24 天(2018 - 04 - 25)行第 1 次全身 MEEK 植皮 + 头皮、前胸取皮术(病例 34 图 3),将 MEEK 皮制成 1:4 植于创面,手术过程顺利,术后注意保持体位,植皮区勿受压,注意肛周清洁,继续密切观察生命体征,给予抗感染、脏器功能支持、营养支持和血浆间断支持,首次 MEEK 植皮术后皮片存活率约 30%(病例 34 图 4)。

入院后第 40 天(2018 - 05 - 11)行第 2 次 MEEK 植皮 + Recell 细胞修复术,术后皮片存活率约 90%(病例 34 图 5)。入院后第 55 天背部创面细菌培养为肺炎克雷伯杆菌(碳青霉烯酶 +) + 铜绿假单胞菌 + 鲍曼不动杆菌。

入院后第 57 天(2018 - 05 - 28)残余创面行微粒皮片移植术(病例 34 图 6),保持体位,禁食水,静脉营养,减少大便污染,注意肛周植皮区及时换药。入院 60 天,患儿共行 5 次植皮术,烧伤创面基本愈合,残余创面小于 3% TBSA(病例 34 图 7)。

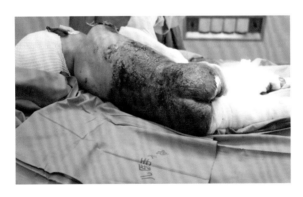

病例 34 图 3　入院后 24 天,第 1 次 MEEK 植皮术中,背部、臀部创面肉芽情况,创面肉芽有轻度水肿,分泌物不多

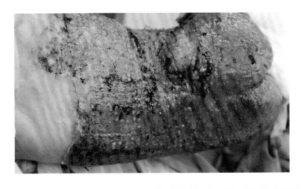

病例 34 图 4　第 1 次 MEEK 植皮术后第 5 天,去除绉纱后见创面植皮成活率约 30%,创面分泌物有增多趋势

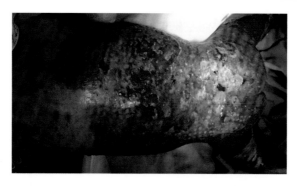

病例 34 图 5　入院后第 40 天，行第 2 次 MEEK 植皮＋Recell 细胞修复术术后第 7 天，换药见创面植皮大部分成活，分泌物不多

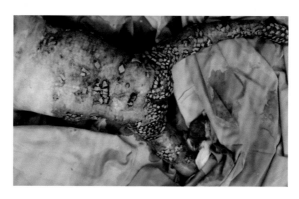

病例 34 图 6　入院后第 57 天残余创面行微粒皮片移植术，术中即刻，将皮片制备成微粒皮后放置于肉芽创面上，包扎固定

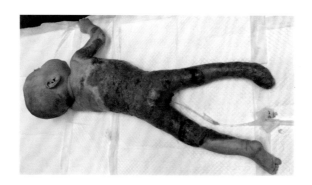

病例 34 图 7　患儿烧伤创面全部愈合

四、救治体会

1. 多学科协作　危重烧伤患儿需要多学科共同努力，包括烧伤、ICU、麻醉、营养、感染、普外科，年龄越小救治难度越大。

2. 积极扩容抗休克　婴幼儿烧伤在根据标准补液公式的基础上需要结合患儿实际情况，给出个性化补液方案，密切监测各项指标，随时调整。

3. 创面处理 患儿右下肢烧伤呈焦痂状，急诊床旁行切开减压术；早期全麻下行清创削痂术；创面清创换药、大面积植皮，多种植皮手段并用，外用异种脱细胞真皮联合银离子抗菌敷料覆盖、生长因子保护创面。注意保护创面，保持体位，植皮区勿受压。

4. 应用有效抗生素抗感染治疗 根据创面和血液细菌培养结果，结合药敏试验，在感染科和药剂科的指导下，及时调整抗生素及药物用量，由于儿童的特殊性，很多药物使用受限或超要求用量，在保证患儿安全的前提下，最大可能的使用敏感抗生素。

5. 营养支持 患儿年龄小，体重低，在营养科建议下，我们早期给予肠内外营养支持，保证每日能量供给。

6. 特殊部位烧伤 会阴部、肛周烧伤严重，我们早期在普外科指导下扩肛治疗，避免瘢痕挛缩后致肛门狭窄，排便困难。

7. 镇静镇痛 患儿的忍受能力和配合程度差，为了减轻患儿痛苦，早期我们在全麻下给予清创换药，创面残余不多后，在镇静止痛药物的帮助下换药。

五、主编述评

成功救治重度烧伤患儿需要多学科的合作，烧伤科医生在注重创面修复的同时，也需要关注患儿及家长的心理疏导。另外，重度烧伤的救治对一个家庭的打击是巨大的，巨大的经济压力也是患者及家属放弃救治的原因之一。该患儿救治成功有一个巨大优势在于，家长及时发起了筹款，社会爱心人士共捐助了 100 万救助基金，加上孩子妈妈对患儿的伟大母爱和付出，和我们全科医护人员的爱心付出，才有了我们这次成功救治的案例。不足之处在于，患儿烧伤后瘢痕挛缩严重，尽管右下肢保肢成功，后期在行多次植皮松解手术后仍存在严重的挛缩变形，无法正常行走，肛周的瘢痕也限制患儿的正常排便功能，后期给予肠造瘘，患儿生活质量很差，如何努力提高患儿的生活质量仍是我们的努力方向。

（陈　琨　王伊宁　齐鸿燕）

编者介绍：

陈琨，女，住院医师，北京协和医学院整形外科硕士，师从章庆国教授。就职于国家儿童医学中心首都医科大学附属北京儿童医院烧伤整形外科，已完成北京市规范化培训，从事小儿烧伤整形外科工作三年余，参与了多例儿童重度烧伤的抢救和治疗。

王伊宁，女，医学博士，主任医师。就职于国家儿童医学中心首都医科大学附属北京儿童医院烧伤整形外科。中华医学会烧伤外科学分会重症学组委员。主要从事儿童皮肤软组织创伤和感染的诊断和修复工作。

齐鸿燕，女，医学硕士，主任医师，国家儿童医学中心首都医科大学附属北京儿童医院烧伤整形外科主任。中华医学会烧伤外科学分会副秘书长、小儿烧伤学组组长，中国整形协会血管瘤及脉管畸形整形分会副会长，中国医师协会北京烧伤分会副会长，中国医药教育协会烧伤专业委员会副主任委员，北京医学会整形外科学分会委员，北京医学会创面修复学分会常务委员。

病例 35 　婴儿大面积深度烧伤合并脓毒症、DIC 的救治

一、入院情况

患儿兰某某，女，11 个月。患儿家属代诉患儿于 2018 - 12 - 16 日 11：00 左右洗澡时掉入开水盆中，立即捞起，双下肢，双臀部，会阴部，下腹部烫伤，伤后患儿疼痛哭闹，家属未给予冷水冲洗，后送入当地中医院，就诊路上磨蹭疱皮全部剥脱，基底呈潮红，当地医院给予补液抗感染，碘伏纱块每日换药包扎等治疗，伤后第 4 天未换药，创面于伤后第 3 天出现青紫色，可见绿色分泌物，患儿精神差，食欲不佳，腹泻，为进一步治疗，于 2018 - 12 - 21 就诊于我院。患儿自受伤后精神饮食差，发热，腹泻，大便呈水样。

入院专科查体：体温 38℃，脉搏 180 次/分，呼吸 30 次/分，血压 80/30mmHg，患儿精神差，口唇苍白，呼吸频率快，全身皮肤弹性差。全身多处可见烧伤创面，面积约 30% TBSA，分布于下腹部，会阴部，臀部，双下肢，呈Ⅲ度改变，其中腹部、双大腿上部、会阴部呈苍白色，皮革样改变；双大腿下部、双小腿、双足创面大部分呈青紫色，部分创面呈绿色，可见脓性分泌物，呈腥臭味，创基呈褐色，创周红肿明显，四肢末梢皮肤湿冷（病例 35 图 1）。

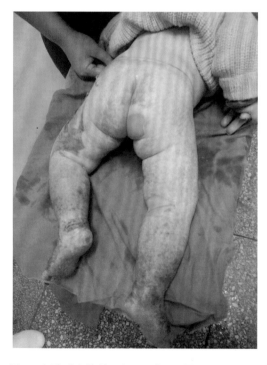

病例 35 图 1 　入院时查体情况（2018 年 12 月 21 日 14：08 分入院）

实验室及辅助检查：血细胞分析(2018-12-21)：白细胞计数 3.31×10^9/L，中性粒细胞百分比68.90%，淋巴细胞百分比25.40%，单核细胞百分比4.50%，红细胞计数 2.83×10^{12}/L，血红蛋白75g/L，血小板计数 189×10^9/L。电解质六项+二氧化碳结合力：钾 3.6mmol/L，钠146mmol/L，氯 115.1mmol/L，总钙1.81mmol/L，镁0.58mmol/L，磷0.78mmol/L，二氧化碳结合力10.1mmol/L。凝血功能：凝血酶原时间31.2秒，国际标准化比值2.64，凝血酶时间35秒，部分凝血活酶时间105秒，纤维蛋白原1.37g/L，D-二聚体8.89mg/L，纤维蛋白降解产物16.9mg/L。降钙素原23.9ng/ml，动脉血气分析提示：pH：7.2，氧分压104mmHg，二氧化碳分压27.4mmHg，血乳酸4.4mmol/L，HCO_3^-：10.9mmol/L，标准碳酸氢根12.7mmol/L，碱剩余-17.1mmol/L。肝功能：丙氨酸氨基转移酶47U/L，门冬氨酸氨基转移酶129U/L，总胆汁酸27.3mmol/L，白蛋白21g/L，球蛋白11g/L，总胆红素78.41μmol/L。肾功：尿素氮9.5mmol/L，肌酐77μmol/L。心电图未见明显异常，胸片提示肺炎。

二、入院诊断

1. 烧伤(热液)30% TBSA，Ⅲ度双下肢、双臀部、会阴部、下腹部
2. 创面脓毒症
3. 感染性休克
4. 双肺肺炎

三、救治过程

治疗经过如下：

1. 第一阶段 入院至急诊手术。

入院后结合病史和体征、实验室检查，诊断为：①烧伤(热液)30% TBSA，Ⅲ度双下肢，双臀部，会阴部，下腹部；②创面脓毒症；③感染性休克；④双肺肺炎。立即制订治疗方案：①补液抗休克(晶体液和胶体液)；②全身抗感染治疗；③创面的处理：手术治疗；④保护重要脏器：护肝护胃等；⑤维持内环境稳定；⑥营养支持，输血等治疗。

患儿烧伤面积大、深度深，创面较多脓性分泌物。入院时患儿精神差，心率180次/分，血压低，休克表现，无深静脉导管、无尿管，尿常规提示未见尿路感染，患儿无咳嗽咳痰，胸片提示肺炎，考虑通透性增加，渗出所致，综合考虑感染的源头为创面。患儿感染性休克的主要原因为创面感染和毒素吸收，为挽救生命、控制感染和减少毒素吸收，补液抗休克、全身抗感染(哌拉西林钠他唑巴坦钠)、维持内环境平衡的同时，创面处理迫在眉睫，急诊在全麻插管下行双下肢削痂术，削痂后创面给予磺胺嘧啶银外用局部抗感染治疗。术后继续补液抗感染、输血、保护重要脏器、营养支持等治疗。

2. 第二阶段 第一次急诊削痂手术至第二次削痂手术。

入院后3天(21~23日)患儿血压低，低体温，体温不升，末梢循环差，动脉血气分析提示：pH 7.21，氧分压157mmHg，二氧化碳分压36.8mmHg，血乳酸6.9mmol/L，碳酸氢根离子14.8mmol/L，标准碳酸氢根15.1mmol/L，碱剩余-13.1mmol/L。换药时见创面基底晦暗，基底血运差(病例35 图2)。

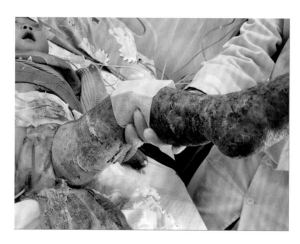

病例 35 图 2　第一次削痂术后换药见创面基底晦暗，基底血运差

2018 年 12 月 23 日凝血功能报危急值：凝血酶原时间 91.4 秒，国际标准化比值 7.54，凝血酶时间 38.6 秒，部分凝血活酶时间 97.7 秒，纤维蛋白原 0.8g/L，D - 二聚体 22.03mg/L，纤维蛋白降解产物 63.9mg/L(病例 35 表 1)。

病例 35 表 1　凝血功能危急值

项目名称	单位	结果	参考值
凝血酶原时间	s	91.4 ↑	9.8 ~ 16
国际标准化比值	–	7.56 ↑	0.72 ~ 1.25
凝血酶时间	s	38.6 ↑	14 ~ 21
部分凝血活酶时间	s	97.7 ↑	23 ~ 45
纤维蛋白原	g/L	0.80 ↓	2 ~ 4
D - 二聚体	mg/L	22.03 ↑	0 ~ 0.55
纤维蛋白降解产物	mg/L	63.9 ↑	0 ~ 5

血小板呈进行性下降：(2018 - 12 - 23)血小板 71 × 10^9/L，(2018 - 12 - 25)血小板 63 × 10^9/L，(2018 - 12 - 26)血小板 48 × 10^9/L(病例 35 图 3)。结合病史、体征及化验，诊断为 DIC，积极抗感染(全身抗感染和创面处理)，同时给予输注新鲜血浆、冷沉淀补充凝血因子，维生素 K$_1$ 静脉滴注，肝素抗凝等治疗。肝功能提示(2018 - 12 - 24)(病例 35 表 2)：丙氨酸氨基转移酶 1450U/L，门冬氨酸氨基转移酶 3000U/L，白蛋白 34g/L，球蛋白 9g/L。查体：肝肋缘下 3.0cm，剑突下 4.0cm 可触及，给予丙种球蛋白输注提高免疫力 5g、1 次/日，护肝治疗，停用磺胺嘧啶银外用。

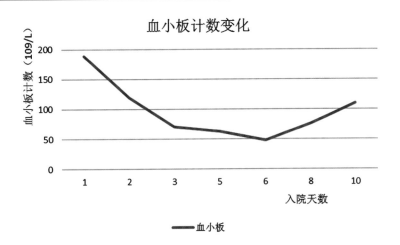

病例 35 图 3 血小板变化趋势图

病例 35 表 2 肝功能：转氨酶危急值

项目	结果	单位	参考值
谷丙转氨酶（ALT）	1450↑	U/L	0~40
谷草转氨酶（AST）	3000↑	U/L	0~40
谷草/谷丙（AST/ALT）	2.07		0~3
γ–谷氨酰基转移酶（GGT）	22	U/L	0~46
总胆汁酸（TBA）	81.60↑	μmol/L	0~10
岩藻糖苷酶（AFU）	16.9	U/L	12~40
腺苷脱氨酶（ADA）	8	U/L	0~25
碱性磷酸酶（ALP）	178↑	U/L	20~170
胆碱酯酶（CHE）	3169↑	U/L	4500~13 000
乳酸脱氢酶（LDH）	3491↑	U/L	109~245
总蛋白（TP）	43↓	g/L	60~80
白蛋白（ALB）	34.0	g/L	34~54
球蛋白（GLOB）	9.00↓	g/L	20~45
白球比（A/G）	3.8↑		1.5~2.5
总胆红素（TBIL）	104.40↑	μmol/L	0~21
直接胆红素（DBIL）	102.4↑	μmol/L	0~7
间接胆红素（IBIL）	2.00↓	μmol/L	3.4~14

　　换药时见创面基底差，血运欠佳，分析凝血功能异常主要为严重的感染所致，肝功能异常可能与重度感染、药物（磺胺嘧啶银）使用等相关，感染的控制尤其是创面的处理仍然是要首要任务。为控制感染、减轻毒素吸收，综合考虑创面手术去除坏死组织仍是最佳选择，故于 2018 年 12 月 24 日再次全麻插管下行双下肢清创削痂 + ADM 覆盖术（病例 35 图 4、病例 35 图 5）。

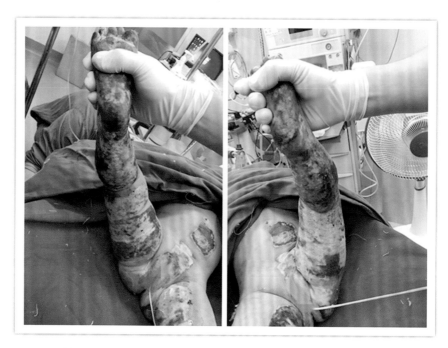

病例 35 图 4　第二次削痂术前,创面干燥,血运差,创面继续加深

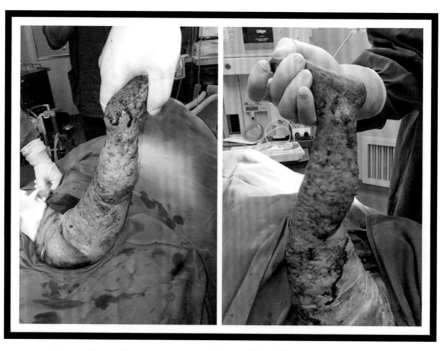

病例 35 图 5　第二次削痂术中,削除大部分坏死组织,可见创面渗血

　　2018 年 12 月 27 日创面细菌分泌物培养及鉴定提示铜绿假单胞菌(病例 35 表 3);
血培养提示:近平滑念珠菌。结合药敏结果,考虑感染重,更换美罗培南抗感染,考虑真

菌感染为污染所致,未给予抗真菌治疗,经过复查血培养为阴性。

病例35 表3　创面分泌物培养及药敏试验

抗生素	MIC	敏感度	抗生素	MIC	敏感度
哌拉西林	≥128	耐药	妥布霉素	≤2	敏感
头孢硫脒	≥16	耐药	环丙沙星	≤0.5	敏感
头孢哌酮	≥64	耐药	法罗培南	≤2	敏感
拉氧头孢	≥64	耐药	复方新诺明	≥4/76	耐药
头孢他啶	≤4	敏感	米诺环素	≥16	耐药
头孢吡肟	≤4	敏感	美罗培南	≤2	敏感
氨曲南	≤4	敏感	左氧氟沙星	≤1	敏感
亚胺培南	≤2	敏感	阿洛西林	≥128	耐药
哌拉西林/他唑巴坦	≤16/4	敏感	异帕米星	≤8	敏感
头孢哌酮/舒巴坦	≤8/8	敏感	多黏菌素B	≤1	敏感
庆大霉素	≤2	敏感	替加环素	≥16	耐药
阿米卡星	≤8	敏感			

经过削痂手术、全身抗感染,加强换药治疗、营养支持,保护重要脏器,输血等积极治疗后生命体征趋于平稳,感染较前明显控制,血小板恢复正常,白细胞(病例35 图6)和中性粒细胞百分比(病例35 图7)等指标下降,肝功能提示(2018-12-30):丙氨酸氨基转移酶118U/L,门冬氨酸氨基转移酶43U/L,总胆汁酸33.5mmol/L,白蛋白43g/L,球蛋白24g/L。凝血功能提示(2019-01-02):凝血酶原时间11.6秒,国际标准化比值1.0,凝血酶时间13.8秒,部分凝血活酶时间28.4秒,纤维蛋白原2.84g/L,D-二聚体3.74mg/L,纤维蛋白降解产物11.9mg/L。患儿创面情况、各项指标、精神、饮食等情况明显好转,抗菌药物由美罗培南改为哌拉西林他唑巴坦。

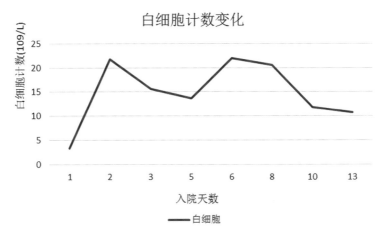

病例35 图6　白细胞变化曲线:早期感染重,白细胞低,反应差,感染灶清除后白细胞上升,后期白细胞逐渐下降

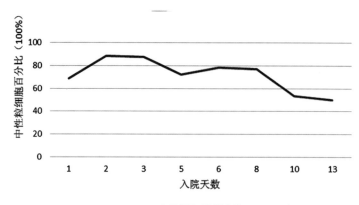

病例 35 图 7　中性粒细胞百分比变化曲线

3. 第三阶段　植皮手术封闭创面。

患儿各项指标好转，于 2019 年 1 月 3 日在全麻插管下行双下肢清创削痂 + MEEK 植皮 + 头部取皮术，术后第 6 天换药见 MEEK 皮成活 50%（病例 35 图 8）。

患儿 2019 年 1 月 7 日到 10 日，持续高热（病例 35 图 9），最高达 40℃。

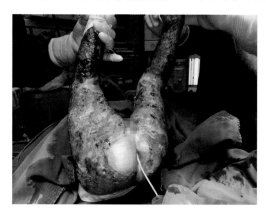

病例 35 图 8　第一次 MEEK 植皮术后 6 天，MEEK 皮成活一半左右

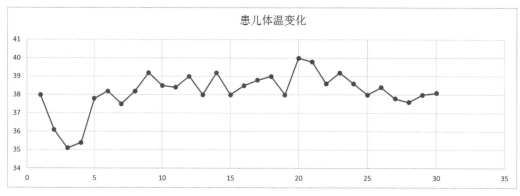

病例 35 图 9　入院 1 ~ 30 天体温变化：早期感染重，脓毒血症，感染性休克，反应差，患儿出现低体温；1 月 7 日到 10 日，持续高热，最高达 40℃

　　给予拔除深静脉导管和尿管,导管尖端送细菌培养。血常规提示:白细胞计数 22. 33
×10⁹/L,中性粒细胞百分比 77% 。尿常规未提示尿路感染,查体时肺部听诊未闻及干湿
性啰音。创面分泌物培养提示铜绿假单胞菌:哌拉西林他唑巴坦敏感。导管尖端培养
(2019 – 01 – 10)提示金黄色葡萄球菌(万古霉素敏感),血培养结果提示未见细菌生长。给
予加用万古霉素抗感染治疗。万古霉素 + 哌拉西林他唑巴坦抗感染治疗后体温波形下降。

　　创面给予加强换药治疗,双下肢移植皮片逐渐爬行扩展,残余创面肉芽组织新鲜(病例
35 图 10)。于 2019 年 1 月 17 日在全麻插管下行双下肢清创 + MEEK 植皮 + 头部取皮术。

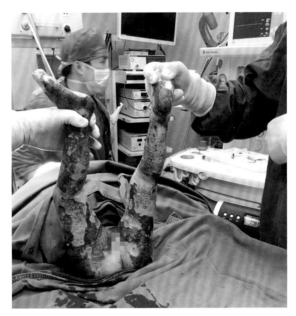

病例 35 图 10　　第 2 次 MEEK 植皮术前可见第一次 MEEK 皮持续扩展,创面明显缩小

术后给予换药治疗,双下肢创面基本封闭,剩余创面主要分布于臀部(病例 35 图 11)。

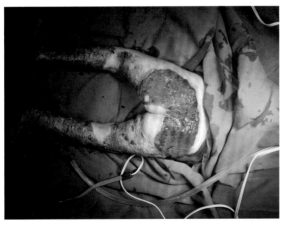

　　病例 35 图 11　　第三次植皮术前,可见前面两次植皮后皮片扩展,下肢创面大部分封闭,下肢剩余
少许残余创面,主要创面在臀部

2019年2月1日在全麻插管下行双臀部清创+邮票植皮+VAC留置+头部取皮术,术后皮片成活良好(病例35 图12),后期加强换药治疗。

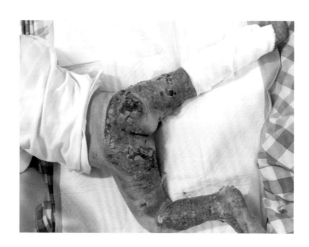

病例35 图12　臀部植皮术后皮片成活良好

患儿出院2个月后随访(病例35 图13)。

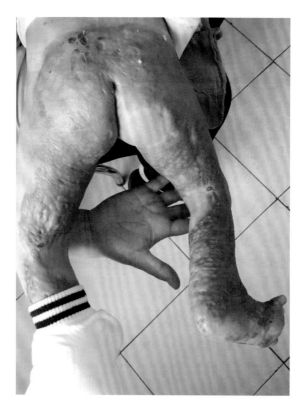

病例35 图13　出院2个月随访,可见瘢痕增生严重,部分开始挛缩,以足部、腘窝为甚

四、救治体会

患儿烧伤面积大，前期创面处理欠佳及种种原因，创面加深伴感染，入院时患儿有神志差、休克等表现，入院后根据生命体征及化验，第一时间诊断创面脓毒症和感染性休克，为控制感染，减少毒素吸收，3 小时内安排急诊手术治疗。治疗过程中凝血功能、肝功能报危急值，后诊断为 DIC，抗休克，抗感染，输悬浮红细胞、新鲜血浆、冷沉淀、肝素抗凝，保护重要脏器，营养支持，维持水、电解质平衡的同时，始终抓住主要矛盾（严重感染）：积极治疗原发病，包括创面处理为主线的手术治疗和全身抗感染治疗。

不足之处：一方面是治疗过于保守：第一次手术过于保守，选择削痂手术，感染未能最快地控制，于三天后再次削痂手术，对患儿打击大。若第一次手术选择切痂手术可能后期感染控制较好，病情不易反复，同时植皮成活率也会增加。在抗菌药物的选择方面，入院时患儿病情重，感染性休克和创面脓毒症表现，选择兼顾革兰阳性菌和阴性菌的抗菌药物可能更适合，这对后期治疗中感染的控制更有效；另一方面是削痂后磺胺嘧啶银在创面的应用：患儿入院时创面呈绿色，考虑为铜绿假单胞菌感染，磺胺嘧啶银对铜绿假单胞菌具有较好的抑制作用，患儿年龄大于 2 个月，可使用磺胺嘧啶银，但是患儿烧伤面积大，使用量可能过大，同时削痂后创面裸露，外用磺胺嘧啶银后吸收增多。肝功能报危急值除和严重感染相关外，或许和磺胺嘧啶银的吸收也有一定关联。

五、主编述评

这是一例典型绿脓杆菌所致的创面脓毒症患者，患者年龄小，烧伤面积大，深度深，感染重，病情危重。创面脓毒症治疗最有效的方法还是手术和换药治疗。该病例手术及时，最大程度地去除感染灶和减少毒素吸收。抗菌药物选择也是很有针对性，绿脓杆菌对哌拉西林他唑巴坦和头孢他啶较敏感。在患者出现凝血功能异常和 DIC 时，及时处理原发病和对症处理，挽救了患者生命，是一个较成功的救治案例。

（余昌龙　黄　毅　周　华）

编者介绍：

余昌龙，男，医学硕士，住院医师，工作于江西赣州市立医院烧伤整形创面修复外科，从事临床工作 3 年，曾参与 10 余例大面积危重烧伤患者救治和一次大面积成批患者的救治。同时在压疮、糖尿病足、血管性溃疡、痛风性溃疡、肌腱外露、骨外露等慢性创面治疗上积累了一定工作经验。

黄毅，男，副主任医师，工作于赣州市立医院烧伤整形创面修复外科。担任赣州医学会创面修复学会秘书长，同时是赣州市创面修复医学质量控制中心成员。

周华，男，副主任医师，赣州市立医院烧伤整形创面修复外科副主任。2018 年牵头组建赣州医学会创面修复学会并担任首届主任委员。2019 年担任赣州市创面修复医学质量控制中心主任。还担任中华医学会烧伤外科学分会小儿烧伤学组委员和江西省医学会烧伤外科学分会创面修复学组副组长。

病例 36　新生儿深度烫伤合并

多种内科并发症的救治

一、入院情况

患儿杨某，男，出生后 8 小时。患儿于 2018 年 10 月 26 日出生后 3 小时因开水壶倾倒致左头面部、左颈部、左前胸部及左手烫伤，为持续浸泡，浸泡时间不详，家属发现后立即去除致热原，予冷毛巾湿敷。因当地医院治疗条件有限，于伤后 5 小时转入我院。患儿自烫伤以来，精神反应可，哭声响亮，前囟平坦，口唇红润，无气促、发绀、声嘶等，外院监测体温 36.8℃，呼吸 27 次/分，心率 150 次/分，未予开放静脉通道及补液处理，未排大小便，母亲血型不详。既往无病史，家族史无特殊，母孕期无特殊。8 小时前于当地医院行剖宫产出生，出生体重 3.25kg，羊水 Ⅰ 度粪染，脐带绕右足一周，Apgar 评分 1 分钟、5 分钟、10 分钟均为 10 分。

入院查体：体温 36.6℃，心率 150 次/分，呼吸 35 次/分，血压 94/45mmHg。足月成熟儿外貌，反应好，呼吸平顺，哭声响亮。前囟平软，约 2cm×2cm。唇红，双侧瞳孔等大等圆，未见明显结膜充血、肿胀等，无畏光、流泪。双肺呼吸音清，未闻及啰音。心律齐。腹软，脐无渗血、渗液。未扪及腹部包块。肛门、外生殖器外观未见异常。脊柱四肢无畸形。四肢肌张力正常。吸吮、觅食、握持、拥抱反射正常。精神可，反应好，稍烦躁，哭声响亮，无声嘶、呼吸困难，口唇无肿胀，口咽部黏膜未见红肿，创面位于左颜面部、左耳、左颈部、左前胸部、左肩部、左手背桡侧 1/3、左手拇指、示指，中指背侧、环指近端指节背侧。创面基底发白，边缘发红，表皮大片状皱缩、脱落，未见明显水疱，皮温低，渗液多，未见明显树枝状血管栓塞。左手第 1～4 指肿胀，甲床稍苍白，毛细血管再充盈时间为 4 秒（病例 36 图 1）。

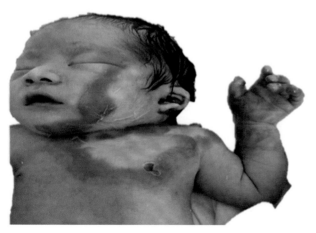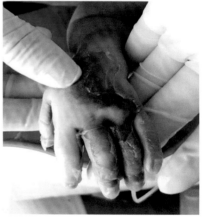

病例 36 图 1　患儿入院时创面情况

入院常规检查异常结果：血常规：白细胞计数 $35.59 \times 10^9/L$，血细胞比容 0.646。血气分析：pH 7.27，二氧化碳分压 34mmHg，氧分压 102mmHg，血乳酸 3.6mmol/L，钠 129mmol/L，钾 5.2mmol/L，实际碳酸氢根 17.1mmol/L，血红蛋白 214g/L。生化组合：白蛋白 24g/L，总胆红素 145.8μmol/L，未结合胆红素 139.6μmol/L。肌酸激酶同工酶 18.71ng/ml，肌红蛋白 115.60ng/ml，高敏肌钙蛋白 0.208ng/ml，Pro - BNP 7234pg/ml。胸片：左下肺透亮度仍稍低，考虑少许渗出性病变。头颅 B 超：未见明显异常。

二、入院诊断

1. 烫伤(热水)10% TBSA Ⅲ度全身多处
2. 烧伤休克
3. 代谢性酸中毒
4. 新生儿黄疸

三、救治过程

入院当天(2018 - 10 - 26)，经烧伤科、儿科、儿科重症监护室等多学科会诊，考虑患儿为新生儿，Ⅲ度烧伤面积达 10% TBSA，院前存在延迟复苏致休克表现，且血气提示代谢性酸中毒，目前主要治疗计划以液体复苏为主，计划第一个 24h 补液 390ml，其中 20% 白蛋白 25ml，维持尿量 2～3ml/h，并适当使用小剂量多巴胺改善循环，维持肾灌注，待血流动力学稳定后可停。患儿新生儿黄疸，追问病史后无父母 ABO 血型不合，予光疗、保暖，同时给予哌拉西林他唑巴坦预防感染，疗程 5～7 天，抑酸护胃等全身对症支持治疗。考虑创面渗出期，予床边简单清除坏死表皮后异体皮覆盖保护创面。

伤后第 3 天(2018 - 10 - 29)，患儿出现气促，查体：体温 37.3℃，脉搏 152 次/分，呼吸 50 次/分，血压 82/46mmHg，反应差，见吸气性三凹征，皮肤黄染，双肺呼吸音粗，闻痰鸣音，心率 152 次/分，未闻及杂音。血气分析：pH 7.18，氧分压 81mmHg，二氧化碳分压 76mmHg，钾 4.2mmol/L，血乳酸 0.4mmol/L，碳酸氢根 23mmol/L，碱剩余 - 1.6mmol/L。血常规：C - 反应蛋白 4.31mg/L，白细胞 15.65 × 10^9/L。胸片：提示左下肺可疑渗出。考虑患儿肺部感染严重，二氧化碳潴留，呼吸性酸中毒，予经口气管插管、呼吸机辅助通气，更改抗感染方案为万古霉素 + 美罗培南覆盖革兰阳性/阴性菌及厌氧菌，留取气道分泌物培养。创面继续予换药治疗，未见明显溶痂。

伤后第 6 天(2018 - 11 - 01)，患儿呼吸情况好转明显，予停用呼吸机，拔除气管插管。予创面换药，留取创面培养，培养结果示：溶血性葡萄球菌，气道分泌物培养结果示革兰阳/阴性菌感染。此时左耳外耳郭缺血、坏死。左手拇指、示指苍白，指节苍白，甲床及末梢淤黑，针刺可见少量暗红色渗血，皮温湿冷，手指皮肤有一定张力。第 3～5 指远端指节淤黑，甲床稍淤紫，皮温稍低(病例 36 图 2)。根据创面及气道分泌物培养结果，及患儿肺部情况好转，改抗生素方案为万古霉素，测得血药浓度为 20.2μg/ml，为有效范围高限。考虑患儿创面坏死边界不清，面部损伤层次不明确，手术有可能损伤面部肌肉、神经或血管，继续予创面换药治疗，行 MR 检查明确面部组织破坏深度。全身继续抗感染、退黄等对症治疗。

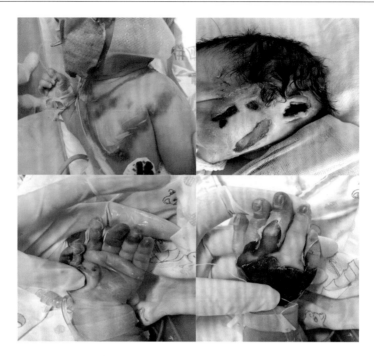

病例 36 图 2　伤后第 6 天创面情况

注:头面部可见左耳外耳郭缺血、坏死。面部及肩部创面未见明显溶痂表现,边缘红肿较前稍进展,边界不清;左手背部异体皮覆盖、贴合良好。拇指、示指苍白,指节苍白,甲床及末梢淤黑,针刺可见少量暗红色渗血,皮温湿冷,手指皮肤有一定张力。第 3~5 指远端指节淤黑,甲床稍淤紫,皮温稍低

伤后第 11 天(2018 - 11 - 06),颌面部 MRI 扫描提示:左侧颌面部、颈部部分皮肤信号不连续,考虑损伤后改变;相应皮下软组织、骨质等信号未见异常。创面情况:头面部及左前胸壁创面境界清晰,边缘红肿较前消退,尚未见溶痂表现。左手拇指远端指节、示指干性坏疽,其余三指远端指节稍淤黑,皮温正常。手背创面与正常皮肤分界清晰(病例 36 图 3)。MRI 提示损伤仅局限于皮肤,经科室病例讨论,当日予行右大腿取中厚皮,头部取皮刃厚皮回植大腿供皮区,面部前胸左手切痂植皮治疗。术中切除面部及前胸壁痂皮至浅筋膜层,切除坏死左外耳郭。切除左手背痂皮至浅筋膜。截除左手拇指远端指节,示指第 1、2 指节(病例 36 图 4)。于患儿右大腿取中厚皮片(0.35mm),制成网状皮片后移植于面部、左前胸壁,部分完整皮片移植于左手创面。取头部刃厚皮片回植右大腿中厚供皮区。术后带管返回 PICU 重症监护治疗,呼吸机辅助呼吸,继续万古霉素抗感染治疗。

伤后第 14 天(2018 - 11 - 09),患儿术后尿量渐少,术后 1~3 天 24 小时入量波动在480~600ml,尿量由 360ml 降至 160ml,脉搏 159 次/分,呼吸 25 次/分,血压 90/61mmHg。生化检查:总蛋白 58g/L,白蛋白 40g/L,钠 144mmol/L,钾 4.75mmol/L,氯 108mmol/L,尿素 5.9mmol/L,肌酐 176μmol/L,尿酸 341μmol/L;万古霉素 63.42μg/ml。患儿尿量减少,增加补液不能缓解,查生化示:肌酐明显升高,万古霉素血药浓度较前升高 2 倍,考虑万古霉素肾毒性所致药物性肾功能不全(AKI3 期),予更改抗生素方案为利奈唑胺,停用万古霉素 24 小时并复查血药浓度。停药 12 小时后血药浓度下降至 40μg/ml 左右。

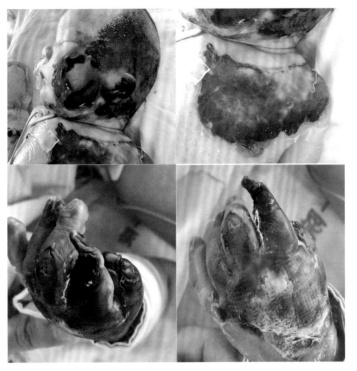

病例 36 图 3　伤后第 11 天创面情况

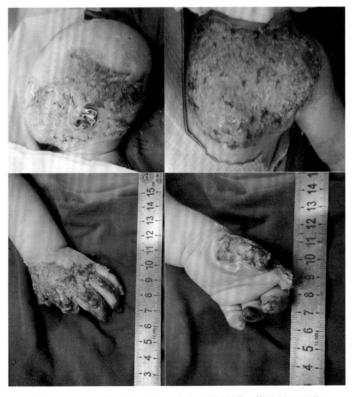

病例 36 图 4　术中切除坏死痂皮至浅筋膜，截除坏死手指

伤后第17天(2018－11－12)，患儿出现四肢冰冷，低流量鼻导管吸氧下，血氧饱和度91%～93%，三凹征阳性，呼吸促，60～78次/分，查体：体温36.8℃，脉搏144次/分，呼吸70次/分，血压95/63mmHg，听诊双肺大量痰鸣音。血气分析：pH:7.27，二氧化碳分压59mmHg，氧分压206mmHg，血乳酸0.6mmol/L，钠141mmol/L，钾3.6mmol/L，碳酸氢根27.1mmol/L。痰培养：找到革兰阴性杆菌，未找到真菌。化验示患儿B型钠尿肽前体较前明显升高，高达10万。考虑患儿肾功能不全，虽较前好转，但仍有功能障碍，术后每日液体输入正平衡约200ml，加重心脏前负荷，加之肺部革兰阴性菌感染未能得到有效控制，导致心源性肺水肿。予呼吸机辅助呼吸、改抗生素方案为美罗培南＋利奈唑胺、限制补液入量、避免使用肾毒性药物。此时创面移植皮片全部成活，基本愈合(病例36图5)。

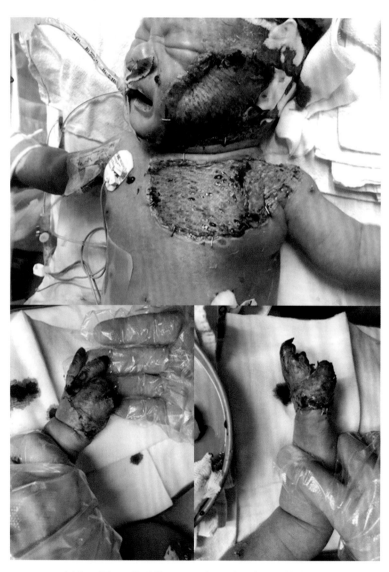

病例36图5　伤后第17天，创面植皮存活，基本愈合

伤后第 25 天(2018 - 11 - 20)患儿全身情况良好,创面全部愈合后出院。出院后随访可见左面部未见明显挛缩,左前胸部瘢痕挛缩明显,左肩部活动稍受限,左手第 1 ~ 3 指挛缩明显,局部肿胀,活动受限,环指背侧可见条索状瘢痕增生(病例 36 图 6)。

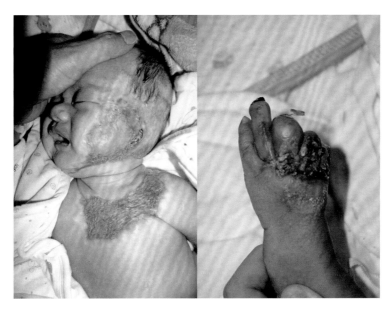

病例 36 图 6　术后 52 天随访,可见患儿左手、左肩部及左面部瘢痕增生、挛缩

四、救治体会

1. **新生儿特点**　新生儿皮肤嫩,真皮薄,烧伤时无自救能力,往往皮肤组织损伤严重。早期重度烧伤极易并发低血容量性休克及全身感染,治疗难度大,病死率高。另外,新生儿的交感神经没有完全发育成熟,左心的储备量低,心脏的代偿能力十分有限,容易发生心力衰竭。该例新生儿为剖宫产后 3 小时受伤,因分娩时未经产道挤压,导致肺液难以完全排出,亦是导致反复肺部感染的重要因素。

2. **手术时机及方式的选择**　在救治过程中,本科室专家就患儿手术时机的选择产生了分歧和讨论,前期考虑按照深度烧伤手术原则予早期切痂植皮,因为延迟手术创面感染风险增加,且住院时间延长,相关并发症风险升高。但考虑新生儿各器官脏器发育不良,尤其是心肺功能,储备较差,难以耐受早期手术;创面范围及深度境界不清,早期手术易损伤相关解剖结构且新生儿营养条件差,最终选择延迟手术时机,待患儿全身情况好转,发育稍成熟后方行手术治疗。但本例治疗中存在一大缺陷和遗憾在于没有早期对患儿手指进行及时地切开减张释放压力,新生儿血管细,易痉挛,未能及时释放渗出带来的张力导致后期拇指与示指的缺血坏死,需要反思。另外,面颈部中、小面积深度烧伤宜采用大张中厚和薄中厚断层皮不开洞移植,供皮区和修复部位均可获得较理想的功能和美容效果。

3. **抗生素选择**　新生儿免疫系统发育不完善,易感染且炎症不易局限,故抗生素方案应早期广泛覆盖;本例中使用万古霉素导致患儿肾功能损伤,应反思小儿药物耐受性差，需根据药物说明书、体表面积等多因素灵活调整药物剂量，使用具有肝肾毒性药物（如万古霉素）应按时监测血药浓度及肝肾功能相关指标。

五、主编述评

患儿是一例出生仅 3 小时便遭受热水浸泡导致较大面积深度烧伤的新生儿病例，在本院属首例。由于治疗经验相对不足，对新生儿生理特点认识相对不够深入，虽然只用一次手术便覆盖全部创面，且全身情况最终好转痊愈，但治疗过程曲折、结果并不满意，手术时机和方式的争议和选择导致患儿创面修复质量和手指保肢情况存在遗憾，且住院过程中合并多种并发症，治疗过程不甚平稳。烧伤科医师对于新生儿生理情况的认识和重度烧伤合并内科并发症的治疗水平均有待进一步加强。

（周子恒　谢举临）

编者介绍：

周子恒，中山大学附属第一医院烧伤外科在读医学博士，从事烧伤科临床一线工作，在上级医师指导下参与救治危重烧伤患者，对烧伤临床工作有一定体会。

指导老师：谢举临，男，主任医师、教授、博士生导师，中山大学附属第一医院烧伤外科副主任。国家卫生应急处置指导烧伤专业组专家，中国医师协会整形美容分化瘢痕专业组常务委员，中华医学会烧伤外科学分会全国青年委员，中国医疗保健国际交流促进会创面修复与再生医学分会常务委员，广东省医学会烧伤学会委员，广州市烧伤外科学会委员，教育部"千百十工程"校级培养对象。

第四章　多发伤及复合伤

病例 37　特重度电击伤合并多脏器
开放性损伤患者的救治

一、入院情况

患者范某某,男,39 岁,身高 175cm,体重 70kg。2017 年 6 月 9 日 10:20 工作时不慎触及 1 万伏高压电线,从 10m 处坠落,致头部、躯干、右上肢电击伤并多个内脏器官外露。昏迷约 10 分钟,急诊送至当地医院抢救,予以建立静脉通道、补液抗休克等处理,具体补液量不详。因当地治疗条件有限,患者出现烦躁,意识模糊,对答不畅,经上级同意于 2017 年 6 月 9 日 20:30 转入我院继续治疗。入院时患者意识模糊,禁食水,转运途中小便颜色深,量约 150ml,大便无。转运途中补平衡盐 800ml。

入院查体:体温 38℃,脉搏 120 次/分,呼吸 22 次/分,血压 135/80mmHg,氧饱和度 100%。创面主要分布:电烧伤总面积约 20% TBSA,其中Ⅳ度 8% TBSA,Ⅲ度 10% TBSA,深Ⅱ度 2% TBSA。头顶部有一直径约 10cm 的电击伤创面,部分颅骨外露,痛觉迟钝,头顶部肿胀明显,右侧胸腹部有一 15cm×18cm 的椭圆形窦道,肋骨断裂,肝、肾、胃、肠部分外露并碳化。后背部有一面积约 20cm×30cm 的创面,呈皮革样改变,痛觉迟钝。右上肢肘关节肱骨外露,右手血运差,末端凉。

入院后急查血常规:白细胞计数 $17.1×10^9/L$,血红蛋白 138g/L,血小板计数 $81×10^9/L$,白蛋白 23.5g/L,钾 3.33mmol/L。

二、入院诊断

1. 特重高压电击伤 20% TBSA Ⅲ~Ⅳ度,全身多部位
2. 多脏器外露
3. 气胸
4. 烧伤休克

三、救治过程

入院后报病危,禁食水,ICU 监护,记出入量,补液抗休克,胸腔闭式引流,全身应用抗生素、H_2 受体拮抗剂法莫替丁、心肌营养、保肝、营养支持、利尿、碱化尿液,保护肾功能,防止急性肾损伤。急诊请相关学科专家会诊,制订手术方案:急诊行通过右侧躯干开放性损伤通道对外露多脏器探查(病例 37 图 1),以及烧伤焦痂切除术。术中见多根肋骨断裂,肝、肾、胃、肠部分外露并坏死碳化,给予清创、引流。去除部分肋骨残端(病例 37 图

2),用胸骨钢丝将肋骨断端拉拢固定,相对封闭右侧胸部开放性伤口,切除右侧躯干及右上肢烧伤焦痂,VSD 负压材料封闭。留置尿管、肠管、胃管,术后应用抗生素、止血、营养支持等治疗(病例 37 图 3)。经过系统治疗,患者病情基本稳定,3 天后逐渐苏醒。第一次手术后 15 天,在全麻下行头部、躯干、右上肢烧伤创面切痂、自体皮拉网移植术(病例 37 图 4、病例 37 图 5);术后应用抗生素、营养支持等治疗。住院 30 天后创面一期愈合,胃、肠、肝电击伤部位恢复。右肾损伤,给予超声引导下肾盂穿刺置管,引流尿液。定期观察。

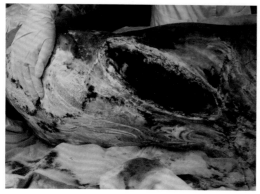

病例 37 图 1　入院时多脏器外露并部分肋骨骨折

病例 37 图 2　右上肢肱骨外露

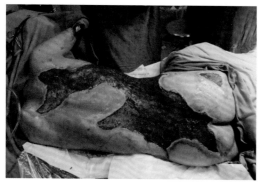

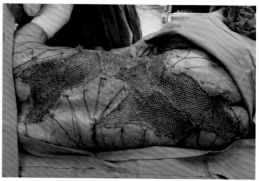

病例 37 图 3　术中扩创后创面

病例 37 图 4　术中拉网植皮

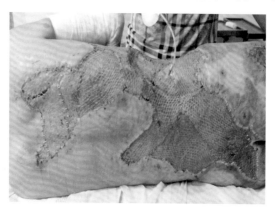

病例 37 图 5　术后皮片成活良好

四、救治体会

1. 伤情判断　电击伤不仅可伤及皮肤全层、皮下组织，而且可达肌肉骨骼，伤情复杂，修复困难。高处坠落伤的损伤性质和严重度受坠落高度、物体质量(人体质量)、地面性质、着地部位、伤者有效支配撞击力的能力及有无空中物体遮挡的影响。及时、准确地判断伤情对采取针对性治疗措施及患者预后有着重要的作用。

2. 手术时机与方式的选择　对于高压电电击伤创面的治疗，早期切开减张可作为不受条件限制的常规手术。但要提出的是，大的扩创手术及早期修复手术，最好在患者病情基本平稳的情况下进行。早期修复手术需要足够的技术条件及设备条件，否则不应强行做操作复杂、把握性不大的早期修复手术，以免造成新的创伤、加重病情。如手术过迟，创面易发生感染，并且由于电击伤特有的创面进展性坏死，会加重神经肌腱等深部组织的损伤，不利于保护间生态组织。

3. 临床支持治疗

(1)补液：电击伤合并脑外伤，为防止脑水肿，应适当限制补液量，增加胶体液的比例，同时脱水。

(2)术后用药：颅底骨折及电击伤为防止继发出血，应适当给予止血药物。

(3)并发症的防治：电击使细胞膜内外离子平衡发生改变，导致膜电位终止，从而抑制心肌的窦房结及传导束的兴奋，使心肌细胞的节律性发生紊乱。另外，电击的过程中强大的电流使心肌细胞内的小血管内皮遭到破坏，心肌内出现点状出血和凝固性坏死，同时也可引起大血管壁发生凝固性坏死，随之出现血栓形成，使心肌的功能受到损害而出现心律失常和心肌缺血。因此，要对电击伤的患者进行心电监护和心功酶的检查，以了解心肌的功能，治疗上应针对性改善心肌血氧供应、营养心肌细胞。高压电电击伤常伴大量血红蛋白和肌红蛋白释放，易引起肾小管阻塞而导致急性肾损伤的发生，因此应积极预防和治疗。在充分补充血容量的前提下，应用溶质性利尿剂增加尿量以冲洗肾小管，用碱性液体碱化尿液以防止血红蛋白形成管型在肾小管沉积。具体方法是使用甘露醇使平均尿量达 $80 \sim 100ml/h$，应用碳酸氢钠或乳酸钠液使尿液 pH(用普通 pH 试纸测定)呈弱碱性。

4. 多学科合作　电击伤合并高处坠落伤，往往伤及多个脏器，需要多学科紧密合作，尽早制订最佳治疗方案。优势互补，方可取得最佳治疗效果。

五、主编述评

该患者病情复杂，合并多脏器损伤，整体救治比较顺利，但对其他学科救治经验总结不足，需要加强多学科协作，总结更多经验。

(王常印　崔正军)

编者介绍：

王常印，男，医学硕士，主治医师，就职于郑州大学第一附属医院烧伤与修复重建外科。中华医学会烧伤外科学分会重症医学学组委员，中西医结合学会医学美容专业委员会华中地区专委会常务委员，《中华烧伤杂志》通讯编委。

崔正军，男，医学博士，主任医师，博士生导师，郑州大学第一附属医院烧伤与修复重建外科主任。中华医学会烧伤外科学分会委员，河南省医学会烧伤外科学分会前任主任委员。

病例 38　危重烧伤、窒息、CPR、ARDS 患者的救治

一、入院情况

患者张某，男，30 岁。因"全身多处火焰烧伤、窒息、CPR 后 12 小时"入院。患者于 12 小时前因纠纷自焚被汽油火焰烧伤头面颈部、躯干及双上肢。救护车转运医院途中呼吸心搏骤停，急行"胸外按压、经口气管插管"后心跳恢复，心率 160 次/分钟左右，呼吸机机控呼吸，静脉输液。因病情重长途转入我院，途中应用"丙泊酚、咪达唑仑"镇痛、镇静，院外静脉总入量 5600ml(血浆 1200ml，晶体液 3400ml，5% 葡萄糖 1000ml)，途中尿量 550ml(3 小时)。既往体健。

入院查体：体温 39.8℃，脉搏 178 次/分，呼吸 18 次/分(呼吸机 A/C 模式)，血压 105/78mmHg(右侧足背有创动脉)，血氧饱和度 92%，意识不清，头颅烧伤(头发、眉毛、鼻毛烧焦，口唇肿胀)，双眼睑水肿，上眼睑充血外翻，双侧瞳孔及对光反射因焦痂及肿胀无法检查。经口气管插管，颈部短小、环形焦痂，无法确认是否存在颈强直。双肺听诊呼吸音粗糙，未闻及明显干湿性啰音。心音弱，心率 178 次/分，律齐。肠鸣音(3 次/分)，深浅反射未引出。

专科查体：头面颈、前后躯及双上肢烧伤，总面积约 40% TBSA，基本呈苍白色皮革样的Ⅲ度焦痂，颈部、双上肢环形Ⅲ度烧伤，肿胀明显，肢端发凉，末梢循环差。侧胸部 2% TBSA 红白相间的深Ⅱ度创面。

入院检查：血常规：白细胞计数 $34.64 \times 10^9/L$，血红蛋白 212.00g/L，血细胞比容 61.40%，血小板计数 $331.00 \times 10^9/L$，C-反应蛋白 52.85mg/L。血液生化：肌红蛋白 > 1000.00ng/ml，超敏肌钙蛋白 0.160ng/ml，肌酸激酶同工酶 21.12ng/ml，血钾 3.29mmol/L，血钠 146.2mmol/L，血钙 1.97mmol/L，血糖 14.97mmol/L，门冬氨酸氨基转移酶 154U/L，γ-谷氨酰基转移酶 112.00U/L，肌酸激酶 5350.0U/L，肌酸激酶同工酶 84.8U/L，乳酸脱氢酶 2730U/L，降钙素原 43.18ng/ml。血气分析：pH：7.436，动脉血二氧化碳分压 38.3mmHg，血氧分压 52mmHg(呼吸机给氧浓度 90%)，血乳酸 2.05mmol/L。CT 示：脑皮质周围弥漫性低密度区。纤维支气管镜检查：声门及隆突处黏膜充血水肿，大量黑色烟尘附着，隆突下气道黏膜充血明显，散在少量黑色痰液。

二、入院诊断

1. 烧伤(火焰)40% TBSA　Ⅲ度头面颈、躯干、双上肢
2. 吸入性损伤(重度)、ARDS

3. 烧伤休克

4. 气管插管术后

5. 心肺复苏术后

6. 脑水肿

7. 急性心肌损伤

8. 急性肝损伤

三、救治过程

1. 休克治疗 血流动力学监测（PICCO），依第三军医大学补液公式，结合监测指标调整输液速度（病例38表1）。

病例38 表1 休克期液体复苏资料小结

	晶体（ml）	胶体（ml）	葡萄糖液体（ml）	尿量（ml）	尿量 ml/h
第一个24h	10330（含院外4400）	2700（含院外1200）	1520	1626	67
第二个24h	3420	1550	2400	2420	100

注：院外时间为12小时

2. 纤维支气管镜治疗吸入性损伤 院前气管插管，早期痰量大，气道水肿明显（病例38图1），院内48小时气管切开：见灰（黑）尘黏附牢靠，纤维支气管镜早期每日1~2次灌洗，1~2周后每2天1次，后期3~5天1次（病例38图2）。

3. 脑水肿治疗经过 甘露醇250ml、1次/6小时，连续应用26天（超剂量超疗程）。每日监测瞳孔变化，动态复查颅脑CT（病例38图3）。神经外科多次会诊，头颅烧伤重，去骨瓣减压风险大，无法监测脑电图，药物保守治疗。

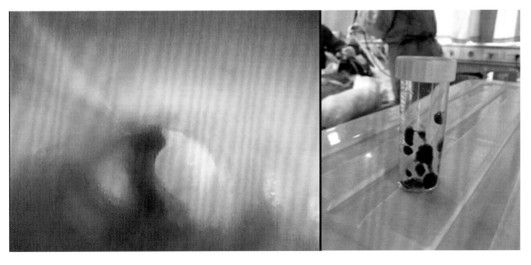

病例38 图1 气道水肿明显，大量黑炭

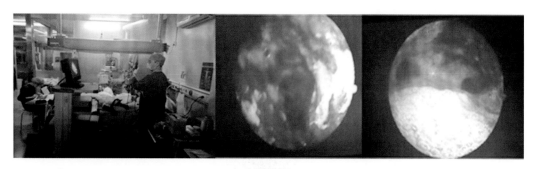

入院 1 天

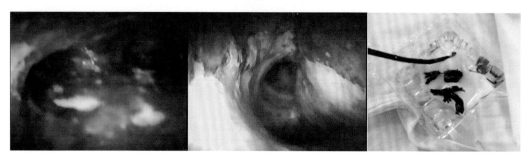

入院 2 天

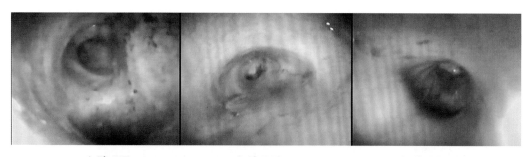

入院 5 天   入院 7 天   入院 9 天

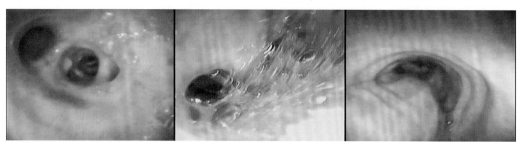

入院 12 天   入院 17 天   入院 24 天

病例 38 图 2　纤维支气管镜治疗经过

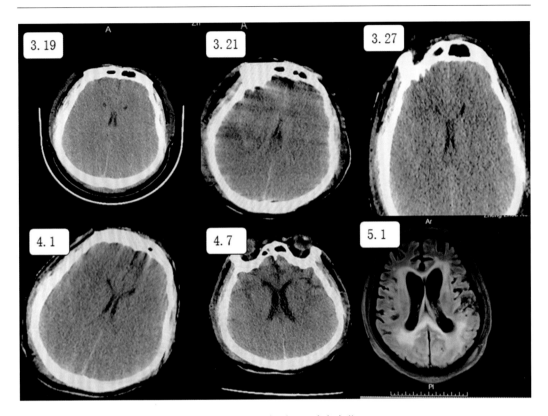

病例 38 图 3　颅脑 CT 动态变化

4. 创面修复手术经过　治疗原则：肢体、躯干优先，面颈部后期大张中厚皮移植。入院 2 小时双上肢、双眼睑减张术，伤后 2 天气管切开术，伤后 6 天双上肢切痂 MEEK 植皮术，伤后 14 天双手切削痂自体皮移植右大腿取皮术，伤后 21 天躯干切痂植皮腹部取皮双上肢换药手术，伤后 27 天颜面颈部水刀扩创植皮、双下肢取皮、双上肢前躯扩创生物敷料覆盖手术，伤后 34 天双眼睑双上肢清创植皮、右大腿取皮手术，伤后 42 天颈胸部植皮、腹部右大腿取皮手术，伤后 51 天头部双上肢前后躯干清创植皮、背部右上肢取皮手术，伤后 66 天右肩部残余创面清创植皮、双眼上下眼睑瘢痕松解植皮、部分眼睑融合、右大腿取皮手术，伤后 77 天患者痊愈出院。

四、救治体会

1. 困难转运，全面实现烧伤移动 ICU　我国已初步制订烧伤患者长途转运专家共识《成批严重烧伤伤员的转运方案(2016 版)》，必须以患者安全为目标。该患者急性期血流动力学不稳定、病情重(CPR 后意识不清、无自主呼吸等)，家属迫切要求转诊。故我们按应急预案：①先通过微信及电话评估伤情及转运风险，专家团队远程指导抢救；②烧伤 ICU 专科医师立即出诊；③途中边转运、边补液、呼吸机辅助呼吸、微量泵入升压药维持血压。

2. 加强型气管套管防脱管，雾化吸入、机械排痰、翻身床俯卧位通气、纤维支气管镜助力、悬浮床与翻身床交替治疗困难气道、顽固肺部感染。该患者肥胖、颈部短小、环形焦痂，水肿严重(病例38图4)，张力高，普通导管易脱管。术中体表定位已经找不到甲状软骨，做"T"形切口＋加长型气管套管。既防脱管，又充分减压，利于头部静脉回流。

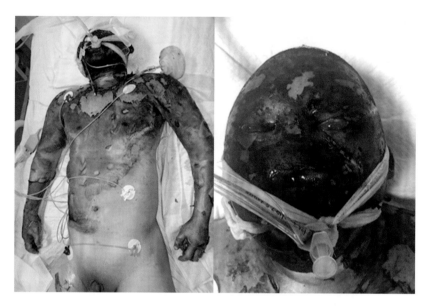

病例38图4　颈部短小，水肿严重

　　患者在治疗过程中多次气道痉挛、肺部感染顽固。其痉挛原因分析：①痰栓长时间摩擦刺激气道；②热力直接损伤；③炎症反应致气道高反应；④频繁纤维支气管镜吸痰刺激。

　　对此，我们用纤维支气管镜辅助吸痰＋翻身床，俯卧位通气，促痰液引流，纤维支气管镜定点清除。患者顽固肺部感染原因分析：①自焚时无自我保护，吸入热气多，气道黏膜损伤重，屏障功能损毁；②长时间应用悬浮床，不利于痰液引流。

　　我们在患者脑水肿重的治疗初期以悬浮床为主，但因其肺深部痰液引流欠佳，故我们改为翻身床，但发现翻身过程中，频繁加压至脑水肿逐渐加重。为此，我们改为悬浮床与翻身床交替，以一周7天为一个周期。早期脑水肿重，悬浮治疗4天、翻身治疗3天(4∶3)，后期肺炎重，悬浮治疗3天、翻身治疗4天(3∶4)，平衡吸入性损伤、肺炎与脑水肿治疗需要。

　　3. 休克期PICCO监测部分指标范围探讨　在该患者及临床多个病例液体复苏时，我们发现危重烧伤伴严重并发症时(如吸入性损伤、多发创伤等)，血管外肺水等监测值不能真实地反映体内容量是否过负荷，应适当放宽，否则患者就存在隐性休克，临床表现为循环灌注不理想(心率快、尿量少、血压低)。根据PICCO监测技术在严重烧伤治疗中应用的全国专家共识(2018版)，血管外肺水指数应控制在3～7ml/kg，然而严格控制在7ml/kg以下，可能肺水肿没有，但血压、心率、尿量等指标较低，提示患者全身血容量相对不足。该患者CPR后，合并ARDS，额外丢失液体量偏大，第一个24h我们将其放宽至9~11ml/kg，保证全身多个重要器官的灌注，虽然短时间肺水会适当增多，但血压、心率、尿量等指标较理想。进入第二个24h，在已充分扩容基础上适当利尿，将第一个24h补充过多的容量脱出，严格控制血管外肺水指数在7ml/kg以下，患者后期未发生腹腔间隙综合征、胸腔积液等并发症。但类似病例较少，临床观察总结可能尚有局限之处，仅供大家参考。

4. CPR、昏迷、严重烧伤、脑水肿临床治疗难点　该患者治疗过程中脑水肿多次出现，超剂量超疗程实属无奈。尽管如此，脑功能预后依然不佳，固然与原发性脑缺血缺氧有关，但后续长时间炎症反应也是重要病因。开颅减压有适应证，但对于Ⅲ度创面，面临纠结；其次，患者昏迷、无交流，休克补液时如何选择一个敏感、可靠的指标了解脑水肿变化较为困难。我们在临床治疗过程中发现通过测双侧瞳孔（是否等大等圆、对光反射灵敏度）较为可靠，应据瞳孔变化调节甘露醇的使用量及给药频率。临床治疗中应坚持长时间观察瞳孔，不应一次恢复就中断，因为该类患者脑水肿在治疗过程中会随时多次发生。

5. 水刀清创＋全颜面大张中厚植皮（病例38图5）。

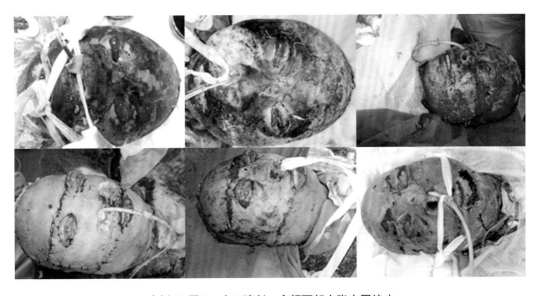

病例38图5　水刀清创＋全颜面部大张中厚植皮

中晚期肉芽创面，水刀清创可有效清除坏死组织及细菌生物膜，提高植皮成活率。

五、主编述评

该患者的综合救治比较成功。首先他们依《成批严重烧伤伤员的转运方案（2016版）》，实践了移动ICU概念（120救护车配备呼吸机、微量泵、心电监护仪、专业烧伤医师等）；其次，CPR后患者困难的气道管理、脑水肿与肺部感染治疗矛盾，他们通过悬浮床与翻身床交替应用较好地解决；再者，该患者昏迷、无交流，他们通过瞳孔变化作为休克补液时的一个敏感、可靠的指标，临床实用性强；最后，他们也对临床指南及治疗困惑提出了自己的休克期 PICCO 监测部分指标范围探讨。

(李晓亮　夏成德　娄季鹤)

编者介绍:

李晓亮,副主任医师,郑州市第一人民医院烧伤 ICU 负责人。河南省医学会烧伤外科学分会秘书,郑州市医学会烧伤专业委员会委员。《中华烧伤杂志》第五届编委。

指导老师:

夏成德,主任医师,硕士生导师,郑州市第一人民医院烧伤中心主任兼烧伤二病区主任。国家科学技术奖评审专家,中华医学会烧伤外科学分会常务委员,中国医师协会烧伤科医师分会常务委员,河南省康复医学会烧伤治疗与康复学分会主任委员。

娄季鹤,主任医师,郑州市第一人民医院烧伤中心病区主任。中华医学会烧伤外科学分会危重病学组委员,河南省医学会烧伤外科学分会常务委员,河南省康复医学会烧伤治疗与康复学分会常务副主任委员,河南省烧伤医师协会副会长,河南省医疗事故鉴定委员会专家,河南省工伤伤残鉴定专家等。

病例39　多学科联合(MDT)救治特重度高压电烧伤合并两次腹腔大出血失血性休克患者

一、入院情况

患者杨某某,男,47岁。患者于 2017 年 11 月 7 日在钓鱼时不慎接触高压电,被 10 万伏高压电击伤,并引燃衣物致全身大面积烧伤。触电后失去意识,有无高处坠落史患者本人及家属均不详,约十余分钟后被家属发现,立即拨打 120 送往当地县医院,因救治难度大,未行特殊处理,建议直接送往上级医院,历时 3 小时余至我科求诊,急诊收治入院。入院时患者呈嗜睡状态,自诉心慌胸闷,有濒死感,呼吸困难,二便未解。

专科查体:烧伤创面位于全身多处,面积 80% TBSA,创面均呈焦痂样改变,黄白色痂壳及黑色碳末样物质覆盖,触之如皮革,部分皮肤可见枯枝样栓塞血管,肢端凉,右上肢屈曲碳化畸形,颈部皮肤质硬,创面张力大,肢端凉,足背动脉不可及。

入院检查:急诊实验室检查:血常规:白细胞计数 $17.33 \times 10^9/L$;肌酸激酶 71 160U/L,肌酸激酶同工酶 938.1U/L;凝血:纤维蛋白降解产物 34.71μg/ml,D-二聚体 10.49μg/ml。

二、入院诊断

1. 电烧伤 80% TBSA Ⅱ~Ⅲ度全身多处

2. 血容量不足性休克

3. 脾破裂

4. 肾损伤

三、救治过程

患者入院后告病危，予心电氧饱和监护，左上肢无创血压监测，右侧股静脉置管以快速补液抗炎抗休克，患者血管充盈不佳，置管过程相对困难。导尿监测尿量，见残余尿呈酱油色（病例39图1）。密切关注患者生命体征同时，仔细查体发现腹部有轻度进行性膨隆，且有压痛，立即护送患者前往CT室，行急诊腹部CT扫描检查。检查影像（病例39图2）报告如下：考虑右下肺损伤，右侧胸腔少量积液；脾脏破裂出血，左肾、肝周、脾脏周围及腹盆腔积液及积血；右侧肩关节、胸大肌周围及左侧髂腰肌、腰大肌、臀大肌软组织损伤。此时患者开始出现明显神志改变，立即紧急联系麻醉科、普外科主任和手术室，直接将患者自CT室送往手术室，于入院后约半个小时内，开始行剖腹探查 + 部分脾切除修补 + 气管切开 + 四肢切开减张术（病例39图3）。患者术中血压严重下降，并出现心搏骤停，麻醉团队及输血科紧急应对，术中输注红细胞5.5U，血浆900ml。历经7个多小时，最终术中清理腹腔出血约2500ml，机械通气气道建立，四肢焦痂张力释放，其余创面清创包扎。术后立即送往急诊ICU密切监护。

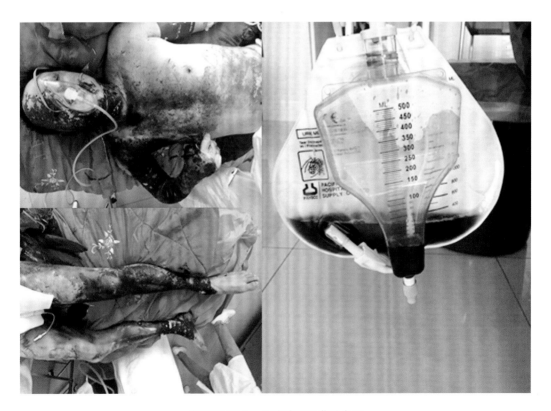

病例39 图1　入院外观及酱油色尿

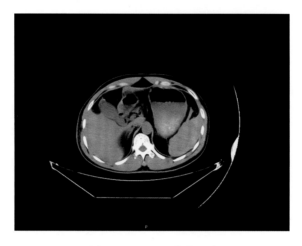

病例 39 图 2　CT 检查影像

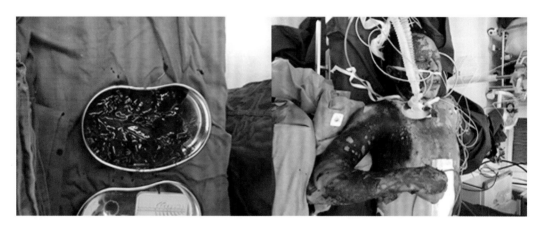

病例 39 图 3　第一次手术术中

伤后第 2 天下午患者出现肺脏氧合指数下降、呼吸机参数上升，肾脏功能持续损害，高钾血症。急诊生化检查：肾小球滤过率 44ml/(min×1.73m^2)，血钾 5.9mmol/L，肌酸激酶 87 340U/L。尿液颜色呈深浓茶色(病例 39 图 4)，提示大量的坏死肌肉崩解。经烧伤与创面修复外科、麻醉科、EICU 等科室专家多学科联合会诊，拟再次紧急手术，截除碳化肢体去除坏死组织，减少毒素吸收。故在烧伤休克期第 2 个 24 小时，各科室通力协作历时近 4 小时，完成了 45% 切痂清创加肢体截肢手术，包括右侧肩关节离断(病例 39 图 5)、左下肢切痂扩创(病例 39 图 6)，以及右下肢截肢(病例 39 图 7)，暴露创面均采用异种皮包扎暂时封闭。术中见胸大肌起点附近组织、肱二头肌全部及三角肌大部坏死，右小腿中上 1/3 段以下肌肉广泛坏死，无保留可能。经去除坏死肌肉、离断截除患肢及四肢创面切痂，清除患者大部分坏死组织，术中输注红细胞 8U，血浆 1000ml。术后次日肌酸激酶水平即降至 25 363U/L，尿色转清，换药见创面保护良好(病例 39 图 8)，内环境逐渐稳定，转回我科继续治疗。

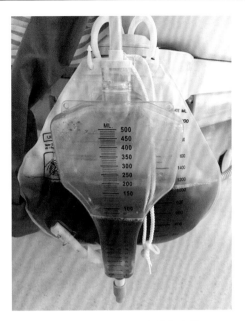

病例 39 图 4　EICU 中尿色变化

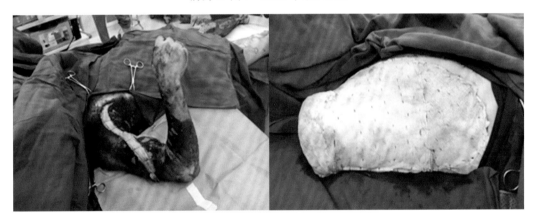

病例 39 图 5　右侧肩关节离断

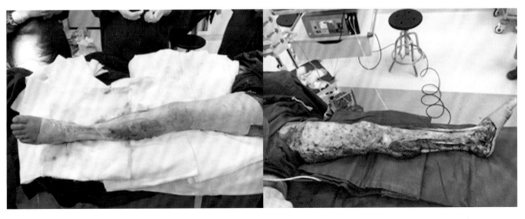

病例 39 图 6　左下肢切痂扩创

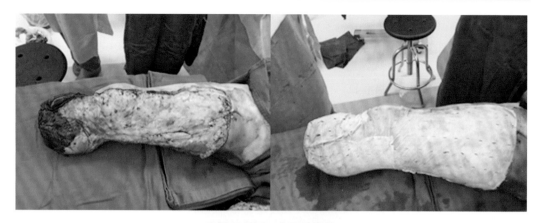

病例 39 图 7 右下肢截肢

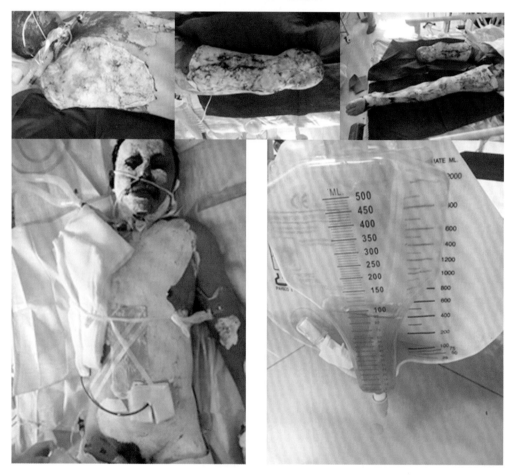

病例 39 图 8 换药见创面保护良好

术后患者病情相对平稳，然而在伤后第 14 天（2017 - 11 - 20）夜间，患者自诉腹部胀痛，心悸胸闷，查体再次发现腹部膨隆，压痛，面色苍白。联系前次腹腔出血病史，再次立即前往 CT 室急诊复查，检查结果示腹腔出血，联系相关科室，剖腹探查止血，术中见出血约2500ml(病例39图9)。

大面积烧伤患者治疗病程长,经历多次手术逐渐封闭创面。先后于2017年12月2日行双下肢+颈部肉芽植皮术;2017年12月29日行双下肢+左前臂+颈胸部+左腹部肉芽植皮术;2018年1月26日行背部削痂植皮术;2018年2月11日行左小腿截肢+剔骨皮瓣转覆术;2018年3月23日行左下肢肉芽植皮术;2018年4月3日行左手示指局部皮瓣转覆术。期间持续选用调整合适抗生素、抑酸治疗预防应激性溃疡、补充蛋白、保护脏器、改善内环境及创面定期换药等支持对症治疗,后患者恢复良好,择日出院,出院时生理及心理状态均表现良好(病例39图10)。

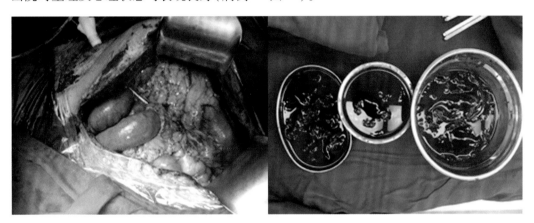

病例39 图9 腹腔出血术中探查

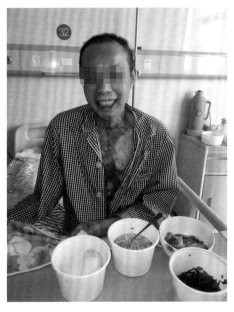

病例39 图10 出院时情况

四、救治体会

1. 仔细查体、完善检查 大面积烧伤患者出现休克情况并不少见,本病例患者严重高压电烧伤累及体表80% TBSA，历经3小时转入上级医院，出现延迟复苏体征可谓是相对正常的病情发展。然而，在血容量不足性休克的临床表现下，电损伤脾脏破裂大出血造成的失血性休克异常隐匿，极易被烧伤休克的体征所掩盖。电烧伤，尤其是此类烧伤以真性电接触烧伤为主，电弧在放电的同时可产生高达4000℃以上的高温，高温和强电流对患者造成高温烧伤和直接电击伤双重损害，甚至可以直接造成脏器的破裂。同时，电流造成血管壁损伤，在伤后1~3周内，可发生血管破裂继发性出血。对患者仔细的查体和问询必不可少，通过查体发现腹部进行性膨隆，以及及时全面的影像学检查，得以两次发现难以察觉的腹腔出血，成功挽救了患者的生命。

2. 多学科联合诊疗　MDT通常是指由来自两个以上相关学科，一般包括多个学科的专家，以患者为核心，针对某一器官或系统疾病，提出诊疗意见的临床治疗模式。整合医疗资源，为患者提供最佳的个体化诊疗方案，促进医院相关专业的协同发展。本病例中患者自入院后仅半小时内，经烧伤与创面修复外科、普外科、医技科室、手术室、麻醉科、输血科及EICU的协调运作联合诊疗，即已进入手术室，开始了关键性的首次手术，行剖腹探查+部分脾切除修补+气管切开+四肢切开减张术，为后续成功救治患者奠定了坚实的基础。

3. 休克期并非大面积烧伤清创的"禁忌证"　大面积烧伤，尤其是电烧伤患者，肌肉大量坏死崩解，肌红蛋白堵塞损害肾小管，导致急性肾损伤，心肌酶谱及血钾等指标迅速上升，毒素吸收，病情凶险且变化极快。单纯的大量补液、间断利尿，甚至连续性肾脏替代治疗，在存在碳化肢体、大面积肌肉等软组织损伤时，并不能解决根本问题。积极的早期手术干预，清创去除坏死组织，将极大降低患者的死亡率和远期并发症发生率。

五、主编述评

电损伤，尤其是高压电(≥1000伏)电流损伤人体的事故，受害者主体一般为男性劳动者，且较多与违反安全规范的电气操作有关。而近年来随着生活水平的提高，休闲垂钓相关性高压电损伤愈发常见。碳素钓竿因在拓展单竿长度的同时，可保持轻盈且质硬的特性而广受欢迎，然而其导电性极佳，在甩竿拉线时，易触碰架空电缆而造成触电事故。相较于高空电气作业电损伤伤者，处于平坦开阔河滨的垂钓伤者，其内脏损伤更具隐匿性。入院时须及时进行影像学检查，以排除可能的颅脑及内脏损伤。在失血性休克的临床表现下，电损伤早期内脏出血作为病因，极易被烧伤休克的体征所掩盖。此外，电流造成血管壁损伤，在伤后1~3周内，可发生血管破裂继发性出血。在本病例中，早期诊断、及时治疗性剖腹探查和果断截肢阻止了患者病情的恶化。另外，相关研究表明患者入院时肌酸激酶水平，与截肢率、死亡率均显著相关。CK水平升高和持续酱油色尿表明肌肉组织严重受损，可导致致命的高钾血症和急性肾小管坏死。尽管仍处于烧伤休克期内，此病例患者亦需积极手术干预，行急诊截肢、切痂术，及时去除坏死组织。必要时可在术前术后行连续性肾脏替代治疗，稳定及改善内环境，减轻肾脏负担，可极大降低后期慢性肾衰竭等的发生率。

（李世吉　陈旭林）

编者介绍：

李世吉，男，医学博士在读，医师。现就读安徽医科大学烧伤外科专业，参与安医大一附院高新院区烧伤与创面修复外科科研及临床工作。已发表SCI论文2篇，对大面积烧伤、慢性难治性创面等一线临床治疗工作有较深刻体会。

陈旭林，男，医学博士，主任医师、教授，博士生导师，安徽医科大学第一附属医院高新院区副院长，安徽省学术和技术带头人。中国医师协会烧伤科医师分会常务委员，中国研究型医院学会休克与脓毒症专业委员会副主任委员，安徽省医师协会烧伤整形分会主任委员等。《世界危重病医学杂志》《中华烧伤杂志》《中华损伤与修复杂志（电子版）》《感染炎症修复》等杂志编委等。

病例40　100％ TBSA 烧冲复合伤患者的救治

一、入院情况

患者赵某某，男，36岁。主因"全身多处被火焰烧伤伴多处皮肤裂伤、出血4小时"于2018年10月7日11：58分入院。患者于2018年10月7日8：20左右，在提炼火药工作中，火药爆燃，引燃衣物，被火焰烧伤头部、面部、颈部、躯干、双上肢、臀及会阴、双下肢，受伤环境为约30m²密闭空间，伴有浓烟，爆燃时，患者被冲击波推出受伤空间，被同事发现时距离爆燃点约5m左右，被同事扑灭燃烧衣物后未做特殊处理，为求进一步治疗急来我院就诊，患者入院时呈昏迷状态。家属诉患者既往体健，否认肝炎、结核病史，否认高血压、冠心病、糖尿病等病史，否认重大外伤、手术及输血史，否认食物、药物过敏史。

专科查体：烧伤总面积100％ TBSA，位于头部、面部、颈部、躯干、双上肢、臀及会阴、双下肢，表皮部分完整，双下肢全部及躯干大部分皮肤蜡白，局部呈褐色，约60％ TBSA，干燥无水泡，肿胀明显，质韧呈皮革样坚硬，可见粗大的血管网凝固于焦痂下，头部、面部、颈部、躯干部分及双上肢大部分创面创基红白间色，约40％ TBSA，肿胀明显，渗出较多，质韧，全身多处可见皮肤裂伤，伴有出血，右前臂创面污染重，出血活跃，肌肉被挤出（病例40图4），可触及骨擦感，桡动脉未触及，左踝部胫骨、腓骨远端外露，距骨横断骨折，创面污染重，左足完全向内错位分离，仅左踝内侧少量皮肤连接，左足苍白，红白反应无，未触及足背动脉搏动（病例40图1、病例40图2）。

入院检查：血常规：白细胞计数28.4×10⁹/L，中性粒细胞计数24.02×10⁹/L，中性粒细胞百分比84.7％，红细胞计数5.89×10¹²/L，血红蛋白183g/L，血细胞比容53.2％，血小板计数128×10⁹/L；电解质：钾5.29mmol/L，钠144.9mmol/L，氯95.9mmol/L，BNP、NT–Pro–BNP<50pg/ml；心梗指标：肌酸激酶同工酶46.35ng/ml，肌红蛋白>600ng/ml。CT提示：①头颅平扫未见明显外伤性改变，颅骨未见明确骨折征象；②气管切开术后；③颈椎退行性骨关节病，齿状突左偏；④双肺轻度渗出性改变；⑤

右肾结石；⑥盆腔CT未见明显异常。X线提示：①右尺桡骨双骨折(病例40图5)；②左踝关节脱位，距骨骨折、缺损(病例40图3)。

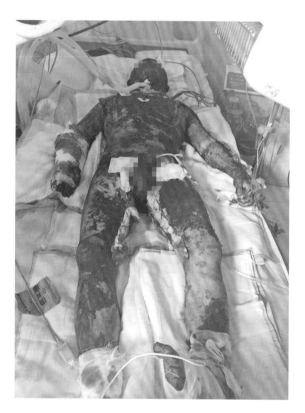

病例40图1　患者入院情况，烧伤总面积100% TBSA，Ⅲ度约60% TBSA，深Ⅱ度约40% TBSA，右前臂开放性骨折，肌肉被挤出，左足完全向内错位分离，足背动脉搏动消失

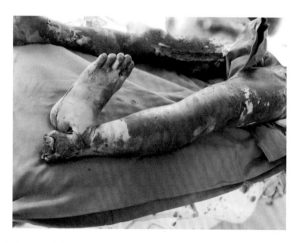

病例40图2　患者左足开放性骨折，完全向内错位分离，仅左踝内侧少量皮肤连接，距骨横断性骨折，足背动脉搏动消失

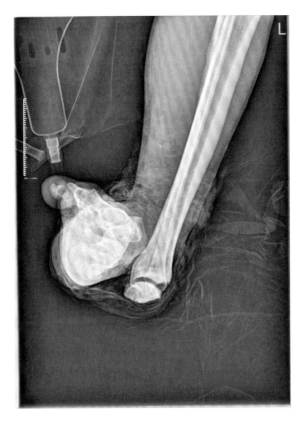

病例 40 图 3　患者左足 X 线提示：距骨骨折、缺损

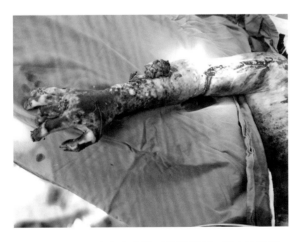

病例 40 图 4　患者右前臂开放性骨折，肌肉被挤出

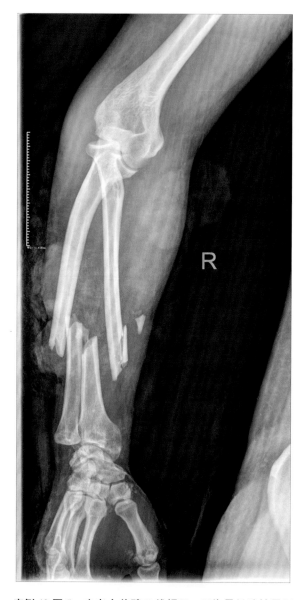

病例 40 图 5　患者右前臂 X 线提示：尺桡骨粉碎性骨折

二、入院诊断

1. 烧伤(火焰)100% TBSA 深Ⅱ～Ⅲ度全身多处

2. 吸入性损伤

3. 血容量不足性休克

4. 爆震伤

5. 多处皮肤裂伤

6. 多发性开放性骨折

三、救治过程

患者入院后根据尿量及下腔静脉宽度，在"烧伤补液公式"指导下补液抗休克、抗感染治疗，创面简单清创后未见正常皮肤，骨折处简单止血包扎固定后于急诊下行气管切开手术治疗，术后应用呼吸机辅助呼吸等对症治疗，患者于伤后24小时内查血生化提示高钾(7.0mmol/L)，给予床旁血滤，共血滤3天后查生化提示血钾降至5.31mmol/L。

入院第4天，在手术室全麻下行双上肢削痂术、双下肢切痂术、左小腿中下1/3截肢术(因损伤无法修复)、右前臂清创固定(患者家属坚决不同意右前臂截肢)、异体皮覆盖保护创面，未手术创面外用自制烧伤酊暴露保痂治疗，术后应用呼吸机辅助呼吸功能，静脉输注白蛋白及脂肪乳等肠外营养并鼻饲瑞素、瑞高等肠内营养剂营养支持等综合治疗，患者术后病情相对平稳。

入院第22天头皮大部分愈合(约2% TBSA)，在手术室全麻下清除双下肢异体皮，行双下肢微粒植皮术、头皮取皮术，术后患者凝血功能出现异常，凝血酶原时间、活化部分凝血活酶时间均延长，换药见大部分异体皮下淤血，此次手术微粒皮成活不良，最终约2%微粒皮成活，术后输注冷沉淀凝血因子等对症治疗，效果欠佳，凝血功能仍异常，创面渗血，分析连续多次血凝四项结果后，考虑患者呈肝素化状态，拔除动脉血压监测导管后，患者凝血功能恢复正常。

入院第40天，患者前躯干部分创面愈合，在手术室全麻下行前躯干切痂术(约8% TBSA)、前躯干取皮、MEEK植皮术(供皮区回植MEEK皮片)、右前臂中下1/3截肢术，术后病情较平稳，MEEK皮成活约80%。

入院第53天，在手术室全麻下行躯干残余创面、双大腿肉芽创面清创术(约16% TBSA)、前躯干取皮术(供皮区回植MEEK皮处再次取皮)、MEEK植皮术(供皮区再次回植MEEK皮)，术后病情平稳，MEEK皮成活约90%。

入院第78天，在手术室全麻下行双下肢残余创面清创术(约20% TBSA)、头皮及后躯干取皮术、MEEK植皮术，术后创面感染控制不良，多次分泌物培养出肺炎克雷伯杆菌，移植MEEK皮片未成活。

入院第89天，残余创面感染严重，在手术室全麻下行双下肢残余创面清创术，由于创面耐药菌感染及皮源紧张问题，未能再次植皮，双下肢残余肉芽创面外涂重组人表皮生长因子凝胶，外层包裹无菌保鲜膜，每日换药1~2次，创面感染有效控制，且皮片爬升扩展明显，经过1个多月换药处理，双下肢约20% TBSA残余创面最终缩小至约8% TBSA左右。

入院第140天，在手术室全麻下行双下肢残余肉芽创面扩创植皮术(约8% TBSA)、头皮取皮术，术后移植皮片成活良好。患者先后共行7次手术，现创面已全部愈合，进入康复阶段(病例40图6至病例40图7)。

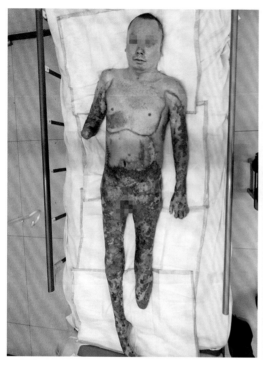
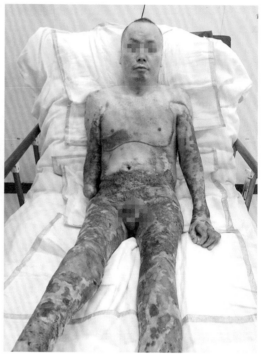

病例40 图6　患者经过7次手术,创面已全部愈合　　　　病例40 图7　患者创面已愈合

四、救治体会

1. 大面积危重烧伤患者,在休克期平稳后,尽快手术,在患者情况允许下,尽可能多地去除坏死组织,减轻毒素吸收。本例患者于住院第4天,在手术室全麻下行双上肢削痂术、双下肢切痂术、左小腿中下1/3截肢术(因损伤无法修复)、右前臂清创固定(患者家属坚决不同意右前臂截肢)、异体皮覆盖保护创面,降低感染风险,维持生命体征平稳,为后续治疗创造了条件。

2. 深度烧伤合并爆震伤,电解质紊乱等并发症出现较早,应积极预防,早期干预。本例患者于入院24小时内即出现高钾血症,经床旁血滤及补液等治疗后,血钾显著降低,电解质趋于稳定。

3. 营养支持在大面积烧伤患者治疗中不可或缺。本例患者营养支持贯穿整个治疗过程,通过鼻饲瑞素、瑞高等肠内营养剂及每日静脉输注人血白蛋白40~60g(依据生化结果及时调整),致使患者从入院至创面完全愈合,血清白蛋白基本维持在35g/L以上,大部分深Ⅱ度创面能够快速愈合(头皮于22天左右大部分愈合,其余深Ⅱ度创面40天左右基本全部愈合),既缩小了创面面积,又为Ⅲ度创面手术提供了皮源。并且发现由于早期患者肠内营养剂(瑞素、瑞高)持续滴入导致患者腹胀、腹泻等胃肠反应明显,之后改为分时间段鼻饲肠内营养剂,再辅助中药制剂,胃肠反应明显改善,进一步保护了胃肠功能。

4. 充分利用头皮愈合快的有利条件,有皮源后尽快微粒皮移植,封闭创面。本例患者于入院第22天,利用头部约2% TBSA深Ⅱ度愈合创面作为皮源,行双下肢微粒皮移植术、异体皮覆盖,为维持患者生命体征平稳奠定了基础。

5. 深Ⅱ度创面愈合后作为供皮区，为防止取皮后供皮区不愈合，采用 MEEK 皮片回植于供皮区（病例 40 图 8）。本例患者三次于躯干深Ⅱ度愈合创面取皮，首次取皮时为防止供皮区取皮后不愈合，回植部分 MEEK 皮片，供皮区不但愈合良好，且愈合时间明显缩短，三次躯干取皮后均回植 MEEK 皮片，供皮区均在 12 天内愈合，且其中已回植 MEEK 皮的供皮区愈合后再次取皮，移植至其余创面后皮片成活良好（病例 40 图 9），有效解决了患者皮源不足问题。

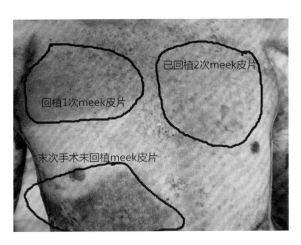

病例 40 图 8　供皮区回植 MEEK 皮片对比，供皮区回植 MEEK 皮片后愈合时间短，瘢痕增生不明显，较未回植 MEEK 皮片处差异明显

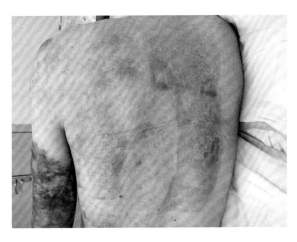

病例 40 图 9　供皮区回植 MEEK 皮片后，供皮区愈合良好，瘢痕增生不明显

6. 加强创面换药，结合生长因子，使用保鲜膜包裹创面（病例 40 图 10），有效控制耐药菌感染，促使皮片爬升扩展。本例患者在第 5 次手术后出现肺炎克雷伯杆菌感染，导致移植皮片未成活，由于创面耐药菌感染及皮源问题，在双下肢残余创面 MEEK 植皮失败后，采取创面外涂重组人表皮生长因子凝胶后包裹无菌保鲜膜的措施（病例 40 图 11、病例 40 图 12），每日换药 1～2 次，创面感染有效控制，且皮片爬升扩展明显，经过 1

个多月换药处理,双下肢约20% TBSA 残余创面最终缩小至约8% TBSA,考虑此方法可行,并有以下优点:①有效保持创面湿润,加速皮片爬升扩展;②操作简单,清创方便;③经济适用,成本低廉;④方便观察创基情况;⑤不与创面粘连,减轻患者换药痛苦。

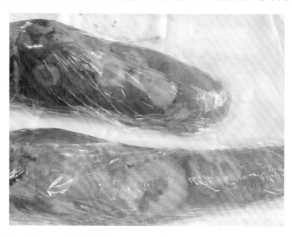

病例 40 图 10　患者肉芽创面外涂生长因子凝胶后包裹塑料包膜

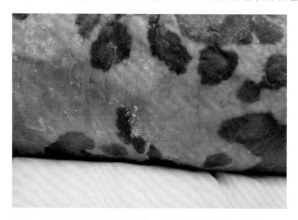

病例 40 图 11　患者通过"生长因子凝胶及包裹塑料薄膜"方法愈合的创面

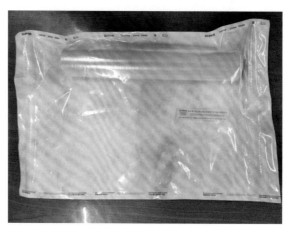

病例 40 图 12　消毒后的塑料薄膜

7. 本例患者治疗失误之处 患者第2次手术行双下肢微粒植皮后,凝血功能出现异常,异体皮下淤血较多,未能及时发现,导致移植微粒皮成活很少,为后期创面修复增加了很多困难。

五、主编述评

该患者的整体救治比较成功,虽历时3个月余,但在无完好供皮区的情况下,分次分部位逐步手术封闭创面,最终创面完全封闭,挽救了患者生命。治疗过程中勇于创新,摸索出的"塑料薄膜+生长因子"方法可明显加速皮片扩展,但在治疗过程中某些方面也并不如意,第二次术后凝血功能异常导致微粒皮成活欠佳,为后续治疗增加了许多难度。

(孙 栋 王香坤 梁清国)

编者介绍:

孙栋,男,住院医师,工作于保定市第五医院烧伤整形科,从事烧伤外科临床一线工作,先后参与2016年保定市涞源"5·23"隧道爆炸事故、2018年张家口市"11·28"化工厂爆燃事故的救援和救治工作,成功治愈数十名危重烧伤患者,对危重患者的抢救与治疗有深刻的体会。

王香坤,女,主任医师,研究生导师,保定市第五医院烧伤整形科主任。中华医学会烧伤外科学分会临床学组委员,中国医师协会烧伤科医师分会委员,中国女医师协会烧伤科医师分会常务委员,河北省医学会烧伤与整形外科学分会副主任委员,河北省中西医结合学会烧伤整形专业委员会副主任委员,河北省免疫学会烧创伤专业委员会常务委员。

梁清国,男,副主任医师,保定市第五医院烧伤整形科副主任,现为河北省医师协会烧伤科医师分会委员,河北省中西医结合学会烧伤整形专业委员会常务委员,河北省免疫学会烧创伤专业委员会委员。

病例41 大面积深度烧伤合并血型鉴定困难的救治

一、入院情况

患者侯某某,男,37岁,身高176cm,体重95kg。2017年12月20日工作时因石油醚爆燃造成全身多处烧伤。受伤时自行跳入水池中灭火,伤后立即送至当地医院抢救,急诊予以建立深静脉通路补液抗休克,气管切开,双上肢、右下肢焦痂切开减张等处理,具体补液成分不详。进行血型化验和交叉配血时,反向测定遇到凝集反应无法最终明确血型,当地医院无法为其实施手术、输血等相关治疗。近5天来,患者持续发热,体温在38.0℃以上。为求进一步治疗,于2018年1月1日经救护车转运至我科继续治疗。入院时患者神志清楚、精神差,留置尿管,大便正常。既往甲亢病史10余年,曾服药治疗,未规律坚持。否认外伤、手术及输血史,否认传染病及慢性病史,否认药物、食物过敏史。

专科查体:复测体温 39℃,脉搏 120 次/分,呼吸 30 次/分,血压 141/80mmHg、氧饱和度 100%。全身多处可见烧伤创面,总面积约 85% TBSA,创面主要位于头面颈部、后背、臀部及四肢,创区肿胀明显,大部分创面覆盖烧伤痂皮,部分创面干燥凹陷,可见树枝状凝固血管网,触痛消失;四肢及躯干痂皮周缘溶痂明显,可见坏死组织附着于创面。双上肢及右下肢可见切开减张裂口,敷料填塞,腥臭异味较明显。

入院检查:血常规:白细胞计数 17.48 × 10⁹/L,血红蛋白 83g/L,血细胞比容 24.8%,中性粒细胞百分比 69.8%;血液生化:丙氨酸氨基转移酶 56U/L,门冬氨酸氨基转移酶 72U/L,直接胆红素 13.2μmol/L,总胆红素 18.1μmol/L,白蛋白 26.5g/L,总蛋白 49.5g/L,胆碱酯酶 2.3kU/L,肌酐 46.3μmol/L,尿素氮 2.6mmol/L;降钙素原 20.49ng/ml;糖化血红蛋白 7.6%;Pro - BNP 192.7pg/ml;凝血功能:凝血酶原活动度 62%,凝血酶原时间 14.6 秒,国际标准化比值 1.36,活化部分凝血活酶时间 30.4 秒,凝血酶时间 15.3 秒;超声:右侧胸腔积液;脂肪肝,胆囊腔内沉积物;心电图:①窦性心动过速;②ST - T 改变(下壁);③T 波低平(前侧壁)。胸片示:双肺纹理增粗。

二、入院诊断

1. 烧伤 85% TBSA,深Ⅱ ~ Ⅲ度全身多处
2. 创面脓毒症
3. ABO 血型鉴定困难(原因待查)
4. 重度吸入性损伤
5. 贫血
6. 肝功能不全
7. 甲状腺功能亢进
8. 2 型糖尿病

三、救治过程

患者入院后报病重,完善各项化验检查,全面评估创面和病情。立即进行血型检测,正定为 B(+),反定不确定;交叉配血遇到了相同的困难。输血治疗无法实施,马上同输血科及检验科进行会诊讨论。结合病例综合特点,分析比对常见血型鉴定困难的种类,冷凝集素干扰是常见的原因之一。遂改变血型检测条件,提高检测环境温度、反复洗涤样本去除干扰抗原后,终于确定血型为 B(+)。但是,干扰因素仍未解除,交叉配血时间仍然较长,烧伤综合治疗需要谨慎开展。但患者全身创面溶痂明显,频繁发热,急需手术。首次手术安排在入院后第 3 天进行,为尽可能避免输血风险,手术要求减少出血、控制输血。制订具体措施如下:①缩小手术范围。由常规初次手术做 4 个肢体,改为 3 日 2 次手术,间隔 1 天,每次只做 1 个上肢和 1 个下肢,每次手术均在 2.5 小时内完成,术中仅输入悬浮红细胞 4U;②术中控制出血。术中在止血带下进行切削痂清创,松止血带前以及松止血带后彻底止血,供皮区注射含肾上腺素盐水减少出血。术中加强人员分工配合,缩短手术时间;③节约皮源。采用 MEEK 微型皮片植皮技术,有效利用正常皮源,减少供皮区失血。深Ⅱ度创面削痂后尽量保留健康真皮组织或者真皮网状结构,Ⅲ度创面则坚决切除变性或者间生态脂肪组织,在平整的深筋膜层进行 1:6 扩展

MEEK 植皮(病例41 图1)。术区 MEEK 植皮皮片成活率均在90%以上。手术所用躯干供皮区均采用1:6 MEEK 回植促进愈合,均在1 周左右愈合;④确保输血条件:输血前,所有红细胞、血浆均经过水浴增温(病例41 图2)至37℃;手术时,手术床铺设保温毯(病例41 图2),设定温度为40℃,同时将手术间温度升高至37℃,加温所有冲洗液温度至37℃;做好输血应急预案。首次输血时,医护均在场,翻身床仰卧位输入,缓慢滴入;反复检测血型,检控交叉配血难易程度。

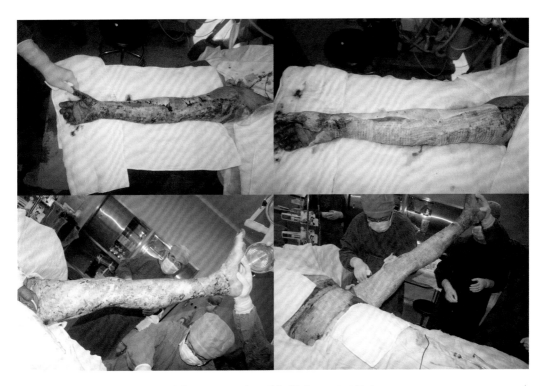

病例41 图1　上下肢切削痂,MEEK 植皮

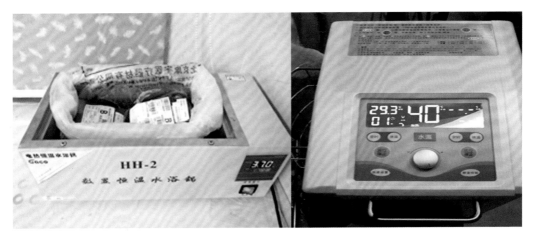

病例41 图2　水浴锅及保温毯的应用

手术后加强全身创面处理。溶痂创面加强分区换药，留取创面分泌物送检细菌培养及药敏实验，细菌培养结果回报耐药鲍曼不动杆菌以及敏感金黄色葡萄球菌，真菌感染证据为阴性。皮岛出现的区域，应用表皮生长因子并使用银锌霜促进皮岛生长及扩展融合；未溶痂创面，痂皮外用安多福溶液喷涂并吹干保痂，减轻发热反应。随着创面的封闭，第二次手术以后复查血型，鉴定过程顺利，交叉配血也恢复正常。

分别于入院后第3周、第5周、第6周，进行了躯干创面的清创以及肢体残余创面邮票皮移植术，经过共5次手术，全身创面彻底封闭。患者入院后第50天下地，进行抑制瘢痕治疗及康复锻炼(病例41图3)。

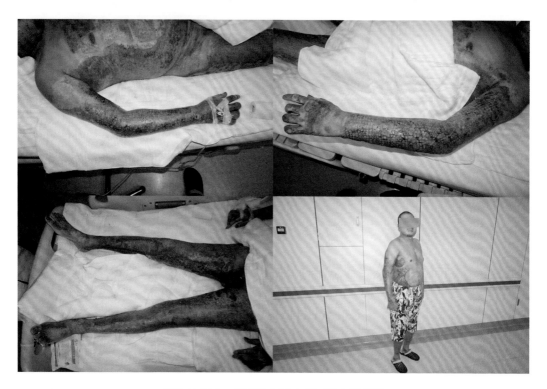

病例41图3　创面愈合及患者下地功能锻炼

除积极创面手术及修复处理外，在综合治疗过程中，也加强了全身支持治疗。早期及时补充人血白蛋白，随着交叉配血顺利，逐步增加血浆输注，同时强化营养支持。入院后间断给予3天静脉营养，并逐步改为全胃肠内营养。确保营养支持的同时，密切监测患者血糖变化，并强化胰岛素治疗，控制患者血糖水平在 5~12mmol/L。

四、救治体会

1. 把握主要矛盾　大面积危重烧伤救治离不开输血，该患者在当地医院迟迟没有手术的最大原因就是血型难以确定。患者入院后明确血型以及顺利交叉配血是所有治疗的前提，也是打开患者烧伤综合治疗的钥匙。此时治疗的关键在于血型鉴定以及输血。而当血型及输血的难题解决以后，烧伤创面的封闭又成为重中之重。烧伤创面是所有的问题的根源，选择合理的创面手术方式以及换药方法，尽早封闭创面。

2. 工作态度严谨　输血流程有严格的规定。当患者烧伤消耗越来越大，而血型鉴定反向测定出现困难时，坚定遵照输血规程，联合输血科及检验科多方会诊，查找血型鉴定困难的原因及解决方法。认真捋清临床治疗、手术方式及操作等诸多环节的每一个细节，将输血风险降至最低，确保不在输血环节出现问题。

3. 坚持创新理念　患者入院后，对年龄、体重、烧伤伤情等综合评估，始终将全胃肠营养支持、消除管道留置风险等最新烧伤救治创新理念贯彻其中。同时在烧伤创面处理过程中，科学运用新的创面封闭技术，同时利用 MEEK 植皮技术回植维护非头皮供皮区，有效地促进了供皮区的愈合和再利用。

五、主编述评

大面积危重烧伤合并血型鉴定困难，这样的病例我科从事烧伤外科近 40 年的博导教授都未曾遇见过。本病例的救治过程顺利、救治效果满意，对烧伤临床工作具有重要的参考价值和指导意义。冷凝集素干扰血型鉴定为经验性推断并获得实践证实，如果入院时采集标本检测获得冷凝集素具体效价以及变化趋势，科学价值会更高（医院不具备检测此指标的条件）。

（李东杰　申传安）

编者介绍：

李东杰，医学博士，副主任医师，就职于解放军总医院第四医学中心烧伤整形科。北京医学会烧伤外科学分会委员兼秘书，北京中西医结合学会烧伤专业委员会委员兼秘书，中华医学会烧伤外科学分会创面修复学组委员兼秘书，中国医师学会烧伤外科学分会青年委员，中国医疗保健国际交流促进会烧伤医学分会委员，海峡两岸医药卫生交流协会第一届烧创伤暨组织修复专业委员会委员。

申传安，美国哈佛大学博士后，主任医师，博士生导师，中国人民解放军总医院第四医学中心烧伤整形科主任。中国医师协会烧伤科医师分会候任会长，中华医学会烧伤外科学分会副主任委员，中国医药教育协会烧伤专业委员会主任委员，北京医学会烧伤外科学分会候任主任委员，北京中西医结合学会烧伤专业委员会主任委员。

病例 42　开放性胸部电击伤并肺外露的救治

一、入院情况

患者男性，47 岁，因"右手、左上肢、左肩背部 10kV 高压电击伤 5 小时"入院。

入院查体：体温 36.7℃，脉搏 88 次/分，呼吸 20 次/分，血压 107/68mmHg。意识清楚，患者右手、左上肢自腋窝以远干性坏死，左肩背部可见一大小约 30cm×35cm 的创面，上至锁骨处、下至肩胛下角、内至脊柱旁、外达腋后线。皮肤、肌肉碳化，创面中央可见肩胛骨发黑并断裂（病例 42 图 1）。既往体健。

入院检查：白细胞计数 $25.23 \times 10^9/L$，红细胞计数 $5.79 \times 10^{12}/L$，血红蛋白 195.10g/L，丙氨酸氨基转移酶 170.55U/L，门冬氨酸氨基转移酶 995.71U/L，肌酸激酶同工酶 205.2U/L，肌红蛋白 2966.00ng/ml，Pro – BNP 227.800pg/ml。床旁胸片：左侧气胸待排。

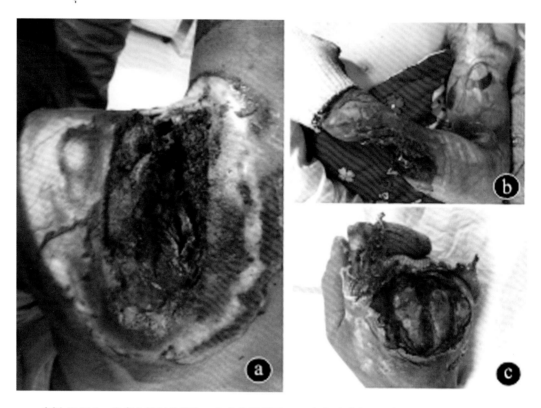

病例 42 图 1　患者入院时伤情(a：左肩背部创面；b：左上肢腋窝以远坏死；c：右手骨外露)

二、入院诊断

1. 高压电击伤 15% TBSA Ⅲ度右手、左上肢、左肩背部
2. 烧伤休克
3. 左侧气胸？

三、救治过程

患者入院后予吸氧、补充血容量、头孢类抗生素抗感染、碱化尿液、强心利尿、保护肝功能等治疗，洞穿创面予以凡士林纱布填塞、磺胺嘧啶银纱布覆盖包扎。

伤后第 3 天，患者出现持续高热，血氧饱和度下降，听诊左肺呼吸音减弱，急诊 CT 检查示：左肺挫伤、胸腔积液/血，左肺压缩 30% 以上(病例 42 图 6a)。急行"左侧胸腔置管引流"，引流出 400ml 淡血性液体，术后呼吸困难缓解。此后每日胸引量 50～150ml，由淡红色转为黄色。

伤后第 5 天，患者呼吸平稳，肝功能好转，尿量正常后行"左肩关节离断术"，术后患者体温波动在37~38℃。伤后第7天(术后第2天),随着坏死组织液化脱落,左侧胸腔开放,闭式引流漏气,予以拔出胸引管。

伤后第9天,可见洞穿创面内的坏死肋骨及外露肺脏(病例42图2a),为封闭胸腔、避免左肺萎缩,行"左肩背部创面VSD治疗"(病例42图2b),负压调节从100mmHg起,最高至400mmHg,无明显不适。维持负压在150~200mmHg持续吸引。负压吸引期间,每日用0.5%双氧水、生理盐水交替进行冲洗,定期复查白细胞逐渐降低,肝功能逐渐恢复正常,但白蛋白持续减低,明显消瘦,予以深静脉营养支持、间断输注同型血浆及白蛋白。

伤后第24天(负压治疗14天),患者负压装置出现堵管,予以拆除负压。拆除后可见部分创面新鲜肉芽形成,左侧背阔肌、斜方肌、菱形肌部分坏死液化,左侧锁骨、第Ⅱ~Ⅴ肋、断裂的肩胛骨发黑坏死,肋骨下方可见左肺外露(病例42图2c)。拆除负压后创面予以每日修剪坏死组织,大量生理盐水冲洗后湿敷换药。

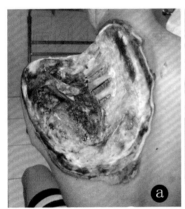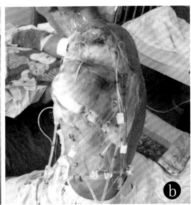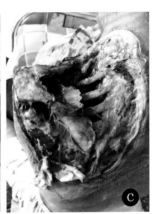

病例42图2 伤后第9日,行封闭负压吸引术

注:a. 术前,患者创面大量坏死脂肪、肌肉组织;b. VSD封闭负压吸引安装;c. 负压吸引14日后创面坏死组织溶解、液化,坏死骨显现

伤后第29天,患者右手腕关节以远干性坏死,左肩背部坏死界限明确,肩胛骨及锁骨发黑坏死(图病例42图3a、3b),行"右前臂中段以远截肢、左肩背部创面扩创、左肩胛骨离断、左锁骨离断术"。为避免胸腔进一步开放及胸腔塌陷,坏死肋骨暂时予以保留(病例42图3c)。此次扩创术后CT复查示左肺部分复张、肺胸膜增厚并与胸壁内面粘连(病例42图6b),患者白细胞及肝功能降至正常,血红蛋白81g/L,白蛋白24g/L。治疗以营养支持及创面换药为主。

伤后第43天,患者创面坏死组织基本脱落,创面大小约20cm×22cm,肉芽组织新鲜,为缩小创面行"左肩背部创面植皮+坏死肋骨离断术"(病例42图4)。术后皮片成活,创面缩小为8cm×10cm,其中肺脏外露面积为6cm×5cm(图5a)。

伤后第65天,行"左肩背部创面斜方肌皮瓣转移修复术"(病例42图5b),术后加强肺功能锻炼。术后 4 个月复查，皮瓣色泽、质地好，患者呼吸平稳，胸壁全层缺损处内陷（病例 42 图 5c），CT 复查示左肺基本复张（病例 42 图 6c）。

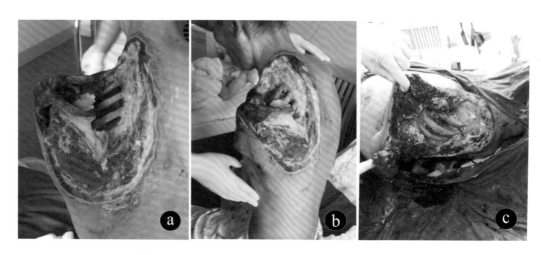

病例 42 图 3　伤后第 29 日，行坏死锁骨及肩胛骨离断术

注：a、b. 术前，左肩背部坏死界限明确，肩胛骨及锁骨发黑坏死；c. 术后，为避免胸腔塌陷，肋骨暂予以保留

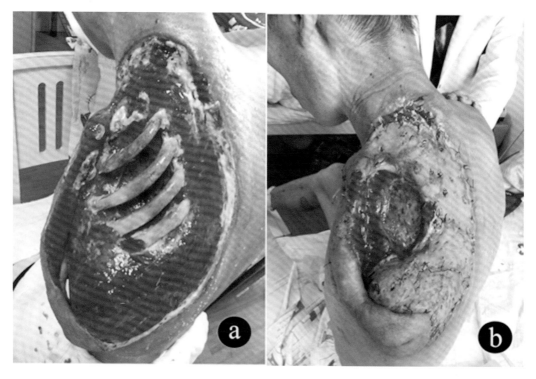

病例 42 图 4　伤后第 43 日，肉芽组织新鲜，行中厚植皮缩小创面，离断外露失活的第 II ~ V 肋

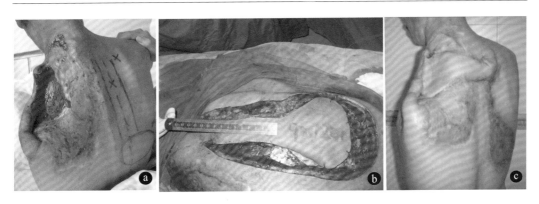

病例 42 图 5　伤后第 65 日，行带蒂斜方肌肌皮瓣转移修复术

注：a. 术前患者创面 8cm×10cm，外露肺组织面积约 6cm×5cm；b. 设计右侧斜方肌皮瓣大小约 9cm×12cm、蒂长 12cm，供区植皮修复；c. 术后 4 个月，皮瓣色泽、质地好，患者呼吸平稳，胸壁全层缺损处内陷

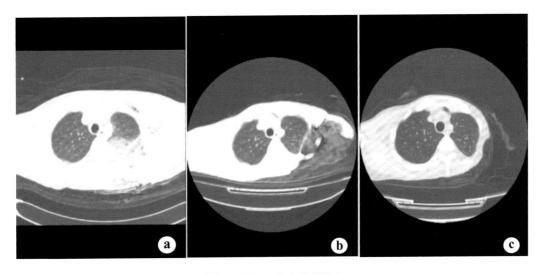

病例 42 图 6　患者影像检查

注：a. 伤后第 3 日，胸部 CT 检查示左肺挫伤、胸腔积液/血，左肺压缩 30% 以上；b. 负压封闭治疗后，CT 复查示左肺部分复张，肺胸膜增厚并与胸壁内面粘连；c. 皮瓣转移术后 4 个月，CT 复查示左肺基本复张

四、救治体会

本例电击伤患者病情危重，治疗周期长，左肩背部洞穿创面范围大且毁损重，造成左侧胸腔开放性损伤并肺外露，修复困难，成功救治体会如下：

1. 早期抗休克治疗使患者平稳度过休克期，全身情况得以改善，为后期创面修复提供了全身基础。

2. 抗生素使用。患者创面大、污染重，因多次手术及持续使用 VSD，早期连用抗生素超过 3 周。入院后第 1 周选择头孢三代抗感染。因电击伤造成"里重外轻"的创面，第 2 周予以加用抗厌氧菌药物联合治疗，同时预防性使用抗真菌药物。在患者无明显发热、血象稍高、精神状态良好的情况下及时停用抗生素。

3. 营养支持治疗。患者创面大、持续渗出及负压吸引导致低蛋白血症，明显消瘦，持续的肠内、肠外营养支持提高机体的抵抗力及组织修复能力。

4. 创面修复。这是治疗的难点，患者左肩背部创面大，同时胸壁开放性损伤，左肺压缩合并胸腔积液，早期胸腔闭式引流和持续 VSD 治疗以暂时封闭胸腔，有助于恢复胸腔负压、促进肺复张。

患者左肩背部创面在坏死界限未完全清楚时，一次扩创难以彻底，常规换药难以忍受疼痛且引流不畅，坏死液化组织可能集聚于胸腔内造成胸腔内严重感染。早期选择使用 VSD 治疗，通过有效引流，以控制胸腔内感染、改善局部血液循环、促进肉芽组织生长，以使肺胸膜与胸壁内面粘连，防止肺萎缩。患者负压治疗期间呼吸平稳，体温最高不超过 38.2℃，复查血常规可见白细胞逐渐下降，表明负压治疗在控制胸腔内感染、防止呼吸功能衰竭方面发挥了积极作用。

在开放性胸腔使用 VSD 技术需极为谨慎：第一，正确选择安装时机。经胸腔闭式引流，胸引液由淡红色转为黄色后行 VSD 治疗，表明胸腔内无活动性出血。同时清创选择在水肿回吸收期后、组织坏死液化前进行，此时组织坏死界限较为清楚，可避免清创过深导致创面主要血管损伤、裸露；第二，VSD 材料分层放置，不直接接触左肺。断裂的肩胛骨及肋骨表面放置一层 VSD 材料，同时为避免吸引不畅，坏死组织液积留肺组织表面，安装时在患者肋骨下方同时放置泡沫材料并使材料与肋骨上方材料紧密相连，以利于引流；第三，在冲洗液的选择上，使用 0.5% 双氧水、生理盐水交替进行冲洗，双氧水作用于创面后，迅速分解，释放新生氧，杀灭创面、创腔中的革兰阴性菌，其氧化作用还可以溶解坏死组织，有效去除血渍、分泌物，避免冲洗管堵塞、保持吸引管通畅；第四，负压值低于创伤外科通常所使用的负压值，在调整负压参数时循序渐进，缓慢加大负压压力，从 100mmHg 起，最高至 400mmHg，在调整的过程中，观察患者的呼吸状况，本患者选择 150～200mmHg 持续吸引，可保证负压装置海绵材料瘪陷、通畅引流，且患者呼吸平稳，吸引管内未出现鲜红色引流液。

患者左肩背部创面大，采取分期创面修复。伤后第 43 天，患者创面大小约 20cm×22cm，肉芽组织新鲜，肋骨发黑坏死，肋骨下方肺组织外露。脏器外露创面应使用皮瓣覆盖，但患者后期体型消瘦，为避免行较大的皮瓣转移，故先行肉芽创面植皮术以缩小创面，植皮术后患者创面缩小为 10cm×8cm，行植皮术的同时离断部分坏死的 II～V 肋。术后患者左侧胸廓并无塌陷，无反常呼吸。伤后第 65 天行对侧带蒂斜方肌肌皮瓣覆盖外露肺脏，皮瓣成活，皮瓣与肺组织粘连后嘱患者行呼吸功能训练，术后 4 个月 CT 复查可见左肺基本复张。

5. 心理和康复功能治疗。患者为家庭主要劳动力，伤前身体健壮，伤后身心均遭受巨大创伤，不仅失去双手、丧失了基本的生活自理能力，还具有对疾病的强烈不确定感，对治疗结果充满担忧，伤后患者体重最低不足 50kg。治疗期间与其交流可感受到患者沉默寡言。在日常治疗和护理操作中尽可能做到动作轻柔细致，不断鼓励和安慰患者，将心理关怀体现和融入到每次的操作和治疗的过程中，逐渐改善患者的不良心理状态，稳定患者情绪，使患者能够积极配合长达 3 个月的治疗。在创面完全修复后联系康复科及早进行康复治疗，以促进肺复张和呼吸功能恢复。

五、主编述评

此患者早期抗休克治疗比较成功，患者平稳度过休克期，创面治疗比较困难，但手术时机及方式把握得当，多次手术均得到较好的疗效，开放性的胸腔且合并肺组织外露联合 VSD 封闭负压吸引技术需谨慎掌握使用方法，使用过程中需严密观察病情变化；后期功能康复及心理治疗的干预也对此类患者尤为重要。

（袁 媛 李伟人）

编者介绍：

袁媛，女，医学硕士，副主任医师，目前就职于贵州医科大学附属医院烧伤整形外科，国家紧急救援队成员。擅长体表肿瘤切除术、创面修复术、烧伤电击伤危急重症的救治等。

李伟人，男，医学博士，主任医师，硕士生导师，贵州医科大学附属医院烧伤整形科主任。中华医学会整形外科学分会青年委员，中华医学会烧伤外科学分会休克和脏器损伤与防治学组委员。

病例 43 高温水泥熟料 80% 化学烧伤合并挤压综合征急性肾损伤的救治

一、入院情况

患者孙某某，男，38 岁。因"高温水泥熟料烧伤全身多处 6 小时"入院。患者于 2018 年 4 月 12 日上午 7 时许，因水泥车翻车，80℃水泥熟料倒塌，将患者掩埋至颈部，约 10 分钟后被挖掘机救出，颈部以下被高温热水泥烫伤。120 送往当地人民医院，建立外周静脉通道及简单包扎创面后，转至我科，予以收治入院，病程中补液约 1500ml，小便未解。

专科查体：呼吸 22 次/分，心率 120 次/分，心音低。创面位于全身多处，80% TBSA，创面腐皮部分已脱落，散在大小不等水疱，疱液呈猩红色，基底红白相间为主，部分苍白，弹性减退，右大腿前侧创面成皮革样，局部凹陷，左小腿肿胀紧张，肢端凉，足背动脉搏动摸不到。

急诊化验示：血常规：白细胞计数 40.50×10^9/L，中性粒细胞百分比 85.30%，淋巴细胞百分比 5.30%，红细胞计数 6.66×10^{12}/L，血红蛋白 196g/L。血液生化：总蛋白 42.9g/L，总胆红素 33.67μmol/L，间接胆红素 30.12μmol/L，丙氨酸氨基转移酶 87U/L，门冬氨酸氨基转移酶 244U/L，肌酸激酶 10 585U/L，肌酐 227.2μmol/L，尿酸 576μmol/L，估算的肾小球滤过率 26ml/(min·1.73m²)，钠 134.9mmol/L，氯 102.6mmol/L，HCO₃⁻：

17.1mmol/L，钾6.02mmol/L，血糖9.61mmol/L。

二、入院诊断

1. 全身多处烧伤80% TBSA Ⅱ～Ⅲ度（Ⅲ度50%）
2. 急性肾损伤
3. 挤压综合征
4. 低血容量性休克

三、救治过程

救治过程主要分为三个阶段：

1. 入院急诊抢救

（1）入院后立即予吸氧、深静脉插管、快速补液抗休克治疗，并留置尿管，导出100ml黑色尿。1小时内快速补液3000ml后，尿量无增加，予以呋塞米20mg，无小便流出，考虑高温水泥掩埋病史、左下肢肿痛等症状，结合化验检查，诊断为合并急性肾损伤，病情极度危重。

（2）左下肢有明显肿痛和血运障碍，考虑为挤压综合征的主要因素。为缓解左下肢张力，减少肌肉坏死，立即急诊行左下肢深筋膜减张术，术中打开左小腿的前、后肌间隔，充分减张（病例43图1）。

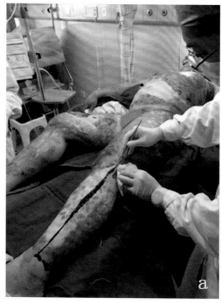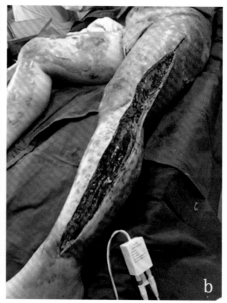

病例43 图1　左下肢深筋膜减张术

注：a. 左下肢切开减张过程；b. 术中打开左小腿的前、后肌间隔，充分减张

2. PICCO监测下的液体复苏和CRRT治疗　因患者烧伤面积大，伤源为复杂化学成分，创面深，组织坏死明显，无尿，少许残留尿呈黑色，病程中持续无尿，入院时患者肌酐227.2μmol/L，6小时后复测肌酐278.6μmol/L，血钾上升至6.28mmol/L，考虑急性

肾损伤加重，同时患者心率加快，立即在超声引导下行股动脉和颈内静脉穿刺置管，行PICCO监测，并行连续肾脏替代疗法CRRT治疗，模式为CVVH。

（1）PICCO监测：PICCO脉波指示连续心排血量监测，经肺热稀释方法和动脉脉搏轮廓分析法综合对血液动力学和容量进行监护管理。患者休克期PICCO监测情况：

2018-04-13：CO：11.7L/min，CI：5.76L/（min·m²），SVRI：1568DSm²/cm⁵，EVLW：6.1ml/kg，ITBVI：794ml/m²

2018-04-14：SVRI：31.8DSm²/cm⁵，EVLW：5.2ml/kg，ITBVI：882ml/m²

2018-04-15：CO：11.7L/min，CI：5.76L/（min·m²），SVRI：1373DSm²/cm⁵，EVLW：8.8ml/kg，ITBVI：1148ml/m²，PVPI：1.4

通过PICCO对于心血管功能及循环容量状态的监测调整补液量和速度，并根据化验情况调整补液的液体种类，患者休克期相对平稳，顺利渡过前72小时。

伤后第一个24小时：总计入量为9500ml（包括晶体为7950ml，血浆1200ml，白蛋白70g），出量为2098ml。第二个24小时：入量为5300ml（包括晶体4500ml，血浆500ml，白蛋白60g），出量为2325ml；第三个24小时：入量为6400ml，出量为3460ml。

（2）枸橼酸体外抗凝的CRRT治疗（病例43图2）。

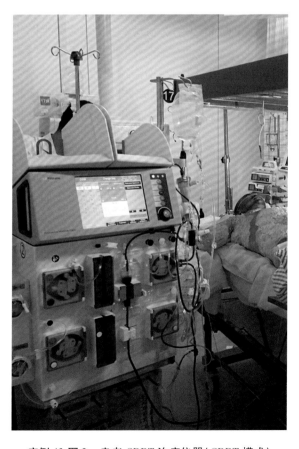

病例43图2　患者CRRT治疗仪器（CRRT模式）

患者急性肾损伤进行性加重，无尿，血钾高，考虑有挤压综合征和 ARF，为清除体内的坏死组织引起的肌红蛋白、游离血红蛋白增高，并保持内环境稳定，同时为了不影响机体的凝血功能，予以行持续床边体外枸橼酸抗凝的 CRRT 治疗（CVVH 模式）（病例43 表1）。

病例43 表1　患者 CVVH 治疗情况

日期	治疗时间 （h）	血流速 （ml/h）	枸橼酸速度 （ml/h）	超滤率 （ml/h）	超滤量 （ml）
04.14 ~ 04.15	20	150	150 ~ 155	240 ~ 350	1300
04.16 ~ 04.17	13.5	150	180	300 ~ 400	1095
04.18	14.5	150	150 ~ 155	500	3274
04.19	6	150	150 ~ 155	500	935
04.20	8.5	150	180 ~ 190	450 ~ 500	935

经过体外抗凝的 CVVH 治疗，内环境保持稳定，血 CK 值指标直线下降（病例43 表2），急性肾损伤少尿及内环境紊乱症状得以有效缓解。

病例43 表2　CK 值变化情况

日期	04 – 12 13:00	04 – 12 20:00	04 – 13	04 – 14	04 – 15	04 – 16	04 – 17	04 – 21
CK 值（U/L）	10 585	8554	4112	2374	481	465	470	137

伤后第一个 24 小时无尿，伤后第二个 24 小时尿量 175ml，第三个 24 小时尿量 390ml，第 4 个 24 小时尿量 420ml，后尿量缓慢增加，伤后第 8 天，尿量恢复到 90 ~ 150ml/h，停止 CVVH 治疗。

3. 手术治疗

（1）早期的大面积切痂清创加植皮术（受伤过程见病例43 图3 至病例43 图7）。

伤后第 3 个 24 小时仍少尿，CK 仍非常高，达 2374U/L，但内环境相对稳定，为去除坏死组织，减少游离肌红蛋白和血红蛋白的损害，于伤后第三个 24 小时行双下肢 35% 清创切痂 +25% 自体皮肤移植术 + 异种皮包扎术，患者双下肢可见约 35% Ⅲ度化学性烧伤创面，左侧肢体外侧切开减张，予以切除坏死皮肤及皮下组织大部至深筋膜层，左侧小腿胫骨前部分肌肉坏死予以去除，将皮片大部裁剪为邮票皮片，部分打孔为网状皮片覆盖双下肢，左下肢后侧给予异种皮覆盖，术中生命体征稳定，历经 3 个多小时的手术术中血压稳定，出血约 2000ml。术后继续 PICCO 监测和体外抗凝的 CRRT 治疗。

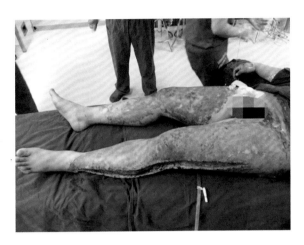

病例43　图3　患者双下肢约35%　Ⅲ度化学性烧伤创面，左侧肢体外侧切开减张

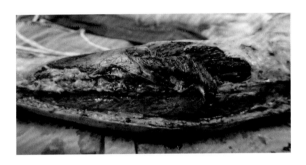

病例43　图4　予以切除坏死皮肤及皮下组织大部至深筋膜层，图中可见术中将左侧小腿胫骨前部分肌肉坏死予以去除

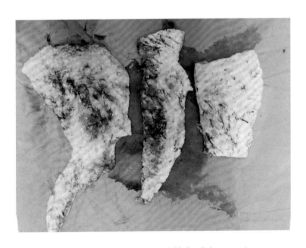

病例43　图5　术中切除的部分坏死组织

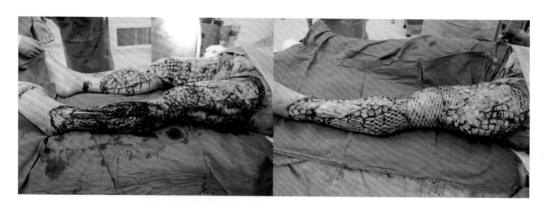

病例 43 图 6　双下肢切削痂后，将皮片大部裁剪为邮票皮片，部分打孔为网状皮片覆盖双下肢

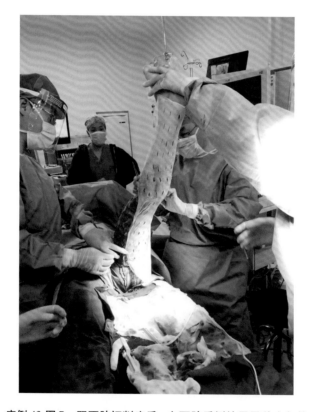

病例 43 图 7　双下肢切削痂后，左下肢后侧给予异种皮包扎

术后 4 小时复查血肌红蛋白含量，从术前 > 1000ng/ml（无法测出）迅速下降至 567ng/ml，手术取得了良好的治疗效果，患者生命体征平稳。

（2）后期多次的肉芽创面植皮术（病例 43 图 8 至病例 43 图 10）：接下来 2 个月，又经历了三次全身多处肉芽创面的自体皮移植术，封闭了全部 80% TBSA 的创面。

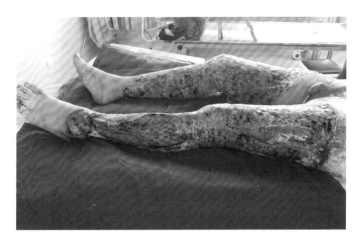

病例 43 图 8　第一次术后 10 日：患者首次手术植皮邮票皮片及网状皮成活良好，异种皮部分脱落

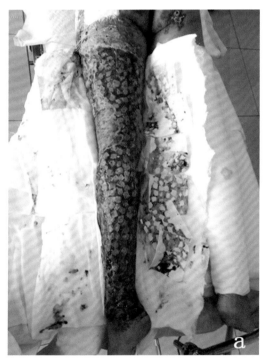
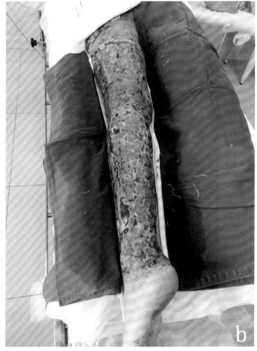

病例 43 图 9　第二次术后创面情况

注：a. 术后第 5 日：邮票皮片封闭患者左下肢首次手术异种皮覆盖创面，成活良好；b. 术后第 10 日：可见邮票皮片扩展良好，左下肢创面基本封闭

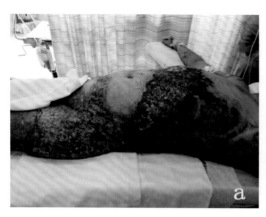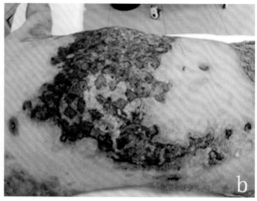

病例 43 图 10　第三次术后创面情况

注：a. 术后第 5 日：躯干及右髋部创面大部分溶痂，予以去除，露出新鲜肉芽创面，给予邮票皮片覆盖；b. 术后第 10 日：可见邮票皮片成活良好，创面大部分封闭

历经 3 个多月，在该患者的救治过程中，早期 PICCO 监测下的液体复苏、体外抗凝的 CRRT 治疗为早期手术打下良好的基础，伤后第 3 天的大面积切痂清创植皮术是治疗的关键，历经 100 天，患者痊愈出院，创造生命奇迹。伤后半年随访情况见病例 43 图 11。

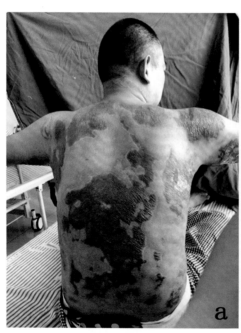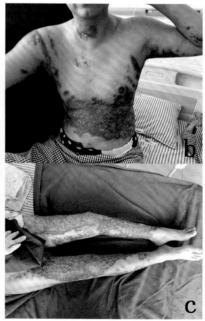

病例 43 图 11　伤后半年随访情况

注：a. 躯干后侧情况；b. 躯干前侧情况；c. 双下肢情况

四、救治体会

1. PICCO 监测　PICCO 作为近年来发展快速的功能性有创血流动力学监测技术,可全面、动态、连续地获得机体的血流动力学情况。其采用经肺热稀释(TPTD)技术,测量时向深静脉导管内匀速注入冰盐水(0～6℃),经上腔静脉、右心房、右心室、肺动脉、血管外肺水、肺静脉、左心房、左心室、升主动脉、腹主动脉、股动脉,PICCO 动脉导管的温度探头最终感受到该次测量的温度变化,监护仪画出热稀释曲线,通过自动分析该曲线波形并计算动脉压力波形曲线下面积,可获得心排量参数:心输出量(CO);血容量参数:心舒张末期容积(GEDV)、胸腔内血容量(ITBV);外周血管阻力参数:系统性血管阻力(SVR);心肌收缩性参数:左心室收缩力指数(dPmax)、心指数(CI)、全心射血分数(GEF);肺部参数:肺血管通透性指数(PVPI)、血管外肺水(EVLW)等。

PICCO 监测创伤小,只需放置中心静脉和动脉导管,无需放置肺动脉导管,也不需要胸部 X 线来确认导管位置定位,更简便、安全,它初始设置时间短,可在几分钟内开始使用,并且可以动态、连续测量,能连续反映一些高变异度但临床价值大的指标。此例患者伤后很快就并发急性肾损伤和挤压综合征,液体复苏量很难掌握,采用 PICCO 监测,依据患者病情的变化随时获得血流动力学数据并及时调整补液方案,在烧伤后补液监测中可敏感反映休克纠正情况、避免容量超负荷与肺水肿,使得患者顺利度过休克期。

2. 枸橼酸体外抗凝的 CRRT 治疗　CRRT 在重症患者中得到普遍应用,其具有对患者的血流动力学影响小,能持续、稳定地控制电解质、液体平衡,并能有效地清除炎症介质的独特优势,能显著改善危重患者的预后,降低患者死亡率。该患者烧伤面积大,伤源为复杂化学成分,创面深,组织坏死明显,伤后无尿,少许残留尿呈黑色,急诊检查肾小球滤过率等指标示肾脏急性损害明显,血钾高,临床用药十分困难,为调整患者内环境,积极行血滤治疗。CRRT 治疗可清除体内代谢废物及毒物,纠正水、电解质紊乱,促进肾功能恢复及清除各种细胞因子、炎性介质,改善心血管稳定性,维持脑灌注,有效控制高分解代谢,为手术做好充足的术前准备。

抗凝是保障 CRRT 治疗顺利进行的基本条件,临床一般应用肝素抗凝,但由于其全身抗凝作用,常常导致患者出现出血并发症,对于烧伤患者来说,使用肝素抗凝的CRRT,无法行早期大面积切削痂手术。局部枸橼酸盐抗凝既可以满足体外血液净化抗凝需求,又对患者体内血液凝固系统影响较少,对于大面积烧伤患者来说,体外枸橼酸抗凝的 CRRT 治疗不影响机体的凝血功能,可以在休克期过后及时行早期大面积切削痂治疗,为此例患者的治愈打下良好的基础。

3. 伤后早期切开减张和切削痂植皮手术　水泥主要成分是硅酸盐,如硅酸钙、硅酸镁、硅酸铝,都是属于碱性的物质,所以水泥具有一定的弱碱性。

该患者系大面积化学烧伤,合并挤压综合征、急性肾损伤,早期切开减张,充分缓解局部的张力,减少肌肉坏死,在早期 CRRT 治疗的基础上,于伤后第 3 个 24 小时及时行大面积切痂植皮手术,去除坏死组织并封闭创面,是治疗成功的关键,手术后患者的肾脏功能逐渐恢复。

五、主编述评

该患者的救治过程较为成功。成功的点主要在于休克期的及时处理。患者入院时创面深,组织坏死明显,无尿,少许残留尿呈黑色,病程中持续无尿,急性肾损伤明显,立即行 PICCO 监测以及 CRRT 治疗,另外早期切削痂手术切除坏死组织,使患者平稳度过休克期,后期植皮手术才可以有条不紊的顺利进行。另外,该患者的救治成功也有赖于患者及其家属的高度配合及执行力,使医生的治疗得以顺利开展。

(万　佳　陈旭林)

编者介绍:

万佳,女,住院医师。安徽医科大学烧伤外科学硕士在读,师从陈旭林教授。临床期间从事一线工作,参与救治烧伤危重患者。

指导老师:陈旭林,男,医学博士,主任医师、教授,博士生导师,现任安徽医科大学第一附属医院高新院区副院长。安徽省学术和技术带头人,安徽省卫生系统青年领军人才。现担任中国医师协会烧伤科医师分会常务委员,中国研究型医院学会休克与脓毒症专业委员会副主任委员,中国医药教育协会烧伤专业委员会常务委员,中国医疗保健国际交流促进会烧伤医学分会常务委员,海峡两岸医药卫生交流协会第一届烧创伤暨组织修复专业委员会常务委员。

病例 44　"二氯甲烷"爆燃产物"光气"吸入性损伤的治疗

一、入院情况

患者男性,30 岁。二氯甲烷爆燃烧伤全身多处后 1.5 小时急诊入院。患者于某日 3:00 在工厂工作时车间二氯甲烷爆燃烧伤全身多处,其创面分布于头面颈部、四肢、躯干及臀,患者有简易防毒面罩,着工作服,爆炸瞬间被气浪掀翻撞墙,经急诊以"火焰烧伤"收入院。患者既往体健无特殊。

专科查体:烧伤总面积约 51% TBSA,头面颈部、四肢、躯干及臀,其中约 29% 创面苍白色,质如皮革,无触痛,头部 1%、面部 3%、颈部 2%、左上肢 2%、双下肢 7%、躯干 7%,创面表皮大部分完整,创基红白间色,肿胀,渗出少量,触痛迟钝。双眼眼睑结膜略充血,角膜糜烂,鼻毛正常,口腔少量黑色沉渣,略声嘶,咽部少量充血。

入院后首次检查检验结果(伤后 5 小时):血气分析(吸氧量 4L/min):pH:7.31,二氧化碳分压 32.5mmHg,氧分压 52.00mmHg,碱剩余 -10mmol/L,HCO_3^-:16.3mmol/L,动脉血氧饱和度 84%。

二、入院诊断

1. 烧伤(二氯甲烷爆燃)50% TBSA 深Ⅱ~Ⅲ度全身多处
2. 吸入性损伤
3. 爆震伤

三、救治过程

患者入院后给予常规清创、重症监护、抗休克、抗感染、预防并发症治疗。入院后 7 小时患者突发呼吸困难加重，氧分压低，紧急行气管切开，维持气道通畅，高流量吸氧。

入院后第 2 天听诊哮鸣音明显，气管套管可吸出大量白色稀痰，加用茶碱扩张气道，甲泼尼龙琥珀酸钠 80mg 冲击(每日 2 次)，乌司他丁静脉滴注改善循环。胸部 CT(伤后 9 小时)显示：①双肺轻度渗出性改变；②气管切开术后，胸壁及纵隔少量气肿。伤后 14 小时复查胸部 CT：①双肺广泛渗出性改变；②胸壁及纵隔少量气肿；③双侧胸腔少量积液。伤后第 2 天患者又出现呼吸困难症状，第 2 天 19：03 血气分析(吸氧量 5L/min)：pH：7.43，二氧化碳分压 35.80mmHg，氧分压 56.00mmHg，碱剩余 -1mmol/L，HCO_3^-：23.6mmol/L，动脉血氧饱和度 90.00%，即行呼吸机辅助呼吸，气管镜下气管冲洗。患者存在烧伤史，爆震伤史，二氯甲烷接触史，48 小时内出现低氧血症，双肺多叶毛玻璃样改变，氧和指数低于 200，补充诊断 ARDS(急性呼吸窘迫综合征)。机械通气后，血氧指标改善。

伤后第 4 天复查胸部 CT 示：①双肺广泛渗出性改变，较前明显进展；②胸壁及纵隔少量气肿；③双侧胸腔积液，双下叶基底段膨胀不全。患者肺部影像学表现损伤进展，但基于临床症状缓解，遂于伤后第 5 天在全麻下行四肢 29% TBSA 切削痂术、自体皮移植术、异体皮移植术、脱细胞异体真皮移植术。

伤后第 6 天血气分析(机械通气，氧浓度 40%)：pH 7.45，二氧化碳分压 40.90mmHg，氧分压 130.00mmHg，碱剩余 5mmol/L，HCO_3^- 28.5mmol/L，动脉血氧饱和度 99.00%。予以呼吸机脱机。伤后 12 天行气管镜检查：见气管、隆突、左右支气管壁较多附壁脓块痰，各气管、支气管远端可见脓痰，黏膜充血。伤后 14 天复查胸部 CT：①双肺广泛渗出性改变，较前明显吸收好转；②胸壁及纵隔少量气肿；③双侧胸腔少量积液。于伤后 19 天拔除气管套管，患者初期构音困难，发声后声音嘶哑明显。伤后 44 天行电子喉镜检查：双侧声带黏膜肥厚，红白相间，前 1/3 粘连。伤后 47 日在全麻下行头部取皮术，全身散在肉芽创面扩创植皮术。伤后 63 天创面愈合，转入康复治疗。伤后 140 天嗓音中心窄带成像内镜评估汇报：声门下瘢痕样变，声门下瘢痕样变，后部类圆形狭窄；伤后 1 年肺功能检测，患者肺功能中度阻塞性肺通气功能障碍，小气道功能障碍。

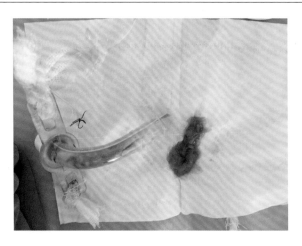

病例 44 图 1　气管内坏死黏膜脱落

四、救治体会

二氯甲烷为无色透明液体，具有类似醚的刺激性气味。本次治疗中发生爆炸的工厂车间为生产胶片的企业，车间中以液态形式储存大量二氯甲烷。其本身急性健康危害效应为鼻子及喉咙的轻微刺激，高浓度暴露可能导致丧失意识及死亡。本次事故中，患者进入车间时已佩戴防毒面具，着工作防护服，爆炸发生时为密闭环境，瞬时爆炸发生后无明火存留，患者头面有烧伤，但基本是介于浅Ⅱ度与深Ⅱ度的损伤。病情进展不符合二氯甲烷中毒特性，不符合烧伤后由热气、火焰导致呼吸道烧伤特性，爆震伤不能除外。

在救治过程中，继续对二氯甲烷分析研究，爆炸过程中二氯甲烷与明火接触会产生分解产物：氯化氢、光气。其中光气又称碳酰氯，高毒，不燃，生成氯化氢后有强烈腐蚀性。吸入后健康危害主要损害呼吸道，导致化学性支气管炎、肺炎、肺水肿。急性重度中毒出现肺水肿或成人呼吸窘迫综合征。肺水肿发生前有一段时间的症状缓解期（一般1～24小时），可并发纵隔及皮下气肿，符合患者病情变化。患者此次病情凶险，但凶险之处不仅仅在于休克、感染、脏器并发症，而是在于受伤环境中二氯甲烷的爆燃产生光气，光气本身毒性加水解产物氯化氢直接作用在咽喉段与气管支气管上段，腐蚀黏膜出现喉头水肿与迟发型肺水肿，另外大面积烧伤引发低血容量性休克，爆震伤引发多脏器隐匿性损伤互相作用，互相影响，形成了多重因素的严重复合伤。此患者伤愈后声带损伤，声嘶不能恢复，气短，声门下瘢痕增生，肺功能中度阻塞性肺通气功能障碍，是为近年来新发现的光气损伤较为严重的后遗症。

五、主编述评

该患者的救治过程比较成功，符合重度吸入性损伤的诊断与治疗，目前国内对严重光气损害报道较少，尤其是一些化工原料在爆炸环境中生成的衍生物二次损害在平日工作中不常见，容易在初诊时判断失误，此次救治有成功也有遗憾，患者伤愈后遗留较为严重的声带损伤，期望以后的工作中要提早康复介入，提高患者生存质量。

（郝慧江　王香坤　梁清国）

编者介绍：

郝慧江，男，主治医师，工作于保定市第五医院烧伤整形科，于长海医院烧伤科团队进修，先后参与 2016 年保定市涞源"5·23"隧道爆炸事故、2019 年唐山市"5·24"化工厂爆燃事故的救援和救治工作。

王香坤，女，主任医师，研究生导师，保定市第五医院烧伤整形科主任。中华医学会烧伤临床学组委员，中国医师协会烧伤科医师分会委员，中国女医师协会烧伤科医师分会常务委员，河北省医学会烧伤与整形外科学分会常务委员，河北省中西医结合学会烧伤整形专业委员会副主任委员，河北省免疫学会烧创伤专业委员会常务委员。

梁清国，男，副主任医师，就职于保定市第五医院烧伤整形科，现为河北省医师协会烧伤科医师分会委员，河北省中西医结合学会烧伤整形专业委员会常务委员，河北省免疫学会烧创伤专业委员会委员。

病例 45　特重度毁损性高压电烧伤患者的救治

一、入院情况

患者李某某，男，21 岁，电焊工，身高 165cm，体重 65kg。因"高压电致多处毁损烧伤并呼吸困难 7 小时余"入院。患者于 2018 年 10 月 16 日 16：00 工作时，左手所推的脚手架触碰 1 万伏高压电，致左上肢触电并多处高压电烧伤，触电当即被甩出数米并昏迷倒地（时间不详），同事救起后由 120 送当地县医院救治，病程中一度出现心搏呼吸骤停，由基层医院心肺复苏后予监护、抢救、气管插管、建立静脉通道、补液、抗炎等治疗（具体不详），因病情危重，呼吸困难进行性加重，经我科会诊后转我院救治，急诊以"全身多处高压电毁损性烧伤"收住院。患者伤后有昏迷、摔伤史，有呼吸困难，无恶心、呕吐、头痛等。受伤 7 小时以来，共输平衡盐液 2000ml，精神差，未进食、导出酱油样尿 100ml。既往体健，无特殊。

专科查体：体温 36.8℃，脉搏 95 次/分，呼吸 30 次/分（呼吸机），血压 142/100mmHg，气管插管状态，神志模糊，镇静处理，时有躁动。烧伤总面积约 40% TBSA，其中Ⅳ度 32% TBSA，Ⅲ度 5% TBSA，深Ⅱ度 3% TBSA，烧伤创面分布于左上、下肢、头面颈、背部、臀部、右手及右足跟等处，绝大部分创面创基呈焦黄、焦黑或暗紫色，质硬，皮革样，触痛消失，皮温低。且多处毁损严重，左上肢肩关节以远烧焦，肢体呈屈曲强直性畸形，无血运，皮温低，呈干性坏死，左前臂皮肤肌肉烧毁，尺桡骨部分暴露；左小腿大部分皮肤烧毁，见深部肌肉烧伤并外露；背部及左侧胸部多处洞穿样或虫蚀样毁损，创基见坏死和炭化的肌肉组织；左下颌角及颏部均可见烧伤焦痂，颈动脉及面动脉搏动于痂下消失（病例 45 图 1）。胸部皮肤紧，腹式呼吸，左肺呼吸音难以闻及，右肺呼吸音减弱，四肢冰凉，肢端及口唇发绀。

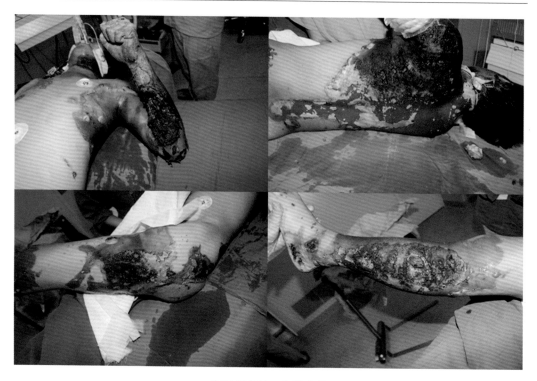

病例 45 图 1　入院查体

入院检查：入院后立即给予呼吸机辅助通气，血氧饱和度 85%，血压 142/100mmHg。血气结果提示：动脉血氧分压 67.4mmHg，动脉二氧化碳分压 50.7mmHg，血乳酸 2.8mmol/L。检验结果提示：白细胞计数 $22.86 \times 10^9/L$，中性粒细胞百分比 87.8%，血红蛋白 186g/L，血细胞比容 55.3%，丙氨酸氨基转移酶 154U/L，门冬氨酸氨基转移酶 840U/L，乳酸脱氢酶 3230U/L，肌酸激酶 48820U/L，肌钙蛋白 I 1.29ng/ml。中心静脉压 $0cmH_2O$。院前胸部 CT 提示：左肺水肿(病例 45 图 2)。

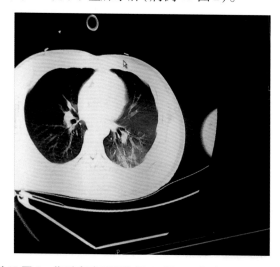

病例 45 图 2　伤后当地医院胸部 CT 提示：左肺弥漫性渗出改变

二、入院诊断

1. 特重度毁损性烧伤(高压电)40% TBSA(深Ⅱ度3%，Ⅲ度5%，Ⅳ度32%)全身多处
2. 呼吸道及肺烧伤
3. 急性呼吸衰竭
4. 烧伤休克
5. 心肺复苏后
6. 肝功能异常
7. 急性肾损伤
8. 电解质紊乱

三、救治过程

该患者的治疗主要有三个阶段：①抢救生命期；②伤口修复期；③功能康复期。三个时间段有交叉。

1. 抢救生命期　患者于2018年10月16日23：40入院，入院后立即呼吸机辅助通气(SIMV模式，TV 450ml，PEEP 4cmH$_2$O，FiO$_2$ 60%，压力支持10cmH$_2$O)，重症监护，监测CVP，记录每小时出入量，同时完善各项常规检查，输血补液抗休克(第一个24小时入量7360ml，包括晶体液3200ml、血浆1400ml、代血浆1000ml；第二个24小时入量7750ml，包括血浆1550ml、人血白蛋白40g、晶体液4200ml)，预防感染(哌拉西林钠唑巴坦钠2.5g，1次/8小时)，预防应激溃疡，碱化尿液及保护心、肝、肾等重要脏器。10月17日7：30起血氧饱和度较前下降，将呼吸机的FiO$_2$调至90%，PEEP调到8cmH$_2$O，缺氧改善不明显，氧分压仅58.4mmHg、二氧化碳分压47.6mmHg。再次查体见：胸廓呼吸运动弱，左肺无呼吸音，右肺呼吸音弱，分析认为患者呼吸困难可能与气道烧伤和烧伤焦痂限制胸廓运动有关，立即急诊行"气管切开＋后躯、左侧胸、左上、下肢焦痂切开减张"(病例45图3)，术后呼吸机辅助通气，血气明显改善，CVP恢复正常，但检验示：丙氨酸氨基转移酶141U/L，门冬氨酸氨基转移酶703U/L，总蛋白52.35g/L，白蛋白26.1g/L，尿素氮10.16mol/L，肌酐238.5μmol/L。予甲泼尼松龙琥珀酸钠40mg、1次/日，减轻炎症和毒素对脏器的损伤。休克期后，10月19日全麻下行"左上肢截肢＋左下肢烧伤焦痂切除异体皮覆盖"，尽早切除坏死组织减少毒素吸收，术后检验示：血红蛋白64g/L，血细胞比容19.1%，血小板28×10^9/L，丙氨酸氨基转移酶69.7U/L，门冬氨酸氨基转移酶274.3U/L，总蛋白37.55g/L，白蛋白23.1g/L，立即大量输悬浮红细胞、血浆、血小板和人血白蛋白等纠正内环境。由于伤口渗血多，10月20日复检报血红蛋白危急值(49g/L)，继续对症纠正内环境。10月22日再次出现血氧饱和度下降，调整呼吸机参数改善不佳，急诊胸部CT示：双侧胸腔大量积液，双肺不张，左肺最为严重，遂于床旁行右侧胸腔闭式引流，考虑左侧胸壁烧伤痂皮覆盖暂未行胸腔穿刺引流，经胸腔闭式引流、输注白蛋白、利尿等治疗后病情逐渐好转，呼吸困难改善。10月23日全麻下行"后躯烧伤创面切痂异体皮肤覆盖＋左胸腔穿刺抽水术"，术后切口多处出血和渗血，再次急诊缝扎止血和大量输血，病情逐渐平稳。10月25日创面分泌物培养结果提示：多耐

药性鲍曼不动杆菌和肺炎克雷伯杆菌感染，结合临床认为鲍曼不动杆菌属定植菌，予肺炎克雷伯杆菌敏感性抗菌药物治疗（美罗培南＋哌拉西林钠他唑巴坦钠）同时口服氟康唑预防真菌感染。

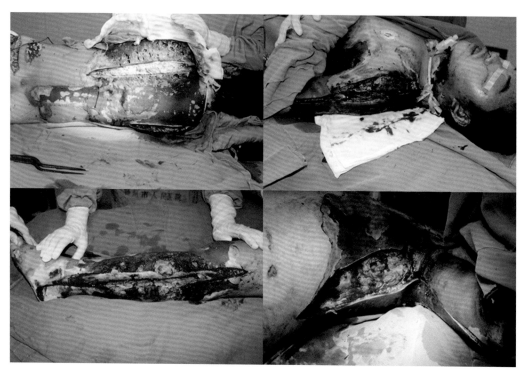

  病例45 图3 因胸廓运动受限和左上下肢血运欠佳，于右肩胛内侧、左肩胛外侧、左侧胸、左肩、左上肢及左小腿内外侧行烧伤焦痂切开减张，术后呼吸改善明显，左下肢血运改善，左上肢血运无明显变化

  2. 创面修复期 因左大腿及左臀创基条件好，2018 年 10 月 30 日全麻下行“左大腿及左臀部扩创刃厚植皮＋左小腿及左足负压引流术”；后躯创基有较多坏死组织，11 月 5 日全麻下行“后躯烧伤创面扩创负压引流”，疗效佳（病例45 图4）。11 月 12 日全麻下行“后躯扩创部分刃厚植皮＋左小腿扩创负压引流”，创基改善后于 11 月 19 日行“左小腿扩创＋刃厚皮植皮”，术后皮片成活但扩展力偏差，创面部分愈合。因肩胛骨及锁骨完全去除风险大，且易致臂丛出口粘连、塌陷，后遗神经痛，我们采用“蚕食”去骨，在坏死组织分界清楚后，12 月 6 日全麻下行“左侧肩胛骨及锁骨部分截骨＋后躯及左胸壁扩创刃厚植皮＋异种脱细胞真皮覆盖”，术中去除了左肩峰、肩胛岗、内下 1/2 肩胛骨及锁骨肩峰端，保留了外上 1/2 肩胛骨、喙锁韧带及内 2/3 锁骨等重要支撑结构，保护了锁骨下血管神经束（病例45 图5），残余创面 12 月 19 日行“多处扩创植皮”。因右足跟深度烧伤，考虑负重区植皮易磨损于 12 月 27 日全麻下行“右足跟切痂＋腓肠神经营养皮瓣转移修复＋左小腿残余创面扩创植皮＋左踝死骨咬除植皮＋胫骨钻孔”，以整形学观点修复创面，保护功能，术后恢复好（病例45 图6）。

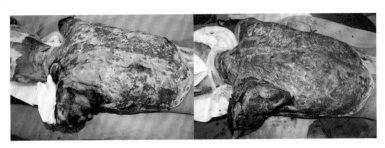

病例45 图4 后躯烧伤创面坏死组织多，肩胛区深部有积液和分泌物，坏死分界不清，创基植皮条件差，采用"扩创＋创面封闭负压引流"处理，治疗7天后，创基新鲜

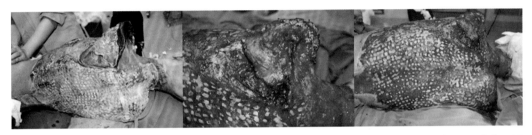

病例45 图5 坏死分界清楚后行"左侧肩胛骨及锁骨部分截骨＋后躯及左胸壁扩创刃厚植皮＋异种脱细胞真皮覆盖"术

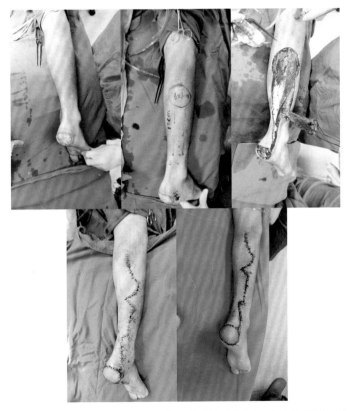

病例45 图6 右足跟处有约4.0cm×5.0cm的深度烧伤创面，行切痂扩创后于右小腿右侧设计大小为6.0cm×7.0cm，蒂长13.0cm的岛状腓肠神经营养皮瓣修复右足跟，术后皮瓣存活，远期效果良好

3. 康复治疗期　治疗中创面基本愈合即开始康复训练。由于后躯及下颌等处皮肤磨损溃烂,2019 年 1 月 9 日行"背部、颈部及下颌烧伤残余创面扩创植术",又因左胫前及左膝外侧两处骨外露创面未愈,1 月 18 日行"左胫前及左膝外侧骨外露创面扩创 + 带蒂岛状膝上动脉穿支皮瓣修复左膝 + 带蒂岛状隐神经瘢痕皮瓣修复胫前 + 供瓣区中厚植皮",术后皮瓣血运良好,骨外露创面封闭,左膝功能正常(病例 45 图 7)。治疗过程中,后躯及颈部再发溃烂并逐渐扩大,2 月 3 日起采用复方氟米松乳膏换药联合烧伤浸浴治疗,约 10 天伤口愈合(病例 45 图 8),愈后即佩戴弹力套、佩戴矫形器及康复训练等治疗。又因全身多处瘢痕增生,痛痒不适,于 3 月 5 日局麻下对后躯、颈部及下颌等处行点阵激光治疗,术后痒痛症状明显改善,瘢痕较前软化,满意出院(病例 45 图 9)。共住院 160 天,先后行 13 次手术。

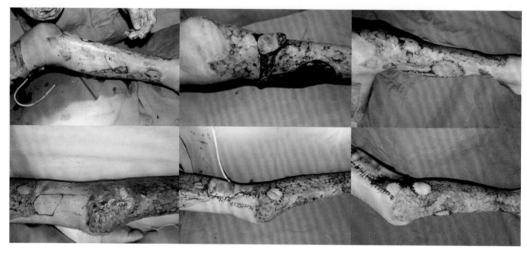

病例 45 图 7　左胫前骨外露创面大小为 2.0cm×4.0cm,左膝外侧腓骨头处骨外露面积约 2.0cm×3.0cm,术中于左小腿内侧瘢痕皮肤处设计大小为 3.0cm×5.0cm,蒂长 7.0cm 的带蒂岛状隐神经瘢痕皮瓣及于左膝外上部设计大小为 3.5cm×4.0cm,蒂长 6.0cm 的带蒂岛状膝外上动脉穿支皮瓣分别修复胫前和膝外侧创面。术后皮瓣存活良好,伤口愈合佳

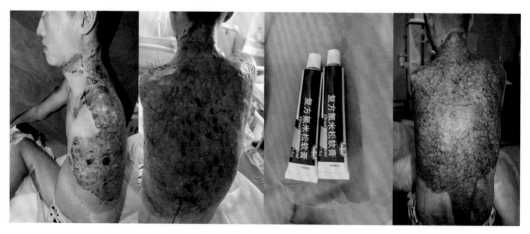

病例 45 图 8　烧伤治疗后期初愈伤口反复出现水泡和溃烂,难以愈合。采用烧伤浸浴(1 次/3 天)联合外用复方氟米松软膏治疗 10 天后创面愈合

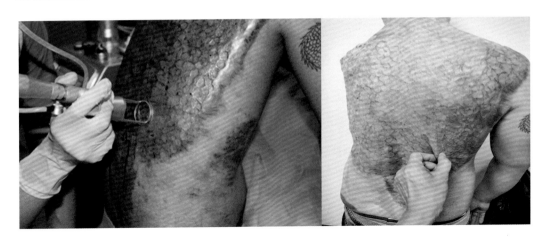

病例45 图9　伤口愈合后全身各处瘢痕增生明显,并瘙痒不适,采用二氧化碳点阵激光治疗3次,治疗后1个月随访瘢痕明显萎缩,瘢痕皮肤弹性好,瘙痒、疼痛等自觉症状明显改善

四、救治体会

1. 尽早气管切开对特重度毁损性烧伤的成功救治具有重要意义。气管切开可解除气道梗阻、改善通气条件、有效应对肺水肿及肺部感染等,该患者入院时气管插管状态,人机对抗严重,需镇静剂维持,通气效率低。气管切开后烦躁症状改善,无需镇静,通气效率增高,且便于气道护理和早期进食。

2. 躯干过半(跨中线)的深度毁损性烧伤(尤其是Ⅳ度烧伤)限制胸廓呼吸运动,应尽早烧伤焦痂切开减张。该患者焦痂切开减张前胸廓运动弱,左肺呼吸音难以闻及,右肺呼吸弱,调整呼吸机参数也难改善,焦痂切开减张后胸廓运动增加,双肺呼吸音明显改善,血氧饱和度显著提高。

3. 高压电烧伤毁损伤多见,截肢(指、趾)常见。高压电流通过人体,除引起体表烧伤外,心、肝、肾、肺等重要脏器损伤亦多见,这种损伤的程度可能与出入口导电面积相关。该患者烧伤后短期内即表现为:肺、肝、心、肾等脏器损伤,我们认为除了与烧伤后毒素吸收及休克相关外,电流引起损伤的可能性更大。保护重要脏器功能是治疗抢救中的一个重要措施,宜早采取措施。我们通过积极抗休克、抑酸、护肝、碱化尿液、利尿、使用激素、清除坏死组织等治疗,脏器损伤逐步改善。

4. 涉及肌肉的切痂最好控制在一定范围。应根据医院条件和团队人员安排手术面积大小,可以多次切痂以减少手术出血量。该患者第一次切痂面积约22%,术后渗血、渗液多,出现了血红蛋白危急值及继发了严重低蛋白血症。

5. 抢救生命是特重度毁损性烧伤救治的首要任务,其次才是伤口修复及整形等问题,但两者并非独立的,是可以同时进行的。结合伤情及自身技术制订相对系统合理的治疗策略(如手术方式、部位、范围、康复介入时间等),可避免前期欠妥的治疗给后期伤口修复及康复带来困难。

6. 多处骨外露和骨烧伤创面的处理体会是　①尽量保留重要的支撑骨;②"蚕食"咬除扁骨和松质骨;③密质骨建议皮瓣或肌瓣等修复,松质骨和扁骨可待髓腔或创周肉芽长入后植皮修复。

7. 激素软膏外用联合烧伤浸浴对烧伤残余创面具有较好疗效。该患者背部植皮区反复溃烂迁延难愈，采用复方氟米松乳膏联合烧伤浸浴治疗，10天后伤口基本愈合。

8. 二氧化碳点阵激光治疗烧伤后广泛凹凸不平的瘢痕，有软化治疗瘢痕、改善痒痛症状等明显效果，具体的有关指南，值得业界共识与商榷。

五、主编述评

该患者属于特重度高压电烧伤，烧伤面积为40% TBSA，创面基本为Ⅳ度，同时合并休克、急性呼吸衰竭、感染、心肺肝肾等重要脏器的功能损伤，有心搏呼吸骤停史，病情特别复杂和危重。入院后抢救采取了心肺复苏、气管插管后气管切开、呼吸机辅助呼吸、补液输血抗休克、监测各项生命指标、创面焦痂切开减张、保护脏器功能以及纠正内环境紊乱等一系列措施，成功地稳定了病情。在创面修复阶段先后进行了截肢、切痂异体皮覆盖、清创负压引流、蚕食祛骨或截骨、自体皮移植以及皮瓣修复组织缺损等方法，良好的修复了创面。治疗过程中，早期介入了功能锻炼、理疗、针灸及点阵激光等康复治疗，取得了良好的功能保护的效果。整个救治过程贯彻了"以抢救生命为首任，同时兼顾功能康复和形体美观"的理念，对患者治愈后重新融入社会减轻了不少心理压力。

该患者成功救治的体会有：①现场抢救后及时转到有烧伤救治能力的上级医院；②及时的机械通气、焦痂切开、抗休克等综合治疗措施，及时控制了严重全身炎症反应综合征，极好地保护了脏器功能；③不同病程阶段采取了相应的手术方式，尽快封闭了创面；④有病情变化能及时发现并有效处理；⑤对躯干部位非环形深度烧伤所引起的呼吸限制作用，以及对切痂后创面液体丢失、蛋白丢失认识有待提高；⑥因为是工伤患者，加上功能训练、康复治疗和美容整形融入了治疗全过程，因此住院时间较长。

（周孝亮 毛远桂 涂家金）

编者介绍：

周孝亮，男，医学硕士，主治医师，工作于南昌大学附属赣州医院烧伤整形科。现任海峡两岸医药卫生交流协会烧创伤暨组织修复专业委员会委员，江西省医学会烧伤外科学分会委员，江西省整合医学会创面修复专业委员会委员，赣州市医学会烧伤整形专业委员会常务委员，海峡两岸医药卫生交流协会烧创伤暨组织修复专业委员会委员，赣州市烧伤整形质量控制中心秘书。

毛远桂，男，主任医师，教授，硕士研究生导师，就职于南昌大学第一附属医院烧伤中心，从事烧伤外科临床、教学、科研30余载，在烧伤临床救治方面积累了丰富的经验，特别是大面积危重患者的抢救和一些难治(愈)性创面的处理，有独到的见解。2014年8月参加了国家卫健委组织的昆山大爆炸的救援工作，受中华医学会烧伤外科学分会表彰。

涂家金，男，主任医师，教授，硕士生导师，南昌大学附属赣州医院烧伤整形科主任。海峡两岸医药卫生交流协会第一届烧创伤暨组织修复专业委员会常务委员，中国研究型医院学会烧创伤修复重建与康复专业委员会常务委员，中国医药教育协会烧伤专业委员会常务委员，江西省医学会烧伤外科学分会常务委员，江西省医学会创伤学分会常务委员，江西省整合医学会第一届理事会理事，江西省整合医学学会创伤急诊学分会第一届创面修复专业委员会副主任委员，江西省整合医学学会创伤急诊学分会第一届委员会常务委员。

病例 46　大面积烧伤合并砷化氢中毒的救治

一、入院情况

患者男性，23 岁，因"高温粉尘烧伤面颈部、躯干、四肢、臀部后疼痛 5 小时余"于 2019 年 3 月 29 日 5：45 入院。患者自诉约 2019 年 3 月 29 日 00：30 不慎被高温粉尘烧伤面颈部、躯干、四肢、臀部等全身多处，无昏迷史，无呼吸困难，无声嘶呛咳。自觉创面剧烈疼痛，呈烧灼样，创面局部冷水冲洗，未做其他特殊治疗。被急送当地医院就诊。当地医院予创面清创包扎，开通静脉通道补液治疗。因病情重，特转来我院求进一步治疗。院外予输入复方氯化钠注射液 1000ml，留置尿管，通畅在位，引流尿液色淡黄。患者无发热，无畏寒及寒战。急诊以"高温粉尘烧伤全身多处 68% TBSA Ⅱ～Ⅲ度"为诊断收入院。既往体健。

入院查体：体温 36.7℃，脉搏 110 次/分，呼吸 23 次/分，血压 101/61mmHg。面颈部、躯干、四肢、臀部等多处见烧伤创面，总面积约 68% TBSA。少许创面表面见水泡，局部表皮脱失，创基红白相间，以白为主，痛触觉迟钝，渗出液清亮，双下肢创面基地苍白，部分显露树枝状血管栓塞。（病例 46 图 1）

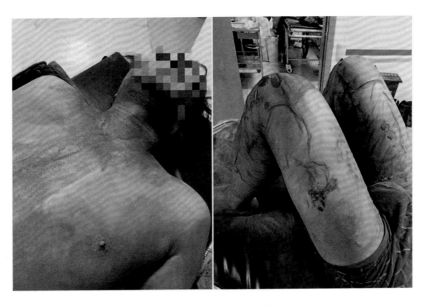

病例 46 图 1　入院时创面情况

二、入院诊断

烧伤(高温粉尘)68% TBSA Ⅱ～Ⅲ度全身多处。

三、救治过程

患者为特大面积重度烧伤,入院后立即予泰能2g、1次/8小时抗感染治疗,按照烧伤休克期补液、输注血浆抗休克治疗。因患者为高温粉尘烧伤,创面可见较多粉尘,入院时行烧伤创面清创冲洗。创面以深Ⅱ度为主,予磺胺嘧啶铈离子粉外涂保痂治疗。

患者入院第一个24小时出入量为:输液8960ml,输血浆2400ml,尿量1203ml,为深黄色尿。因按休克期补液,但尿量少,予呋塞米静脉推注利尿处理,效果欠佳。同时查血细胞分析提示:白细胞计数35.4×10^9/L,红细胞计数7.32×10^{12}/L,血红蛋白223g/L,血细胞比容62.6%,血小板计数465×10^9/L;血生化提示:总蛋白45.1g/L,白蛋白20.2g/L,球蛋白24.9g/L,尿素5.10mmol/L,肌酐80μmol/L,钾3.96mmol/L,钠127.2mmol/L,氯93.6mmol/L,钙1.89mmol/L,肾功能正常。

继续休克期补液,第二个24小时补液出入量为:输液8200ml,输血3050ml,尿量为2105ml,为血色尿。再次询问病史,患者单位同事表示高温粉尘中含有金属砷、铅、锌成分,同时请急诊科主任会诊,提示为砷中毒可能,再请血液透析室会诊,行血浆置换治疗。同时查血细胞分析提示:白细胞计数13.49×10^9/L,红细胞计数4.55×10^{12}/L,血红蛋白132g/L,血细胞比容38.3%,血小板计数126×10^9/L;急诊生化全套:总蛋白51.7g/L,白蛋白25.8g/L,尿素7.58mmol/L,肌酐147μmol/L,钾3.96mmol/L,钠129.3mmol/L,氯91.4mmol/L,钙1.92mmol/L。尿液分析+尿沉渣定量:红细胞41767.1/μl,白细胞143.1/μl,颜色红色,透明度浑浊,红细胞(4+)(>100)/HP。患者逐渐出现尿少,同时行CRRT(连续性肾脏替代疗法)治疗。

第3个24小时入量:输液6074ml,输血1200ml;出量:尿量380ml,超滤4500ml。查急诊生化全套:总蛋白61.1g/L,白蛋白35.2g/L,尿素11.35mmol/L,肌酐211μmol/L,钾5.04mmol/L,钠132.0mmol/L,氯95.1mmol/L,钙1.84mmol/L;血细胞分析:白细胞计数15.07×10^9/L,中性粒细胞百分比84.00%,红细胞计数4.31×10^{12}/L,血红蛋白125g/L,血细胞比容35.9%,血小板计数120×10^9/L。患者尿少,仍为血尿,且出现急性肾损伤。患者有砷化氢中毒,且有血尿,出现急性肾损伤,故考虑为砷化氢中毒后引起急性溶血和急性肾损伤,患者烧伤面积大,残留金属成分通过烧伤创面进入血液,毒素吸收,同时会出现急性肾损伤、少尿等情况,故急诊行头部、躯干取皮,双下肢创面切削痂异种皮+微粒皮植皮术(术后见病例46图2),切除坏死组织,减少毒素进一步吸收,术中出血约1500ml,输红细胞800ml,术后予泰能2g、1次/8小时抗感染对症支持治疗。患者仍处于少尿状态,且为血尿,持续行血浆置换及CRRT治疗。

入院后第6天(术后第3天)突然出现呼吸加快,自诉呼吸困难,查血气分析提示:pH 7.463,氧分压56.7mmHg,二氧化碳分压33.3mmHg,血乳酸2.1mg/L,碱剩余0.1mmol/L。立即予呼吸机辅助呼吸,查血气分析提示:pH 7.463,氧分压70mmHg,二氧化碳分压32.1mmHg,血乳酸1.7mg/L,碱剩余-0.7mmol/L。患者饮食后出现呛咳、呕吐,再次出现呼吸困难,呼吸机辅助呼吸,吸氧浓度80%,血氧饱和度90%,给予吸氧浓度100%后，患者诉呼吸困难无明显改善。并极度烦躁。立即请麻醉科会诊后紧急行气管插管，呼吸困难改善，但患者烦躁，人机对抗明显，为了进一步的抢救及治疗，给予患者行气管切开，并继续行血浆置换，CRRT治疗，行床旁胸片，提示：双肺水肿，双肺感染可能。呼吸科主任医师会诊后考虑为感染？心力衰竭？给予加强抗感染治疗。急诊内科主任医师会诊考虑为：砷化氢中毒并溶血，铅中毒，急性心力衰竭，肺部感染。给予强心、保肝治疗。ICU会诊：考虑肺部感染，心力衰竭。给予强心利尿。经上述治疗后，患者病情平稳，呼吸情况好转。肾功能指标逐渐下降，尿量逐渐增多，颜色逐渐变黄。至入院后第14天，24小时尿量2450ml，色清亮，查血常规：白细胞计数20.16×10^9/L，中性粒细胞百分比82.50%，红细胞计数2.65×10^{12}/L，血红蛋白82g/L，血细胞比容24.0%，血小板计数228×10^9/L；生化：总蛋白51.1g/L，白蛋白29.1g/L，尿素氮15.05mmol/L，肌酐156μmol/L，钾4.68mmol/L，钠131.0mmol/L，氯97.3mmol/L，钙1.97mmol/L。尿素氮及肌酐接近正常。目前患者病情平稳。

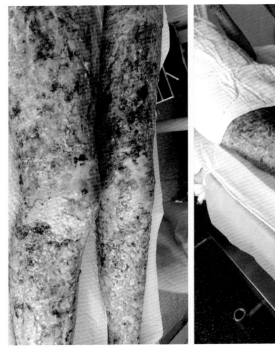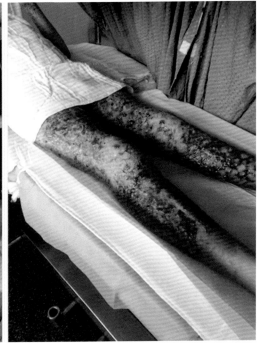

病例46　图2　双下肢微粒皮术后

四、救治体会

患者因"高温粉尘烧伤面颈部、躯干、四肢、臀部后疼痛5小时余"入院。高温粉尘中含有金属砷、锌、铅等成分，通过烧伤创面吸收后出现中毒现象，此患者表现在砷化氢中毒后出现溶血及急性肾损伤。溶血后出现血尿，血液中毒素吸收，需行血浆置换及CRRT治疗清除毒素。因金属粉尘吸收，创面逐渐加深，需行创面切痂清除坏死组织。但在治疗过程中，患者突发呼吸困难，听诊肺部呼吸音清晰，无明显干湿性啰音，且患者面颈部烧伤面积较小,以Ⅱ度为主,无明显吸入性损伤,无声音嘶哑症状,无明显咳痰,故呼吸困难原因不明确,但患者曾因饮食后呕吐出现呛咳的现象,呛咳后呼吸困难明显,故存在误吸的可能性。但砷中毒会引起呼吸道的刺激症状,咳嗽、喷嚏、呼吸困难,严重者甚至咽喉、喉头水肿,以致窒息可能,故砷中毒引起亦不能排外。经过连续的血浆置换、CRRT治疗及创面切痂清除坏死组织,患者呼吸功能好转,已无血尿,肾功能正常,病情平稳。

此患者在治疗过程中出现的血尿、溶血情况为烧伤外的非专科疾病,需积极的寻找病因及治疗方法。在无明显吸入性损伤的前提下,患者突发的呼吸困难原因不明确,随经积极抢救后患者呼吸情况好转,但仍需积极寻找原因。突发呼吸困难前无明显的影像学治疗支持,抢救后床片胸片提示双肺水肿,无法判断是抢救之前还是抢救后出现的肺水肿。

我们应该注意的是,在接诊患者时,我们应该详细的询问病史,对非专科疾病及时多科室会诊协助诊治。大面积烧伤患者应随时密切关注患者烧伤休克期情况,并要注意有无严重并发症(如吸入性损伤等),积极完善相关实验室及影像学检查,以进一步判断病情演变情况,及时积极对症处理。

五、主编述评

该患者的救治结果比较成功,经过微粒皮及小皮片植皮后创面愈合,康复出院。但在救治过程中出现未曾预料的合并症。从此来看,对于粉尘烧伤询问病史时不够详细,从而因砷中毒导致的急性肾损伤及呼吸功能的问题未能及时发现,同时创面未及时行坏死组织切除减少毒素吸收导致患者病情加重,以后在此方面要有所加强。

（季　刚　刘　军）

编者介绍:

季刚,男,住院医师,就职于昆明医科大学第二附属医院烧伤科。从事烧伤专业4年余,对烧伤相关诊疗知识及瘢痕的防治具备一定的掌握能力。

刘军,女,主任医师,就职于昆明医科大学第二附属医院烧伤科,在烧伤创面及烧伤感染的治疗领域成果显著。

病例47　烧冲复合伤患者的救治

一、入院情况

患者郑某,男,39岁,身高170cm,体重60kg。主因"船舱油管爆炸致全身多处烧伤、冲击伤3小时余"急诊入院。患者入院前3小时因船舱中油管爆炸起火致全身多处爆炸伤,伤后被同事从船舱救出经救护车急送至我院急诊。

入院查体:呼吸26次/分,脉搏120次/分,血压110/78mmHg。神志清,稍烦躁,颈软，无抵抗，双侧瞳孔不等大，左眼角膜中央可见一白色斑片，对光反射差，右眼巩膜轻度充血，双眼结膜充血水肿严重，左眼仅有光感，右眼视物尚清，全身多处可见烧伤创面，头面部眼、鼻毛及毛发烧焦，头面部轻度肿胀，除双足底、会阴周围及头顶部外均为烧伤创面，烧伤总面积约95% TBSA，其中Ⅲ度面积约80% TBSA，其中双上肢、双下肢大部分、前躯干及后躯干大部分为焦痂，去除表面焦皮后创基呈皮革样，无弹性，无充血反应，双手手背、手指烧焦，可见栓塞血管，额部、颈部、后枕部为坚硬焦痂，双耳及双唇烧焦，下唇右下方见一1cm×1cm大小贯通伤，有活动性出血。会阴部阴囊、阴茎及肛周均为烧伤创面，阴茎、阴囊部分创面为焦痂(病例47图1)。

入院检查：血常规：白细胞计数$31.0×10^9$/L，红细胞计数$5.95×10^{12}$/L，血细胞比容54.5%，血小板计数$488×10^9$/L，血红蛋白198g/L；生化：总蛋白51.9g/L，白蛋白29.7g/L，总胆红素47.4μmol/L，直接胆红素14.4μmol/L，间接胆红素33.05μmol/L，丙氨酸氨基转移酶29U/L，门冬氨酸氨基转移酶158U/L，肌酸激酶5652U/L，肌酸激酶同工酶342.0U/L，乳酸脱氢酶1344U/L，尿素氮7.96mmol/L，肌酐154μmol/L，葡萄糖10.00mmol/L；钾4.71mmol/L，钠140.2mmol/L，氯116.3mmol/L。CT示：①脑实质未见明显异常；②右侧颞部软组织肿胀；③左眼内眦部致密影，考虑为异物所致；④两侧气胸、纵隔气肿(病例47图2)；⑤两侧肺密度增高，考虑为吸入性损伤；⑥左侧睾丸致密影，考虑左侧睾丸钙化或异物所致。

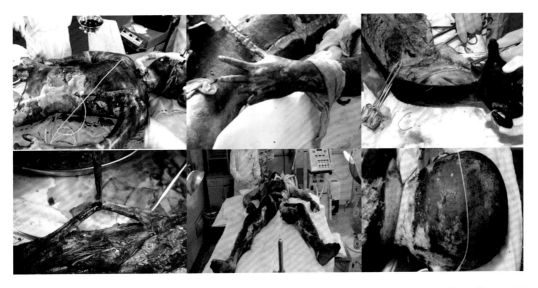

病例47图1 患者入院情况：除双足底、头顶外均为烧伤创面，手指呈焦炭状，手指肌群坏死，可见栓塞血管

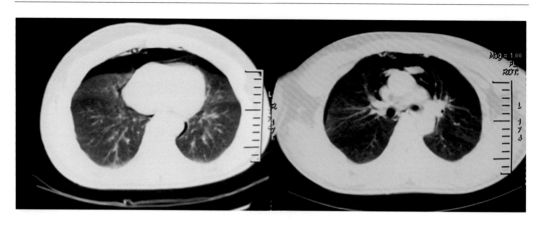

病例 47 图 2　CT 扫描示：双侧气胸，纵膈气肿(黑色箭头所示)

二、入院诊断

1. 特重度烧伤(火焰)95% TBSA(Ⅲ度 80% TBSA)全身多处

2. 双眼热烧伤

3. 急性呼吸窘迫综合征

4. 吸入性损伤(重度)

5. 多发伤：肺爆震伤，双侧气胸及纵隔气肿，头面部软组织挫伤，下唇贯通伤，左眼内眦异物

三、救治过程

患者入院后根据病史及体征，结合 CT 检查结果，明确为烧冲复合伤，急诊行气管切开，深静脉置管，快速液体复苏抗休克，并予双侧胸腔闭式引流(病例 47 图 3)，呼吸机辅助呼吸、全身支持治疗，入院后行纤支镜检查示：支气管黏膜苍白水肿，附着碳末样物质；吸痰管吸出大量碳末样痰痂(病例 47 图 4)，经积极完善术前准备，伤后 12 小时行双上肢及胸廓环形焦痂切开减张术及下唇贯通伤清创缝合，术后行控制性液体复苏，防止液体过量加重肺水肿，呼吸机予小潮气量通气，并予甲强龙冲击治疗，翻身床翻身，创面烘烤保痂，肠内及肠外营养支持。患者平稳度过休克期后，于伤后第 6 天开始，分批按计划行四肢及躯干创面切、削痂及微粒皮移植，先后经历 9 次手术：分别于伤后 6 天行"双上肢、前躯干切削痂得膜建生物敷料覆盖＋头皮削痂术"，伤后 12 天行"头皮及双足背取皮双上肢、前躯清创微粒皮移植异体皮覆盖术"，伤后 23 天行"头皮双足取皮双侧腹股沟大腿清创植皮术"，伤后 32 天行"头皮取皮后躯干清创自体皮移植术"，伤后 43 天行"头皮及双足取皮全身清创自体皮移植术"，伤后 60 天行"头皮及双足取皮全身残余创面清创自体皮移植术"及"左眼内容物剜除术、右眼角膜羊膜移植术、右髂部取上皮双上睑松解植皮术、双上睑缘粘连术"，伤后 68 天行"右眼结膜瓣全角膜覆盖、眼睑粘连术"。伤后 70 天，患者全身创面基本愈合，面颈部及四肢出现多处瘢痕挛缩畸形，行后期功能康复及瘢痕整形治疗(病例 47 图 5、病例 47 图 6)。

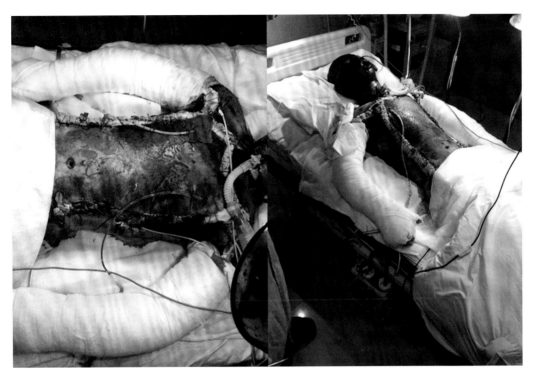

病例 47 图 3　入院后迅速行双侧胸腔闭式引流

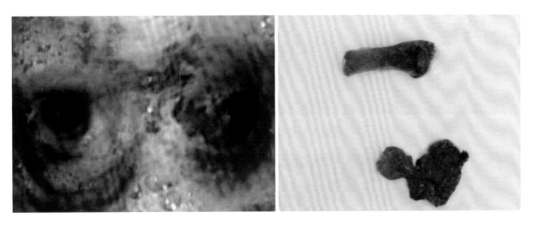

病例 47 图 4　纤支镜检查示支气管黏膜苍白水肿，附着碳末样物质；吸痰管吸出碳末样痰痂

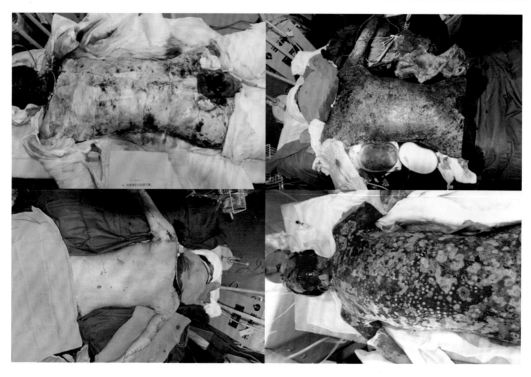

病例 47 图 5　分批行切、削痂生物敷料覆盖及微粒皮移植 + 异体皮覆盖，逐步消灭残余创面

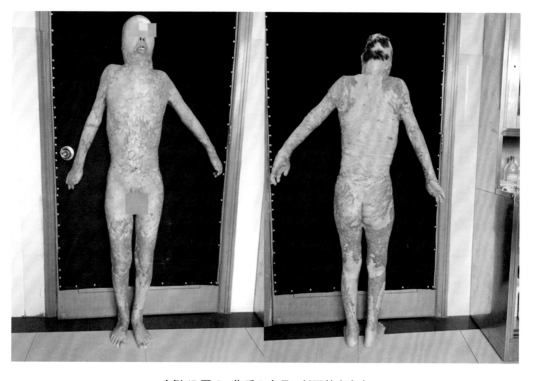

病例 47 图 6　伤后 3 个月，创面基本愈合

四、救治体会

大面积烧冲复合伤患者伤情严重，伤势复杂，大面积的体表烧伤往往掩盖了复合伤的存在，其治疗成功与否关键在于早期准确诊断，治疗过程中的最大难题是如何处理好由于不同致伤因子作用于机体造成的损伤，争分夺秒地抢救危及生命的复合伤。

1. 对此类爆炸伤患者，入院后除按大面积烧伤常规处理外，在保证患者安全前提下，争取早期行全身 CT 扫描，通过 CT 影像及三维重建清楚了解全身损伤情况，为早期明确诊断和确定治疗方案提供依据，积极处理危及生命的合并伤。此例患者在入院后立即行全身 CT 扫描，及时发现了双侧气胸，并第一时间行胸腔闭式引流，保证呼吸道通畅。

2. 大面积烧冲复合伤患者首先应维持气道通畅并进行呼吸支持，根据肺损伤情况，对于单纯吸入性损伤及肺爆震伤，在快速液体复苏的同时应进行机械通气 + PEEP，采用正压供氧治疗，但合并有气胸时机械通气则是禁忌证，此时必须先行胸腔闭式引流再行持续正压供氧，采用保护性通气策略，从小潮气量开始逐渐增大。

3. 对于合并冲击伤已发生肺损伤者，应行控制性液体复苏，输液速度不可过快，否则会加重肺损伤及肺水肿的形成，增加心肺负荷。但大面积烧伤早期由于体液大量丢失，需快速补液，而减少输液量会使休克逆转延迟，这就要求有明确的诊断，准确评估患者对复苏液的承受能力，把握好输液的质和量，制定个体化复苏方案，并根据实验室、影像学检查结果及监测指标动态进行调整。

4. 积极有效的创面处理贯穿治疗全程。创面是万恶之源，只有逐步消灭创面，患者的安全才能得到保证。此例患者仅剩双足底、足背小块及头顶部少量供皮区，供皮面积小且皮源质量差，给创面治疗带来了极大的挑战。这就要求治疗一定要有计划，切、削痂部位要有所选择，以保证患者安全和植皮成功率为首要目标，在早期保痂的基础上，争取在休克期后，患者全身状况可，全身感染尚未到来的黄金时期，分批次切、削痂，行微粒皮移植覆盖创面，在最短的时间内消灭最多的创面，待供皮区恢复后，再利用有限的皮源反复扩创植皮消灭残余创面。

5. 抗感染及全身营养支持。感染仍是目前大面积烧伤患者最主要的死亡原因，其主要来源包括创面、各类导管、肺部、尿路等，因此抗感染治疗贯穿整个治疗过程，应有全局观念。①积极的创面处理：控制创面感染最好的办法，就是消灭创面，因此要细致、耐心的做好创面管理，早期妥善保痂，后期积极植皮封闭创面；②妥善的导管护理：休克期过后尽量利用外周静脉穿刺，并注意导管保护，消灭创面时优先在置管部位植皮，创造安全的置管环境，定期更换导管并做细菌培养，注意静脉高营养是导管感染的重要危险因素，出现不明原因的体温异常或感染迹象时要立即更换导管；③正确的呼吸道管理：做好气道湿化、雾化吸入扩张气管及化痰药物，定时吸痰、拍背，做好体位引流，机械通气时选择合适的给氧浓度和气道压，防止气道损伤和肺部感染；④合理的抗生素使用：休克期无需使用高档抗生素，进入回吸收期后要根据细菌培养和药敏结果换用高档抗生素，并做到敢用敢停，防止双重感染和真菌感染；⑤良好的全身营养支持：患者肠道蠕动恢复后，早期启动胃肠道营养支持，可以减少菌群易位，降低菌群失调风险，早期可结合肠外营养以保证足够热量和蛋白补充，纠正负氮平衡，并逐渐过渡到全部肠内营养,生长激素的应用也有利于创面愈合和移植皮皮片生长。

五、主编述评

大面积烧冲复合伤患者早期诊断困难,治疗难度大,病死率高,只有早期处理得当才能为后期创面处理赢得时间,要在积极处理创面的基础上,有效控制感染、维持内环境稳定并加强营养支持,才能提高治愈率。

(陈 刚 黄国雨)

编者介绍:

陈刚,男,主治医师,工作于东部战区海军医院烧伤整形科,从事烧伤临床工作10年,致力于危重烧伤救治及各类创面修复。

黄国雨,男,主任医师,东部战区海军医院烧伤整形科主任,海军军医大学客座教授。现为海军烧伤外科委员会主任委员,全军烧伤外科学专业委员会委员。长期从事烧伤临床救治、瘢痕防治和各类复杂伤口修复等方面的临床与科研工作。

病例48 大面积烧伤合并大疱性表皮坏死松解型药疹的诊断与治疗

一、入院情况

患儿男性,6岁,因"热水烫伤面颈部、躯干、四肢、臀部及会阴8天余"入院。患儿于8天前被热水烫伤面颈部、躯干、四肢、臀部及会阴,伤后自觉创面疼痛剧烈,创面未使用冷水冲洗,家长予以食盐外搽创面,无昏迷史,无呼吸困难,无声嘶呛咳。急送至当地医院就诊,予以创面清创换药、包扎、输液抗感染等治疗,治疗8天后建议转上级医院进一步治疗。病程中患儿曾出现高热,无畏寒、寒战,神清,精神一般,食欲一般,睡眠可,小便正常,大便正常,体重无异常变化。既往体健。

专科查体:体温36.7℃,脉搏124次/分,呼吸24次/分,血压90/51mmHg。面颈部、躯干、四肢、臀部、会阴多处见烧伤创面,总面积约66% TBSA。创面黄色药物残留,局部表皮脱失,创基红白相间,以白为主,创面溶痂,有分泌物,有异味,边缘较浅创面开始愈合。

入院检查:血常规示:白细胞计数8.30×10^9/L,中性粒细胞百分比65.60%,红细胞计数4.18×10^{12}/L,血红蛋白98g/L,血小板计数200×10^9/L;尿常规:红细胞(++),白细胞(+),上皮细胞(+),尿蛋白(+);生化全套示:总蛋白30.5g/L,白蛋白13.2g/L,丙氨酸氨基转移酶39U/L,门冬氨酸氨基转移酶64U/L,肌酐23μmol/L,尿酸217μmol/L,总胆固醇1.19mmol/L,三酰甘油0.35mmol/L,高密度脂蛋白0.35mmol/L,低密度脂蛋白0.29mmol/L,葡萄糖5.30mmol/L,钾3.76mmol/L,钠126.2mmol/L,氯

85.3mmol/L，钙 1.67mmol/L；创面分泌物培养：①肺炎克雷伯杆菌肺炎亚种；②铜绿假单胞菌。

二、入院诊断

1. 烧伤（热液）66% TBSA Ⅱ度全身多处
2. 创面感染

三、救治过程

患儿入院后因特大面积烧伤，创面溶痂有异味，根据烧伤科病房细菌流行病学选择头孢哌酮舒巴坦 1.2g、2 次/天进行抗感染治疗，予以行创面分泌物培养，并加强创面换药、补液、纠正电解质平衡紊乱治疗。查房时询问患儿致伤具体经过，家属诉患儿不慎坐入盆内，面颈部及躯干未接触热水，请皮肤科会诊后皮肤科考虑烧伤创面，继续按烧伤创面专业治疗，予以复方多黏菌素 B 软膏外用抗感染治疗。

入院后第 3 天，患儿出现神志不清，呼之不应，全身冰凉，生命体征：体温 35℃，脉搏 107 次/分，呼吸 24 次/分，血压 86/48mmHg，血氧饱和度 100%；血气分析提示：pH 7.223，氧分压 119mmHg，二氧化碳分压 217.7mmHg，HCO_3^- 37.0mmol/L，碱剩余 −19.3mmol/L，血乳酸 14.1mmol/L。血常规提示：白细胞计数 13.85×10^9/L，中性粒细胞百分比 77.4%，红细胞计数 3.37×10^{12}/L，血红蛋白 79g/L，血小板计数 22×10^9/L；电解质：钾 2.24mmol/L，钠 129.1mmol/L，氯 92.6mmol/L，钙 1.94mmol/L；提示代谢性酸中毒，血钾及血小板危急值，立即予以 5% 碳酸氢钠 30ml、生理盐水 200ml 及血浆静脉滴注，经过纠酸扩容后患者意识逐渐恢复。根据化验结果予以纠正代谢性酸中毒及电解质紊乱治疗，并维持静脉通路通畅，积极支持对症处理。告知患儿家属患儿病情危重，随时有生命危险，下病危通知。

抢救后患儿一般情况差，呼之不应，压眶反射存在。再次询问患儿家属致伤过程，患儿家属确定面颈部及躯干系入当地医院后第 3 天开始出现大水疱，水疱皮逐渐剥脱，遗留类似烧伤创面，再次请皮肤科会诊，因多次询问患者家属面颈部及躯干未接触热物质，系入院治疗后出现大水疱，逐渐融合成片，排查使用药物中存在引起药疹的可能药物，且皮疹初起于面、颈、胸部，大小不等的水疱及表皮松解，可以用手指推动，稍用力表皮即可擦掉，类似烫伤样反应，根据患者临床表现及用药史皮肤科诊断大疱性表皮坏死松解型药疹，根据皮肤科意见使用甲泼尼龙针 20mg、1 次/日及免疫球蛋白治疗。因患者病情危重，低体温，考虑创面严重感染导致脓毒症可能，经积极抢救治疗后患者神志清楚，生命体征较前平稳：体温 37℃，脉搏 103 次/分，呼吸 23 次/分，血压 103/58mmHg，血氧饱和度 100%，四肢肢端血运良好，色泽红润，皮肤温暖。血常规提示：白细胞计数 11.74×10^9/L，中性粒细胞百分比 85%，红细胞计数 3.41×10^{12}/L，血红蛋白 91g/L，血小板计数 41×10^9/L；血气分析示：pH 7.425，氧分压 59.4mmHg，二氧化碳分压 30.0mmHg，HCO_3^- 19.4mmol/L，碱剩余 −3.6mmol/L，血乳酸 9.4mmol/L；电解质：钾 3.10mmol/L，钠 143.4mmol/L，氯 106.3mmol/L；肾功能：尿素 3.06mmol/L，肌酐 20mmol/L，尿酸 501mmol/L。继续补充蛋白、补充血小板、输血浆等纠正低蛋白血症、纠正电解质紊乱、改善凝血功能治疗。创面分泌物培养结果提示：①肺炎克雷伯杆菌肺炎亚种；②铜绿假单胞菌，均对亚胺培南西司他丁钠敏感，考虑患儿病情立即更换抗生素的使用。

次日，患儿出现气喘，痰鸣，双肺大量湿性啰音，查体：体温37℃，脉搏125次/分，呼吸23次/分，血压86/58mmHg，血氧饱和度100%，双侧瞳孔等大等圆，对光反射弱。儿科会诊后考虑：①多器官功能衰竭；②感染性休克；③肺部感染；④肝衰竭。并请消化科会诊考虑：休克肝，会诊建议保肝、脱水、维持酸碱及电解质平衡紊乱治疗，立即予以还原型谷胱甘肽钠、丁二磺酸腺苷蛋氨酸及甘露醇静脉滴注，并支持对症处理。

入院后第6日，患儿一般情况仍较差，出现呼吸加快，叹气样呼吸，查体：体温37.3℃，脉搏126次/分，呼吸29次/分，血压120/84mmHg，神志不清，双侧瞳孔缩小，对光反射微弱。血常规：白细胞计数8.12×10^9/L，中性粒细胞百分比61.9%，红细胞计数3.07×10^{12}/L，血红蛋白82g/L，血小板计数65×10^9/L；凝血功能示：凝血酶原时间27.8秒，活化部分凝血活酶时间53.8秒，纤维蛋白原1.25g/L，凝血酶时间20.8秒；生化示：总蛋白56.8g/L，白蛋白30.2g/L，钾3.06mmol/L，钠142.6mmol/L，氯98.1mmol/L，葡萄糖5.48mmol/L；血气分析示：pH 7.507，氧分压67.6mmHg，二氧化碳分压28.8mmHg，HCO_3^- 22.6mmol/L，碱剩余0.4mmol/L，血乳酸6.1mmol/L。床旁胸片：肺部感染。儿科急会诊后考虑：①烫伤后感染并败血症；②肺部感染并右肺实变。患儿考虑败血症，呼吸性碱中毒，感染严重，予以更换万古霉素0.3g、1次/8小时加强抗感染治疗，并再次与患者家属沟通病情，因患者病情严重，暂时无法手术，创面予以磺胺嘧啶银粉保痂治疗。

经积极抢救治疗后患者感染指标逐渐下降，血小板逐渐升高，血气分析提示存在代谢性碱中毒，低血钾，且凝血功能差，考虑为严重感染及多次使用利尿剂所致，头颈部及躯干创面干痂形成，药疹创面干燥，请皮肤科会诊后予以静脉滴注激素改为口服，并继续予以抗感染、补充蛋白纠正低蛋白血症，输血浆纠正凝血功能，输血纠正贫血，纠正酸碱及电解质平衡紊乱，并加强创面护理，患者病情稳定后，烧伤创面大部分溶痂，基底为肉芽组织，少量渗出，四肢肢端血运良好，予以行头部取皮，躯干、双下肢创面植皮术，术后创面愈合良好，植皮皮片存活良好。

四、救治体会

救治过程中，患儿非直接就诊患儿，为受伤后8天转入我院，部分创面开始溶痂，药疹后遗留创面类似烧伤创面，患儿家属未交代清楚病情，认为创面系护架烤灯烤伤所致，对患者创面造成误诊，多次询问病史后，明确患儿头颈部及躯干非烧伤创面，当地医师转院时未详细叙述治疗过程中用药及住院过程中新增创面情况，否认曾使用头孢类抗生素，药疹的致敏药物中短期应用可致敏的药物包括：复方磺胺甲基异恶唑、磺胺药、氨苄西林、喹诺酮类、头孢菌素类、氯美扎酮等，多次询问后首诊医师承认使用头孢类抗生素抗感染治疗，具体不详，经皮肤科会诊确诊为大疱性表皮坏死松解型药疹后立即予以激素及免疫球蛋白治疗，治疗后头颈部及躯干皮肤逐渐干燥好转。医生在接诊患者时必须详细询问病史，对可疑的地方应明确清楚，在患者转院或转科时不可对接诊医生隐瞒患者病情及治疗过程，以免误诊耽误病情。

患者入院时处于烧伤急性感染期，精神萎靡、创面溶痂潮湿、低体温、呼吸加快、血小板减少、中性粒细胞增多，诊断为脓毒症，根据 2012 年烧伤感染的诊断标准与治疗指南：①尽早清除感染源：因患儿一般情况较差，无法耐受手术，所以经过积极抢救，支持对症治疗，患儿病情稳定后及时予以清创，清除坏死组织，并行创面植皮手术；②合理使用抗感染药物：患儿入院后立即根据烧伤科病房细菌流行病学选择头孢哌酮舒巴坦进行抗感染治疗，并行创面分泌物培养，为保证针对性用药，及早的根据创面分泌物培养及药敏结果更换抗生素；③脓毒症休克的治疗：患者入院后积极尽快补液，并应用多巴胺持续微量泵入，维持平均动脉压大于 65mmHg，患者平均尿量为 29～74ml/h；④对症支持治疗：治疗过程中予以纠正水、电解质和酸碱平衡紊乱，纠正贫血及低蛋白血症等；⑤避免医源性感染。

在接诊患者的过程中我们应该详细的询问病史，对可疑问题重点突破，跨专科疾病及时请别科会诊，协助诊治。烧伤患者重度感染治疗过程中需密切监测患者生命体征及精神状态，动态监测患者血常规、电解质及血气分析，掌握患者病情演变过程，及时对症支持处理。

五、主编述评

该患儿的临床救治存在着误诊，但在临床医师不懈的追问下及时发现诊断病情并得到了及时的救治，但是在病例的书写方面未提供可供参考的图片，患者后期回访工作不够到位。

（王 欣 刘文军）

编者介绍：

王欣，女，住院医师，昆明医科大学第二附属医院烧伤科研究生，师从刘文军副教授，工作于昆明医科大学第二附属医院烧伤科，从事烧伤科临床工作，参与了多次成批烧伤患者的救治。

刘文军，男，主任医师，副教授，医学博士，硕士生导师。昆明医科大学第二附属医院烧伤科、云南省烧伤研究所主任。曾赴美国维克森林大学进行交流学习。中国医师协会烧伤科医师分会常务委员，中国康复医学会手术治疗与康复专业委员会副主任委员，中华医学会烧伤外科学分会第十届委员会委员，云南省医师协会第一届烧伤科医师分会委员会委员、常务委员、主任委员。

病例 49 电烧伤并胸腔开放心肺严重损害的救治

一、入院情况

患者男，61 岁，主因"身体多处高压电烧伤并胸腔开放心包外露 2 小时于 2016 年 4 月 2 日 8：50 入院"。患者于 2016 年 4 月 2 日 7：00 时左右，被家人发现倒在高压电线杆下，神志模糊，被急救车送入我院救治（院前静脉滴注生理盐水 500ml），急诊以"双上肢和躯干高压电烧伤15%,Ⅲ~Ⅳ度"收入病房。躁动不安,神志恍惚,未进食水,大小便未排。既往无高血压病史。

入院查体:体温36.0℃,脉搏62次/分,呼吸25次/分,血压197/148mmHg。昏迷,无大小便,瞳孔直径2mm,等大等圆,光反射迟钝。烧伤创面分布于双上肢和胸部,面积15% TBSA。其中,心前区创面致胸腔开放,部分心包和肺组织裸露,裸露肺组织坏死,第5肋骨碳化;双手和双前臂碳化,外露骨质干燥,左肘关节焦痂覆盖,关节开放,屈曲位,右上臂除肩关节附近5cm左右为正常皮肤外,其他均为皮革样,肌肉呈熟肉样(病例49图1)。

入院检查:血气分析:pH 7.28,氧分压51mmHg,二氧化碳分压57mmHg,血乳酸3.6mmol/L,碱剩余8.8mmol/L,HCO_3^- 36.1mmol/L。胸部CT见左肺斑片和条索状密度增高影,边缘欠清,密度不均匀,胸腔内弧形积气影,胸壁和肋间隙内气体影,第5肋骨断裂。

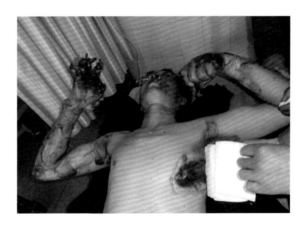

病例49图1　入院时情况

二、入院诊断

1. 烧伤(高压电)15% TBSA Ⅲ~Ⅳ度双上肢和躯干
2. 左肺挫裂伤
3. 左侧开放性气胸
4. 左侧第5肋骨骨折
5. 呼吸衰竭(Ⅱ型)

三、救治过程

入院后急诊气管插管,呼吸机辅助通气,PEEP 8cmH2O,用生理盐水40ml + 咪达唑仑50mg、生理盐水48ml加枸橼酸舒芬太尼100ml,微量泵持续注入,根据镇静情况调节镇静药物的速度、硝普钠微量泵持续注入,胸壁缺损予简单清创,封闭式负压引流技术,于2016年4月5日(伤后第3天)行左侧第5肋骨切除 + 左侧肺段切除术 + 胸壁扩创VSD吸引(病例49图2) + 右侧上肢探查截肢VSD吸引手术,术中见左肺舌段可见电击伤后缺血、坏死，直线型切割缝合器予以切除，左侧胸壁切痂缺损创面用 VSD 材料覆盖，生理盐水 1000ml/d 持续冲洗和负压吸引，负压值控制在 0.01~0.02MPa。

2016 年 4 月 8 日（伤后第 6 天）早晨患者因肺部感染痰液黏稠，量多，氧分压 57mmHg，HCO_3^- 30.2mmol/L，二氧化碳总量 32.6mmol/L，改气管插管为气管切开，当天中午 12：00 动脉血氧分压 82mmHg，HCO_3^- 28.7mmol/L，二氧化碳总量 29.8mmol/L，呼吸衰竭纠正，当天下午予左侧胸部扩创背阔肌皮瓣转移加供瓣区植皮术（病例 49 图 3），在左侧第 7 肋间腋中线继续留置引流管，生理盐水 1000ml/d，闭式冲洗和引流，4 月 13 日（术后第 5 天，伤后第 11 天）皮瓣成活，但高热 38.8℃，4 月 21 日（伤后第 19 天）CT 双肺感染及胸腔积液（病例 49 图 4）加用氟康唑注射液（大扶康）0.2g，静脉滴注，1 次/12 小时，防治真菌治疗，患者呼吸功能改善，4 月 27 日撤机。

2016 年 5 月 2 日出现心率增快、血压上升，寒战，高热 39℃ 以上，双肺呼吸音弱，闻及干湿性啰音，胸腔引流出脓性液体，考虑脓胸和深静脉导管感染，生理盐水增加至 1500ml/d，持续胸腔冲洗和引流、不排除导管相关性感染，治疗上拔除深静脉导管，查胸腔引流液和导管细菌学，同时静脉滴注盐酸去甲万古霉素 0.4g、1 次/12 小时，头孢哌酮钠舒巴坦钠（舒普深）3g、1 次/8 小时，持续使用氟康唑注射液，3 天后胸腔灌洗液铜绿假单胞菌，头孢哌酮钠舒巴坦钠敏感，未见阳性细菌，停去甲万古霉素。

2016 年 5 月 8 日患者体温开始正常，精神好。5 月 11 日停大扶康，保留头孢哌酮钠舒巴坦钠，之后谵语明显，加之高热，考虑真菌感染；5 月 13 日再次静脉用氟康唑，用法同上，停头孢哌酮钠舒巴坦钠；5 月 14 日体温明显稳定，呓语、时明时暗的精神症状明显减轻，停头孢哌酮钠舒巴坦钠（病例 49 图 5）。5 月 18 日胸部 CT 示病变基本消退（病例 49 图 6），体温正常，谵语消失。6 月 21 日创面痊愈，6 月 28 日步行出院，9 月 30 日复诊：生命体征稳定（体温 36.6℃，心率 80 次/分，呼吸 18 次/分），精神好，心前躯皮瓣覆盖完好，行走正常，步梯复诊。

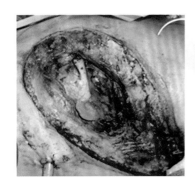 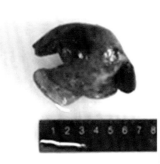 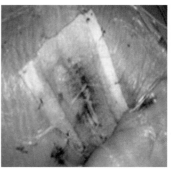

病例 49 图 2　胸壁缺损予清创、左侧第 5 肋骨切除、左侧肺段切除术、胸壁扩创 VSD 封闭吸引术

注：术中见左肺舌段可见电击伤后缺血、坏死，直线型切割缝合器予以切除，左侧胸壁切痂缺损创面用 VSD 材料覆盖，生理盐水 1000ml/d 持续冲洗，负压值控制在 0.01~0.02MPa

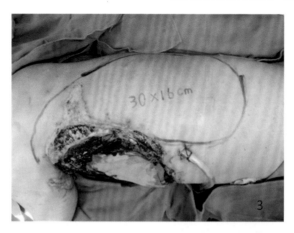

病例49 图3　左侧胸部扩创背阔肌皮瓣转移加供瓣区植皮术

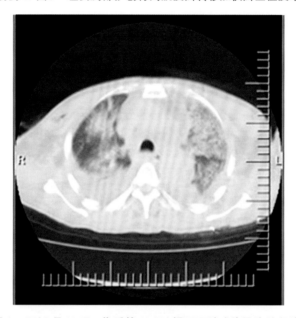

病例49 图4　CT(4月21日，伤后第19天)提示双肺感染及胸腔积液，伴高热

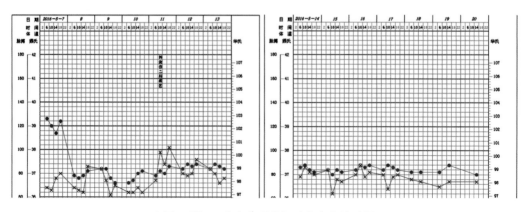

病例49 图5　患者伤后体温动态变化波形图

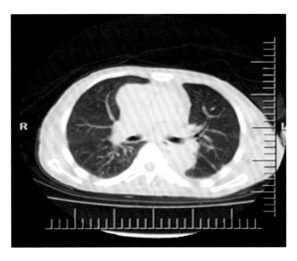

病例 49 图 6　胸部 CT(5 月 18 日)示病变基本消退

四、救治体会

危重症烧(创)伤患者最初机体的应激反应是为保障机体的存活,协同、整合"神经 –内分泌 – 免疫"调节系统,以使机体恢复到应激前的稳态。但是严重烧伤过度的应激原刺激,机体不能做出适度的反应,出现应激反应失控,导致患者出现内环境紊乱、代谢异常、免疫功能紊乱、炎症介质瀑布式释放等,常常给机体带来更严重的"二次打击",累及各个组织及器官。镇静药物能显著抑制烧伤后 TNF – α、IL – 1 的升高,并使 IL – 10 升高的峰值前移,持续、适度、有效的镇静及镇痛可以在一定程度上抑制这种失控,达到烧伤后促炎/抑炎细胞因子的动态平衡。该病例应用咪达唑仑和枸橼酸芬太尼持续镇痛镇静,呼吸机辅助通气近 1 个月,最终成功脱机,说明镇静、镇痛不仅能维持患者生命体征,减少呼吸肌疲劳和能量消耗,避免机体缺氧损害,还能辅助患者度过烧伤水肿高峰期后行手术治疗,提高手术成功机会,更能为胸壁皮肤、肋骨、左肺烧伤舌叶损毁范围的正确评估争取时间。

胸腔开放易发生纵隔摆动,本例创面使用封闭式负压引流技术变开放为闭合,负压持续吸引,避免了纵隔摆动。但因胸腔内冲洗和引流不彻底,导致胸腔及肺部感染。因此,在应用 VSD 的同时还应放置胸腔引流管,自引流管间断注入生理盐水反复冲洗胸腔。

覆盖胸部缺损的软组织,要求血供丰富,有一定厚度、大小,足够无张力缝合。背阔肌肌皮瓣因可切取范围大,组织量较多,旋转幅度大,肌肉血液供应丰富,可增强局部抗感染的能力而作为修复胸部缺损的首选。该病例背阔肌蒂部 1/3 肌肉坏死,先用组织剪仔细分离,清除坏死肌肉,用手触摸到胸背动脉,确认该血管通畅完好,游离背阔肌皮瓣,范围 30cm×16cm,同文献切取范围(35cm×15cm)类似,且移植后用大量生理盐水进行胸腔灌洗并持续负压吸引,能彻底清除脓液和坏死组织,治疗胸腔感染。

2016 年 5 月 11 日停大氟康后,出现呓语、高热,5 月 13 日再次静脉用氟康唑治疗,次日体温明显稳定,以上症状明显减轻,说明虽然无真菌的客观证据,但临床上经验性抗真菌治疗有效,这也为临床上经验性使用抗真菌药物提供参考。

患者胸腔开放性损伤的修复是主要修复目的之一,因此先后行抗休克、补液、镇痛镇静治疗,左侧肺段切除术＋左侧第5肋骨切除＋胸壁扩创 VSD 吸引＋右侧上肢探查截肢 VSD 吸引手术,左侧胸部扩创背阔肌皮瓣转移加供瓣区植皮术,术后患者创面封闭情况良好。

早期镇静镇痛抑制了全身炎症反应,为进一步治疗提供了良好的基础。随后的胸腔开放性创面的清创、背阔肌皮瓣转移使胸腔的密闭、完整性得到了恢复。但是在术后我们也观察到,良好、通畅的引流对创面感染的恢复同样起着十分关键的作用。这提示我们在进行开放性创面闭合修复时,应充分注意到闭合创面的引流,防止闭合腔内部感染的发生。尤其是在胸腔开放性创面的修复中尤为重要。通过本病例,作者意识到联合镇静镇痛、创面封闭、创面引流在胸腔开放性创面的救治中都占有十分重要的地位,同时也不能忽视真菌的防治。这为今后开展相关手术提供了良好的借鉴和参考价值。

五、主编述评

该患者的救治,是多学科联合治疗的典范。胸外科和创面修复科共同协作治疗和修复胸腔开放心肺外露和胸壁完整性破坏,恢复胸腔的密闭环境,纠正患者循环和呼吸参数。不足之处在于后期还要通过人工肋骨、修复骨架结构。

(孟进松　官　浩)

编者介绍:

孟进松,男,医学硕士,副主任医师,就职于中国人民解放军联勤保障部队第 990 医院烧伤中心。中国研究型医院学会烧创伤修复重建与康复专业委员会青年委员,河南省医学会烧伤外科学分会青年委员会副主任委员,河南省康复医学会烧伤治疗与康复学分会常务委员。

指导老师:官浩,医学博士,副主任医师,副教授,硕士生导师,西京医院烧伤与皮肤外科副主任。美国迈阿密大学医疗系统杰克逊纪念医院创伤外科访问学者。中国医疗保健国际交流促进会创面修复与再生医学分会副主任委员,中国医疗保健国际交流促进会烧伤病学分会副主任委员,中国医师协会烧伤科医师分会常务委员,中华医学会烧伤外科学分会秘书长、委员,全军烧伤外科学专业委员会秘书、常务委员,全军高原与寒区医学专业委员会委员,中国康复医学会烧伤治疗与康复学专业委员会常务委员、秘书长。

病例 50　严重烧伤复合爆震伤患者的救治

一、入院情况

患者男性,49 岁,因"煤气爆炸致全身多处烧伤合并多处损伤 5 小时入院"。患者于 2018 年 7 月 31 日从 4 层楼处坠落,感头痛、胸痛、腹痛及腰痛,腰部及右踝活动受限,无头晕,无明显呼吸困难,当地医院行补液后由 120 送至我院治疗(途中输注乳酸林格氏液 1500ml)。既往体健，无药物过敏史。

入院查体：体温 37℃，脉搏 71 次/分，呼吸 21 次/分，血压 115/66mmHg。神志清楚，精神差，痛苦面容。呼吸稍促，左侧胸壁压痛明显。双肺呼吸音稍粗，心律齐，腹部压痛，无反跳痛。头面颈部、前躯干、会阴、四肢烧伤，大量黑色焦煤黏附，见大量黑色异物嵌入皮肤软组织，创面腐皮大部破脱，基底红白相间至蜡白，下唇部裂伤，口内数颗牙齿断裂。左枕部、右顶部头皮血肿。左侧胸壁压痛明显。腰部叩击痛，腰椎活动受限。左下肢感觉稍差，活动受限，右下肢感觉尚可，右踝关节活动受限。

辅助检查：血常规(2018 - 07 - 31)：白细胞计数 16.73×10^9/L，红细胞计数 2.41×10^{12}/L，血红蛋白 83g/L；血液生化：丙氨酸氨基转移酶 116U/L，门冬氨酸氨基转移酶 206U/L，白蛋白 24.4g/L，钾 2.83mmol/L，钠 148.5mmol/L，氯 113.4mmol/L，钙 1.60mmol/L。头颅、胸部及全腹部 CT 示(2017 - 08 - 31)：①左侧枕部、右顶部头皮血肿，颅脑 CT 平扫未见明显外伤性改变，请随访；②双肺胸膜下斑片影，拟为肺挫伤或感染，前胸壁胸膜下少许积气，随诊；③双侧胸腔少许积液；④左肾包膜下及肾周血肿；右肾上腺血肿；⑤左侧十二肋骨骨折。L$_1$ 压缩性骨折，T$_2$ 突、L$_{1~3}$ 左侧横突骨折；⑥脾边缘密度略高，不除外出血，请结合临床；⑦所示上颌骨骨折。

二、入院诊断

1. 烧伤(煤气爆炸)45% TBSA 深Ⅱ～Ⅲ度(深Ⅱ度28%、Ⅲ度17%)全身多处
2. 多发伤

   肺爆震伤

   左侧枕部、右顶部头皮血肿

   左侧十二肋骨骨折，L$_1$ 压缩性骨折，T$_{12}$ 棘突、L$_{1~3}$ 左侧横突骨折

   上颌骨骨折

   脾破裂

   左肾包膜下及肾周血肿：右肾上腺血肿
3. 电解质紊乱　低钾血症、低钙血症

三、救治过程

患者入院后完善相关检查，给予吸氧、补液、申请血浆抗休克、红细胞悬液纠正贫血、补钾补钙纠正电解质紊乱，天晴甘美护肝、洛赛克抑酸及比阿培南联合利奈唑胺抗感染治疗，并请口腔科、骨科、普外科等相关科室会诊。

伤后第 2 天(2018 - 08 - 01)，患者出现明显腹胀，未解大便，肠鸣音弱，予以胃肠减压，引流出大量咖啡色液体，急查胃液隐血试验(OB)4＋，降钙素原 17.1ng/ml，予暂禁食，冰盐水胃管内注入，善宁、洛赛克静脉泵入，乳果糖通便。因降钙素原高、创面污染严重，加强抗感染治疗(更改利奈唑胺为替加环素)。

伤后第 4 天(2018 - 08 - 03)，行削痂术，术前血气检查氧分压 87mmHg，患者感呼吸困难，行气管切开，术后持续呼吸机辅助通气。患者每日出现 2～3 次呼吸困难，发作时外周血氧饱和度下降至 80%，肺部哮鸣音明显，多次查血气氧分压低，为 50～71mmHg，予以纯氧、氨茶碱扩支气管后患者 10～20 分钟后症状缓解。行胸部 X 线检查示肺部感染。

伤后第5天（2018－08－04），持续低钾血症及高钠血症，每日补钾近20g，患者血钾长时间处于2.14～2.55mmol/L，同时血钠上升，最高达167.7mmol/L，腹胀持续不得缓解。经持续补钾、补充水分、限钠等处理，患者于2018年8月9日开始血钾上升、血钠下降，后回至正常范围。

伤后第10天（2018－08－09）降钙素原38.5ng/ml，同时血培养示鲍曼不动杆菌感染，予加强抗感染治疗（抗生素为替加环素＋头孢哌酮钠舒巴坦钠＋比阿培南＋伏立康唑）。入院后第2天开始腹胀，持续不缓解，肠鸣音弱，予以灌肠可解出少许大便，精神萎靡，嗜睡。予输注人血白蛋白提高血浆渗透压，继续间断胃肠减压，人工辅助通便，新斯的明促进胃肠蠕动。伤后第14天，腹胀逐渐缓解，电解质紊乱基本纠正，病情逐渐平稳，创面开始愈合。术后第23天停止呼吸机辅助呼吸。术后第30天植皮术。创面逐渐愈合后转至骨科行腰椎手术。

四、救治体会

患者为复合伤，存在烧伤、爆震伤及高空坠落伤，病情严重而复杂。

治疗过程中出现顽固性低钾血症、高钠血症。分析原因，引起低钾血症的原因可分为三大类：即摄入不足，丢失增加和分布异常。本例患者引起的原因有：大面积创面丢失、长期腹胀而行胃肠减压胃液丢失、加之长时间不能进食。同时我们也完善了肾上腺皮质激素、皮质醇、醛固酮等检查排除了肾上腺疾病引起的低钾、排除了甲状腺疾病引起的低钾。本例患者低钾血症合并高钠血症主要考虑以下原因：重症感染、创伤导致的应激反应，创伤导致的内分泌紊乱，常用补液中氯化钠的含量较高、氯化钾的含量较低。因此我们予以积极补钾、限钠及控制感染等处理。

患者顽固性腹胀，考虑引起原因为感染、低钾血症引起肠麻痹、低蛋白血症引起肠管水肿，本例患者为爆炸引起，不排除肠管的爆震伤，腹膜后血肿亦会引起腹胀，对于腹胀的治疗，首先是全身抗感染及创面处理，同时胃肠减压、新斯的明刺激肠道蠕动、白蛋白提高胶体渗透压、纠正低钾等电解质紊乱、利尿消肿等综合处理。

对于严重烧伤复合爆震伤的患者的治疗，我们的经验是积极补液抗休克，纠正胃肠道隐匿性休克；正确评估全身复合伤严重程度，先处理致命伤；早期联合广谱的抗感染；气管切开行呼吸机辅助通气；早期清创，减少感染源；营养支持及对症处理。

对于本例复合伤患者成功的经验亦是多学科会诊，多学科会诊注重全面个体化治疗，提供一致的诊断和治疗措施，使患者获得最佳治疗方法，确保治疗科学性。

五、主编述评

该患者为一复杂复合伤患者，基本涉及各个系统的损伤，病情复杂，对于该患者的治疗比较成功。

（罗锦花　詹剑华）

编者介绍：

罗锦花，女，副主任医师，2009年毕业后一直从事烧伤外科临床一线工作，参与救治百余例危重烧伤患者。

指导老师：詹剑华，男，教授、主任医师，硕士研究生导师。中国微循环学会理事，中华医学会烧伤外科学分会烧伤临床学组副组长，中国医师协会烧伤科医师分会副会长，海峡两岸医药卫生交流协会烧创伤暨组织修复专业委员会常务委员，中国医疗保健国际交流促进会烧伤医学分会常务委员，中国康复医学会烧伤治疗与康复专业委员会常务委员，中国老年医学学会烧创伤分会委员，江西省烧伤外科专业委员会候任主任委员，江西省医学会烧伤外科学分会创面修复学组组长。

病例51　严重烧冲复合伤患者的救治

一、入院情况

患者王某某，男，35岁，身高175cm，体重65kg，BMI指数：21.2。患者于2019年1月18日15：00在船甲板上工作时突然船舱爆炸、起火，冲击力致患者抛起（约2m），后跌落摔倒并昏迷（约10分钟），火焰引燃患者衣服，同事迅速帮其脱去衣服灭火，火焰致患者头面颈、胸腹背及四肢烧伤，意识恢复后感创面灼痛、胸闷气促、腹痛明显，无声音嘶哑，无畏光、流泪，无头痛头晕，无恶心呕吐，伤后紧急到当地医院就诊，行腹部CT示：肠系膜密度增高，提示肠系膜血肿可能伴盆腔积液，请结合临床并复查或B超检查。胃术后改变，请结合相关病史。腹部B超示：肠回声分布欠均，肝肾隐窝及腹腔积液。因当地医院诊治条件有限，于2019年1月18日18：10转入我院继续治疗，患者入院时神志清楚，精神紧张，痛苦表情，伤后未进食水，尿管留置中，入院时尿量约225ml，未大便。转运途中共输入复方氯化钠注射液2000ml。1年前患肾结石，在当地医院就诊，口服药物治疗，自诉好转，未复查。

入院查体：意识清晰，体温36.8℃，脉搏116次/分，呼吸20次/分，血压136/75mmHg，自主体位，痛苦病容。创面分布于头面颈、双上肢、躯干部、双下肢、会阴部，烧伤总面积54% TBSA，其中Ⅲ度17% TBSA，深Ⅱ度32% TBSA，浅Ⅱ度5% TBSA。面部、双下肢、左上肢创面基底红白相间，痛觉迟钝，渗出多，大部分表皮脱落，张力可，弹性尚可，双下肢、左上肢部分创面基底苍白，疼痛无，张力可，表皮基本脱落，创面渗出多，疼痛迟钝或消失，创面可见附着大量金属粉尘。患者面部及双下肢多处皮肤挫裂伤（病例51图1），腰背部部分皮肤淤紫，并可触及波动感。腹平坦，腹壁紧张度高，压痛明显，有反跳痛，包块未触及。肝脏肋下未触及，胆囊未触及，脾脏肋下未触及，移动性浊音阴性。

入院检查：入院后急查血常规：白细胞计数17.4×10⁹/L，血红蛋白116g/L，血细胞比容32.9%，血小板计数211×10⁹/L。急诊血液生化：总胆红素12.7μmol/L，白蛋白25.7g/L，丙氨酸氨基转移酶57IU/L，门冬氨酸氨基转移酶69IU/L，肌酐68.3μmol/L，葡萄糖10.12mmol/L，肌酸激酶318U/L，钾3.71mmol/L，钠141.3 mmol/L，氯112.8mmol/L，钙1.85mmol/L，超敏C-反应蛋白0.87mg/L，淀粉酶51U/L。凝血：凝血酶原时间15.6秒，活化部分凝血活酶时间25.6秒，D-二聚体9186.0ng/ml。血气分析（吸氧 3L/分）：血液酸碱度 7.31，动脉氧分压 146mmHg，氧饱和度 98.9%，实际碱剩余 −5.4mmol/L，总二氧化碳 18.5mmol/L。根据患者体格检查情况，考虑腹部脏器损伤可能，急诊再次行颅脑、胸部、腹部 CT 平扫检查示：左侧额部高密度影，蛛网膜下隙出血？双侧额部及颌面部皮肤及皮下致密灶，异物考虑。右下肺斑片影，炎症？右侧胸腔少量积液。右下腹部分肠管壁增厚伴周围积气，肠管挫裂伤考虑；腹盆腔积液、积血；会阴部及腹股沟区软组织挫裂伤伴异物考虑；腰背部、右侧臀部及腹盆壁软组织挫伤。

二、入院诊断

1. 烧伤（火焰）54% TBSA（浅Ⅱ度 5%，深Ⅱ度 32%，Ⅲ度 17%）全身多处
2. 烧伤休克
3. 多发伤

 　肺部、腹部、颅脑多发爆震伤

 　肠挫裂伤

 　创伤性胸腔积液

 　多处软组织挫伤

 　腹盆腔积液

 　创伤性蛛网膜下隙出血？

 　肺挫伤？

三、救治过程

患者入院后即告病危，禁食，吸氧、监测生命体征，开通颈内静脉通路，留置导尿，补液抗休克，破伤风抗毒素（TAT）1500U 肌内注射，预防应激性溃疡，患者大面积特重度烧伤，应用广谱抗生素抗感染。根据检查结果，请普外科、胸外科、脑外科急会诊，胸外科及脑外科无特殊处理，普外科建议急诊行剖腹探查术，完善术前检查，术前备血。术前监测生命体征及尿量变化，持续补液抗休克，迅速扩容，输注晶胶体比例为 1:1，纠正患者休克状态，并在麻醉前快速输注普通冰冻血浆 400ml，避免大面积烧伤患者休克期在麻醉后出现的休克。术前准备充分后，于当日（2019 − 01 − 18）20：00 在全麻下急行剖腹探查 + 挫裂伤肠管切除术 + 小肠端端吻合术，取中上腹正中绕脐切口，探查腹腔内大量血性液体（约 600ml），可见空肠破裂，空肠系膜撕裂，可见活动性出血，逐步分离结扎空肠肠管系膜血管，切除长约 20cm 空肠肠管，行空肠端端吻合，分别于盆腔和肝肾隐窝处各放置一根 22 号引流管并引出腹壁固定（病例 51 图 2），术中出血约 200ml，术中输红细胞悬液 4U，普通冰冻血浆 750ml，无不良反应，手术持续约 4 小时，手术结束后于23：50 转入 ICU，术后特级护理，心电监护，吸氧，记 24 小时出入量，气管插管，机械通气，有创血压持续监测，禁食，胃管留置，胃肠减压，留置导尿，腹腔、盆腔引流管各一根（病例 51 图 3），观察引流管引流液颜色及量的变化；测随机血糖 1 次/4 小时，继续烧伤休克期补液抗休克，监测生命体征及尿量变化，同时行抑酸治疗、抑制消化液分泌、化痰、肠外营养支持等治疗；应用亚胺培南西司他丁钠（泰能）抗感染；2019 年 1 月 20日起加用万古霉素、甲硝唑加强抗感染。2019 年 1 月 20 日复查胸腹部 CT 平扫示：①右下肺斑片影，相仿；两侧胸腔积液伴两肺膨胀不全，较前进展；②小肠部分切除术后短

期改变。受伤 48 小时后开始应用呋塞米（速尿）利尿减轻组织水肿，继续进行化痰、抗炎、扩张支气管、广谱抗生素联合抗感染等治疗肺部病变，防治肺部损伤的进展。2019年 1 月 21 日起加强静脉营养支持，应用低分子肝素钙注射液（D - 二聚体 1000 ~ 3000ng/ml）预防深静脉血栓。2019 年 1 月 25 日再次复查颅脑、胸腹部 CT 提示小肠梗阻征象，考虑肠蠕动障碍，故继续禁食、胃肠减压、肠外营养支持，患者盆腔引流管无引流液，予拔出。2019 年 1 月 27 日起应用"氟康唑氯化钠注射液 0.4g、1 次／日"预防真菌感染。2019 年 1 月 28 日再次复查胸腹部 CT 平扫，患者自诉有排气，听诊可闻及肠鸣音（2 ~ 3次／分），给予米汤，温开水鼻饲，进食后患者无明显不适主诉。2019 年 1 月 29 日拔除腹腔引流管，可闻及肠鸣音，并改为少量流质饮食，肠内营养制剂瑞素 10ml/h 鼻饲持续灌注。2019 年 1 月 30 日改流质饮食，温开水鼻饲，2019 年 1 月 31 日改为半流质饮食，口服肠内营养制剂瑞能 400ml／d。2019 年 2 月 4 日颈穿导管培养示鲍曼不动杆菌，白细胞计数及 C - 反应蛋白提示有明显感染，加用替加环素抗感染治疗，2019 年 2 月 11 日复查指标好转后停用。2019 年 2 月 5 日患者腹部切口皮下积液，伤口愈合不良，行"腹部切口扩创 + 负压引流术"（病例 51 图 4）。2019 年 2 月 11 日全麻下行"腹部、四肢、会阴部扩创 + 腹部、侧胸、右下肢负压引流术 + 腹部、右上肢异种皮覆盖术"。2019 年 2 月 15日全麻下行"全头皮取皮术 + 四肢、腹部、会阴部扩创 + 自体皮移植术 + 负压引流术"。术前术后对患者腹部切口及烧伤创面加强换药，四肢功能锻炼，创面逐步愈合，痊愈后出院（病例 51 图 5）。

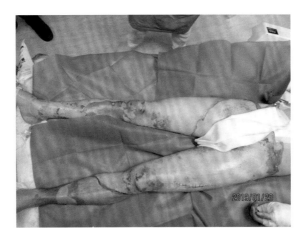

病例 51 图 1　创面情况：双下肢、会阴部、腹部可见深Ⅱ度、Ⅲ度烧伤，伴有皮肤挫裂伤

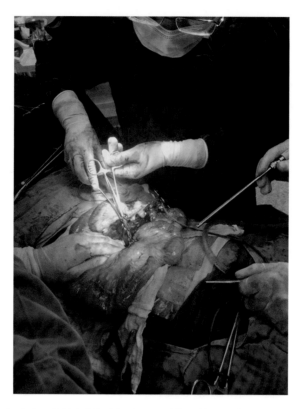

病例51 图2　入院当日急诊行"剖腹探查＋挫裂伤肠管切除术＋小肠端端吻合术"术中

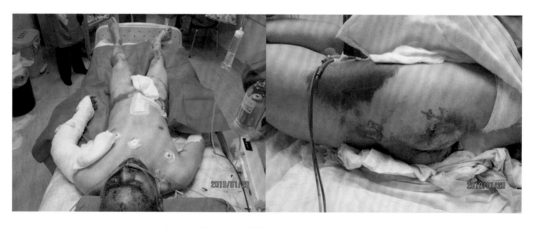

病例51 图3　入院第二天（术后）创面情况

注：头面颈部、腹部、四肢深Ⅱ度、Ⅲ度烧伤，腹部已行"剖腹探查＋挫裂伤肠管切除术＋小肠端端吻合术"，并放置腹腔、盆腔引流管各一根

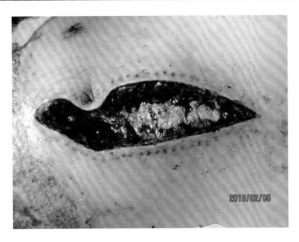

病例51 图4　术后2周腹部切口拆线后裂开，切口内可见积液，后行"清创＋负压引流术"

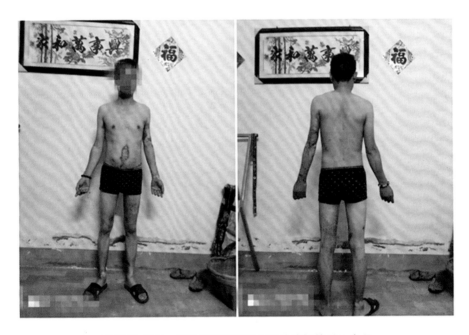

病例51 图5　患者行抗瘢痕治疗及功能锻炼后6个月

四、救治体会

当人体同时或相继发生烧伤并冲击伤时称之为烧冲复合伤，烧冲复合伤在烧伤患者中占有一定的比例，但特重度烧伤合并严重胸腹部闭合性损伤少见。严重的烧冲复合伤多见于爆炸伤、电击伤、车祸伤等，使伤情更加严重，治疗更加困难。复合伤的临床表现往往被烧伤病情掩盖，以致延误复合伤的治疗时机，首诊医生应详细询问病史及仔细的全身体格检查，考虑复合伤的可能性。治疗过程中应兼顾烧伤及复合伤治疗，抓住疾病不同阶段的主要矛盾，同相关科室之间相互配合，优先处理危及患者生命的伤情，制订有效的治疗方案，提高抢救成功率。本病例救治体会归纳如下：

1. 迅速有效的手术　这类患者损伤严重，失血性休克明显，故在抗休克的同时应迅速进行手术治疗，从而有效止血。本例患者入院前已输注晶体液约 2000ml，虽腹腔持续出血及烧伤创面持续深处，尚未引起严重的低血容量性休克，但腹部体征示有明显的手术指征，需及时、有效手术处理。

2. 手术方式的选择　本例为烧冲复合伤，且为胸腹联合伤，且腹腔空腔脏器明显破裂伴有出血，所以需行剖腹探查术，患者下腹部皮肤烧伤，所以剖腹探查选择上腹部正中切口，探查腹腔要全面，特别是胃后壁和胰腺。术中需快速查找出血点，并进行及时彻底止血。彻底清洗腹腔，放置引流管，预防感染也至关重要。

3. 关于补液问题　患者为大面积烧伤，休克期手术对患者是一个很大考验，麻醉至全身血管舒张，极易导致血压快速下降引起休克，故本例患者术前进行了足量补液扩容，且麻醉前快速输入血浆 400ml 保证有效循环血量，该患者麻醉后血压无大幅度下降，手术过程中生命体征均平稳。

4. 这类患者创伤严重，身体抵抗力较差，支持治疗等综合疗法尤其重要，重视加强营养支持、代谢调理，早期以肠外营养为主，适当给予氨基酸、中长链脂肪乳等，肠吻合术后患者，禁食至肠蠕动恢复，逐步添加肠内营养，待胃肠功能恢复后以肠内营养为主。恰当治疗可防止肠瘘、腹腔感染等并发症发生。

5. 合理使用抗生素，有效防治感染　在病原菌不明确前，选用广谱抗生素，此后依据细菌培养结果及其对抗生素的敏感性，及时调整抗生素种类和剂量，适时使用抗真菌药物，防治双重感染。

五、主编述评

该患者为复合伤，病情危重，入院后快速明确诊断，多学科联合进行快速有效的手术为救治成功奠定基础；其次术前纠正休克状态，麻醉前快速输入胶体液扩容，避免因麻醉引起的低血容量性休克，术中术后多学科联合诊治，术后加强营养支持，并逐步由完全肠外营养逐步转换为肠内营养为主，以及根据细菌培养调整敏感抗生素，加强换药防治创面感染，病情平稳后行多次烧伤创面扩创植皮术，住院期间指导早期功能康复，该患者的救治总体比较成功。但患者腹部切口术后 2 周未愈合，皮肤裂开伴有皮下积液，一方面考虑患者大面积烧伤，营养状况差影响切口的愈合；另一方面考虑腹部切口靠近烧伤创面，感染导致伤口不愈合，最终通过扩创、植皮封闭创面。

（李吉良　范友芬）

编者介绍：

李吉良，男，医学硕士，主治医师。工作于中国科学院大学宁波华美医院（宁波市第二医院）烧伤整形科。从事烧伤、电击伤、热压伤、慢性伤口、复杂难愈性创面及瘢痕整形等相关急慢性疾病的救治工作。对危重烧伤患者的救治积累了一定的经验。

指导老师：范友芬，女，主任医师，宁波市第二医院烧伤整形科主任。浙江省医学会烧伤外科学分会副主任委员，中国医师协会烧伤科医师分会委员，中国研究型医院学会烧创伤修复重建与康复专业委员会委员，首届中国研究型医院学会美容医学专业委员会委员，浙江省医学会第二届医学鉴定专家库成员。

第五章　烧伤并发症

病例 52　严重烧伤并发 CRE – KP 脓毒症的救治

一、入院情况

患者王某某，男，40 岁，体重 85kg，2018 年 3 月 30 日入院。患者于 12 天前在密闭空间内意外被火焰烧伤头面颈部、双手、双臀及双下肢，到当地医院烧伤科救治，伤后第 5 天，出现寒战、高热、呼吸困难、低血压等症状，给予经口气管插管、呼吸机支持，血管活性药物维持血压，抗生素升级等治疗，3 天后因病情加重转入郑州某医院拟行 ECMO，因症状有缓解未予落实，诊断为脓毒症并发多器官功能障碍综合征（MODS）（感染性休克、ARDS 等），2 天后血培养报告为耐碳青霉烯肺炎克雷伯杆菌（阿米卡星及美满霉素敏感），抗生素调整为替加环素、亚胺培南西司他丁、头孢哌酮舒巴坦及利奈坐胺四联应用，治疗 4 天后转入我院。既往体健。

入院查体：经口气管插管，应用镇痛镇静药物，处于镇静状态。体温 36.5℃，脉搏 85 次/分，呼吸 18 次/分，血压 170/72mmHg（未用升压药）。心音有力，律齐，双肺呼吸音粗，可闻及散在痰鸣音，腹部胀气，肠鸣音弱，2 次/分。创面位于面颈部、双手、双臀及双下肢，创面大部分呈焦痂样改变，可见明显栓塞血管网，部分创面可见坏死斑，总面积 50%，Ⅲ度烧伤（病例 52 图 1）。

入院检查：血常规：白细胞计数 12.4×10^9/L，C – 反应蛋白 106mg/L。血液生化：丙氨酸氨基转移酶 38U/ml，门冬氨酸氨基转移酶 111U/ml，肌酐 43.5μmmol/L，尿素 10.8mmol/L，钠 160.5mmol/L，肌红蛋白 > 1000ng/ml，超敏肌钙蛋白 0.14ng/ml，乳酸脱氢酶 1285U/L，降钙素原 4.38ng/ml，B 型钠尿肽 1098.17pg/ml。血凝：D – 二聚体 8.5μg/ml，纤维蛋白降解产物 17.3μg/ml。超声示：提示双侧胸腔积液。

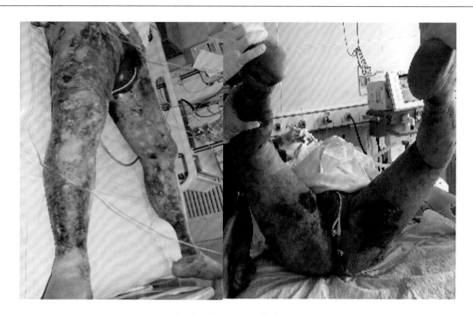

病例 52 图 1 入院时情况

二、入院诊断

1. 特重烧伤(全身多处Ⅲ度烧伤, 50% TBSA)
2. 创面脓毒症
3. 脓毒症相关 MODS
    感染性休克
    ARDS(气管插管术后)
    急性肝损伤
    急性心肌损伤
    凝血功能障碍
    高钠血症
4. 胸腔积液

三、救治过程

1. 脓毒症相关并发症的防治   患者既往体健, 无心力衰竭病史, 结合入院检查结果可知, 处于容量超负荷状态, 在维持血压稳定及电解质平衡的情况下, 加强脱水利尿, 降低心肺功能负荷; 应用呼吸机采取保护性通气策略, 治疗 ARDS, 促进肺功能恢复; 应用还原性谷胱甘肽针联合异甘草酸镁针保护肝肾功能; 应用丙种球蛋白增强被动免疫, 联合应用胸腺肽增强主动免疫; 输入冰冻血浆, 补充凝血因子纠正凝血功能障碍; 口服厚朴排气合剂及金双歧保持肠道通畅, 预防肠道菌群移位。

2. 创面脓毒症的治疗

(1)悬浮床的应用: 入院后应用悬浮床保持创面干燥, 防止受压, 抑制创面细菌增生, 术后应用可减少创面渗出保持干燥, 提高皮片成活率。

(2)抗生素的应用(病例 52 图 2)与创面处理: 根据院外血培养结果, 抗生素保留替加环素(100mg,1次/12小时)和亚胺培南西司他丁(2g,1次/8小时)。创面脓毒症治疗原则,尽快清除感染源,于次日行气管切开及下肢切削痂生物敷料(威海猪皮)覆盖术(病例52图3),为手术植皮做创基准备;术后继续上述抗感染治疗方案,治疗7天后由于持续血培养无血流感染证据,虽然体温仍有波动,考虑长时间应用强力广谱抗生素,不排除真菌感染的可能,给予降阶梯治疗,抗生素调整为头孢哌酮舒巴坦针(3g,1次/8小时)联合左氧氟沙星(0.5g,1次/日),口服伏立康唑胶囊(200mg,1次/12小时);于入院后第10天行头部、双侧躯干取皮加双下肢削痂自体皮移植术(植皮面积约8%),术后出现寒战,血压下降最低至66/47mmHg,体温最高40.0℃,考虑新一轮脓毒症,立即启动脓毒症抢救方案:快速补液,应用去甲肾上腺素联合甲氧明维持血压,由于深静脉置管已经10天,高度怀疑导管相关性感染,当即拔除(导管尖端培养为多耐醋酸钙不动杆菌),抗生素再次升级为替加环素(100mg,1次/12小时)联合头孢哌酮舒巴坦针(3g,1次/8小时),继续应用上述方案1周后病情好转。抓住手术时机取头皮及背部皮肤补植双下肢(关节处应用拉网皮),术后换药见皮片成活不良,创面基底污秽伴大量分泌物,散在大量坏死灶,拉网皮已基本溶解,邮票皮大部分溶解(病例52图4),随着呼吸功能恢复于入院后第19天脱机并拔除气管导管,但仍间断高热(体温39.5℃左右,几乎每日2次),结合患者体温、血培养及抗生素应用强度及时间,高度怀疑为侵袭性真菌感染,复查脂多糖(指导革兰阴性菌感染)提示阴性,叮暂时排除革兰阴性菌感染,停头孢哌酮舒巴坦针,改静脉应用伏立康唑针(0.3g,1次/12小时)抗真菌治疗,治疗后体温峰值及发热次数均无明显变化,降钙素原轻微波动无指导意义。继续加强血培养查找生物学证据,最终在入院后第22天血培养报告为革兰阴性菌生长,立即调整抗感染治疗方案为替加环素(100mg,1次/12小时)联合头孢哌酮舒巴坦针(3g,1次/8小时),第23天药敏结果提示为CRE-KP(仅替加环素及阿米卡星敏感,后续共培养7次阳性),加用阿米卡星针(0.6g,1次/12小时),体温逐渐下降至38.5℃以下,降钙素原波动在1.0ng/ml左右。入院后第25天再次行双下肢扩创自体皮移植术,术中决定行水刀扩创,彻底清除肉眼可见的坏死灶,术后应用臭氧水冲洗创面(病例52图5)。在上述治疗方案的情况下,第31天降钙素原由1.0ng/ml左右上升到6.0ng/ml左右,伴寒战、高热,体温最高40.5℃,血压有下降趋势,考虑细菌再次入血,又一轮脓毒症,经验性调整抗感染治疗方案为替加环素(100mg,1次/12小时)、亚胺培南西司他丁(2g,1次/6小时)及阿米卡星针(0.6g,1次/12小时)并联合应用丙种球蛋白加胸腺肽,随后2天降钙素原逐渐下降至1ng/ml左右,随着创面的逐渐封闭,抗生素逐渐停用,又分别于入院后第33天、第41天、第59天,3次植皮手术(手术均应用水刀清创,术后换药应用臭氧水冲洗创面)(病例52图6),创面封闭病情趋于平稳,后期痊愈出院。

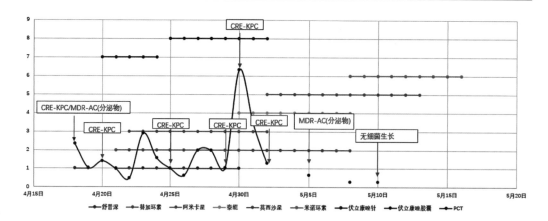

病例 52 图 2　抗生素的应用与降钙素原变化

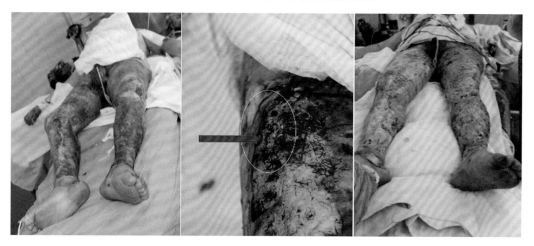

病例 52 图 3　创面切痂

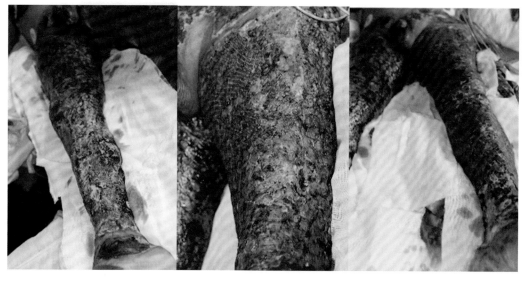

病例 52 图 4　拉网皮及邮票皮部分溶解

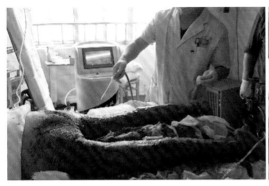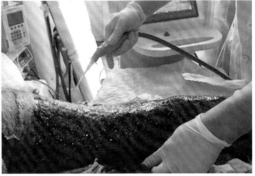

病例52 图5 创面臭氧水冲洗

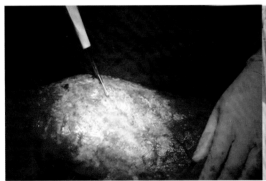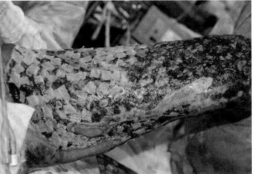

病例52 图6 水刀清创植皮

四、救治体会

该患者男性，40岁，既往健康，Ⅲ度烧伤50% TBSA，早期合并CRE-KP血流感染继而出现MODS。据2017年CHINET中国细菌耐药监测网报道，CRE-KP全国发生率平均为9%，且近三年来有缓慢上升趋势。

抗感染治疗策略：据《美国2015年医疗机构CRE防控指南》报道，由CRE导致的侵袭性感染死亡率高达40%~50%，碳青霉烯耐药肠杆菌科细菌感染是当前医院感染治疗中面临的最为棘手的难题之一，一方面，可供选择的敏感药物极少；另一方面，少数敏感药物(如多黏菌素、替加环素等)单药治疗的临床疗效并不能令人满意。因此，对于CRE导致的重症感染，即使有个别体外敏感药物可选，联合用药仍然是必要的，亚胺培南西司他丁MIC值≤8时，仍可作为治疗CRE-KP联合抗感染方案的药物。在入院后第30天出现寒战、高热伴血压下降，考虑新一轮脓毒症，由于是在应用替加环素、头孢哌酮舒巴坦及阿米卡星的情况下发生的，结合药敏结果提示该菌株对亚胺培南西司他丁针耐药(MIC=4)，在应用丙种球蛋白及胸腺肽改善患者的主动和被动免疫的情况下，用亚胺培南西司他丁针替换头孢哌酮舒巴坦针后病情得到有效控制，考虑该细菌对替加环素及阿米卡星仍然敏感，联合亚胺培南西司他丁后有协同作用。

创面脓毒症的处理：①烧伤创面脓毒症病情发展迅速，尽快切除焦痂去除感染源仍然是抢救的重要手段；②水刀彻底清创，积极创基准备，可有效提高创面植皮的成功率，需要注意的是水刀清创失血较多，需术前充分备血，并网格化清创管理，可有效减少术中出血量，保证患者术中安全；③CRE－KP 感染的创面，在外用药物不能有效控制感染的情况下，应用臭氧水冲洗创面，即可提高术后皮片成活率，又可清洁创基为下次手术做准备；在多重措施并举的情况下植皮成活率逐渐升高，最后一次植皮成活率达到90%以上，证明脓毒症全身状况与创面互为作用，相互影响。

五、主编述评

综上所述，稳定生命体征是基本条件，联合应用敏感抗生素是必要手段，积极创面处理是根本。该病例虽然救治成功但仍留有遗憾，在救治该患者之前有两例 CRE－KP 脓毒症失败的案例（一个烧伤面积90%，另一个面积为80%），资料搜集不完整，比如：收集患者血培养的菌株，在基因水平上检测其耐药基因片段，对比院内其他菌株，分析耐药机制，为什么这个病例成功，那两个病例失败？除烧伤面积之外有没有其他因素，比如个体的易感性，搜集资料为未来战胜"超级细菌"做准备。

（王　磊　娄季鹤）

编者介绍：

王磊，医学硕士，主治医师，工作于郑州市第一人民医院烧伤科，熟练掌握各类烧伤患者的救治及康复整形治疗。

指导老师：娄季鹤，主任医师，郑州市第一人民医院烧伤诊疗中心主任。中华医学会烧伤外科学分会危重病学组委员，河南省医学会烧伤外科学分会常务委员，河南省康复医学会烧伤治疗与康复学分会常务副主任委员，河南省烧伤医师协会副会长。从事烧伤外科临床治疗和研究30年，擅长烧伤危重病及烧伤脓毒症的救治，主持科研项目4项。

病例53　特大面积烧伤并发急性
肾损伤患者的救治

一、入院情况

患者殷某某，男，53岁，主因"全身多处化工原料爆燃烧伤后伴少尿52小时"入院。患者伤后在当地医院烧伤科治疗，予以补液和气管切开等，因尿少行血液滤过，伤后52小时总尿量400ml。既往高血压5年，最高160/80mmHg，平素口服"氨氯地平片、辛伐他汀片"治疗，控制一般。

一般查体：体温37.3℃，脉搏134次/分，呼吸24次/分，血压66/49mmHg（左桡动脉有创），发育正常，营养中等，急性病容，神志清醒，精神差。已行气管切开，留置8号气管套管，两肺呼吸音粗，未闻及干湿性啰音。心率134次/分，律齐，心音有力，未闻及病理性杂音。腹平坦，左腹股沟留置双腔中心静脉导管，右腹股沟留置血液透析导管。

专科查体：烧伤创面位于头面颈、四肢、躯干及臀部，大部基底焦黄，皮革样变，可见血管栓塞征，为Ⅲ度伤。部分创面基底红白相间，痛觉存在，为深Ⅱ度伤。总烧伤面积90%，其Ⅲ度伤70%，深Ⅱ度伤20%（病例53图1）。

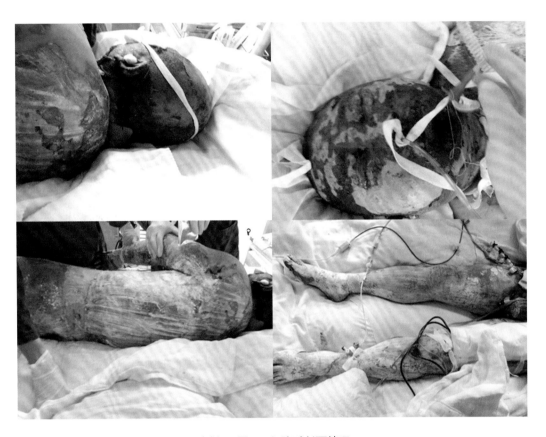

病例 53 图 1 入院时创面情况

入院检查：血常规示：白细胞计数 5.25×10^9/L，红细胞计数 4.67×10^{12}/L，血红蛋白 157.00g/L，血小板计数 87.00×10^9/L，血细胞比容 47.10%，C-反应蛋白 178.07mg/L；血液生化：钾 3.53mmol/L，钠 145.7mmol/L，氯 105.6 mmol/L，钙 1.83mmol/L，血糖 7.24mmol/L，肌红蛋白 >1000ng/ml，肌钙蛋白 0.48ng/ml，尿素氮 14.8mmol/L，肌酐 407.3μmol/L，丙氨酸氨基转移酶 41U/L，门冬氨酸氨基转移酶 45U/L，总蛋白 49.5g/L，白蛋白 24.0g/L，球蛋白 25.50g/L，肌酸激酶 913.0U/L，肌酸激酶同工酶 46.1U/L，乳酸脱氢酶 629U/L；凝血酶原时间 12.4 秒，国际标准化比值 1.06，活化部分凝血活酶时间 41.50 秒，凝血酶时间 16.10 秒，纤维蛋白原 3.22g/L，D-二聚体 4.5μg/ml，JFDP 9.70μg/ml；降钙素原 37.27ng/ml；B 型钠尿肽 12pg/ml。胸部 CT 示：双下肺炎；双侧胸膜局部增厚；主动脉及冠状动脉钙化。彩超结果示：左室舒张功能减低。胸片示：双肺纹理增重。

二、入院诊断

1. 烧伤(火焰),90% TBSA,深Ⅱ～Ⅲ度全身多处
2. 爆震伤
3. 烧伤休克
4. 气管切开术后
5. 急性肾损伤
6. 急性心肌损伤
7. 急性肝损伤
8. 凝血功能异常
9. 高血压病(2级,高危)

三、救治过程

1. 血流动力学监测及容量管理　入院后脉搏 134 次/分,呼吸 24 次/分,血压 66/49mmHg(左桡动脉有创),心率快,血压低,结合入院血红蛋白 157.00g/L,血细胞比容47.10 %,且患者已伤后 52 小时,既往有高血压病史,综合考虑容量不足,同时应用脉搏轮廓心排血量(PICCO)监测技术行血流动力学监测。起步预设输液速度为250ml/h,同时应用血管活性药物(去甲肾上腺素、肾上腺素、垂体后叶素及多巴胺),血压维持于120～135/65～80mmHg,平均动脉压不低于80mmHg,以满足重要脏器灌注。

2. CRRT 治疗　院外因少尿行 CRRT 治疗 24 小时,继续血滤(CVVH 方式),采用枸橼酸钠体外抗凝,为了确保手术安全,围术期即术前 2 小时、术中及术后 2 小时停止血滤。但其一直处于少尿状态,期间查肾脏 CT 示双侧肾盂肾盏未见明显扩张,至伤后第24 天,24 小时尿量达到 477ml,此后尿量有增多趋势,开始间断血滤。伤后第 32 天,24小时尿量超过 1000ml,达到 1555ml,复查肌酐 86.7μmol/L,肾功能基本恢复正常,停止血滤。患者尿量变化,见病例 53 图 2。

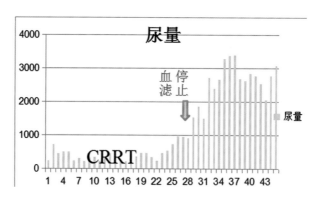

病例 53 图 2　患者伤后 45 天尿量变化

3. 感染与抗生素策略　入院时降钙素原 37.27ng/ml,结合病房微生物流行趋势给予头孢哌酮舒巴坦针,3g/次,3 次/日,后降钙素原逐渐下降,但伤后第 14 天,降钙素原飙升(由 8.62ng/ml 升至 29.97ng/ml),且间断发热,考虑为 MDR-G⁻ 感染可能性大,

抽血培养，并加用碳青霉烯类抗生素亚胺培南西司他丁针，3g/次，3 次/日，联合抗感染治疗，虽血培养为阴性，但体温得到控制，降钙素原下降，效果明显。于伤后第 33 天停用抗生素。后期围术期应用抗生素防治感染。

4. 其他对症支持治疗　入院后给予心电监护、重要脏器保护等对症支持治疗，每日复查血常规、肝肾功能、血气分析等，据结果及时调整。应用呼吸机辅助呼吸，纤支镜肺泡灌洗，改善肺功能。营养支持方面，在烧伤热量供应公式基础上，个性化制订营养支持方案及支持途径，病情允许情况下优先选择肠内营养，提供机体所需能量。

5. 创面处理　病情平稳后择机分批次切削痂植皮修复创面，平均 5~7 天手术 1 次，3 个月共进行 15 次手术，见病例 53 图 3 至 53 图 6。

6. 治疗效果　于伤后第 52 天生命体征平稳转出 BICU，剩余创面分次植皮修复，现伤后 3 个月余，残余创面不足 1%，功能康复锻炼中，见病例 53 图 7。

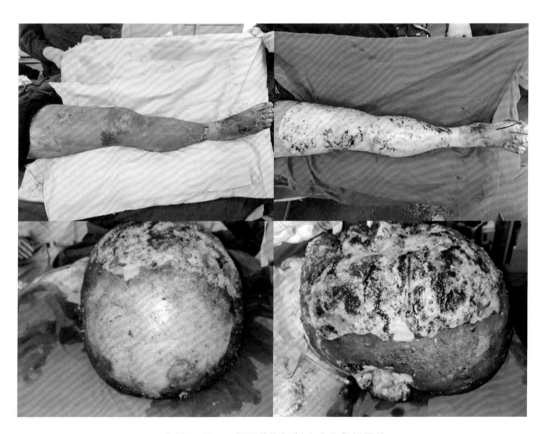

病例 53 图 3　创面前期切削痂生物敷料覆盖

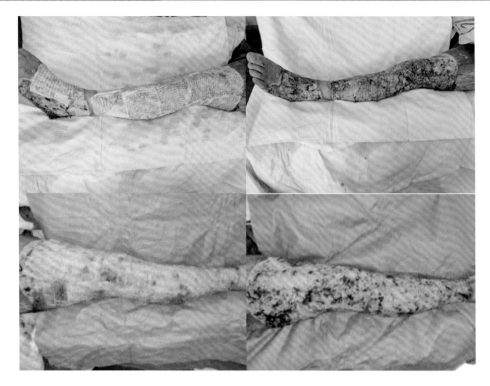

病例 53 图 4 双下肢 MEEK 植皮

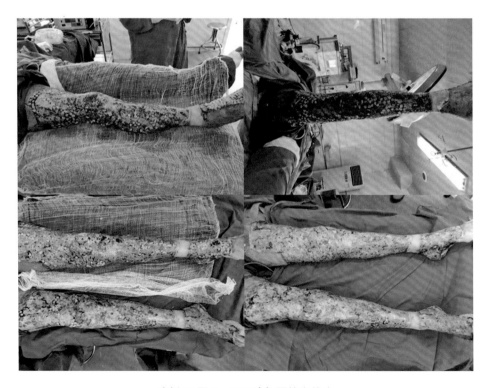

病例 53 图 5 双下肢邮票补充植皮

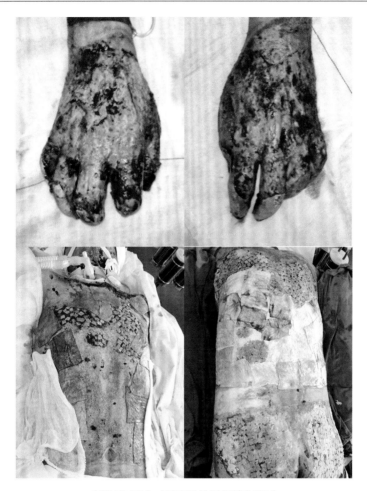

病例 53 图 6 双手及前后躯清创植皮

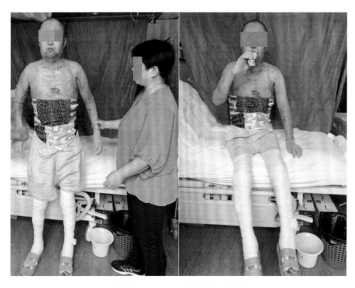

病例 53 图 7 康复锻炼中

四、救治体会

患者属化工厂原料爆燃烧伤，面积大，创面深，吸入性损伤重，早期并发 ARF，整个救治过程有以下特点：

1. 应用 CRRT 及 PICCO 技术。患者休克期即出现肾损伤，行 CRRT 治疗，且上机时间长。分析原因：为肾前性急性肾损伤，与烧伤前期处于低血容量性休克、低血压，肾脏长期灌注不足有关，且患者既往有高血压病史，肾功能对缺血性低血压敏感，大面积烧伤后很容易导致肾脏血流灌注不足，入院时已伤后 52 小时，血压 66/49mmHg，大量补液并应用血管活性药物维持血压，提高肾脏灌注压，利于肾功能恢复，行血滤约 32 天才逐渐恢复。不仅如此，患者处于休克期，血流动力学极其不稳，血压低，心率快，有效循环容量不足，需要大量补液，但其尿量少，每小时 10ml 左右，且全身肿胀明显，需要限制补液量，同时血滤影响患者的循环稳定，因此如何寻找治疗平衡点至关重要，该患者应用 PICCO 监测技术通过对全心舒张末期容积（GEDV）、胸腔内血容量（ITBV）、心排血量（CO）、血管外肺水指数（EVLWI）等参数进行动态监测，精确地反映了患者内容量及组织水含量的变化情况，有效指导患者液体管理。

2. 应用 CRRT 治疗急性肾损伤，不仅代替肾脏功能，同时可清除炎症介质及毒素，减轻全身炎症反应。患者血培养始终为阴性，且导管、创面及痰培养前 1 个月也均为阴性，前 14 天未发热，其抗生素应用较为简单，多得益于血滤。另外，本例抗生素采取常规剂量，若在评估肾功能的基础上监测血药浓度，制订合理的药物剂量，更能达到治疗与脏器保护作用。

3. 血滤采用枸橼酸钠体外抗凝。血滤治疗，主要问题是如何抗凝，目前临床使用较多的抗凝剂有普通肝素钠、低分子肝素钙和枸橼酸钠，前两者影响系统凝血功能，可能诱导血小板减少症，易诱发或加重出血。枸橼酸钠抗凝法是将枸橼酸钠从血管动脉端输入，使枸橼酸根离子与血液中游离钙离子结合成枸橼酸钙，能显著减少血液中游离的钙离子，阻碍凝血酶原转化成凝血酶，从而使体外循环抗凝，体内凝血恢复正常，枸橼酸根离子进入体内后会在肝脏内参与三羧酸循环，代谢为碳酸氢根离子，不会有遗留效应，枸橼酸钠的生物相容性比肝素更好，不会引起白细胞、血小板降低，同时可防止滤器凝血，延长滤器使用时间。本病例采取枸橼酸钠抗凝，对凝血功能几乎没有影响，且血小板未见明显减少，没有全身出血并发症发生，整个救治过程中未输注血小板，术中出血渗血可控，未影响手术治疗。

4. 创面处理是根本。虽然 CRRT 在该位患者的救治过程起到重要作用，但创面处理是根本，患者创面坏死组织较多，不断释放肌红蛋白入血，加重肾脏损伤，因此分批次去除坏死组织对肾功能的恢复也至关重要，但皮源匮乏，头皮亦烧伤，同时考虑双手功能部位修复，采用 MEEK 植皮，2 次成活率 70% 以上，封闭了大部分创面，为后续治疗夯实基础。手术与 CRRT 相辅相成，使患者得到了救治。

五、主编述评

该例患者为特大面积烧伤，休克期即发生了急性肾损伤，此类大多为肾前性，经过血滤等相关治疗，肾脏功能恢复，但对于大面积烧伤，特别是伤后前 8 小时，为黄金 8 小时,迅速建立静脉通路,居高临下,冲击补液,对改善组织器官的有效灌注,减少并发症的发生至关重要。同时 PICCO 监测技术精确地反映了患者体内容量及组织水含量的变化情况,有效指导患者液体管理,避免了过犹不及。

目前对于大面积烧伤皮源匮乏患者如何有效封闭仍是困扰临床的主要问题之一,微粒皮移植异体皮覆盖、MEEK 微型皮片移植等仍是首要选择,各种新技术的广泛应用,大大提高了危重烧伤患者的救治率。

(张 建 夏成德 娄季鹤)

编者介绍:

张建,男,住院医师,工作于郑州市第一人民医院烧伤科,研究方向为大面积危重烧伤的救治及康复,从事烧伤临床工作 4 年余,熟练掌握各种临床基本技能。

指导老师:

夏成德,男,主任医师,硕士生导师,郑州市第一人民医院烧伤科主任。美国得州医学中心 Shriners 烧伤医院访问学者,省政府特殊津贴专家,国家科学技术奖评审专家。中华医学会烧伤外科学分会常务委员,中国医师协会烧伤科医师分会常务委员,河南省康复医学会烧伤治疗与康复学分会主任委员。

娄季鹤,男,主任医师,郑州市第一人民医院烧伤科病区主任。中华医学会烧伤外科学分会危重病学组委员,河南省医学会烧伤外科学分会常务委员,河南省康复医学会烧伤治疗与康复学分会常务副主任委员,河南省医师协会烧伤科医师分会副会长,河南省医疗事故鉴定委员会专家,河南省工伤伤残鉴定专家。

病例 54 稀有血型特重度烧伤患者
合并多种并发症的救治

一、入院情况

患者刘某某,男,53 岁。全身多处碳粉爆震烧伤 8 天伴心搏骤停 15 分钟。患者于 8 天前因不慎被碳粉爆震烧伤全身多处,经外省某医院给予急诊行气管切开、导尿、深静脉置管并抗休克治疗,并于伤后第 3 天行双上肢切削痂异种皮移植术。术后患者并发消化道出血及失血性休克,经过抗感染、抗休克、抑酸、输血等支持对症治疗,病情未见明显好转,查血常规血红蛋白最低时为 29g/L,经输注红细胞后未见明显改善,创面分泌物及导管培养为多重耐药的铜绿假单胞菌,救治难度较大,家属要求转院治疗,由 120 转送我院,途中多次出现血压下降及心率下降,给予去甲肾上腺素及肾上腺素静脉推注及泵维持,到达我院前 15 分钟患者发生心搏骤停,急行心肺复苏术,呼吸机辅助呼吸。患者心跳恢复。门诊以"①全身多处烧伤75%Ⅱ~Ⅲ度;②失血性休克;③心搏骤停心肺复苏术后"收住院,受伤以来,患者精神、饮食、睡眠差,尿量少,大便正常。外院带入气切导管、鼻饲管、股静脉置管。既往长期酗酒及吸烟 20 余年,有胃病病史,无药物过敏及手术病史。

入院查体:体温 38.1℃,脉搏 136 次/分,呼吸 35 次/分,血压 80/40mmHg。神志昏迷,头面部肿胀明显,瞳孔对光反射无法判断,气道可闻及高调哮鸣音,双肺可闻及干湿性啰音,腹软,躯干及四肢包扎敷料渗透,四肢末梢冰凉,血氧饱和度无法测出。

专科查体:创面分布于头面颈、躯干、臀部、会阴及四肢,面积共约 75%,头面部呈焦痂状,颈部气切套管带入,前躯及四肢异种皮覆盖,创面渗液明显,部分异种皮间隙可见分泌物,呈黄绿色,有异味,部分皮下积液。

入院检查:血气分析:pH 7.19,二氧化碳分压 46mmHg,氧分压 168mmHg,HCO_3^- 17.1mmol/L,ABE −9.3mmol/L,SBE −9.6mmol/L。血常规:白细胞计数 $28.88 \times 10^9/L$,中性粒细胞百分比 92.4%,红细胞计数 $1.21 \times 10^{12}/L$,血细胞比容 12%,血红蛋白 38g/L,C −反应蛋白 125.4mg/L。血液生化:丙氨酸氨基转移酶 168U/L,门冬氨酸氨基转移酶 325U/L,白蛋白 25.4g/L,血钠 151mmol/L,血钾 4.7mmol/L,血氯 113mmol/L,血钙 1.77mmol/L,血乳酸 9.85mmol/L。凝血机制:凝血酶原时间 16.7 秒,活化部分凝血活酶时间 40.8 秒,国际标准化比值 1.54 秒。B 型钠尿肽:2872.84pg/ml。降钙素原:36.01ng/L。糖化血红蛋白 5.6%。

二、入院诊断

1. 烧伤(碳粉)75% TBSA Ⅱ~Ⅲ度(Ⅲ度 60%,深Ⅱ度 15%)全身多处
2. 失血性休克
3. 心搏骤停心肺复苏术后
4. 吸入性损伤(重度)
5. 多重耐药铜绿假单胞菌感染
6. 重度贫血(B 型 Rh 阴性)
7. 上消化道出血

三、救治过程

患者入院后完善相关辅助检查及监测:创面分泌物、痰培养、血常规、血型、生化、凝血功能、降钙素原、心电图,行心电、血氧饱和度及有创动脉动态血压监测。

1. 围入院期抢救及循环支持治疗 患者因大面积烧伤合并失血性休克,夸省长途转运,导致休克失代偿后导致循环衰竭到达院前 15 分钟并发心搏骤停,途中电话指导抢救在车上行心肺复苏及容量复苏。入院时我科接诊医护提前准备相关抢救设备,立即转入 BICU 继续行心肺脑复苏治疗,行有创动态血压监测,提示低血压,平均动脉压 60mmHg 且持续下降趋势。积极液体复苏抗休克治疗,纠正贫血、低蛋白,包括输注红细胞、血浆、白蛋白及血管活性药物维持有效循环。患者入院 12 小时内累计输注 B 型 Rh 阴性悬浮红细胞 11.5U、血浆 3000ml、白蛋白 300ml,患者血压逐渐上升,血管活性药物减量直至撤除,末梢冰凉转至温暖,末梢氧饱和度逐渐至 99%。血气分析动态监测提示乳酸进行性下降,尿量逐渐增加。

2. 吸入性损伤及肺部感染治疗 患者入院时发现呼吸急促,末梢氧饱和度测不出,行呼吸机辅助呼吸治疗配合镇痛镇静治疗,气道压高,吸痰困难,气道可闻及高调哮鸣

音，考虑上气道梗阻导致，立即行更换气切导管后缓解；术后一周无法脱机，并出现咳嗽、咳脓痰及肺部感染临床表现，双肺呼吸音粗，可闻及干湿性啰音及哮鸣音，加大氧浓度未缓解，气道可吸出大量坏死脱落的黏膜组织及痰痂。翻身床加强翻身，行纤维支气管镜进一步明确肺部感染吸入性损伤严重；纤维支气管镜的灌洗、俯卧位通气及辅助机械排痰等综合措施治疗吸入性损伤及肺部感染。根据痰培养及药敏结果给予敏感抗生素治疗，给予雾化、高频振动机械辅助排痰，翻身床俯卧位通气及体位引流等综合治疗，胸部 CT 检查及床边胸部超声提示肺部感染合并胸腔积液，继续抗感染治疗，纠正低蛋白及利尿治疗，患者伤后 20 天脱机并拔管，拔管后 2 周左右气切口愈合。

3. 应激性溃疡及消化道出血的治疗　　患者入院后查血常规提示重度贫血（血红蛋白 38g/L）。积极抗休克治疗同时，与输血科积极联系沟通，申请输注红细胞纠正重度贫血后，围术期创面丢失及渗血及时纠正贫血，术后第 10 天因后躯及臀部创面逐渐溶痂毒素吸收反复发热，使用双氯芬酸钠栓退热治疗。患者出现便血、呕血，呕吐物为咖啡渣样胃内容物，给予艾司奥美拉唑泵 40mg + 生理盐水至 50ml，8ml/h，4 次/日；生长抑素一支（3mg）加生理盐水配成 50ml 泵，首剂推注 5ml，维持剂量 5ml/h，维持 72 小时；给予去甲肾上腺素 1~2 支加冰盐水 100ml 保留灌胃，2/日次。一周后无呕血及便血停止，患者突然出现大汗淋漓、出现上消化道大出血，呕血量达约 1000ml（病例 54 图 1），便血约 800g。患者四肢冰凉、血压下降等失血性休克临床表现，血红蛋白低达 65g/L，立即输红细胞纠正贫血及行抗休克治疗，血管活性药物维持血压，生长抑素联合质子泵抑制剂（PPI）治疗。待血压稳定后消化内科胃镜检查证实：胃巨大溃疡并出血（病例 54 图 2），在胃镜下行电凝止血并置螺旋空肠管行持续鼻饲肠内营养对症治疗，鼻饲泵控温控速，缓慢逐渐加量，鼻饲温水、米汤过渡到短肽、整蛋白肠内营养治疗。患者因反复上消化道出血、围术期创面丢失及稀释性凝血功能障碍，共输注 B 型 RH 阴性红细胞 54.5U、血浆 12 500ml、冷沉淀 12.5U。输血科紧密配合调取血源纠正贫血、消化内科指导 PPI 及生长抑素的联合使用，内镜下的止血，溃疡及消化道大出血的及时纠正。

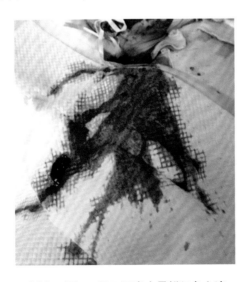

病例 54 图 1　经口呕出大量鲜红色血液

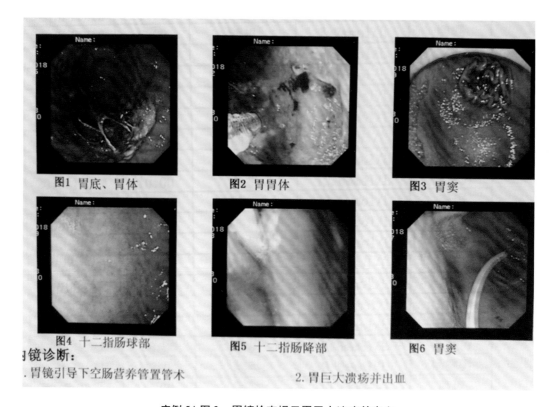

图1 胃底、胃体　　　　图2 胃胃体　　　　图3 胃窦

图4 十二指肠球部　　　图5 十二指肠降部　　　图6 胃窦

镜诊断：

胃镜引导下空肠营养管置管术　　　　2. 胃巨大溃疡并出血

病例54 图2　胃镜检查提示胃巨大溃疡并出血

4. 创面处理方式

（1）早期创面处理：入院时行简单清创，躯干四肢异种皮去除，碘伏湿敷包扎治疗，头面、躯干、臀部及会阴部创面 SSD 粉护痂，悬浮床治疗保持躯干臀部创面干燥及避免受压；循环稳定后分次行四肢切削痂微粒皮异体皮移植术（切痂面积40%）；头部深度创面一期手术薄层削痂创面仍有坏死焦痂，取削痂刀片反复多次清创，局部生长因子涂抹凡士林包扎，以少出血为原则。而未手术（面部、躯干、臀部、会阴部）创面采用清创 SSD 粉护痂治疗。

（2）溶痂期创面处理：伤后3周左右面部及前躯创面痂下愈合，后躯、臀部创面逐渐溶痂，床边物理清创（臭氧清创仪）联合药物（复方多黏菌素 B 软膏）清创使用（病例54图3、病例54图4），部分新鲜创面床边行点状异种皮覆盖，待其他溶痂创面成功清除坏死组织及肉芽形成后，手术中水刀清创，高浓度肾上腺素盐水湿敷结合电凝止血，抗生素湿敷，结合自体微型皮片、亲属异体皮、异种皮混合移植，网眼纱固定皮片，注意加压包扎固定牢固可靠。皮片成活后1周左右，皮片间隙局部生长因子喷涂促进创面愈合治疗，皮片逐渐爬行愈合（病例54图5）。

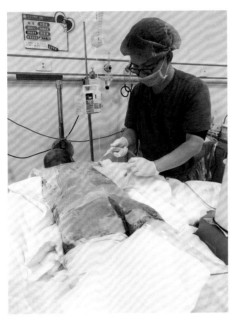
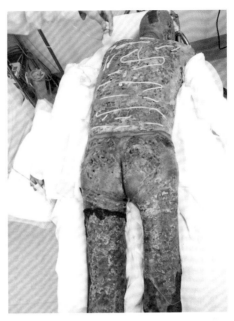

病例 54 图 3　臭氧清创仪清创换药　　　病例 54 图 4　复方多粘菌素膏涂抹后清创

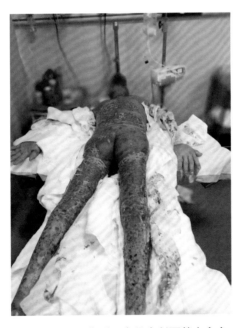

病例 54 图 5　伤后 2 个月余创面基本愈合

　　5. 抗感染治疗　入院时根据外院抗感染治疗及铜绿假单胞菌感染,患者创面感染表现明显:血象高,降钙素原高,痰培养、创面分泌物、血培养多次为多重耐药铜绿假单胞菌,且吸入性损伤、肺部感染临床表现明显。根据美国感染病学会(IDSA)抗感染指南及结合临床经验给予多黏菌素联合比阿培南抗感染治疗 10 天后,创面干燥,肺部感染控制,肺部体征明显消失,停止全身抗感染治疗。患者伤后 20 天躯干臀部创面逐渐溶痂。患者伤后

1个月左右,后躯、臀部、双大腿根部创面溶痂,创面分泌物培养为多重耐药铜绿假单胞菌,床边物理清创(臭氧清创仪冲洗清创)及药物(复方多黏菌素B软膏)清创联合使用,结合临床辅助检查血象、降钙素原及血培养结果,未行全身抗感染治疗,部分新鲜创面床边行清创、制备邮票状异种皮覆盖,待彻底其清除坏死组织及肉芽形成,分次分期修复创面。

6. 营养治疗及支持对症治疗　患者入院时行置胃管,循环稳定后逐渐行鼻饲温水、肠内营养治疗,逐渐过渡到流质饮食,中途因呕吐及上消化道出血再次在胃镜室行空肠置管,在上消化道活动性出血期给予肠外营养,出血停止1周后逐渐从短肽到整蛋白、要素饮食到普通高蛋白饮食。联合生长激素及补充多种微量元素及电解质促进创面愈合。患者因病情稳定44天后转出BICU。转烧伤成人病区行植皮修复残余创面及瘢痕综合康复治疗。

四、救治体会

大面积烧伤合并Rh阴性血型患者大量异体红细胞输注的相关报道罕见,本例患者虽不属于特大面积烧伤,但因血型稀有,血源紧张致贫血无法纠正,长时间处于严重贫血状态,创面治疗效果不良合并多重耐药菌感染等病情未稳定情况下被迫长途转运,途中并发失血性休克致心搏骤停,导致治疗难度加大,病情危重。在我院治疗期间,除以上因素外,因溃疡出血、长时期应激状态并发多次消化道出血,溶痂期裸露创面大、丢失多,且合并多重耐药铜绿假单胞菌脓毒血症、自体供皮源匮乏(头部深度烧伤)、吸入性损伤合并肺部感染、创面感染等综合因素,导致治疗中病情复杂、凶险多变。

本病例在四肢创面异体皮自体微粒皮移植长时间有效覆盖;后躯臀部创面术前多次床边清创,术中利用水刀精准清创分次自体皮、亲属皮、异种皮混合移植多途径覆盖。抗生素应用方面早期根据外院结果给予经验性治疗,后期根据药敏结果及美国感染病学会(IDSA)抗感染治疗指南联合用药,围术期行降阶梯治疗,加上严防院内感染等综合措施的应用,患者在住院期间未出现感染相关的其他并发症。

创面覆盖采取先四肢、后躯干臀部,做到有序分次覆盖原则。休克平稳过渡早期有效覆盖四肢创面,微粒皮异体皮移植成功治疗大面积烧伤国内多有报道,经济条件许可情况下,优先选择覆盖创面时间长(本例患者大于6周)的方式,一期头部深Ⅱ度创面给予清创削痂,头部创面3周左右愈合,利用头部供区毛囊丰富、生长愈合快的特点分次修复躯干臀部创面,采用自体皮、亲属异体皮、异种皮混合移植,注意把握清创原则,对于肉芽形成创面可考虑水刀清创清除定植细菌,创面渗血用高浓度肾上腺素盐水湿敷3～5分钟后,活动性出血电凝彻底止血。对于深度焦痂及部分坏死组织创面以减少毒素吸收、减少出血或不出血原则,物理清创联合药物多次清创后生物敷料(如异种皮)覆盖创面。待肉芽形成,最大限度利用头部供区分次修复创面。

五、主编述评

纠正休克维持有效循环的稳定是成功的第一步,尽早及时有效的创面覆盖是控制感染的源头,抗感染治疗做到及时合理使用,敢用敢停的原则;手卫生宣教、接触隔离、尽可能少的侵入性操作,气管、深静脉导管、尿管及时合理的更换及拔除等综合院内感染控制措施是成败的关键。

稀有血型大面积烧伤患者合并多种并发症的救治体现国家临床烧伤治疗中心、BICU

的重要性和水平。

（栾夏刚　谢卫国）

编者介绍：

栾夏刚，医学硕士，主治医师，工作于武汉大学同仁医院/武汉市第三医院烧伤科。擅长烧伤危重症患者救治，自2015年以来多次参与烧伤危重症患者的救治及转运，熟练掌握烧伤危重症相关理论及相关技术，参与救治大面积烧伤300余例。

指导老师：谢卫国，医学博士，主任医师，教授，博士生导师，武汉大学同仁医院/武汉市第三医院烧伤科主任兼烧伤研究所所长。中华医学会烧伤外科学分会第七、第九届副主任委员，湖北省医学会烧伤与创面修复分会主任委员，《中华烧伤杂志》副主编。

病例55　严重烧伤并发ARDS、肺大疱破裂ECMO患者救治失败

一、入院情况

患者男性，35岁，于2019年12月2日因油桶爆炸烧伤全身多处并吸入热烟，烧伤面积达85%，灭火后30分钟送到岛上工程部医疗救助站，予创面冲水、补液、留置导尿管，创面简单包扎治疗，经2.5小时的路程转送到当地县医院，予外涂磺胺嘧啶银、补液等治疗，伤后第2天(12月4日)转送到印尼Makassar的RS AWAL BROS医院住院治疗，行经口气管插管、麻醉换药，之后持续给予呼吸机辅助呼吸，伤后第7天(12月9日)拟停用呼吸机，给予吸氧治疗，患者血氧饱和度不能维持，出现严重的呼吸衰竭，给予呼吸机并压力支持机械通气，呼气末正压7~9cmH_2O，氧浓度80%。患者出现高热，超过40℃，血压低、尿少、血小板低及低白蛋白血症，胃液潜血阳性，并发感染性休克及多器官功能衰竭，持续给予大剂量去甲肾上腺素及多巴胺联合升压治疗及其他对症支持治疗。国际SOS联系专机后于伤后第9天(12月11日)将患者转送到白云机场，本院医护人员乘坐金汇救援的直升机将患者转运到本院，直接进手术室行"经烧伤创面气管切开机械通气，右股动脉穿刺置管PICCO监测术"抢救生命。

入院查体：体温33.3℃，脉搏108次/分，呼吸30次/分，血压50/30mmHg。镇静镇痛状态，RASS：-4，CPOT：0，脱水状，瘦长体型，呼吸急促，全身皮肤见淤点淤斑及出血点，颈软，无抵抗，颈静脉无充盈，口鼻部大量黑灰，气管居中，胸部外形正常，叩诊双肺呈清音，双侧呼吸运动对称。双肺可闻高调的痰鸣音及大量湿性啰音，心率108次/分，律齐，杂音未闻及，腹部平坦，无压痛，无反跳痛，肝脾肋下未及，双下肢无水肿，病理征阴性。烧伤创面位于头面颈、躯干、四肢，双臀、会阴等处，面积约85% TBSA，腐皮已基本脱落，基底大部分为黑色焦痂或蜡白色的坏死痂皮，质韧，痛觉迟钝或消失，创面有大量绿色脓性分泌物及腥臭味。

二、入院诊断

1. 烧伤（火焰）85% TBSA 深Ⅱ～Ⅲ度（Ⅲ度 80%）全身多处
2. 重度吸入性损伤
3. 脓毒性休克
4. ARDS
5. MODS

三、救治过程

患者入院后立即送烧伤手术室行"气管切开术＋机械通气＋右股动脉置管 PICCO 监测"，术后予以咪达唑仑（力月西）镇静治疗，去甲肾上腺素微泵注入维持血压，补液、输血浆及白蛋白等抗休克处理，亚胺培南西司他丁抗感染治疗，奥美拉唑抑酸护胃，雾化吸入、沐舒坦化痰，各个器官支持治疗等。另予生长因子滴眼剂、抗生素滴眼液及眼膏外涂。创面予以清创换药、限期、分期、分部位手术，入院时血常规：白细胞计数 13.20×10⁹/L，血红蛋白 147.0g/L，血小板计数 63.30×10⁹/L；术后患者安返病房，予呼吸机辅助呼吸（VAC 模式），呼气末正压 4cmH₂O，吸氧浓度 100%，血氧饱和度 95%，体温 33.3℃，心率 65 次/分；氧分压 93.76mmHg。术中辅助检查：钾 2.79mmol/L，钠 177.8mmol/L，氯 131.1mmol/L，血小板计数 27.0×10⁹/L，血红蛋白 84g/L，白细胞计数 5.18×10⁹/L。

入院后第 1 天（2019-12-12）：早晨因为 ARDS、肺水肿严重给予高呼气末正压 15cmH₂O 机械通气，呼吸情况好转后呼气末正压降低到 7cmH₂O 后行胸片检查，结果显示：①双肺渗出实变，肺水肿可能，请结合临床；②双侧少量胸腔积液，建议治疗后复查。此时胸片检查无气胸（病例 55 图 1）。整个白天患者血氧饱和度在 98% 以上，呼吸平顺无缺氧发绀，虽仍然处于昏迷状态，无自主睁眼，但对痛刺激及吸痰有反应，咳嗽反射增强。17:30 疑抽血咳嗽后突然出现血氧饱和度下降，18:00 下降到 70% 左右。缺氧发绀明显，呼吸增快达 30 次/分，窘迫明显，同时心率加快，间有房性早搏，全身瘀斑出现，给予 100% 纯氧机械通气、吸痰、调整呼吸机参数等操作后无改善，纤支镜吸痰无好转，体检显示右肺呼吸音基本消失，左肺可闻较多痰鸣音及大量湿啰音。X 线示右侧气胸（病例 55 图 1），右肺压缩 50%～60%。血氧饱和度 71%，急行胸腔闭式引流术，引流管接于水封瓶；可见大量气体逸出。

入院后第 3 天 0 时（2019-12-13）：患者经皮血氧饱和度监测显示 93%，予 100% 纯氧机械通气无改善，血钠（186mmol/L）、血氯（139mmol/L）持续升高，处于多器官功能衰竭状态，行床边 24 小时连续肾替代治疗（CRRT），输机采血小板 3U 纠正低血小板血症。因 ARDS 需高正压通气，而肺穿孔需低正压通气保护，而体外膜氧合（体外膜肺 ECMO）的 V-V 运转模式只取代肺的气体交换功能，可避免呼吸机导致的气道气压伤，可在支持下降低呼吸机参数至氧浓度 <60%、气道压 <40cmH₂O，待肺部修复，因此针对该患者情况，预约体外膜氧合（体外膜肺 ECMO）治疗。于早上 11:00 在局麻＋气管内麻醉下在烧伤病房内行"体外膜氧合（体外膜肺 ECMO），双下肢切痂异体皮覆盖术"（病例 55 图 2、病例 55 图 3）。选择 V-V 模式，于右侧股静脉及右侧颈静脉置管，但术后呼吸机参数并未下调，潮气量仍维持 500ml，氧浓度 70%，气道压 40cmH₂O，呼气末正压通气 5cmH₂O，血氧饱和度 93%，氧分压 59.48mmHg，考虑严重 ARDS 及重度肺水肿相关。

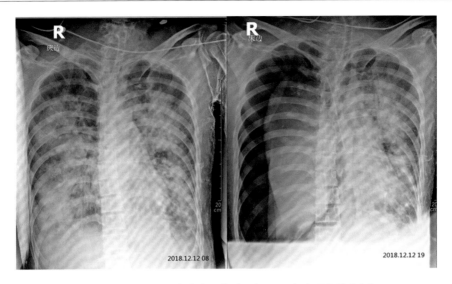

病例 55 图 1　早上尚未出现气胸（左），下午出现气胸（右）

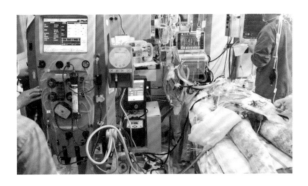

病例 55 图 2　患者行 ECMO 及 CRRT 后，准备床边行"双下肢切痂异体皮覆盖术"

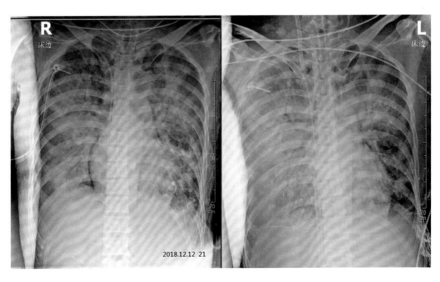

病例 55 图 3　行 ECMO 置管前（左）、后（右）

入院后第 4 天(2019 - 12 - 14):患者神志转清,可自主睁眼及轻微点头示意。因水封瓶内出现浓痰,考虑肺大疱破裂导致氧合情况差,15:40 行"胸腔镜下右肺下叶楔形切除术",术后病情较前稳定,水封瓶内未见痰液。术后病理报告示:符合弥漫性肺水肿、急性纤维素性渗出性肺炎、急性细支气管炎、化脓性胸膜炎并肺大疱形成。术后呼吸机参数较前可稍下调,潮气量450ml,氧浓度60%,气道压仍维持40cmH₂O,呼气末正压通气5cmH₂O,血氧饱和度升至99%,氧分压77.4mmHg。多科联合讨论后,胸外科认为:患者肺组织较脆,术中因各项限制不能全面探查,结合目前血氧饱和度、胸片等情况,考虑漏气为手术切除后缝线修补的缝针稍有撕裂所致,再次行胸腔手术意义不大(肺修补后缝针撕裂可能性大),且因 ECMO 使用肝素抗凝,其肺类似实变性质。继续目前模式,肺部可自行愈合,但时间较长,可下调呼气末正压通气或不用呼气末正压通气,引流瓶中气体会逐渐减少,愈合时间 1~2 周。ICU 认为:早期大面积烧伤合并吸入性损伤、MODS、ARDS,现较前已平稳许多。目前双肺门渗出大片阴影,考虑为心功能引起肺渗出较多,亦加大肺愈合难度,应控制每小时出入量,避免大出大入,主要控制心力衰竭,可有效减少肺部渗出,氧合亦会好转。气胸及肺水肿 2 个因素,至少能先争取解决 1 个,如此肺方可尽早改善,以便撤除 ECMO 尽快手术,从而避免感染加重,现可停用 CRRT,下一步控制感染是关键。麻醉科认为:患者 2 次手术(ECMO + 双下肢切痂异体皮覆盖、胸腔镜下右肺下叶楔形切除术)前后可见改善明显(病例 55 图 4),目前应商讨液体改善具体指标,如心率次数,但不能牺牲每搏量(SV),SV 必须重点观察,减少咳嗽引起的瞬间高压,可考虑使用右美托咪定 + 芬太尼镇静镇痛,注意分开使用,单独微泵。

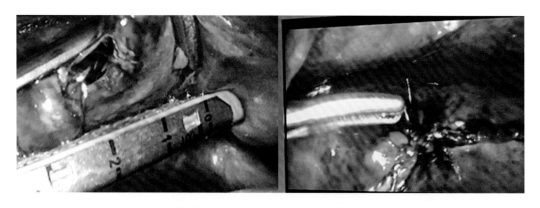

病例 55 图 4　胸腔镜下右肺下叶楔形切除术中修补前(左)、后(右)

入院后第 7 天(2019 - 12 - 17):根据 ECMO 术后胸片,反复评估后,推测股静脉导管置管位置过高,处于第 9 肋间下腔静脉位置,抽取几乎全部经 ECMO 氧合过的血液,导致重复循环,遂 ECMO 未能起作用,立即调整股静脉导管至第 11 肋间,随后呼吸机参数可下调,气道压下调至 20cmH₂O,呼气末正压通气 2cmH₂O。另因血钠已下降至 156.8mmol/L,遂停用 CRRT(病例 55 图 5)。

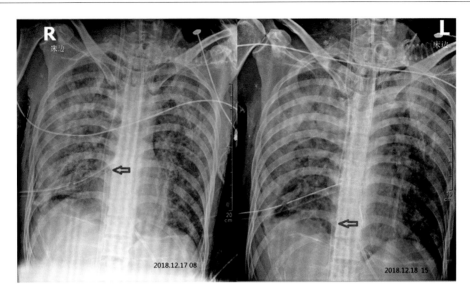

病例 55 图 5　ECMO 置管位置调整前(左)、后(右)，红色箭头所示为股动脉置管位置

入院后第 8 天(2019 - 12 - 18)：水封瓶短暂无气体逸出数小时，随后再次大量气体逸出。

入院后第 9 天(2019 - 12 - 19)：血钠再次上升(165mmol/L)，复用 CRRT。

入院后第 14 天(2019 - 12 - 24)：凌晨 3：00 出现消化道穿孔，穿刺可抽出黄绿色浑浊腹水 800ml，22：48 分因多器官功能衰竭综合征抢救无效宣告临床死亡。

四、救治体会

患者伤后 9 天内，创面一直未能得到恰当处理，感染逐渐加重至感染性休克以及出现多器官功能衰竭，入院后曾出现肺大疱破裂，瘦长型患者患有脓毒症时应注意肺大疱可能，使用正压通气时需谨慎。其经气管切开、全身清创换药、胸腔闭式引流、CRRT、ECMO 及双下肢切痂、右肺下叶楔形切除术等治疗后明显好转，可见烧伤患者的创面手术处理始终为首要及必要手段，但因首次接触 ECMO，缺乏经验，因涡轮吸力巨大，导致氧合血液未在体内循环；同时因患者院前限制补液，入院时呈脱水状，遂入院后大量补液，翌日又出现肺穿孔，遂行 ECMO 后未见明显效果时优先考虑肺水肿及大穿孔等症状，忽略 ECMO 置管位置引起的重复循环问题，未能及时缓解肺功能，4 天后才调整至起效位置，延迟肺部恢复时机，期间持续高正压通气，使肺大疱再次破裂，遂变成无法高正压通气，无法氧合，陷入恶性循环：肺穿孔影响换气功能导致 ECMO 无法撤除，而持续高正压通气(ECMO 因置管位置未能起效)导致双下肢切痂术后一直保守治疗，未能进一步去除坏死组织，继而感染加重，最终患者抢救失败，临床死亡。可见任何新技术均需要尽快熟悉功能效果，未达效果时应尽快找出原因。

五、主编述评

本例患者为特重度烧伤，并发脓毒性休克、ARDS 等严重并发症后，通过国际 SOS 组织，于伤后第 9 天由印尼空中转送至我院。院外及转院途中，去甲肾上腺素维持血压及高呼气末正压通气。入院后患者并发了右侧肺大疱破裂，无法正压通气维持组织的氧合。在此情况下，我们及时行 ECMO 替代，在 ECMO 支持下，进行了双下肢深度烧伤创面的切痂、大张异体皮覆盖术，并行破裂的肺大疱切除修补术。术后，患者氧和情况曾明显好转，但在肺大疱修补术后 3 天，修补口再次破裂，虽然有 ECMO 支持，但不能维持正常的动脉氧分压，随后，因机体缺氧等原因并发 MODS，于入院后第 13 天死亡。本例治疗失败，有很多经验值得总结。

1. 烧伤早期未得到及时的液体复苏和创面处理，机体组织长时间低灌注和缺氧，增加了并发 MODS 的风险。

2. 伤后 48 小时，患者转送到当地的综合性 ICU 治疗，虽然得到了较好的器官功能的监护和支持治疗，但烧伤创面仍未获得专科处理。增加了创面感染导致脓毒症、脓毒性休克的风险。

3. 烧伤并发 ARDS，机械通气时要采用肺保护性通气策略，避免长时间的高呼气末正压通气导致的肺气压伤。

4. 肺大疱破裂修补术后，ECMO 支持下的辅助通气时，需要仔细监测气道压及其他指标监测，既能保证肺泡不塌陷，也不影响"修补口"的愈合。

5. 需加强学科间的交流与合作，使用 ECMO 时要仔细确认各导管放置的位置，ECMO 不能改善机体氧合时，应及时寻找原因。

（孙敬恩　李孝建）

编者介绍：

孙敬恩，男，住院医师，暨南大学第一临床医学院烧伤整形外科硕士，师从李叶扬教授，工作于广州市红十字会医院烧伤整形科，从事临床一线工作。

指导老师：李孝建，男，医学博士，主任医师，博士研究生导师。广州市红十字会医院烧伤整形科主任，广州市创伤外科研究所副所长。中国医师协会烧伤科医师分会副会长，中华医学会烧伤外科学分会委员，广东省医学会烧伤学分会主任委员等。

病例 56　特重度烧伤合并真菌感染、肺栓塞患者的救治

一、入院情况

患者秦某某，男，55 岁，身高 161cm，体重 60kg。患者于 2018 年 2 月 7 日 4:00 在某金属加工企业工作中跌入 90＋℃热水池导致颈部上段以下的全身多处烫伤。受伤环境相对开阔，当时未大量吸入热蒸气及热液，未出现意识丧失及合并其他外伤，脱离热水池后自行冷水冲洗数分钟。因受伤区域肿痛、渗液明显，急诊送入当地区医院急救，去除衣物检视伤情见大面积烫伤，予右侧股静脉置管、补液抗休克；未留置导尿管。因当地医院治疗条件有限，于 2018 年 2 月 7 日 6:00 经 120 急救系统转送入我院烧伤整形科继续治疗，转运过程中输入乳酸钠林格液 1000ml，羟乙基淀粉液 500ml。入我院时患者神志清晰，精

神差,略烦躁,未进食水,大小便未解。自述既往有"小三阳"病史,未定期监测肝功能;20年前"手术切除阑尾";否认高血压、糖尿病、心脏病、慢支炎、肺气肿等慢性病史;否认传染病史;否认食物、药物过敏病史;否认其他严重外伤史;否认输血史,预防接种史不详。

入院专科查体:体温 36.5℃,脉搏 107 次/分,呼吸 28 次/分,血压 151/115mmHg,血氧饱和度 100%。见患者颈部上段以下全身多处烫伤创面,约 90% TBSA;创面小水疱或腐皮移位,创基主体呈红白相间或猩红,触痛迟钝,渗出大量淡黄色渗液;其余散在片状区域创基略苍白,触痛无,皮温低。创面及周围肿胀明显,污染较重。患者略烦躁状,述口渴,肢端皮温低,甲床毛细血管充盈速度略减慢,安置尿管后无尿液持续引流。查体未见合并外伤。

入院首次检查:2018 年 2 月 7 日急诊血常规:白细胞计数 39.67×10^9/L,中性粒细胞百分比 81.5%,红细胞计数 5.4×10^{12}/L,血红蛋白 156g/L,血细胞比容 47.7%,血小板计数 241×10^9/L;超敏 C - 反应蛋白 >5.0mg/L,C - 反应蛋白 73.08mg/L;凝血:凝血酶原时间 10.4 秒,国际标准化比值 0.96,活化部分凝血活酶时间 22.3 秒,纤维蛋白原 1.84g/L,凝血酶时间 16.6 秒;D - 二聚体 1.67μg/ml,纤维蛋白降解产物 5.6μg/ml;肝功能:丙氨酸氨基转移酶 24U/L,门冬氨酸氨基转移酶 35U/L,总蛋白 42.8g/L,白蛋白 28.9g/L;肾功能:肌酐 80μmol/L,尿素 7.3mmol/L,尿酸 350μmol/L;电解质:血钾 3.5mmol/L,血钠 137mmol/L,血氯 106mmol/L,血钙 1.98mmol/L;血糖:27.88mmol/L;B 型钠尿肽 64pg/ml,降钙素原 0.06ng/ml,血型 A 型 RhD 阳性;尿常规:隐血(+),酮体(-),葡萄糖(-),尿比重 1.015。血气分析(伤后 8 小时):pH 7.29,二氧化碳分压 43mmHg,氧分压 46mmHg,血乳酸 5mmol/L,血细胞比容 61%,葡萄糖 27.8mmol/L,血红蛋白 189g/L,碱剩余 -5.8mmol/L。入院创面分泌物细菌及真菌培养:未见细菌及真菌生长。

二、入院诊断

1. 烧伤(热液)90% TBSA Ⅱ～Ⅲ度全身多处
2. 烧伤休克

三、救治过程

第一阶段:伤后第 1 天(2018 - 02 - 07)患者入院初步评估后立即启动危重症烧伤救治程序:予病危、心电监护及持续低流量吸氧支持,安置尿管并监测每小时尿量、记录24 小时出入量,未禁食水、嘱可少量多次进食及含盐液体;严格保持呼吸道、深静脉通道及尿管通畅。完善内环境定期评估,急诊鉴定血型、备血。液体复苏治疗:第一个 24小时:静脉输入 10 325ml,饮入 790ml,尿量 2583ml,呕吐 260ml,心率约 110 次/分;第二个 24 小时:静脉输入 7310ml,饮食 1030ml + 270g,尿量 2374ml,心率 100～110 次/分;休克期予抗休克体位,暂缓翻身床及大面积清创,待伤后 8 小时后评估病情相对平稳后予简单清创,移除污染物及移位腐皮、引流积液疱皮并予稀碘伏液冲洗;创面局部外用夫西地酸乳膏及生长因子等,患者可自主配合定时翻身,未上翻身床治疗,予烧伤抗挛缩良姿位摆放呈"大"字形,并持续远红外线治疗仪照射。伤后第 2 天因血糖持续升高与应激性高血糖不符,急请内分泌科会诊考虑合并糖尿病,予胰岛素强化治疗降血糖;休克期静脉使用哌拉西林钠舒巴坦钠抗感染、泮托拉唑抑酸、极化液营养心肌、大剂量维生素C,口服莫沙必利促胃动力、双歧杆菌制剂预防菌群紊乱等,见尿及使用胰岛素后补钾并严密监测电解质变化。因患者病情危重,入院后成立救治小组,经全科疑难危重讨论救治计划:休克期液体复苏治疗,待休克期平稳渡过后肢体早期扩创后使用临时覆盖物异体皮覆盖,利用自身头皮分期分批修复创面;早期瘢痕防治及康复功能锻炼。

第二阶段:伤后第4天(2018-02-11)全麻下行特重度烧伤四肢烧伤创面扩创+60%体表面积异体皮移植术。术中见患者创面情况如病例56图1。术中刷洗清除表层药痂后浅层扩创至创基散在渗血,保留部分间生态组织,使用异体皮12 000cm² 临时覆盖创面,围术期使用美罗培南联合万古霉素抗感染。

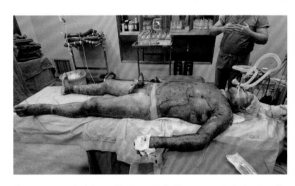

病例56图1 伤后第4日,四肢扩创异体皮移植术前。可见患者仅头面部及腰部"腰带"区域尚存健康皮肤,总热液烫伤面积达90% TBSA;早期呈现大片混合Ⅱ度为主体及多处片状Ⅲ度创面

第三阶段:伤后第5天(2018-02-12),患者述胸闷,予加强利尿;伤后第6天(2018-02-13),急查CT双侧胸腔大量积液,请胸外科会诊后经彩超定位行双侧胸腔穿刺闭式引流,胸闷改善。伤后第9天(2018-02-16),患者反复发热,予创面换药查见可疑菌斑(病例56图2)(采取多个标本送检),静脉加用氟康唑,抗生素调整为头孢他啶+万古霉素,菌斑区域彻底清除生物敷料、脓碘伏刷洗后改暴露治疗(病例56图3),局部外用曲安奈德益康唑。伤后第11天(2018-02-18)创面标本回报危急值:真菌涂片见真菌孢子及菌丝,汇报救治小组、请示指导教授及科室主任后调整为静脉伏立康唑抗真菌,菌斑区域再次浓碘伏冲洗清创后暴露治疗。

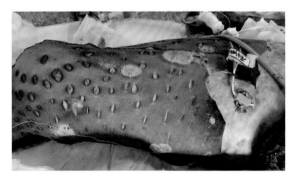

病例56图2 伤后第9日,换药发现生物敷料上见散在黄褐色斑块状可疑菌斑,送检微生物检查见真菌菌丝及孢子生长

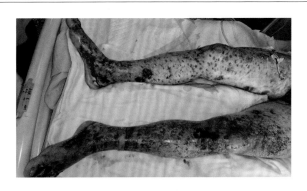

病例 56 图 3　伤后第 9 日，清创清除生物敷料后见对应区域创面真菌斑，呈黑褐色斑块状；扩创清除组织送检微生物检查见真菌菌丝及孢子生长

第四阶段：伤后第 11 天（2018 - 02 - 18），患者仍反复发热，排查感染源，拔除股静脉导管，送检导管尖端及导管血，拔管前未行置管肢体深静脉彩超检查；伤后第 13 日（2018 - 02 - 20），超声引导下安置左侧颈内静脉导管；夜间患者出现呼吸急促、血氧饱和度下降至 85%；伤后第 14 日（2018 - 02 - 21）呼吸困难加重，血氧饱和度 70% ~80%，复查 CT 见少量胸腔积液及下肺部感染，但与患者症状程度不符；伤后第 17 日（2018 - 02 - 24）行肺动脉 CTA：左肺下动脉干肺栓塞，右肺下动脉外、后支可疑充盈缺损（病例 56 图 4）；伤后第 18 日（2018 - 02 - 24）经沟通后予阿替普酶 25mg、静脉注射溶栓治疗；其后患者呼吸困难逐步改善，血氧饱和度 95% ~97%，长期使用那屈肝素钙注射液抗凝治疗。

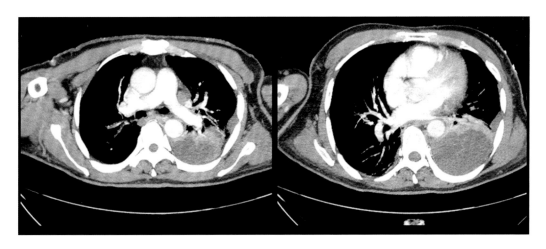

病例 56 图 4　伤后第 17 天，CTPA 见肺栓塞，左下肺为甚：左肺下动脉干肺栓塞，其分支部分不显影，左肺下叶部分肺梗死、肺不张伴包裹性胸腔积液；右肺下动脉外、后支可疑充盈缺损，疑为少许血栓（见白色箭头标识区域）

第五阶段：头皮供皮分期修复创面：分别于 2018 - 03 - 20、2018 - 04 - 03、2018 - 04 - 17、2018 - 05 - 04、2018 - 05 - 24 全麻下行创面网状及邮票状皮片游离移植术。围术期抗生素治疗；加强口服及静脉营养补充、严格监测及胰岛素强化治疗控制血糖；适

时补充人血白蛋白及红细胞悬液等支持;长期皮下注射那屈肝素钙 0.6ml、1 次/12 小时抗凝,仅围术期前后 1 天停用;创面定期冲洗清创、换药、浸浴等治疗。伤后第 128 日(2018 - 06 - 15)出院,后于我院康复科治疗期间(2018 - 06 - 20)复查肺动脉 CTA 见:双肺肺动脉及其主要分支走形自然,管壁光滑,管腔内未见明显狭窄及充盈缺损征象(病例 56 图 5)。伤后 1 年,患者生活自理,因瘢痕挛缩畸形及瘢痕溃疡行整形手术治疗前情况(病例 56 图 6)。

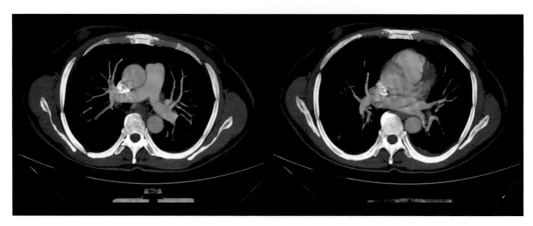

病例 56 图 5 伤后 133 日,复查 CTPA 已未见肺栓塞:可见原栓塞左下肺肺动脉干及分支显影清晰,管壁内未见充盈缺损区域

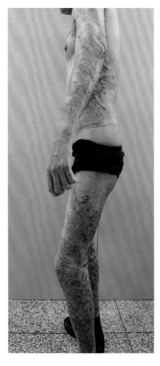

病例 56 图 6 伤后 1 年,可见植皮区域面积达 50% TBSA,肢体见瘢痕挛缩畸形及瘢痕溃疡。图 6 与图 1 对比可见患者经历烧伤真菌感染、清扩创及暴露干燥等打击后创面有明显加深改变

四、救治体会

1. 病例特点

(1)55 岁中年男性,特重度烧伤合并糖尿病基础疾病,90% TBSA 深度烧伤面积明确,其中最终植皮区域面积达 50% TBSA。

(2)住院期间相继出现多个危重并发症:烧伤侵袭性真菌感染、烧伤合并急性肺栓塞。

(3)患者的优势:无头面部损伤、头皮保留完整(供皮 5 次),无吸入性损伤,且休克期度过相对平稳,工伤患者费用有保障。患者的劣势:55 岁中年合并糖尿病,耐受烧伤后续并发症打击较青年差;自体皮源有限,无法早期永久封闭创面。

(4)经烧伤、重症、胸外、心内科、内分泌等多学科协作治疗(MDT),患者最终存活出院,康复科早期联合治疗后大关节功能及手功能保存可,生活可自理。

2. 救治难点和经验教训

(1)患者特重度烧伤合并首诊糖尿病,长期高血糖未有效控制,应预见其严重感染、免疫抑制、双重感染及心血管并发症风险较一般患者明显增高,因充分提前告知及进行预防,事实亦证明患者伤后 2 周内相继出现侵袭性真菌感染及急性肺栓塞严重并发症。

(2)烧伤创面是一切的始动因素,任何时候正确的创面治疗都是烧伤治疗的重中之重。本例患者创面深浅交杂,烧伤休克期简单清创后予夫西地酸乳膏及生长因子外涂暴露,而未采用磺胺嘧啶银彻底干燥暴露;初次手术为减少手术麻醉打击及保留可愈合真皮而选择刷洗药痂后保留间生态组织浅层削痂,而未彻底扩创削痂;采用一次大面积扩创后临时覆盖物覆盖而非分批多次手术扩创。上述选择均为后期严重并发症留下隐患。

(3)烧伤合并侵袭性真菌感染致死率极高。对于存在较高免疫抑制风险及联合使用广谱抗生素存在双重感染风险患者应主动早期使用抗真菌药物预防,而非被动等待出现真菌感染再进行治疗;对于可疑真菌感染应立即全身性使用抗真菌药物,并对可疑病灶急诊清扩创,彻底清除真菌侵袭组织及破坏真菌生长条件以最大限度地挽救患者生命;同时多处多次重复送检病理及真菌培养求证,但不可等待病理结果才使用抗真菌治疗。

(4)出现临床症状体征与胸部 CT 无法解释的急性呼吸困难、胸痛、顽固性血氧饱和度下降,在排除重症肺炎、ARDS、急性心力衰竭等常见原因后应考虑急性肺栓塞可能。肺血管 CTA 能早期明确诊断,并指导溶栓治疗。诊断深静脉血栓及肺栓塞,影像学检查(血管造影、CTPA、血管彩超)阳性具有特异性,而 D - 二聚体阳性不具特异性。

(5)特重度烧伤创面未闭合不是溶栓治疗或抗凝治疗的禁忌证;预防性抗凝治疗能降低特重度烧伤血栓死亡率及降低感染率。

(6)严重创伤(烧伤)、肢体制动、长期卧床、深静脉穿刺置管(尤其是股静脉)、糖尿病血管病变是深静脉血栓及急性肺栓塞的高危因素,本例患者急性呼吸困难发生于股静脉置管拔除及颈内静脉置管安置后 24 小时内,有创操作是可疑诱因;高危患者深静脉穿刺前及拔管前应进行血管彩超评估。

(7)特重度烧伤救治过程中往往伴随多种跨学科并发症,建立以烧伤科为中心的多学科协作治疗体系是及时有效处理并发症并防范化解医疗风险的有效途径。

五、主编述评

本例特重度烧伤救治过程中一波"两折",最终救治成功实属不易。其中既有成功的经验,更有失败的教训,且教训往往比经验更值得重视和学习:①对特重度烧伤合并慢性基础疾病未引起足够的警惕和防范。未发现或未重视的风险才是最致命的风险。长期糖尿病未发现及治疗最大的风险不是糖尿病本身的急性或慢性并发症,而是其与特重度烧伤叠加后出现的严重感染、免疫抑制、双重感染、心脑肺血管并发症及猝死风险,这些常不易早期察觉而更加致命;②创面治疗方式的选择始终是围绕成功救治及改善后期功能的对立统一,"湿润"与"干燥""包扎"与"暴露""彻底扩创"与"保留间生态"各有优缺点,具体选择还需根据患者病情、经济等权衡。本例救治过程中为追求减少附带损伤而忽视了患者易感染的风险,为后期感染等并发症埋下隐患,而感染导致的创面进一步反将更加得不偿失。

本例救治的优点在于以烧伤科为中心的多学科协作治疗(MDT)模式一直贯彻,出现各种并发症后会诊及处理均较及时,为最终成功救治及防范化解医疗风险提供了保障。

(谭子明　王德怀　张家平)

编者介绍:

谭子明,男,医学硕士,主治医师,就职于成都市第二人民医院烧伤整形科。成都市烧伤质量控制中心秘书,四川省医学会烧伤外科专业委员会第一届青年委员会委员。于西南医院全军烧伤研究所进修学习期间师从张家平教授。主治:危重症烧伤,难愈创面。参与救治多批危重烧伤患者。

王德怀,男,医学硕士,副主任医师,成都市第二人民医院烧伤整形科主任(主持工作),成都市烧伤质量控制中心主任。西南五省一市烧伤整形专业委员会委员,四川省医学会烧伤外科专业委员会常务委员,四川省医师协会烧伤科医师分会常务委员,四川省医师协会整形与美容医师专科委员会委员,四川省医学会灾难医学专业委员会委员。

张家平,男,主任医师、教授、博士生导师,陆军军医大学西南医院整形外科主任。中华医学会烧伤外科学分会常务委员,中华医学会烧伤外科学分会瘢痕学组副组长,中国老年医学学会烧创伤分会常务委员兼总干事。

病例57　特大面积深度烧伤伴顽固性肠源性血流感染患者的救治

一、入院情况

患者柴某某,男,50岁,身高172cm,体重68kg。患者于2018年10月23日20:40工作时被热粉尘(主要成分为硅和碳,温度约300℃)烧伤全身多处,受伤环境相对密闭,滞留时间数分钟，被他人救出后，由当地"120"救护车于伤后 2 小时送至我院。转送途中无昏迷、恶心、呕吐等症状，未排大小便。运送途中静脉输注 0.9% 氯化钠注射液约 1500ml。

入院查体：神志清、精神差、口渴。体温 36.4℃，脉搏 120 次/分，呼吸 22 次/分，血压(右股动脉)133/72mmHg，血氧饱和度 99%。咽部充血，双肺呼吸音粗，心率 120 次/分，律齐。除左上肢及前躯干约 3% TBSA 皮肤外全部烧伤，绝大部分创面基底苍白或焦黄色，可见血管栓塞征，右手部分手指背侧、双足中远端及双足趾等处呈干枯坏死状。总烧伤面积 97% TBSA，其中Ⅲ~Ⅳ度伤 70%，深Ⅱ度伤 27%(病例 57 图 1)。

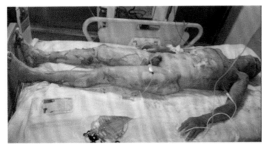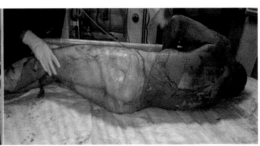

病例 57 图 1 入院时全身创面情况

入院检查：入院后急查血常规：白细胞计数 23.39×10^9/L，血小板计数 179×10^9/L，血红蛋白 185.00g/L，血细胞比容 56.3%；急查血液生化：钾 3.16mmol/L，钠 145.3mmol/L，钙 1.73mmol/L，血糖 14.7mmol/L，门冬氨酸氨基转移酶 76U/L，总胆红素 45.9μmol/L，未结合胆红素 45.4μmol/L，总蛋白 45.1g/L，白蛋白 22.3g/L，球蛋白 22.80g/L，肌酸激酶 355.0U/L，肌酸激酶同工酶 30.9U/L，乳酸脱氢酶 1708U/L，肌红蛋白 431.3ng/ml；急查血凝六项：纤维蛋白原浓度 1.73g/L，D-二聚体(比浊法) 17.90μg/ml，纤维蛋白降解产物 30.70μg/ml。入院急诊床旁彩超：左室舒张功能减低；急诊床旁胸部正位片：双肺纹理稍增粗。

二、入院诊断

1. 烧伤(热粉尘)97% TBSA，Ⅲ~Ⅳ度伤 70%，深Ⅱ度伤 27%
2. 烧伤休克(代偿期)
3. 重度吸入性损伤
4. 急性心肌损伤
5. 高胆红素血症
6. 应激性高血糖状态
7. 电解质代谢紊乱
8. 凝血功能异常

三、救治过程

患者入院立即书面告病危，补液抗休克，PICCO 血流动力学监测，应用血管活性药物去甲肾上腺素、甲氧明等调节血压、维持肾脏灌注；急诊气管切开、呼吸机辅助呼吸、纤维支气管镜评估气道及肺泡灌洗；组胺 H_2 受体拮抗剂抑制胃酸分泌，口服双歧四联活菌片调节肠道菌群，还原性谷胱甘肽、异甘草酸镁保肝。入院后即少量流质饮食，入院 14 小时开始肠内营养液 30 ~ 50ml/h 胃管泵入，休克期后持续胃管泵入肠内营养悬液 50ml/h，以肠内营养为主。头面颈、躯干创面涂抹磺胺嘧啶银半暴露保痂治疗，休克期后翻身床治疗。先后在手术室行 14 次手术，急诊肢体切开减张术及急诊气管切开术 1 次，头部、双下肢切削痂 1 次；自体皮移植 8 次(含 2 次 1:4 MEEK 植皮，取自体皮 9%，病例 57 图 2，MEEK 成活 60%)；亲属皮、自体皮混合移植 4 次(病例 57 图 3)(儿子头皮 2 次、弟弟头皮 + 躯干 1 次、妹妹头皮 1 次)，自体及亲属取皮面积分别 8% 及 11%。

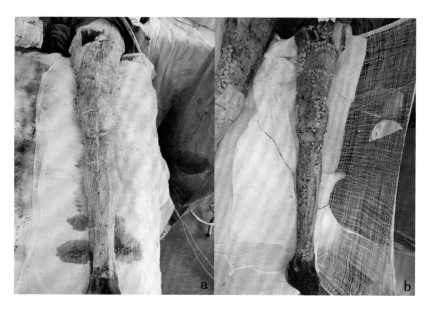

病例 57 图 2　MEEK 植皮：A. 2018 – 11 – 02 右下肢 MEEK 植皮；B. 2018 – 11 – 19 右下肢 MEEK 植皮成活情况、补充植皮

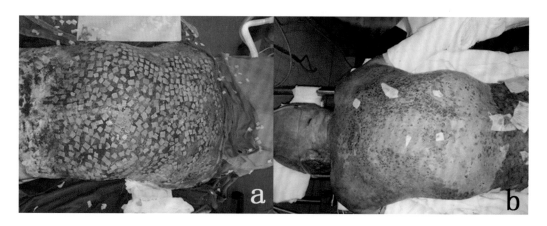

病例 57 图 3　A. 2018 – 12 – 21 后躯自异体(1:5)混合移植术；B. 2019 – 1 – 28 后躯愈合情况

2018 年 12 月 8 日血培养首次发现阴沟肠杆菌(病例 57 表 1)，次日更换静脉导管细

菌培养阴性、同期创面分泌物及尿液细菌培养无细菌生长,反复多次痰培养均为鲍曼不动杆菌,排除深静脉导管、创面、呼吸道及泌尿系统所致血流感染。进一步明确血流感染来自肠道,为肠源性血流感染,推理存在肠道黏膜屏障损伤。根据药敏先后单用左氧氟沙星针(0.5g,1次/日)8天、联合替加环素针(首剂100mg,维持量50mg,1次/12小时)两联抗感染6天及联合阿米卡星针(1.0g,1次/日)三联抗阴沟肠杆菌感染治疗5天,抗感染过程中,感染指标较前有所下降(病例57图4),生命体征较平稳,连续血培养仍均为阳性。由于左氧氟沙星针已连续应用21天,依据有关左氧氟沙星针国食药监注【2012】373号修改说明书的通知文件,该药品说明书疗程一般不超过14天,成人超过28天疗程治疗的安全性尚未研究。因此于2018年12月29日停用了左氧氟沙星针,连续监测感染指标较停用左氧氟沙星针前无升高趋势。由于血流感染仍无法清除,前期抗感染治疗方案效果不佳,根据药敏结果,于2019年1月3日再次调整抗感染治疗方案为:美罗培南针(2.0g,1次/8小时)、替加环素针剂量(100mg,1次/12小时)、阿米卡星针(1.0g,1次/日),三联敏感抗生素连续应用7天,血流感染仍未清除,感染指标较前期抗感染治疗时仍无明显变化(病例57图4)。结合血流感染前后反复多次痰培养均为鲍曼不动杆菌,肺部感染的鲍曼不动杆菌及血流感染的阴沟肠杆菌药敏鉴定均对美满霉素及左氧氟沙敏感。兼顾血流及肺部感染,调整对两者均敏感抗生素替加环素针及左氧氟沙星针(0.5g,1次/日)联合抗感染至2019年1月25日。于2019年1月21日开始间断腹泻,2019年1月26日腹泻加重,次数增多,呈稀水样便,大便潜血间断阳性,患者体温在38.3℃,呼吸急促,心率高到达160次/分以上。考虑脓毒症加重,长期应用强效抗生素替加环素致肠道菌群协失调,引起抗生素相关性腹泻,肠道屏障受损所致肠道细菌不断入血相关。因此停用替加环素(已应用40天),改为口服万古霉素针125mg、4次/日治疗抗生素相关性腹泻,调整为美罗培南针2.0g、1次/8小时联合阿米卡星针1.0g、1次/日抗阴沟肠杆菌血流感染。同时皮下注射重组人生长激素针、胸腺法新针、口服双歧四联活菌片及蒙脱石散综合修复肠道屏障,阻断肠道条件致病菌入血途径。血流感染期间先后行31次血培养均为同一株阴沟肠杆菌,且难以清除。通过强化肠黏膜屏障修复及维护,同时应用敏感抗生素治疗,仅治疗4天时间,终将顽固性肠源性血流感染53天的阴沟肠杆菌清除。经过抗感染、营养支持及手术修复创面等综合治疗。于伤后第189天,全身创面完全愈合,伤后首次下床活动(病例57图5)。经进一步康复锻炼,伤后第198天已可独立行走(病例57图6)。

病例57表1 血培养(2018 - 12 - 08)

抗生素	MIC	敏感度
A 头孢唑啉	>4	耐药
A 庆大霉素	>8	耐药
A 氨苄西林	>16	耐药
B 头孢呋辛	>16	耐药
B 头孢吡肟(马斯平) = 16	中介	
B 头孢西丁	>16	耐药

续表

抗生素	MIC	敏感度
B 头孢曲松	>32	耐药
B 头孢哌酮/舒巴坦	>32/16	耐药
B 哌拉西林/他唑巴坦	>64/4	耐药
B 替卡西林/棒酸	>64/2	耐药
B 氨苄青霉素 – S	>32/16	耐药
B 复方新诺明	≤0.5/9.5	敏感
B 左氧氟沙星	=1	敏感
B 环丙沙星	=0.5	敏感
B 美罗培南	≤1	敏感
B 亚胺培南(泰能)	≤1	敏感
B 阿卡米星	≤4	敏感
C 头孢他啶	>16	耐药
C 头孢他啶/棒酸	1	–
C 氯霉素	≤8	敏感
C 美满霉素	≤4	敏感
U 呋喃妥因	=64	中介

注：检出细菌：阴沟肠杆菌；药敏结果：阴沟肠杆菌(阳性)。A 组为首选药，若敏感优先使用；B 组也为首选药，A 组药物耐药或不能使用时可选用；C 组为替代药，首选药耐药或不能使用时，可用 C 组药物替代或补充

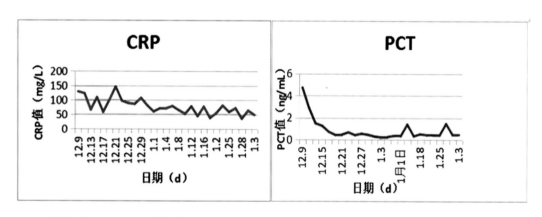

病例 57 图 4　A. CRP 趋势图(2018 – 12 – 09 ～ 2019 – 01 – 31)；B. PCT 趋势图(2018 – 12 – 10 ～ 2019 – 01 – 30)

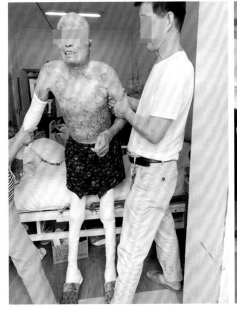 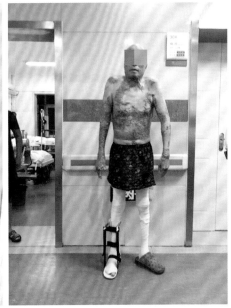

病例 57 图 5　伤后 189 天，首次下床活动　　病例 57 图 6　伤后 198 天，独立行走

四、救治体会

1. 肠黏膜屏障损伤的修复及维护在危重烧伤肠源性感染的治疗具有重要的临床意义　在机体长期处于严重应激状态下，可造成肠黏膜屏障受损，细菌移位引起内源性感染，如肠道屏障损伤得不到有效修复，肠道条件致病菌不断进入血液，即使多联敏感抗生素亦很难将血流感染的肠道条件致病菌清除。通过对肠黏膜屏障综合维护及修复，有效阻断肠道条件致病菌入血途径。同时应用敏感抗生素抗肠源性血流感染治疗，可在短时间内将顽固性肠源性血流感染清除。因此，重视危重烧伤肠黏膜屏障维护及修复对肠源性感染的治疗至关重要。

2. 尽快修复烧伤创面仍是抢救大面积深度烧伤患者的根本措施　本例患者烧伤（热粉尘）97% TBSA，Ⅲ~Ⅳ度伤 70%，深Ⅱ度伤 27%，头皮伤前存在秃发情况，毛发稀疏，且为Ⅱ度烧伤，不能早期供皮，头皮取皮后愈合周期较长（10~12 天），为早期修复创面带来困难。通过采用 MEEK 植皮，自体、亲属皮混合移植尽快修复创面，在肠源性血流感染期间下，力争供皮区有效利用，仍先后 5 次植皮手术加速了创面封闭，增加救治成功概率。

五、主编述评

本例患者系特大面积深度烧伤，通过 MEEK 植皮及自体、亲属皮混合移植手术，加速了创面封闭，增加了患者的成功救治概率。该例患者肠源性血流感染时间长，虽存在肠道黏膜屏障损伤，早期未重视对肠黏膜屏障修复及维护，导致多联敏感抗生素亦难以将血流感染的肠道条件致病菌清除。

（肖宏涛　娄季鹤　夏成德）

编者介绍：

肖宏涛，男，副主任医师，工作于郑州市第一人民医院烧伤科。河南省医学会烧伤外科学分会青年委员，师从于原兰州军区总医院全军烧伤中心刘毅教授，在核心期刊发表论文 10 余篇，长期参与危重烧伤救治工作，对危重烧伤救治积累了一定经验。

娄季鹤，主任医师，郑州市第一人民医院烧伤科病区主任。中华医学会烧伤外科学分会危重病学组委员，河南省医学会烧伤外科学分会常务委员，河南省康复医学会烧伤治疗与康复学分会常务副主任委员，河南省烧伤医师协会副会长等。

夏成德，男，主任医师，教授，硕士生导师。郑州市第一人民医院烧伤科主任，美国德州医学中心 Shriners 烧伤医院访问学者。中华医学会烧伤外科学分会常务委员，中国医师协会烧伤科医师分会常务委员，河南省康复医学会烧伤治疗与康复学分会主任委员。

病例 58　特大面积烧伤患者并发重症侵袭性真菌感染的救治

一、入院情况

患者官某，男，37 岁，因全身多处火焰烧伤后 3 小时入院。患者于 2018 年 5 月 17 日在木材厂作业时因发生爆炸，烧伤头面颈部、四肢、躯干皮肤，受伤当时处于密闭空间，滞留火场时间约为 3 分钟，有浓烟吸入史，自行逃离火场；伤后由救护车急诊送我院治疗，途中给予输平衡液 600ml。急诊以"爆炸伤全身多处烧伤90% Ⅱ ~ Ⅲ度"收入院。既往病史无特殊。

专科查体：体温 36.1℃，脉搏 84 次/分，呼吸 22 次/分，血压 110/62mmHg，血氧饱和度无法测出。患者意识迷糊，精神差；声音嘶哑，痰中带有烟灰状颗粒物质。头面部及双下肢创面红肿，散在水疱，大部分表皮脱失，部分基底红白相间，痛觉减弱；躯干创面基底苍白，痛觉不敏感，渗液少，可见细小血管出血点；双上肢环形烧伤，桡动脉搏动消失，见明显血管栓塞征，局部可见皮革样改变；手指指甲脱落，肢端呈苍白色，冰凉，无血运；痛觉反应差，双手活动受限（病例 58 图 1）。

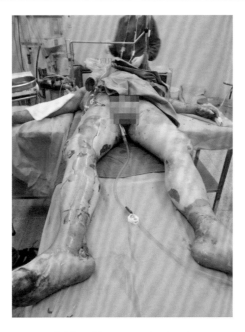

病例 58 图 1　入院专科查体

入院检查：白细数计数 $32.33 \times 10^9/L$，红细胞计数 $5.87 \times 10^{12}/L$，血红蛋白 184g/L，血细胞比容 53.4%。创面分泌物培养结果提示：霉菌；结合临床，排除标本污染可能。心电图、胸片显示无异常。

二、入院诊断

1. 火焰烧伤 90% TBSA（深Ⅱ度 40%，Ⅲ度 50%）头面部、躯干四肢、臀部

2. 吸入性烧伤

3. 真菌感染？（曲霉菌）

三、救治过程

1. 急诊治疗及处置　急诊气管切开 + 左股动静脉穿刺置管，双上肢烧伤焦痂切开减张术；按第三军医大学补液公式进行补液抗休克治疗，综合尿量、中心静脉压，血压等指标分析调整每小时补液量；低流量吸氧，心电监护，指脉氧监测。

2. 创面手术治疗及抗感染治疗

伤后第 3 天，患者平稳度过休克期，予静脉滴注美罗培南、万古霉素并口服伊曲康唑预防性抗真菌治疗，血小板急剧下降至 $45 \times 10^9/L$，输冷沉淀 20 治疗量，丙种球蛋白共 30g，血小板总数 $32 \times 10^9/L$。纤维蛋白原 2.81g/L，活化部分凝血酶时间 43.4 秒。行双上肢切痂 + 双下肢削痂术 + 异种皮（备注：江苏优创生物医学科技有限公司）移植术，躯干创面清创后采用磺胺嘧啶银暴露治疗，术中患者出血约 1800ml，术后复查血小板数 $59 \times 10^9/L$，术后予以呼吸机辅助呼吸，患者精神状态逐渐好转。伤后 6 天血小板提升至正常。

伤后第 8 天，行四肢烧伤清创 MEEK 植皮术 + 头部、下腹部取皮术，术后患者病情

稳定,能自主意识及对答,体温从入院至伤后第13天均无明显高热,最高38.8℃。

伤后第14天,患者在使用呼吸机条件下胸廓呼吸运动明显受限,转为以腹式呼吸为主,考虑胸廓部位因烧伤焦痂形成,胸廓呼吸运动明显受限,血氧饱和度急剧下降,呼之不应,血压、心率急剧上升,患者出现意识淡漠、狂躁、气促、肌颤、谵语症状,予以急诊行胸廓两侧烧伤焦痂切开减张术,探查四肢创面,术中见:四肢创面 MEEK 植皮敷料干硬,敷料下 MEEK 皮粒散在形成黑褐色痂皮,主要集中在双上肢背侧及双下肢。当天复查白细胞计数 17.58×10^9/L,中性粒细胞计数 12.24×10^9/L,中性粒细胞百分比 69.60%;C – 反应蛋白22.26mg/dl;降钙素原7.210ng/ml;血气分析:pH 7.49,氧分压 143.0mmHg,碱剩余 3.5mmol/L。创面分泌物培养、创面真菌涂片结果均为阴性。复查胸片提示阴性。怀疑烧伤后侵袭性真菌感染、烧伤创面脓毒症、ARDS。调整抗感染治疗方案,启用替甲环素联合哌拉西林/他唑巴坦抗细菌治疗,注射用伏立康唑抗真菌治疗,调整呼吸机参数,咪达唑仑镇静,注射用生长激素等治疗,按临床营养室制订的医嘱餐提供营养治疗,四肢创面予 100g/L 磺胺嘧啶银乳膏外涂后包扎治疗。

伤后第15天至第21天每日予以四肢创面清创换药(病例58 图2),MEEK 敷料逐渐由局限性干硬扩展为大片状干硬发黑,创面分泌物,培养阴性,创面真菌涂片结果发现真菌孢子和菌丝。患者反复高热,最高39.5℃,但无谵语、躁动等症状,能自主呼吸,配合进食。

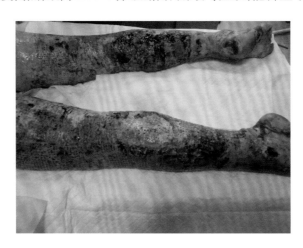

病例58 图2 MEEK 植皮敷料下大面积出现干硬,溶痂状改变

伤后第21天行四肢烧伤创面扩创术,术中见四肢伤口创面新生暗黑色坏死斑,斑下为豆腐渣样物质,肢体前侧散在分布,肢体后侧集中分布,均潜行入侵至深筋膜层次,再次取坏死斑液化组织行真菌涂片检查,微生物培养及病理检查,结果回报为:涂片找真菌:发现真菌孢子和菌丝。病理检查(病例58 图3):未见真菌或孢子,PAS 染色(–),六胺银(–),根据临床症状及生物学检查确诊烧伤侵袭性真菌感染。术中予以削除 MEEK 植皮后形成的干痂,清除肉眼可见坏死病灶。用体积分数3%过氧化氢生理盐水、5g/L 碘伏、生理盐水依次充分冲洗,5%碳酸氢钠注射液外敷创面时间15分钟,予两性霉素B 配置溶液(10mg 两性霉素 B 加入 100ml 生理盐水中,下同)冲洗、湿敷包扎创面。术后予以静脉注射用伏立康唑,首剂400mg,次日以200mg维持用药,同时继续以替甲环素抗感染治疗,全身治疗纠正内环境紊乱、血糖控制,加强营养及脏器功能支持、肌内注射胸腺肽 40mg、1 次/日等治疗。同时四肢创面每天换药,清除创面肉眼可见霉斑,两性霉素 B 湿敷包扎。患者发热情况缓解,但仍有低热,精神症状及其他全身状况稍好转。

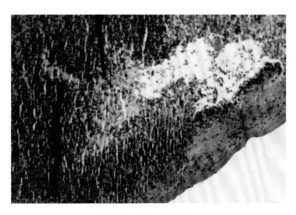

病例 58 图 3　HE 染色

注:送检组织被鳞状上皮、表皮角化过度,上皮下见大量炎性渗出物,以中性粒细胞为主,混合有红细胞、纤维蛋白素成分

伤后第 25 天,评估 MEEK 植皮成活情况(病例 58 图 4):双上肢植皮成活约 3% TBSA,裸露创面 15% TBSA,坏死黑斑已基本消退;双下肢植皮成活 10% TBSA,裸露创面 24%,坏死黑斑仍散在分布,肢体后侧集中,在全麻下行四肢烧伤扩创 + 双上肢游离植皮术 + 头部刀厚皮取皮术,植皮面积为 9% TBSA,术后继续予以两性霉素 B 湿敷包扎治疗,停用替甲环素改为舒普森抗感染治疗。

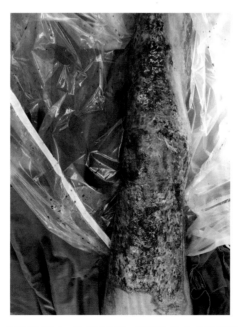

病例 58 图 4　伤后 25 天,MEEK 植皮成活情况

伤后第 28 天,患者发热及全身状况明显好转,在全麻下行双下肢烧伤扩创游离刃厚皮植皮术 + 双足、下腹部(第 2 次)取皮术,术中将刃厚皮移植到新鲜创面,面积约为 15% TBSA,存在有坏死黑斑处予以旷置,两性霉素 B 湿敷包扎。伤后 32 天患者精神状态较好,呼吸顺畅,能自主协助进普食,生化检查:氧分压 145.0mmHg,二氧化碳分压 34.0mmHg,HCO_3^-:22.6mmol/L。白细胞计数 12.47×10^9/L,C - 反应蛋白 2.03mg/dl,降钙素原 0.81ng/ml。创面组织及血液微生物培养未见真菌;创面分泌物培养结果:肺炎克雷伯杆菌纯培养 4 +。予以停呼吸机辅助呼吸,停用舒普森,根据药敏试验改用阿米卡星抗感染治疗,停伏立康唑改口服斯皮仁诺抗真菌治疗,创面改用予以庆大霉素湿敷包扎治疗。

伤后第 34 天、第 48 天分别取头部刃厚皮移植修复双上肢(包括手部)及双下肢、胸腹躯干残余创面。伤后第 60 天伤口基本愈合,由层流病房转普通病房治疗。

四、救治体会

1. 对于存在有明显手术禁忌证的大面积烧伤患者手术时机的把握。该患者第一次手术前,血小板下降至 35×10^9/L,凝血功能异常,按常理来讲进行大面积四肢切削痂手术确实存在术中大出血风险及手术创伤进一步诱发 DIC 发生的严重后果,但考虑到患者出现此类并发症的根源在于烧伤创面毒素的吸收及其对患者自身的消耗引起。通过术前谈话争取患者家属的理解与配合,并动员充足的互助献血备血,术中仔细止血彻底,术后采用弹力绷带加压包扎四肢创面 6 小时,术后异种皮下无大面积凝血块存在,达到烧伤切削痂手术目的。作者认同国内专家的观点:对于严重烧伤患者,不能将各种手术并发症视为手术的禁忌,在全身情况稳定的前提下应积极的采取手术治疗。

2. 该患者 MEEK 植皮成活率低。该例患者 MEEK 成活率远低于我科开展 MEEK 植皮手术以来的中位数水平,原因可能如下:①本例患者受伤场所为相对密闭的木材加工厂,环境潮湿、脏乱,木屑作为霉菌的良好培养基,霉菌可能通过破损皮面定植皮下,由院外携带到院内,其入院时创面分泌物培养结果提示患者受伤环境作为感染来源可能性较大,但未引起医疗组足够重视,忽略了早期针对真菌感染的治疗,仅仅使用了口服抗真菌药物预防性治疗;②双下肢创面已明确诊断为有部分Ⅲ度烧伤创面,为满足烧伤后期较好的功能康复需求,采取削痂手术方式,保留了间生态组织及大部分脂肪组织,是后期真菌感染爆发的潜在风险因素;③MEEK 植皮技术已广泛应用于救治大面积烧伤患者,疗效确实,但由于 MEEK 聚酰胺薄纱通透性引流作用较差,一旦发生积液、积血,创面感染等情况发生时容易造成大片移植皮片坏死,引起感染扩散蔓延。

3. 烧伤侵袭性真菌感染的诊断。根据《烧伤侵袭性真菌感染诊断与防治指南(2012版)》解读中诊断分级为:疑诊、拟诊、确诊。该病例存在有宿主因素及持续反复高热症状等临床表现,第一次创面分泌物培养霉菌感染,可以确定为疑诊病例;连续两次创面分泌物培养发现真菌孢子和菌丝可定为确诊;组织病理学检查作为诊断该病的金标准,此例患者病理检查"未能明确有真菌或孢子,PAS 染色(-),六胺银(-)"提示在临床救治过程中需综合分析检查结果,不能唯"指南"而否定患者的病情诊断,同时建议在指南中提升创面表现"黑褐色坏死灶、豆渣样霉斑、皂化脂肪、创底坑洼凹凸不平"的循证医学证据等级。

4. 烧伤侵袭性真菌感染的治疗。根据指南诊断级别，相应的分层治疗为预防治疗、经验治疗、抢先治疗、靶向治疗，遵循指南治疗方案是患者救治的总体原则。国内外学者均认为清创是治疗的关键且直接影响预后，该例患者确诊后，我科治疗方案主要为每日进行手术清创换药，凡是有坏死黑斑处均予以深切直至深筋膜层次，其余创面均予以两性霉素 B 湿敷包扎。药物选择上静脉用药选用伏立康唑，原因在于其具有抗菌谱广、抗菌效力强的特点，尤其对于侵袭性曲霉菌浸润所致感染疗效好；其次其所致不良事件较少且患者大多能耐受；两性霉素 B 作为多烯类抗真菌药，具有最广的抗真菌谱，但因其静脉滴注的不良反应明显，包括肾毒性、心脏毒性、即刻输注毒性，目前已在临床应用较少。指南中虽对真菌感染局部使用外用药有相关说明，但未提及具体药名及种类，且文献复习目前少有烧伤创面毛霉菌感染后外用抗真菌药物的临床研究，缺乏循证医学支持，安全性仍有待考证。侥幸的是该例患者局部使用两性霉素 B 取得较为满意的临床效果，两性霉素 B 是否能作为烧伤创面局部的一线用药，需进一步对临床病例进行回顾性分析及多中心临床试验的验证。

五、主编述评

该病例为特大面积并发侵袭性真菌感染的救治提供了一定的借鉴意见，特别是两性霉素 B 的在烧伤真菌创面感染中的外用，起到了较好的临床的效果；同时也有不足之处：①在烧伤重症患者早期对于功能部位局部救治与危重抢救治疗之间的平衡，虽然患者成功救治，但手部关节功能恢复较差，离回归社会工作岗位需要漫长的手术重建及康复；②对于烧伤侵袭性真菌感染的诊断，虽然本例患者根据临床表现及微生物学检测确诊，但是对于诊断的金标准病理检测却是阴性结果，提示在病理标本取材部位的合理选择对于结果起到关键作用，这是年轻医师需要注意与提高的方面。

（张美光　阳纯兵）

编者介绍：

张美光，男，医学硕士，粤北人民医院烧伤整形科主治医师。医疗特长：危重大面积烧伤、电和化学等特殊救治，烧伤后脏器功能损害的防治，后期瘢痕整形康复、皮肤撕脱伤，压力性溃疡，糖尿病足，静脉性溃疡老烂脚等难愈合创面的治疗，颜面部及体表皮肤肿物及皮肤癌性溃疡，毒蛇咬伤性创面修复临床经验丰富；能熟练操作大面积烧伤患者切削痂植皮，应用皮瓣移植修复创面等手术。

阳纯兵，主任医师，律师，粤北人民医院烧伤整形科主任、整形美容科主任。广东省医学会烧伤学分会常务委员，韶关市监察局特约机关效能监察员。从事烧伤整形专业20余年，师从盛志勇院士，擅于各种原因引起的烧伤及畸形的整形治疗，先后在国家级和省级医学杂志发表论文10余篇，主持科研项目数项并获得韶关市科技进步三等奖，参与多项科研项目并获奖。研究方向：①应用皮瓣修复局部深度烧伤；②应用法律捍卫医护人员的合法权利。

病例 59　严重烧伤并发耐碳青霉烯类肺炎克雷伯杆菌(CRKP)脓毒症的救治

一、入院情况

患者何某某，男，51 岁。于 2018 年 6 月 11 日 11：00 工作时因天然气爆燃致全身多处大面积烧伤。受伤环境相对开阔，有呼救史。逃离途中 2 次摔倒致头部伤口出血。无头晕、头痛，无恶心、呕吐；无咽痛、声嘶、呼吸困难，无咳嗽、咳血。急救至当地县人民医院治疗，予简单清创包扎、补液抗休克等对症处理。因当地医院条件有限，于 2018 年 6 月 12 日 16：28 乘救护车转送我院继续治疗。转院途中神志清楚，精神良好，少量进食流质，未睡眠，留置尿管通畅，小便量不详，大便未解。转院途中输液量不详。

入院查体：体温 36.8℃，脉搏 78 次/分，呼吸 20 次/分，血压 112/78mmHg。烧伤创面分布于头颈部、背部、双上肢、双下肢后侧、总面积约 40% TBSA，全身肿胀明显，鼻毛烧焦、咽部无红肿，头部及项部散在大小不等水泡，其余创面大部分表皮剥脱，创面基底潮红、或红白相间，渗出较多，触痛明显。右腹壁、双膝皮肤擦伤、结痂渗血，双手及双足多处大小不一皮肤裂伤。四肢肢端血运、感觉可。

入院首次检查：血常规：白细胞计数 $12.94 \times 10^9/L$，血小板计数 $111 \times 10^9/L$，血红蛋白 141.0g/L，血细胞比容 39.3%；血液生化：白蛋白 16.1g/L↓；C - 反应蛋白 185.06mg/L↑；降钙素原 5.56ng/ml↑；IL - 6：321.80pg/ml↑，血钾、血钠、血氯正常。凝血功能：凝血酶原时间 13.3 秒↑，国际标准化比值 1.15，活化部分凝血活酶时间 65 秒↑，凝血酶时间 15 秒，纤维蛋白原 5g/L↑；大便 OB：阳性。胸部 CT：双肺下叶渗出性病灶，双侧胸腔少量积液，胸背部皮下软组织水肿。

二、入院诊断

1. 爆震伤
   火焰烧伤颈部、躯干、四肢 40% TBSA 浅Ⅱ～深Ⅱ度
   吸入性损伤(轻度)
   肺爆震伤
2. 全身多处软组织挫伤
3. 急性胃黏膜损伤(Curling 溃疡)

三、救治过程

患者入院后即告病危，保持呼吸道通畅，完善各项检查，补液抗休克治疗，记每小时尿量，24 小时出入量。预防感染；抑酸、保护胃黏膜，保护肝肾功能；补充血浆、白蛋白，营养支持治疗；翻身避免创面持续受压、创面换药，分批分次手术修复创面。

入院后予美罗培南1g、1 次/8 小时预防感染。于伤后第4 天全麻下行"躯干、双下肢

25% TBSA 削痂、脱细胞异种真皮覆盖、KCI + 创康联合负压引流术"(病例 59 图 1、病例 59 图 2),术后美罗培南 1g、1 次/8 小时联合万古霉素 0.5g、1 次/12 小时。体温 37.2 ~ 38.2℃,无寒战、抽搐等伴随症状,降钙素原 0.23ng/ml↑;IL - 6:75.49pg/ml↑,C - 反应蛋白 109.84mg/L↑,更换深静脉导管、培养无细菌及真菌生长。

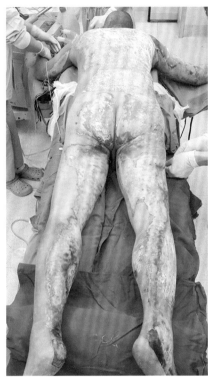 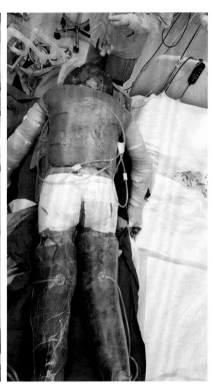

病例 59 图 1　伤后 4 天予削痂术　　　　病例 59 图 2　第一次术后即刻

伤后第 14 天第 2 次在全麻下行"躯干、双下肢 25% TBSA 扩创、双下肢自体微粒皮移植、异种皮覆盖、背部 KCI + 创康联合负压引流术"。伤后第 19 天降钙素原 0.66ng/ml↑,IL - 6 68.43pg/ml↑,C - 反应蛋白 136.03mg/L↑。血培养:无菌生长。伤口分泌物培养:耐碳青霉烯类抗菌药物鲍曼不动杆菌、多重耐药铜绿假单胞菌,加用阿米卡星 0.8g、2 次/日抗感染治疗。

伤后第 20 天,患者出现精神异常、不语,紧闭双眼,表情紧张、痛苦,心理科会诊后不排除"躯体疾病所致意识障碍",考虑与感染等有关。伤后第 21 天出现意识模糊,反应迟钝,神情紧张,出现视幻觉,情绪不稳定,易怒,予利培酮 0.5mg 每晚口服。因患者头部不自主晃动,故不能行脑电图、头颅 MRI 检查。胸部 CT:双肺下叶渗出性病灶较前明显减少,新增右肺上叶少许渗出,真菌葡聚糖为 96.24pg/ml↑,因严重烧伤、长期使用广谱抗生素,加用氟康唑 0.4g、1 次/日预防真菌感染。

伤后第 25 天第 3 次在全麻下行"躯干、四肢、臀部 25% TBSA 扩创、网状皮 + 邮票皮移植、双大腿取皮术"。术后继续予亚胺培南 2g、2 次/日,氟康唑 0.4g、1 次/日。

伤后第 31 天，降钙素原 24.15ng/ml↑，胸部 CT 双肺上、下叶渗出性病灶较前增多，新增双侧胸腔积液并双肺下叶局部膨胀不全，精神症状未见明显改善，不排除感染中毒性脑病可能。更改抗生素治疗方案：氨曲南 1.0g、1 次/8 小时，哌拉西林/他唑巴坦 4.5g、1 次/8 小时，阿奇霉素 0.5g、1 次/日，联合氟康唑 0.4g、1 次/日。治疗 2 天体温 37℃ 左右，复查降钙素原 12.12ng/ml↑，IL−6 40.69pg/ml↑，C−反应蛋白 77.65mg/L↑。白细胞计数 6.91×10^9/L。换药见植皮区皮片存活好，剩余约 12% 肉芽创面。患者呈嗜睡状，呼之能应，对答切题，定向可，体温 36.7℃，未予调整抗生素。伤后第 35 天血培养、导管培养结果：耐碳青霉烯类肠杆菌科细菌，肺炎克雷伯杆菌肺炎亚种；伤口分泌物培养：耐碳青霉烯类抗菌药物鲍曼不动杆菌，考虑导管相关性脓毒症。调整其抗生素治疗方案：多黏菌素 B 50 万 U、1 次/12 小时 + 美罗培南 1g、1 次/8 小时，患者精神状况逐渐好转，神清，情绪稳定，无幻觉，自知力存。复查降钙素原 0.47ng/ml，IL−6 154.7pg/ml↑，C−反应蛋白 64.43mg/L↑。体温正常，创面渗出逐渐减少。

伤后第 42 天第 4 次在全麻下行"躯干、四肢、臀部 12% TBSA 扩创、网状皮 + 邮票皮移植、双下肢左上肢取皮术"。术后继续予美罗培南 + 多黏菌素抗感染治疗。神志清楚，无精神异常，停口服利培酮。体温 38℃，降钙素原正常，IL−6 69.4pg/ml，C−反应蛋白 51.91mg/L。术区敷料干燥，术后植皮存活好。伤后第 57 天第 5 次在全麻下行四肢躯干臀部散在 2% 肉芽创面扩创、邮票植皮术。患者先后共行 5 次植皮术，伤后第 62 天全部创面愈合，继续住院康复治疗（病例 59 图 3）。

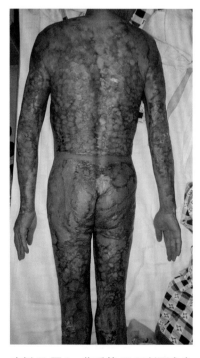

病例 59 图 3　伤后第 62 天创面愈合

四、救治体会

该患者为天然气管道爆燃致群体烧伤事故病患，烧伤面积 40% TBSA，合并肺爆震伤、吸入伤、Curling 溃疡，病情危重。伤后 3 周出现精神障碍，主要表现精神抑制状态，原因不明确；伤后月余发生导管相关性脓毒症，且为耐碳青霉烯类肺炎克雷伯杆菌（CRKP），死亡率极高，最终治愈患者，整个救治过程中的一些经验及教训，总结如下：

1. 加强欠发达地区群体烧伤应急处置能力、优化救治流程，提升各级医院救治水平；强调早期休克防治，创面有效处理、及时修复，减少并发症风险。入院及第一次术中检视大部分创面为浅Ⅱ至深Ⅱ度，由于群体烧伤事件，人力、设施有限，救治不及时、休克期度过不平稳；且绝大部分创面位于躯干、四肢后侧、护理翻身不够、创面受压引流不佳、感染致创面加深，进而病程延长，增加并发症风险。患者病情加重发生脓毒症、精神障碍明显，及时调整抗生素、注意营养支持，不放弃创面积极治疗，继续手术修复创面，也是最终治愈患者重要因素。

2. 严重烧伤后发生精神障碍，需区分烧伤后应激性精神障碍，还是严重感染、感染中毒性脑病，否则延误治疗、甚至死亡。烧伤后早期会出现紧张、狂躁，或抑郁、焦虑等精神症状的应激性精神障碍，可辅助心理干预、镇静或抗焦虑药物治疗。该患者伤后 3 周始出现精神症状、逐渐加重，且其后降钙素原明显升高、胸部 CT 新增肺部渗出性病灶、脓毒症，仍不能排除严重感染、中毒性脑病诱发早期精神症状可能。

3. 重视深静脉置管护理。脓毒血症是烧伤患者发生多器官功能不全和死亡的主要原因，本病例导管及血细菌培养均提示同种菌属，符合导管相关性脓毒症诊断。提示我们，遵守深静脉置管无菌操作、规范的置管护理、限定留存时限以及拔管后的常规导管细菌培养等因素，尽量避免发生、及时发现导管相关性脓毒症。回顾发现血培养未回之前，降钙素原（24.15ng/ml）已有明显升高，也提示降钙素原脓毒症诊断敏感指标。

4. 多黏菌素联合美罗培南治疗耐碳青霉烯类肺炎克雷伯杆菌有效。耐碳青霉烯类肠杆菌科细菌（CRE）被称为"超级细菌"，多重耐药、可选用抗生素非常有限，治疗效果差，感染者死亡率非常高。本病例采用多黏菌素联合美罗培南治疗耐碳青霉烯类肺炎克雷伯杆菌（CRKP）有效，感染得到有效控制、降钙素原降至正常，精神症状转好，创面修复，最终治愈患者。

五、主编述评

该患者重度烧伤，病情危重，住院期间并发创面多重耐药菌（CRE）感染、脓毒症，经积极抗休克、抗感染治疗，创面多次扩创、修复等治疗，生命得予挽救。不足之处：患者住院期间出现精神障碍，原因不明。早期护理不到位，手术不及时，致躯干后侧创面受压、加深，并发多重耐药菌感染。对功能康复及防治瘢痕增生的治疗认识不足。

（杜　娇　王　毅　郑德义）

编者介绍：

杜娇，女，医学硕士，主治医师，工作于贵州省人民医院烧伤整形外科。中国医师协会美容与整形医师分会西南工作委员会委员，中国整形美容协会瘢痕医学分会青年委员，中华医学会整形外科学分会面部年轻化学组委员，中国女医师协会第一届烧创伤专业委员会青年委员，中国女医师协会整形美容分会创面修复学组委员，海峡两岸医药卫生交流协会第一届烧创伤暨组织修复专业委员会委员。

指导老师：

王毅，男，副主任医生，工作于贵州省人民医院烧伤整形外科。中国研究型医院学会创面防治与损伤组织修复专业委员会委员，贵州省整形美容协会微创美容分会委员。

郑德义，男，医学博士，主任医师，贵州省人民医院烧伤整形外科主任，硕士生导师。中华医学会烧伤外科学分会第十届委员会委员，中国医师协会烧伤科医师分会第四届委员会委员，西南五省一市烧伤整形学会专业委员会副主任委员，贵州省医学会烧伤整形外科学分会副主任委员。主持国家自然科学基金2项，主要从事危重烧伤救治、创面修复，瘢痕防治及体表肿瘤及器官畸形的诊治工作。

病例60 特重度烧伤并发肌红蛋白尿性急性肾损伤患者的救治

一、入院情况

患者男性，32岁，因"高温水泥烧伤全身多处6天"入院。患者于6天前工作时不幸因水泥窑爆炸坍塌埋入高温水泥生料粉中致全身多处烧伤。受伤当时有摔倒，无昏迷，自行从高温水泥生料粉中爬出。伤后1小时被送往当地医院救治。入院后立即根据第三军医大学补液公式进行液体复苏；急诊行气管切开术及四肢烧伤焦痂切开减张术；创面清创后外涂10%磺胺嘧啶银(SD-Ag)粉暴露治疗，同时给予全身抗感染、营养支持等对症处理。休克期尿量80~100ml/h，但休克期后患者逐渐出现少尿，酱油色尿，直至无尿，并出现心率增快、咳粉红色泡沫痰、双肺布满湿性啰音等心力衰竭及肺水肿表现。伤后72小时转入ICU病房行血液透析治疗，每日1次，连续透析3天，全身情况稍平稳后于伤后第6天转入作者单位。既往体健，无高血压、糖尿病病史，否认家族遗传病史。

入院查体：体温37℃，心率110次/分，血压110/60mmHg。烧伤创面分布于全身（颈部、上胸部及腹部10%皮肤正常），面积约90% TBSA，大部分创面呈皮革样改变，痛觉消失；面部创面已经上皮化，枕部、颈部及上胸部部分创面开始溶痂；四肢为Ⅲ度环形烧伤，肢体外侧已行焦痂切开减张术，深度至浅筋膜层，深筋膜未切开，四肢张力仍高；双手十指及双足十趾已呈干性坏死，桡动脉及足背动脉搏动无法触及（病例60图1）。

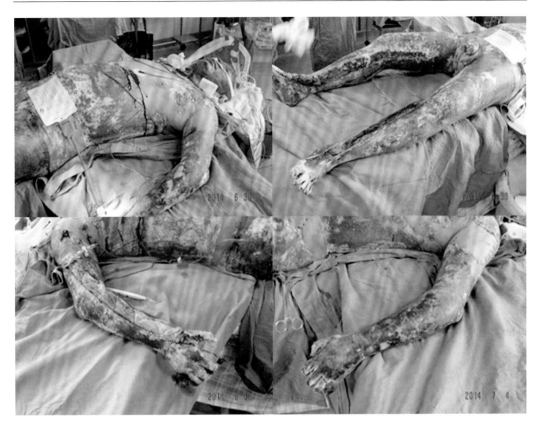

病例 60 图 1　患者创面情况：躯干和四肢创面呈皮革样改变，十指和十趾呈干性坏死

入院检查：胸片及心电图未见异常。白细胞计数 $12.84 \times 10^9/L$，红细胞计数 $2.46 \times 10^{12}/L$，血红蛋白 72g/L，血小板计数 $117 \times 10^9/L$，尿素 28.6mmol/L，肌酐 494μmol/L，尿肌红蛋白阳性，肝功能及电解质正常。血肌酸激酶 32 521U/L，血肌红蛋白 > 3000μg/L。

二、入院初步诊断

1. 烧伤（热水泥）90% TBSA Ⅱ～Ⅲ度（Ⅲ度 82%，深Ⅱ度 5%，浅Ⅱ度 3%）全身多处

2. 吸入性损伤

3. 多器官功能不全综合征（multiple organ dysfunction syndrome，MODS）

4. 肌红蛋白尿性急性肾损伤（myoglobinuric acute renal failure，MARF）

5. 四肢筋膜室综合征

6. 横纹肌溶解综合征（rhabdomyolysis，RM）

7. 贫血（中度）

三、救治过程

患者入院后立即予呼吸机辅助呼吸，床边局麻下沿原四肢焦痂切开减张部位进一步切开深筋膜层并探查各肌间隙压力，压力高者切开肌膜彻底减压。创面清创后采用 10%

SD‑Ag 外涂，于悬浮床上暴露治疗。左股动脉及右锁骨下静脉留置 PICCO 导管行血流动力学监测，同时给予输血、补液、抗感染（亚胺培南西司他丁钠注射液 1g，静脉滴注，4 次／日）及肠内、肠外营养支持治疗。微生物病原学检查（血、创面分泌物、尿、痰、深静脉导管）及药敏，每天复查血常规、血气分析、肝肾功能及血肌红蛋白等指标。入院第二天开始床边行血液透析治疗，每日 1 次，每次透析时间 6~8 小时，根据入量及 PICCO 参数调节脱水量（病例 60 图 2）。

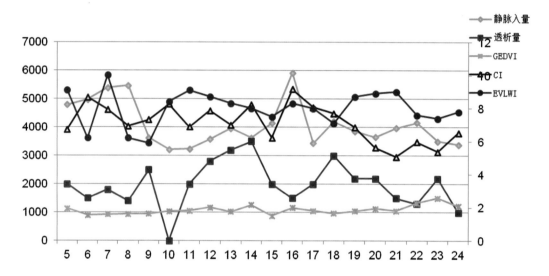

病例 60 图 2　治疗期间在 PICCO 血流动力学参数指导下调整静脉入量和透析量，维持体内液体出入量平衡

入院第 4 天（伤后第 10 天）在静脉全麻下行双下肢切痂术，术中见双小腿大部分肌肉坏死，予行双侧膝关节平面截肢术，双大腿切痂创面及截肢残端创面用异体生物敷料皮（枭亚）覆盖，术后床边血液透析。患者一般情况好转，血肌红蛋白、尿素氮和肌酐等指标明显降低。

入院第 8 天行双上肢切痂术，术中见双上肢大部分肌肉坏死（病例 60 图 3），予行左前臂中下 1/3 段、右上臂中段截肢术，双上肢切痂创面和截肢残端用异体生物敷料皮（枭亚）覆盖，术后床边血液透析。患者血肌红蛋白、尿素氮和肌酐等指标进一步降低。

入院第 15 天行躯干切痂＋异体生物敷料皮（枭亚）覆盖术，术后停亚胺培南西司他丁钠，改为利奈唑胺（600mg，静脉滴注，1 次/12 小时）抗感染。其后躯干及四肢异体皮覆盖创面共经 8 次自体头部、上胸部及腹部断层网状皮或小邮票皮移植手术完全修复。

入院第 25 天，24 小时尿量增加至 1500ml，予停止血液透析治疗；第 30 天，血肌红蛋白降至正常范围；第 48 天，血肌酐和尿素氮降至正常范围（病例 60 图 4）。经 11 次手术，住院 156 天创面完全愈合后转康复医院继续行康复治疗（病例 60 图 5）。

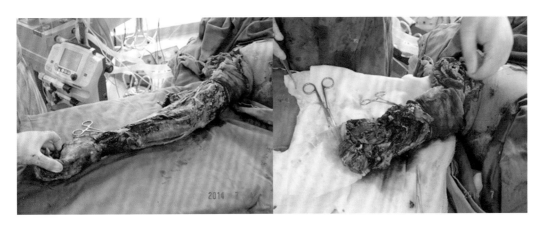

病例 60 图 3　患者右上肢术中照片：术中见右上肢大部分肌肉坏死，失去活力

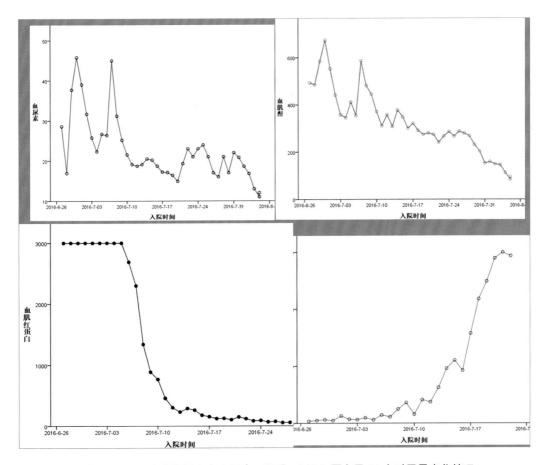

病例 60 图 4　治疗期间患者血尿素、肌酐、血肌红蛋白及 24 小时尿量变化情况

注：入院第 25 天，24 小时尿量增至 1500ml；第 30 天，血肌红蛋白降至正常范围；第 48 天，血肌酐和尿素氮恢复至正常

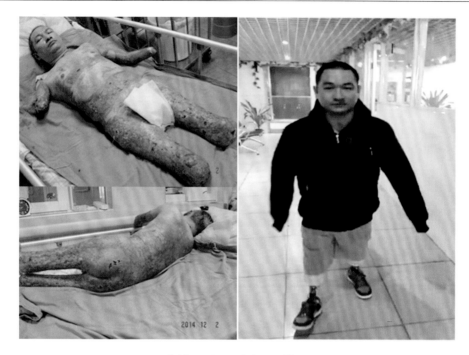

病例 60 图 5　患者预后情况

患者出院时创面基本愈合，出院 1 年后复诊，借助义肢的情况下能独立下地行走。

四、救治体会

本例患者治疗的难点在于特重度烧伤的基础上早期即并发 MARF。MARF 是危重烧伤患者最严重的致死性并发症之一，预后凶险，死亡率极高。根据无尿，血肌酐、尿素氮、血肌红蛋白显著升高，肌红蛋白血症和肌红蛋白尿等特征，患者 MARF 的诊断并不困难。发生原因除热力直接导致肌肉损伤外，筋膜室综合征切开减张不彻底也是重要原因。本例患者只切开浅筋膜层，并未达到有效减张的目的。因此，对于深度烧伤引起的筋膜室综合征，切开减张的深度至少应达深筋膜层；特别是高压电烧伤患者，还需探查各肌间隙，必要时进一步切开肌膜减压。

由于 MARF 的存在，使得患者治疗上面临诸多矛盾：①MARF，无尿，治疗上要求限制补液和行血液透析治疗，而血液透析影响循环稳定和凝血功能，增加手术出血风险；②大面积深度烧伤，大量液体经创面丢失，需加强补液，而容量负荷不足或过多，均可加重肾脏损伤；③手术彻底清除坏死肌肉及创面坏死组织，尽早有效覆盖创面是治疗严重烧伤合并 MARF 的关键。但手术时，一方面，麻醉药物可以引起血管扩张，导致肾脏低灌注；另一方面，手术及麻醉药物均可加重肌肉损伤，促进肌红蛋白释放入血，加重肾脏损伤。因而，选择一种能及时、准确反映体内容量和血流动力学变化的监测技术，严格控制出入量平衡，合理选择手术时机及手术方式，科学地围术期管理，是治疗本例患者的关键。

本病例主要采用 PICCO 血流动力学监测技术，通过对全心舒张末期容积（GEDV）、胸腔内血容量（ITBV）、心功能指数（CI）、血管外肺水指数（EVLWI）等反映容量状态的参数进行动态监测，根据入量及 PICCO 参数调节血液透析脱水量，严格控制出入量平衡，在治疗过程中取得较好效果。但同时也要注意，机械通气、血液净化治疗等均会影响 PICCO 参数的准确性。因此，治疗上我们不能盲目地追求 PICCO 参数的正常化，而更应该关注参数的变化趋势，否则很容易导致容量超负荷并带来一系列并发症。

血液净化是治疗 MARF 的主要措施。由于肌红蛋白为大分子物质，血液透析难以滤过。对于血流动力学不稳定、伴有高分解代谢者及容量负荷过重的危重患者，循证医学证据推荐首选 CRRT。但由于科室缺乏相关设备及技术人员，而血液透析室由于人员及透析时间原因无法提供床边 CRRT 治疗，故我们采用血液透析 + 高通量透析膜方式，为维持血流动力学相对稳定适当延长透析时间。最终证明这种透析方式也能有效降低血肌红蛋白水平，达到治疗目的。因此，对于无 CRRT 治疗条件时，血液透析 + 高通量透析膜亦是治疗 MARF 一个有效选择。

由于长时间手术与麻醉均可促进肌红蛋白释放入血，加重肾脏损伤，因此治疗时应尽可能简化手术方式，缩短手术及麻醉时间。本病例第 1 次和第 2 次手术在确定截肢平面时，除考虑肢体本身肌肉严重坏死情况外，上述原则也是重要参考依据。严重烧伤可导致机体凝血功能异常，而血液透析时，抗凝剂的使用进一步增加手术出血风险，如何预防和处理术后出血也是治疗的一个难点。本病例我们主要根据 2016 年英国血液学标准委员会（BCSH）发布的抗凝和抗血小板治疗围术期管理指南推荐意见，术前详细询问病史及体格检查，排除异常出血表现及抗血小板和抗凝药物等特殊用药史；术前常规检查凝血酶原时间、活化部分凝血活酶时间、血小板计数、出血时间及国际标准化比值，国际标准化比值明显延长者，可输注新鲜冰冻血浆改善凝血功能；对于应用肝素类抗凝剂发生出血风险者，立即停止使用抗凝剂，8 小时内可给予鱼精蛋白中和。对于术中和术后出血处理，我们的经验为：对于小的渗血点，可予电凝止血，对于活动性出血点，建议缝扎止血，加压包扎。患者治疗过程未发生出血并发症。

小结：特重度烧伤合并筋膜室综合征者，应彻底切开减张，深度至少达深筋膜层，必要时切开肌膜；危重烧伤并发 MARF 者，如无 CRRT 条件，血液透析结合高通量透析膜也是一个有效选择。精确的血流动力学监测下严格控制出入量平衡，选择合理的手术方式，科学地围术期管理是患者救治的关键。

五、主编述评

在 PICCO 血流动力学监测下严格控制体内液体平衡是本例大面积特重度烧伤合并早期急性肾损伤患者成功救治的关键及难点之一，但作者在相关方面的介绍偏简单，在治疗的不同时期如何根据 PICCO 血流动力学参数调整输液计划以及治疗过程中存在的问题及注意事项等应进行更为详细地阐述。

（陈　宾　李孝建）

编者介绍：

陈宾，男，主治医师，上海交通大学医学院烧伤外科学硕士毕业，暨南大学医学院烧伤外科学博士在读，2011 年 7 月起至今在暨南大学附属广州红十字会医院烧伤整形科工作。中国研究型医院学会烧创伤修复重建与康复专业委员会青年委员，广东省医学会烧伤学分会秘书,广州市烧伤医疗质控中心秘书,广州市青年联合会第十二届委员会委员。

李孝建,男,医学博士,主任医师,博士研究生导师。广州市红十字会医院烧伤整形科主任,广州市创伤外科研究所副所长。主要学术任职:中国医师协会烧伤科医师分会副会长,中华医学会烧伤外科学分会委员,广东省医学会烧伤学分会主任委员等。

病例61 小面积烧伤并发创面脓毒性休克的救治

一、入院情况

患者男性,44岁,因"左下肢烧伤后肿痛、气促4天"入院。患者于2018年10月14日拔火罐时被酒精火焰烧伤左下肢,当即感伤处疼痛不适,见伤处皮肤发黑,逐渐出现大小不等的水疱,同时感头晕、胸闷、气促,伴轻度呼吸困难,无昏迷、抽搐、恶心、呕吐。伤后即送诊当地医院,经"抗感染、血液净化、调节电解质、保肝等处理",病情无明显缓解。为进一步诊治,转入我科治疗。10余年前外院体检发现"乙型肝炎表面抗原携带者"。5年前院外诊断"痛风",平素不规则口服止痛药。

专科查体:体温37.0℃,脉搏159次/分,呼吸28次/分,血压97/66mmHg(去甲肾上腺素及多巴胺维持下),呈嗜睡状态,唤之能醒,对答切题;创面分布于左下肢,约4% TBSA,部分腐皮已脱落,散在大小不等血疱;清创后见:创面基底呈乌黑色、潮湿,创缘不规则,创周红肿明显,创周炎症反应带扩散至腹中线、左上腹、左季肋区,皮肤呈暗红色,可见小水疱,散在皮下出血点,皮温明显升高,触痛明显(病例61 图1)。

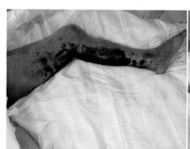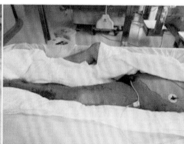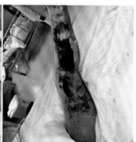

病例61 图1 入院时情况部分照片

注:左大腿及左小腿Ⅲ度烧伤创面基底呈乌黑色,创面潮湿,创缘不规则,创周红肿明显,创周炎症反应带扩散至腹中线、左上腹、左季肋区,皮肤呈暗红色,可见小水疱,散在皮下出血点

辅助检查:白细胞计数25.87×10⁹/L,血小板计数14×10⁹/L,中性粒细胞百分比97.3%,单核细胞百分比1.2%,淋巴细胞百分比1.2%(特别提示细胞核左移),C-反应蛋白221.10mg/L,降钙素原42.130ng/ml,白蛋白27.2g/L,总胆红素64.30μmol/L,

直接胆红素 45.30μmol/L,丙氨酸氨基转移酶 24.6U/L,门冬氨酸氨基转移酶 31.8U/L,乳酸脱氢酶 309U/L,肌酸激酶 385.4U/L,尿素氮 7.36mmol/L,肌酐 117.6μmol/L,钾 4.34mmol/L,钠 139.90mmol/L;HBsAg:阳性。尿常规:尿潜血(3 +),红细胞 202.9 个/μl。凝血功能:凝血酶原时间 15.4 秒,活化部分凝血活酶时间 56.7 秒,D - 二聚体 1.57mg/L,纤维蛋白原 7.03g/L。心电图提示:快速型心房颤动。胸腹部 CT:①双肺散在斑片影(考虑炎症);②双侧胸腔积液;③肝实质密度减低;④双肾密度欠均匀,双肾周絮状片影;⑤双侧胸壁、腹壁皮下密度增高影(考虑皮下水肿)。

二、入院诊断

1. 烧伤(火焰)4% TBSA Ⅲ度左下肢
2. 脓毒性休克
   多脏器功能不全
3. 左下肢坏死性筋膜炎
4. 痛风
5. 乙型肝炎表面抗原携带者

三、救治过程

患者病情危重,入院后予病危通知,予吸氧、心电监护、流体复苏、悬浮床治疗,同时根据患者病情予以下治疗措施:①抗感染治疗:联合应用利奈唑胺、美罗培南及甲硝唑抗感染治疗;②抗休克治疗:静脉补液抗休克、维持水电解质平衡;③维持血压、保持脏器功能血液灌注:去甲肾上腺素及多巴胺静脉泵入,维持血流动力学基本平稳,密切观察血压变化,随时调整用量;④行床边连续肾脏替代治疗(血液滤过);⑤预防应激性溃疡、营养心肌、保肝、改善微循环;⑥创面清创,行创面细菌培养,急诊行切开减张术,密切观察创面变化;⑦输注新鲜血浆改善凝血功能,输注血小板纠正血小板减低症;⑧面罩吸氧,观察呼吸情况;⑨流质饮食、营养支持治疗、镇痛、对症治疗。

入院后经上述处理后,患者病情仍危重,于入院后第 2 天,行左下肢坏死组织切除术,并行病理检查,后经积极的综合治疗后患者病情逐渐好转。生命体征方面:血压趋于稳定,于 2018 年 10 月 20 日停用升压药,呼吸平顺,心率 80 ~ 100 次/分。感染情况:体温基本正常,左下肢创面干燥,无异味,红肿消退、创周炎症反应带逐渐消退。白细胞计数(0.95 ~ 1.6)×10⁹/L,中性粒细胞百分比 60.3% ~ 83%,C - 反应蛋白 96.3mg/L,降钙素原 9.20ng/ml;左下肢坏死组织病理提示皮下组织化脓性炎,培养出化脓性链球菌。于 10 月 25 日停用利奈唑胺、美罗培南及甲硝唑。脏器功能方面:肾功能逐渐好转,于 10 月 21 日停血液净化;转氨酶均正常,总胆红素及直接胆红素逐渐下降;肌酸激酶明显下降。水、电解质:均波动于正常值范围之内。血小板逐渐恢复正常。10 月 29 日在全麻下行"左下肢清创 VSD 治疗术",术后病情平稳。11 月 7 日在全麻下行"头部取皮术 + 左下肢清创大张自体皮移植术",术后植皮皮片成活好,创面愈合后经功能锻炼,患者可自行下地行走,于 12 月 12 日出院(病例 61 图 2、病例 61 图 3)。住院期间主要检查结果见病例 61 图 4 至病例 61 图 13、病例 61 表 1,左下肢坏死组织病理检查结果示:灰黄组织 1 块,大小 2.3cm×1.5cm×0.5cm,表面脓苔附着,考虑"左下肢皮下组织"化脓性炎。

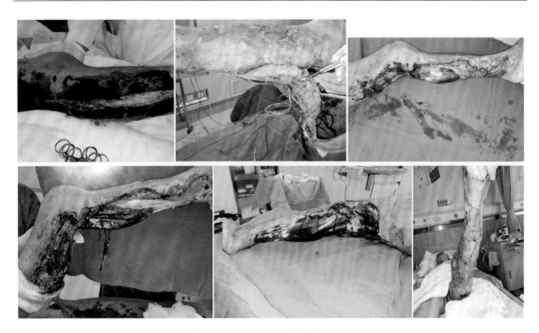

病例 61 图 2　治疗过程部分图片

注：切开减张见左下肢深部组织坏死，大量脂肪已液化坏死，深筋膜已液化坏死。第一次手术清创去除坏死组织，打开肌膜见：左大腿后侧股薄肌、股二头肌呈"夹心样"坏死，左小腿腓肠肌呈"夹心样"坏死，清创后腓肠肌腱膜、跟腱部分外露。左下肢清创＋负压吸引治疗后 10 天见：左下肢创面基地肉芽组织覆盖，肉芽新鲜，质地较脆，触之易出血。植皮术后第 5 天，植皮皮片在位，皮下无异常积液，色泽红润，成活好，左下肢创面已基本封闭

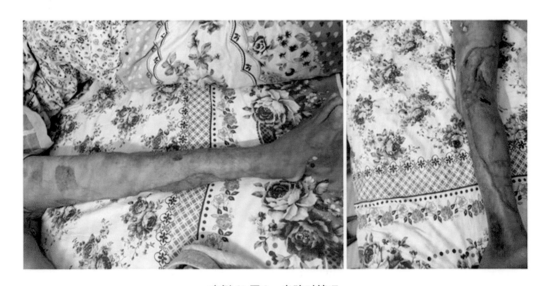

病例 61 图 3　出院时情况

注：左下肢植皮皮片成活好，创面完全封闭，植皮区瘢痕组织增生，较轻，表面较平整，色泽基本接近正常肤色，瘢痕组织较软，左膝关节、左踝关节屈伸及旋转无明显受限，可正常行走

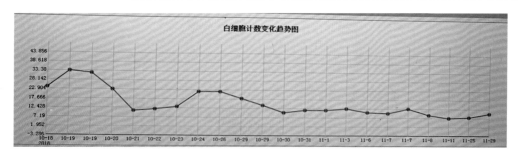

病例 61 图 4　住院期间白细胞变化趋势图

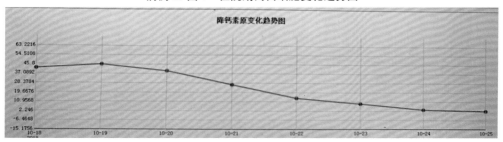

病例 61 图 5　住院期间降钙素原变化趋势图

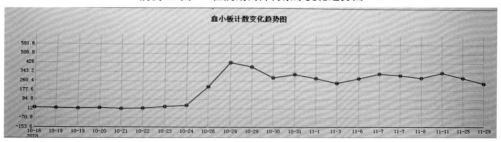

病例 61 图 6　住院期间血小板变化趋势图

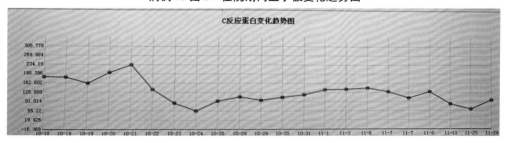

病例 61 图 7　住院期间 C - 反应蛋白变化趋势图

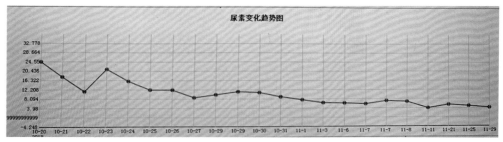

病例 61 图 8　住院期间尿素变化趋势图

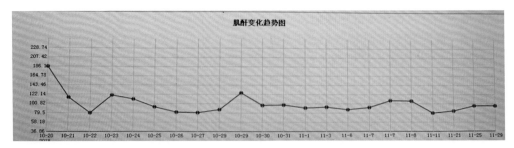

病例 61 图 9　住院期间肌酐变化趋势图

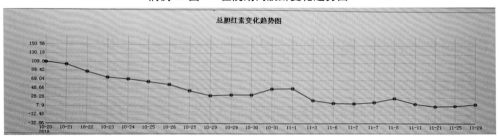

病例 61 图 10　住院期间总胆红素变化趋势图

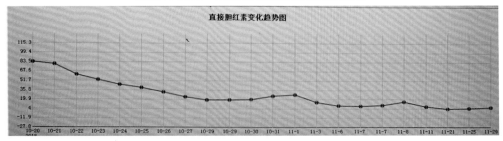

病例 61 图 11　住院期间直接胆红素变化趋势图

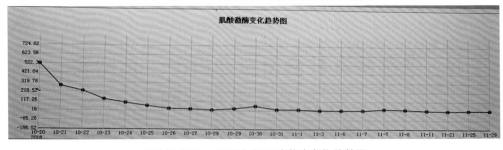

病例 61 图 12　住院期间肌酸激酶变化趋势图

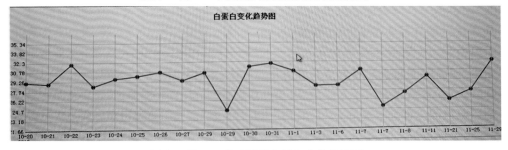

病例 61 图 13　住院期间白蛋白变化趋势图

病例 61 表 1　创面细菌培养及药敏结果

化脓性链球菌	药敏结果
氯霉素	敏感
克林霉素	耐药
红霉素	耐药
青霉素	敏感
四环素	耐药
复方新诺明	敏感
万古霉素	敏感
左旋氧氟沙星	敏感
喹奴普丁/达福普丁	敏感
头孢噻肟	敏感

四、救治体会

1. 病情特点　①患者系小面积烧伤，极短的时间内出现创面脓毒症、脓毒性休克、脏器功能不全，病情进展迅速；②患者烧伤后出现脓毒症、呼吸衰竭、血小板减少、肝内胆汁淤积、多脏器功能不全等并发症，救治难度大。

2. 救治难点　①患者入院时血小板极低，凝血功能差，容易出现隐匿性出血，给前期的有创操作带来困难；②入院时感染重，却难以查找病原菌，多次的创面培养、血培养均未找到病原菌；③多脏器功能同时出现衰竭，入院时病情极其危重，需要多学科协助。

3. 诊疗特色　①未等病情平稳，入院后即在床旁行切开减张，次日在局麻下行左下肢大部分坏死组织切除术，这是患者病情转危为安的重要举措；②经验性使用抗菌药：患者病情危重，入院后即联合应用利奈唑胺、美罗培南及甲硝唑抗感染；③入院即通过常规手段查找病原菌，同时采用病理检查，在最短时间内确定感染病灶及病原菌，这大大避免了试探性及盲目性的用药；④患者系痛风患者，皮下组织大量的痛风结石存在，创基差，为减少手术创伤及手术时间，予行清创加负压引流治疗术，待患者病情相对平稳、创基改善后再行植皮手术，提高移植皮片成活率（一次植皮手术即封闭创面）；⑤患者创面封闭后鼓励患者早期下床活动，行功能锻炼及抗瘢痕治疗，同时积极地进行心理疏导及健康宣教，使患者在较短时间内得到康复出院，尽快的恢复正常的工作及生活。

五、主编述评

该患者虽为小面积烧伤，但由于伤后早期创面处理不当，导致感染向全身扩散，创面坏死组织分解、毒素吸收，短时间内形成创面脓毒症并出现脓毒性休克、循环呼吸等多脏器功能不全，病程进展迅速；这可能与患者本身患有痛风、自身免疫功能较差，同时长期不规则口服非甾体抗炎药有一定的关系。尽早彻底清除感染灶是治疗的关键措施。在抗菌药物的使用上，早期即给予大剂量、联合经验性用药，同时积极寻找病原菌，根据病情及药敏结果，及时调整。血管活性药物维持循环功能稳定、纠正低蛋白血症、血液滤过等治疗也是成功救治的重要因素。总之，对小面积深度烧伤的早期处理不可轻视，谨防处理不当导致感染扩散、出现脓毒性休克甚至死亡等严重并发症。

（魏智艺　程君涛）

编者介绍：

魏智艺，男，医学硕士，主治医师，工作于福建医科大学附属泉州市第一医院烧伤科。福建省医师协会烧伤外科医师分会委员，福建省医学会烧伤专业委员会青年委员。先后参加多起省市重大火灾抢救工作。从事烧伤外科临床、教学、科研工作 10 余年，在危重烧伤的救治中积累了丰富经验。

程君涛，男，医学博士，主任医师，副教授，硕士研究生导师，福建省泉州市第一医院烧伤科主任。中国医师协会烧伤科医师分会委员，中国医疗保健国际交流促进会烧伤医学分会委员，海峡两岸医药卫生交流协会烧伤专业委员会委员，福建省医学会烧伤外科分会委员，福建省烧伤质量控制中心委员，《中华烧伤杂志》通讯编委。

病例 62　电击伤重型颅脑损伤、颅内广泛耐药菌感染的治疗

一、入院情况

患者男性，24 岁，主因"身体多处电烧伤并外伤 4 小时"于 2018 年 6 月 3 日 14：50 急诊入院。患者于 2018 年 6 月 3 日 11：00 时左右，在 7m 高处干活时，不慎碰触高压电线（1 万伏）致身体多处电烧伤，接触时间约 5 秒，并摔倒落至地面，昏迷，被当地急救车送入我院，创面肿胀碳化，颅骨外漏，急诊以"烧伤（高压电）16% TBSA 全身多深 Ⅱ～Ⅳ 度；颅脑外伤"收入烧伤监护病房。受伤后，昏迷至谵妄，大小便未排。

入院查体：左侧上下肢肌力 0 级，巴宾斯基征、克尼格征、布氏征阳性。烧伤创面分布于头面颈、右上臂和前臂、左手和前臂、前躯干、总面积约 16% TBSA，头部、前躯干、右上肢创面碳化，入院 CT：脑挫裂伤，双肺挫裂伤（病例 62 图 1、病例 62 图 2）。

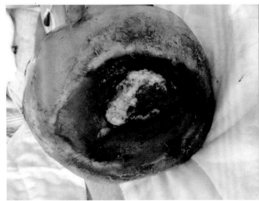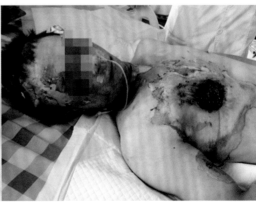

病例 62 图 1　患者电烧伤创面

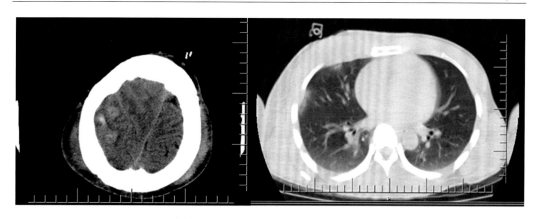

病例62 图2　患者头颅及胸部CT检查

二、初步诊断

1. 烧伤(高压电)16% TBSA 全身多处深Ⅱ～Ⅳ度
2. 重型颅脑损伤
3. 双肺挫裂伤

三、救治过程

患者入院后给予补液、降颅压等处置,夜间出现瞳孔不等大,考虑颅内高压,经过甘露醇降颅压,瞳孔恢复等大,3 小时后再次出现瞳孔不等大,对光反射迟钝,于2018年6月4日上午转入神经外科监护室救治。6月5日22:30 行"左侧脑室钻孔引流术",6月12日行"右上肢和前躯干切削痂加负压引流术"(病例62 图3),术后继续予以脱水降颅压、补液、稳定生命体征和内环境,辅以止血、营养神经、改善脑功能、创面清创换药、术区持续负压吸引等综合治疗。

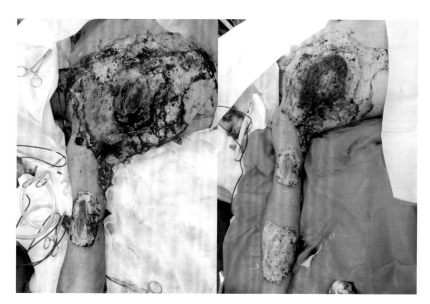

病例62 图3　右上肢和前躯干切削痂后创面

2018 年 6 月 18 日患者出现中度昏迷,刺痛无睁眼,躯干和肢体过伸,左侧脑室引流出脑脊液约 200ml,对光反射迟钝,颈项强直,四肢肌张力高,肌力检查不配合,双侧巴宾斯基征(＋)。左侧脑室引流管使用 2 周,于 6 月 21 日拔除,6 月 23 日进行腰椎穿刺,见棕黄色脑脊液,压力 300mmH$_2$O,放出 20ml。6 月 25 日脑脊液细胞数 3200×10^6/L,蛋白 2752mg/L(病例 62 图 4),考虑颅内感染,静脉滴注头孢曲松(罗氏芬),3g/次,1 次/日,腰椎穿刺放出脑脊液,同时注入等量生理盐水,称脑脊液置换(?)。血常规示血红蛋白 80g/L,予以输红细胞、血浆。

项目代号	项目名称	检验结果	参考值	单位	历史结果
N-COL	颜色	黄色	无色水样		淡黄色 (18
N-TMD	透明度	浑浊	清晰透明		雾状 (18/0
Pandy	潘迪氏定性试验	++++	阴性		3+ (18/06/
N-XBJS	细胞计数	3200	0--8	10^6/L	2900 (18/0
N-DHXB	多核细胞	86		%	85 (18/06/
N-DGHXB	单个核细胞	14		%	15 (18/06/

项目代号	项目名称	检验结果	参考值	单位	历史结果
ADA	腺苷脱氨酶	12.8	0--8	U/L	3.7 (18/06
GLU	葡萄糖	0.1	2.5--4.5	mmol/L	12.3 (18/0
PRO	脑脊液蛋白	2752	80--430	mg/L	1080 (18/0
CL	氯	129	120--132	mmol/L	128 (18/06

病例 62 图 4　6 月 25 日脑脊液生化结果

2018 年 6 月 26 日引流出棕黄色浑浊脑脊液,测压力 180mmH$_2$O,缓慢放出 20ml。23 日至 27 日腰椎穿刺脑脊液同上,1 次/日,脑脊液脓稠,脑脊液培养:广泛耐药鲍曼不动杆菌感染(XDR),多黏菌素 B 敏感(病例 62 图 5)。

细菌	菌落计数	检验结果
鲍曼不动杆菌		G-杆菌 [aba]

抗生素 (13)	Mic	测试结果	结果标志
头孢他啶	≥32	耐药	●R ○I ○S
头孢吡肟(马斯平)	≥32	耐药	●R ○I ○S
氨苄西林/舒巴坦	≥64/32	耐药	●R ○I ○S
头孢曲松	≥64	耐药	●R ○I ○S
美罗培南	≥16	耐药	●R ○I ○S
头孢哌酮/舒巴坦	≥64/32	耐药	●R ○I ○S
亚胺培南(泰能)	≥16	耐药	●R ○I ○S
哌拉西林/他唑巴坦	≥128/4	耐药	●R ○I ○S
庆大霉素	≥16	耐药	●R ○I ○S
替卡西林/棒酸	≥128/2	耐药	●R ○I ○S
阿米卡星	≥64	耐药	●R ○I ○S
复方新诺明	≥8/152	耐药	●R ○I ○S
多黏菌素B	≤2	敏感	○R ○I ●S

病例 62 图 5　脑脊液培养结果

为避免反复腰椎穿刺,于 2018 年 6 月 28 日至 7 月 10 日进行腰大池置管引流,6 月 28 日开始使用多黏菌素 B(5% 葡萄糖 500ml＋多黏菌素 B 100mg,静脉滴注,1 次/12 小时),6 月 29 日血常规:血小板计数 36×10^9/L,输血小板 2U,7 月 4 日升到 103×10^9/L,7 月 1 日脑脊液常规明显好转,培养无细菌生长(病例 62 图 6)。

项目代号	项目名称	检验结果	参考值	单位	历史结果
N-COL	颜色	棕黄色	无色水样		淡黄色 (18
N-TMD	透明度	雾状	清晰透明		雾状 (18/0
Pandy	潘迪氏定性试验	2+	阴性		2+ (18/06/
N-XBJS	细胞计数	550	0--8	10^6/L	420 (18/06
N-DHXB	多核细胞	80		%	85 (18/06/
N-DGHXB	单个核细胞	20		%	15 (18/

细菌	菌落计数	检验结果
无细菌生长		

抗生素 (0)	Mic	测试结果	结果标志

病例 62 图 6 7月1日脑脊液常规及培养结果

2018 年 7 月 9 日体温最高达 39.2℃，昏迷，刺痛睁眼，颈项强直，气管套管痰多，黏稠，四肢肌张力高，双侧巴氏征(＋)，脑脊液常规细胞数、生化内蛋白较前明显上升（病例 62 图 7），体温高峰 39.2℃(?)，血常规 18.03×10^{12}/L，中性粒细胞百分比 97.11%，血小板 33×10^9/L 等炎性指标较前升高，血培养广泛耐药粪肠球菌，加用敏感抗生素盐酸去甲万古霉素 0.4g 静脉滴注，1 次/12 小时。

项目代号	项目名称	检验结果	参考值	单位	历史	项目代号	项目名称	检验结果	参考值	单位	历史
N-COL	颜色	淡黄色	无色水样		淡黄色	ADA	腺苷脱氨酶	21.7	0--8	U/L	7.2 (1
N-TMD	透明度	雾状	清晰透明		雾状	GLU	葡萄糖	4.1	2.5--4.5	mmol/L	3.7 (1
Pandy	潘迪氏定性试验	3+	阴性		3+ (18	CL	氯	88	120--132	mmol/L	99 (18
N-XBJS	细胞计数	1870	0--8	10^6/L	2450 (	PRO	脑脊液蛋白	4880	80--430	mg/L	2995 (1
N-DHXB	多核细胞	93		%	92 (18						
N-DGHXB	单个核细胞	7		%	8 (18/						

病例 62 图 7 7月9日脑脊液检测结果

2018 年 7 月 10 日腰大池引流管不通畅，拔除该导管。7 月 11 日腰椎穿刺淡黄色稍浑浊脑脊液涌出，压力 420mmH$_2$O，颅内压急剧上升，缓慢放出 20ml，连续穿刺引流冲洗 3 天，脑脊液细胞数较前明显下降，抗感染治疗有效。7 月 15 日体温峰值 37℃，血常规 8.16×10^{12}/L，中性粒细胞百分比 92.90%，血小板 6×10^9/L。7 月 16 日拆除负压海绵敷料，肉芽形成，但全身情况不适合麻醉及植皮手术，暂予以清洗包扎换药。7 月 18 日停多黏菌素 B 和盐酸去甲万古霉素，多黏菌素 B 用 20 天，盐酸去甲万古霉素用 10 天。

2018 年 7 月 23 日头颅 CT 示：脑室、脑池系统无扩大，脑裂、脑沟无增宽。7 月 27 日腰椎穿刺显示颅内压正常，全身情况好转，具备麻醉条件，于 7 月 30 日给予右上肢和前躯干肉芽创面扩创加 MEEK 植皮术，皮片成活（病例 62 图 8）。

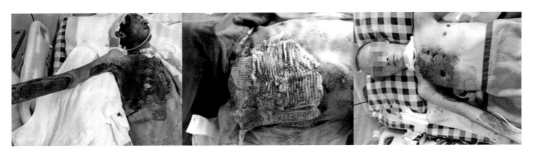

病例 62 图 8 MEEK 植皮术及术后照片

2018 年 10 月 18 日患者出现嗜睡,有吩咐动作,可经口进食,瞳孔等大等圆,直径约 3mm,对光反射迟钝,颈项强直,封堵气管套管后可说简单词语,四肢肌张力低,双上肢肌力 2 级,下肢肌力 0 级,上肢肌力略恢复。2019 年 1 月 15 日,神志清楚,自动睁眼,有吩咐动作,双侧瞳孔等大等圆,对光反射迟钝,拔除气管套管,言语可,呼吸平稳,无胸闷、憋气,饮食无明显呛咳。双上肢肌力 3 级 +,下肢肌力 2 级。全身情况稳定,因头部颅骨外露(13cm×18cm),干燥坏死(病例 62 图 9),当日转入某军医大学烧伤中心,依次于 1 月 20 日摘除坏死颅骨,发现硬脑膜外积脓,清创引流换药。1 月 28 日行游离皮瓣修复,术后恢复良好,总病程约 8 个月。4 月 12 日来我科复诊:神志清,精神好,语言流畅,饮食无呛咳,呼吸平稳,四肢肌力和肌张力基本正常,轮椅辅助行走(病例 62 图 10)。

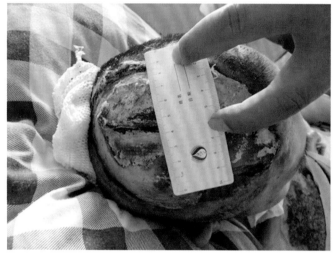

病例 62 图 9　患者头部颅骨外露,干燥坏死

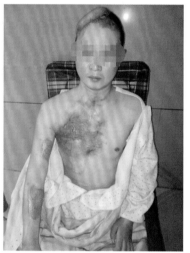

病例 62 图 10　复诊时情况

四、救治体会

1. 广泛耐药鲍曼不动杆菌脑室炎的治疗　为解决因弥漫性脑肿胀引起的颅内高压,腰椎穿刺是一个方面,主要还是颅内开放性引流较可靠,但本例患者头部创面较大,颅骨坏死,存在开颅手术的禁忌证,因此选择了创伤较小的钻孔置管减压术。因置管时间长,减压孔临近创面,病程中并发了泛耐药鲍曼不动杆菌脑室炎。徐跃峤等报道 6 例脑室引流患者,均发生多重耐药菌脑室炎,脑室外引流感染的发生率为 0～22%,每天引流感染率增加约 1%,长时间引流(>5 天)是继发感染的重要原因。既往研究报道革兰阴性菌脑室炎死亡率达 58%。本例因头部创面未行开颅治疗,谨慎使用钻孔脑室引流,仍并发泛耐药鲍曼不动杆菌脑室感染,其死亡率高,但经过脑室分流,敏感抗生素多黏菌素 B 抗感染,反复脑室冲洗 2 周和静脉治疗 3 周,感染得以控制。上述治疗提示:不论钻孔置管引流还是开颅去骨瓣减压引流,均为创面致病菌侵入颅内提供了条件。虽然头部存在创面,存在开颅手术禁忌证,但若早期进行去骨瓣减压术,引流会更充分,即使发生感染,采用敏感抗菌素静脉联合脑室内给药,可有效控制感染。

2. 适时转诊，多科联合，发挥专科优势　患者因高压电烧伤合并重型颅脑损伤收住烧伤中心，出现瞳孔不等大，甘露醇降颅压后双侧瞳孔等大，3小时后瞳孔再次不等大，对光反射迟钝，并出现一侧肢体瘫痪，颅内高压，及时转入神经外科监护室救治；因头部创面大，存在开颅手术禁忌证，果断采取脑室和腰大池置管引流，边引流边用敏感抗生素稀释液灌洗和静脉抗感染，避免脑水肿对脑组织损害，利于后期脑功能恢复。患者全身情况好转，肌力基本恢复，转入某军医大学烧伤中心予游离皮瓣成功治愈。患者的顺利救治得益于科室间、医院间密切协助，以及充分发挥专科特色优势，减少了医疗风险，增加救治成功概率。

该患者系高压电烧伤合并重型颅脑损伤，并发颅内泛耐药菌感染，经过多学科联合救治，敏感抗生素局部灌洗和静脉应用，加上脑室钻孔和腰椎穿刺、腰大池反复冲洗引流、烧伤创面处理、对症支持等综合治疗，措施有效，得以存活。望为电烧伤合并重型颅脑损伤的诊治提供参考。

五、主编述评

本病例主要特点是高压电击伤，并高空坠落头着地，致重型颅脑损伤，早期出现脑水肿，颅内压增高，转入脑外科依次进行侧脑室和腰大池置管引流，因头部大范围创面，颅骨坏死，并发颅内严重感染，生命体征不稳定，皮肤创面无法及时植皮修复。经过多学科联合诊治，颅内局部灌洗、抗感染、营养支持、维持内环境、烧伤创面采取 MEEK 植皮术式等综合抢救措施，发挥多学科专科优势，半年左右成功治愈，成效显著。但是，在应用皮瓣修复头部缺损时机方面，可以提前 1 个月以上进行，能缩短病程，以利于康复。

（孟进松　林国安）

编者介绍：

孟进松，男，医学硕士，副主任医师，工作于中国人民解放军联勤保障部队第 990 医院全军烧伤中心。中国研究型医院学会烧创伤修复重建与康复专业委员会青年委员，河南省烧伤专业青年委员会副主任委员，河南省康复医学会烧伤治疗与康复学分会常务委员。从事烧伤专业近 20 年，发表专业论文 30 余篇，获河南省科技进步奖 1 项、驻马店市科技进步奖 5 项、国家实用新型专利 1 项。

林国安，男，医学博士，主任医师，中国人民解放军联勤保障部队第 990 医院全军烧伤中心主任。中国医师协会烧伤科医师分会委员，中华医学会烧伤外科学分会小儿烧伤学组委员，全军烧伤医学专业委员会常务委员，原济南军区烧伤整形专业委员会主任委员，河南省医学会烧伤外科学分会副主任委员，河南省医师协会烧伤科医师分会副会长。

病例 63   危重烧伤患者非典型脓毒性
休克合并急性肺水肿的救治

一、入院情况

患者男性,25 岁。粉尘爆燃致全身多处烧伤 3 日余。患者于 2018 年 10 月 13 日工作时因工业粉尘爆燃致大面积烧伤,伤后被急送往当地医院救治,给予补液抗休克、清创换药、四肢切开减张、气管切开、抗感染及器官支持治疗,并于 10 月 15 日全麻下行全身多处创面削痂术,术后于 10 月 16 日(伤后第 3 天)转入我院。既往无特殊。

入院专科查体:体温 38℃,心率 108 次/分,呼吸 20 次/分,血压 125/55mmHg。面颈部肿胀,气管切开,鼻毛烧焦,咽部充血。烧伤总面积约 94% TBSA,约 6% TBSA 的正常皮肤散在位于头面部、腹股沟以及双侧足底。头面颈、前躯干部分表皮脱落,创基红白相间,四肢及部分后躯干创面蜡白或焦黑,痛觉消失。四肢切开减张处渗出较多(病例 63 图 1)。

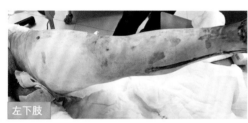
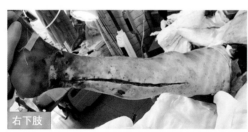
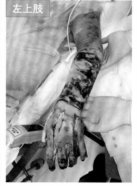
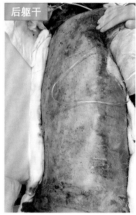

病例 63 图 1   患者入院时创面情况

入院检查:白细胞计数 18.5×10^9/L,中性粒细胞计数 13.64×10^9/L,血小板计数 100×10^9/L,血红蛋白 142g/L。钠 139mmol/L,钾 4.2mmol/L,血糖 8.8mmol/L,总胆红素 26.9μmol/L,白蛋白 29g/L,肌酐 46μmol/L。活化部分凝血活酶时间 32.4 秒,凝血酶原时间 14.4 秒,国际标准化比值 1.12。B 型钠尿肽 90.9pg/ml,肌红蛋白 139.5ng/ml,肌钙蛋白 I: 0.01μg/L,肌钙蛋白 0.82ng/ml。(初步判断:有 SIRS 迹象,但尚无重要脏

器损害)

二、入院诊断

1. 烧伤(粉尘爆燃)94% TBSA(深Ⅱ度32%、Ⅲ度62% TBSA)

2. 吸入性损伤(中度)

3. 气管切开术后

三、救治过程

1. 入院后的初步治疗计划　①悬浮床治疗，保持创面干燥，每日3～4次碘伏纱布换药，择期行手术治疗；②呼吸机辅助通气，加强翻身叩背吸痰；③留置胃管，加强肠内营养支持；④暂给予头孢哌酮舒巴坦预防感染；⑤抑酸、化痰、补充白蛋白及血浆、适当利尿、镇痛镇静、改善肠道菌群、提高免疫力等对症治疗。

2. 特殊病情演变　按照既定计划，2018年10月20日患者在全麻下行头部取皮+四肢切削痂+双小腿MEEK皮移植+负压留置术(病例63图2)。术中取用2% TBSA的头皮，双小腿切痂面积为12% TBSA，切痂后接受MEEK植皮(扩展比例1∶6)，随后使用负压装置覆盖。双大腿及双上肢创面削痂后也使用负压装置覆盖过渡，促进肉芽生长，拟二期行植皮手术。术后安返烧伤ICU，白班卧翻身床，加强背部换药及翻身叩背咳痰，夜班卧悬浮床。术后3天病情无特殊变化，四肢负压在位无漏气，无明显异味，引流通畅，引流液每日100～300ml，性状为淡红/黄色。大体治疗计划同前，无特殊改变。

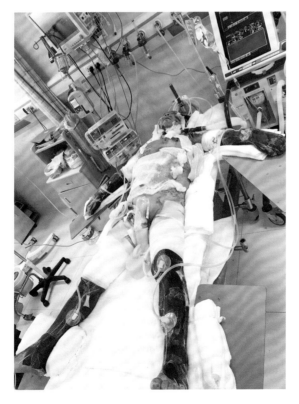

病例63图2　头部取皮+四肢切削痂+双小腿MEEK皮移植+负压留置术

2018 年 10 月 24 日(术后第 4 天)患者病情出现急剧变化:12:00 起患者体温逐渐升高,药物降温效果差,14:00 升至 40.3℃。患者烦躁不安,心率最快 150 次/分,呼吸急促 50 次/分,人机对抗,动脉血压 80/60mmHg,且有下降趋势。急查血常规:白细胞计数 30.8×10⁹/L,较前一日稍降低,但中性幼粒由 6% 升高至 12%,血小板计数 363×10⁹/L,降钙素原 0.34ng/ml,较前无明显升高(病例 63 图 3),肝肾功能无明显损害。

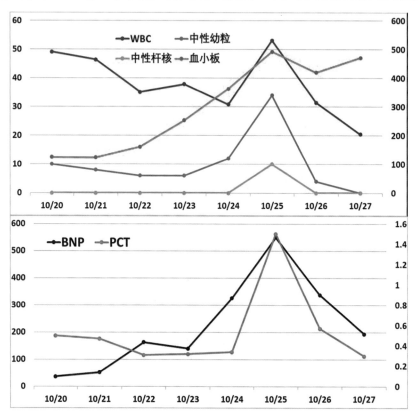

病例 63 图 3   患者住院期间主要检验指标变化趋势(10 月 20 日接受手术,10 月 24 日出现脓毒性休克)

考虑患者同时出现高热、神志改变、心率呼吸增快,且已出现休克征象,虽然白细胞及降钙素原较前一日无明显升高,但也高度怀疑为脓毒性休克,立即给予一系列抢救措施(病例 63 图 4):①快速补液抗休克、适当补充胶体;②血管活性药物维持血压;③升级抗生素为亚胺培南西司他丁+替加环素;④加深镇痛镇静,减少人机对抗;⑤积极排查常见的感染源:更换深静脉置管并留取导管头培养,行床旁纤维支气管镜(纤支镜)检查留取肺泡灌洗液培养,急查尿常规及尿细菌培养,抽取血培养,并完善床旁胸片等检查。

床旁纤支镜未见气道内脓痰积聚,胸片仅提示双肺少量渗出(病例 63 图 5A),可排除严重肺部感染;急查尿常规结果阴性,可排除尿路感染。2018 年 10 月 24 日(当日)17:30 ~ 19:00 拆除了双下肢的负压引流装置,进行彻底的换药处理。换药可见双下肢内层敷料分泌物不多,皮片成活尚可(病例 63 图 6)。考虑床旁换药对患者的疼痛等不良刺激,当日未拆除双上肢负压。经过初步抢救后,患者的一般情况较前平稳,当日 21:00 体温下降至 38.9℃、心率 111 次/分、呼吸 22 次/分,无人机对抗,血压回升至 123/53mmHg。

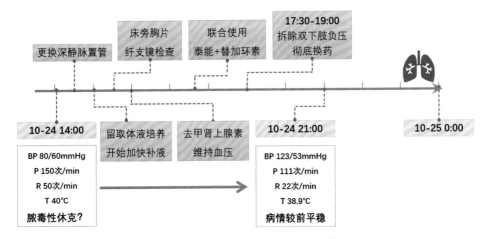

病例 63 图 4　系列抢救措施的时间轴

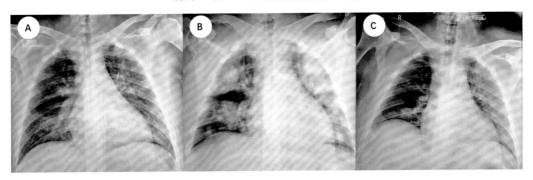

病例 63 图 5　胸部 X 片变化

注：A. 10 月 24 日下午出现脓毒性休克，双肺仅表现少量渗出；B. 10 月 24 日（当日）23：20 出现肺水肿，双肺多发不规则的团块状渗出阴影；C. 10 月 28 日复查胸片未见明显异常

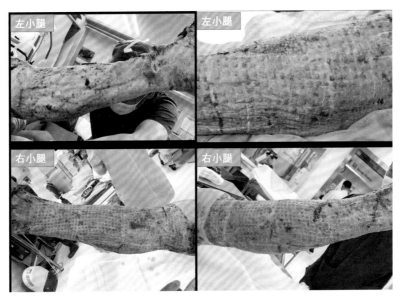

病例 63 图 6　床旁拆除双下肢负压后的创面情况

2018 年 10 月 24 日(当日)23：20 患者再次出现呼吸急促,烦躁不安,粉红色泡沫痰从气管套管内涌出,听诊满肺湿啰音及哮鸣音。呼吸机纯氧条件下,氧分压仅 65mmHg,二氧化碳分压 36mmHg,血乳酸 4.2mmol/L。复查胸片提示双肺不规则多发的团块状渗出阴影,考虑为典型的急性肺水肿(病例 63 图 5B)。从 14：00 拟诊脓毒性休克到 23：20 患者出现肺水肿,近 10 小时内静脉输液总量仅 2600ml,早期复苏仅使用 1000ml 晶体液及 200ml 白蛋白,所以对于这名青壮年男性患者,肺水肿无法用单纯静水压偏高进行解释,还是高度怀疑真正的感染源没有被切断,脓毒症持续存在并有进展,炎性介质大量释放导致肺毛细血管通透性增加,引起肺水肿。

次日清晨(2018 年 10 月 25 日)复查各项指标全面恶化(病例 63 图 3):白细胞计数 53.1×10^9/L,中性幼粒细胞百分比 34%,中性杆状核细胞百分比 10%,降钙素原 1.5ng/ml,B 型钠尿肽 549.6pg/ml。患者心率仍偏快 140 次/分,体温 39℃,血压仍依靠血管活性药物维持。如果再不能对感染源进行有效的控制,脓毒症极可能进一步加剧,甚至进展为多器官功能衰竭,威胁患者的生命。此时仅有双上肢负压装置仍未拆除,创面情况不明。因此,9：00 于床旁拆除了双上肢负压装置,可见左上肢创面较为新鲜,但是藻酸盐敷料溶解后和坏死组织形成的灰褐色物质积聚在负压内层,未能得到充分的引流(病例 63 图 7)。

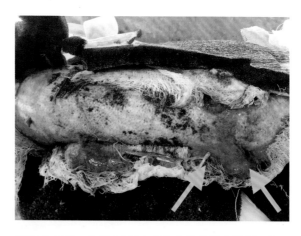

病例 63 图 7 10 月 25 日左上肢负压装置内的创面情况

注：负压内层可见藻酸盐敷料溶解后和坏死组织形成的灰褐色物质(黄色箭头处)

彻底换药后,在其他治疗方案未变的情况下,患者的病情终于得到了彻底的逆转,2018 年 10 月 25 日下午体温就回落至 38℃,生命体征逐渐平稳,10 月 26 日复查各项检验指标全面好转(病例 63 图 3):白细胞计数 31.5×10^9/L,血小板计数 420×10^9/L,中性幼粒细胞百分比 4%,未见中性杆状核细胞,降钙素原 0.57ng/ml,B 型钠尿肽 337.7pg/ml。10 月 28 日复查胸片也未见明显异常(病例 63 图 5C)。10 月 30 日细菌培养结果回报:血培养、尿培养、深静脉导管培养均为阴性,肺泡灌洗液为正常定植菌,创面分泌物为泛耐药鲍曼不动杆菌,证实了先前脓毒性休克的诊断。

四、救治体会

脓毒症及脓毒性休克在大面积烧伤患者中十分常见，是患者存活的最主要威胁，早期识别并及时处置是改善患者预后的关键。对于本病例，患者发病时主要表现为剧烈失控的炎症反应，以及无法用血容量不足来解释的休克，高度怀疑脓毒性休克。但是，患者同时也出现了几个不典型的表现：①发病当日，白细胞、降钙素原、血小板计数等常见的感染指标较前一天无明显恶化，特别是降钙素原(0.34ng/ml)低于既往文献报道的脓毒性休克的诊断界值；②肝、肾等重要器官功能尚未出现明显损害；③初步的感染源排查(肺部、泌尿系、双下肢创面等)无阳性发现。所以在细菌培养结果无法及时回报的情况下，这些不典型的表现可能对快速准确的诊断造成一定干扰。这提示大面积烧伤患者的感染诊治，不能机械地依靠单个检验结果或诊断标准，因为检验结果可能有滞后性，需要动态监测变化，而要严格地达到诊断标准无疑会贻误最佳治疗机会，所以还是需要结合病史、症状、体征等综合地分析判断，果断处置。

脓毒症/脓毒性休克的抢救措施的核心应围绕明确感染的来源。大面积烧伤患者的创面始终是炎症反应的最重要的驱动来源。除了病原微生物、烧伤创面的坏死或感染组织也可以被不同的分子模式识别受体识别，激活下游的信号通路，启动并级联放大机体的炎症反应。目前，临床可供选择的创面覆盖物越来越多，一定程度上加快了创面的愈合，但是在应用敷料时，始终要秉承"彻底清除，通畅引流"的外科学原则。已有文献报道，负压装置在应用于创面修复时出现积脓，导致脓毒症。因此，创面留置负压装置后，需要密切关注引流的通畅性、引流液的性状及量，如果患者出现高热等感染征兆，需要高度怀疑负压下是否有积液未予引出，应果断地给予拆除，明确创面情况。同时，也需要排查肺部、导管、尿路感染的可能性。

脓毒症的 SIRS，是一种难以控制的全身性瀑布式炎症反应，炎性介质溢出到血浆并对远隔器官造成损伤，肺部是炎性介质攻击的最常见的靶器官。本例患者在24日夜间出现急性肺水肿，最主要的原因是当时脓毒症持续存在，致使炎性介质大量释放，肺泡内皮细胞损伤，肺毛细血管通透性增加，液体外渗，积聚在肺泡、肺间质和细小支气管内，从而造成肺通气与换气功能严重障碍。因此，对于烧伤脓毒症患者需要时刻警惕肺部受累的可能性，在能够维持血压和有效血容量的情况下，应控制输液速度，防止急性肺水肿的发生。当然，最关键的还是从根源上积极识别和控制脓毒症。

五、主编述评

大面积烧伤患者的自体皮源匮乏，切削痂后的创面如果未能植皮，如何选择合适的敷料覆盖是治疗的难点。考虑创面切削痂后无法达到彻底无菌、创基血管直接暴露、创面渗出液又是良好的细菌培养基，如果仅单纯使用负压装置覆盖可能存在严重感染的风险。因此，切削痂后的创面首选仍是植皮覆盖，如果应用负压装置(包括其他创面敷料)，需要慎重地权衡利弊，时刻警惕创面脓毒症的风险，术后密切关注引流的通畅性、引流液的性状及量，如果患者出现高热等感染征象，应高度怀疑负压装置下是否有积液未予引出，应果断地给予拆除，明确创面情况。

该名患者发病时表现为难以控制的炎症反应和休克征象，但是白细胞计数及降钙素原在发病当日未见明显升高,一定程度上干扰了脓毒性休克的诊断。如果我们轻视或忽视了这种非典型感染性炎症反应,未能及时干预,那么这种失控的炎症风暴无疑会对患者的重要脏器造成严重损害,甚至出现多器官功能衰竭。本例患者在发病当晚出现急性肺水肿,其实也是炎症反应没有得到有效控制的表现。值得庆幸的是,通过反复排查感染源,拆除双上肢负压装置彻底换药,这名患者的病情最终得到了全面的逆转,可谓百转千回,惊心动魄。

这个病例虽然没有那么特殊,但是具有一定普适性,这肯定不是第一例,但必然也不会是最后一例,这也警示我们,在危重烧伤患者救治的过程中,一旦出现感染的征象,首先还是需要从创面出发,同时也需要排查肺部、导管、尿路感染的可能性,不能留有侥幸心理,不能放过一个细节。积极控制炎症反应的来源,更好地保护器官功能。

(汤陈琪　肖仕初)

编者介绍:

汤陈琪,男,讲师,主治医师,目前工作于海军军医大学附属长海医院烧伤外科监护室。

指导老师:肖仕初,男,教授、主任医师,博士生导师,海军军医大学附属长海医院烧伤外科执行主任。

病例 64　大面积烧伤并发耳软骨膜炎的治疗

一、入院情况

患者男性,51 岁。2018 年 10 月 8 日因"火焰烧伤全身多处致疼痛 2 天"入院。患者于 2 天前工作时因粉尘爆炸致全身多处被烧伤,当时受伤环境较开阔,伤处即有水疱形成及表皮脱落,患者伤后意识清楚,无高处坠落史,无胸闷气急,无咳黑色碳末样痰,脱离现场后立即送往当地医院予补液、创面包扎等处理,今为求进一步诊治来我院。既往体健,否认高血压、糖尿病等基础病史;否认乙肝、结核等传染性疾病史;否认手术、输血史;否认药物、食物过敏史;计划免疫按当地进行。

入院专科查体:烧伤面积为 36% TBSA,分布于面颈部、双上肢、前后躯干,伤处可及中小水疱形成,局部腐皮剥脱,基底红白相间,其中面颈部创面基底偏苍白,表皮脱落范围大,渗出明显(病例 64 图 1)。

入院首次检查:C - 反应蛋白 113.08mg/L,白细胞计数 15.58×10^9/L,中性粒细胞百分比 84.6%,红细胞计数 4.99×10^{12}/L,血小板计数 168×10^9/L,丙氨酸氨基转移酶 66U/L,尿素 4.21mmol/L,肌酐 58μmmol/L。

二、入院诊断

烧伤(火焰)36% TBSA 全身多处 Ⅱ ～ Ⅲ度

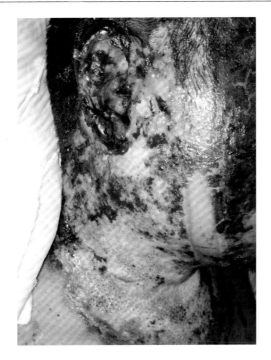

病例 64 图 1　入院查体情况

三、救治过程

患者入院后立即予给氧、心电监护、开放多条静脉通路、监测患者出入量、应用抗生素防治感染、及时复查并完善相关辅助检查，全身烧伤创面采取定期换药促愈等对症支持治疗。经治疗后患者病情稳定，生命体征及辅助检查指标趋于正常，全身烧伤创面逐步达到上皮化愈合。

2018 年 11 月 1 日患者主诉右耳肿胀、疼痛明显，查体见右耳外耳郭皮肤红肿，皮温升高，触诊疼痛明显，局部可及波动感。复查结果示白细胞及 C - 反应蛋白等感染相关指标未见明显异常，结合病情考虑耳郭皮下可能有局部感染灶形成，遂于床旁消毒后局部切开耳郭皮肤，引流出约 5ml 浑浊脓性液体及少许变性坏死耳软骨（病例 64 图 2）。基本明确右耳耳郭出现感染灶，结合病史诊断右耳耳郭软骨膜炎，创面予留置引流条，每日双氧水、0.02% 氯己定溶液、碘伏溶液清洗，根据引流物细菌培养结果（铜绿假单胞菌、产气肠杆菌）予头孢哌酮舒巴坦钠针 2g、1 次/12 小时联合万古霉素针 1g、1 次/12 小时静脉滴注抗感染。

经上述处置，患者病情有所好转，但每日创面仍有渗出，创周组织仍有肿胀及皮温升高表现，遂于 2018 年 11 月 6 日于手术室行"耳郭软骨膜炎清创术"，术中发现创面深部存在数个小脓腔，深部耳软骨及部分软组织变性坏死，予充分探查，消灭脓腔，清除变性坏死耳软骨及软组织，术中尽量保留耳郭间生态软骨，避免术后耳郭失去支撑而塌陷。清创后创面予无菌敷料填塞，术后定期换药，嘱患者加强护理，患侧避免受压，继续予头孢哌酮舒巴坦钠针联合万古霉素针抗感染及其他相关对症支持治疗（病例 64 图 3 至病例 64 图 5）。术后患者创周组织红肿及渗出症状逐渐减轻，术后约 4 周创面自行愈合，患者出院继续康复治疗。出院后随访,病情未见复发,患者右侧耳郭外观遗留少量畸形改变(病例64图6)。

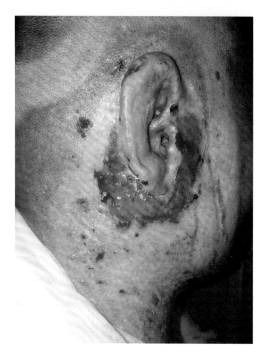

病例64 图2 　查体见右耳外耳郭情况

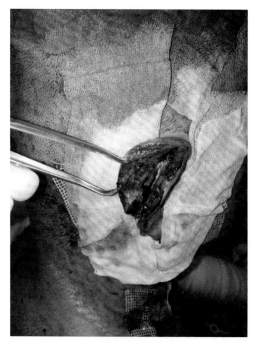

病例64 图3 　2018 年11 月6 日行"耳郭软骨膜炎清创术",术后第1 天换药,见创面基底少量肉芽生长,可及间生态组织,伴中等量渗出

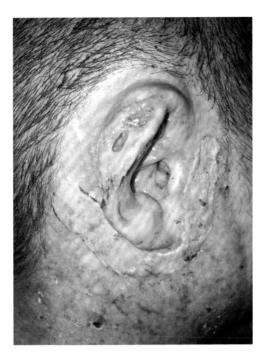

病例 64 图 4 2018 年 11 月 20 日清创术后换药所见，创面基底肉芽增生明显，间生态组织活力较前好转，创周组织红肿消退明显，渗出较前减少，局部两侧耳郭创缘已贴合

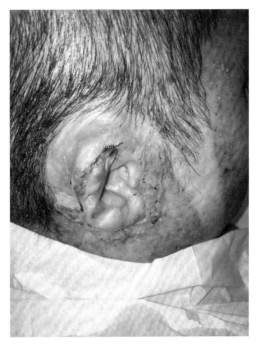

病例 64 图 5 2018 年 11 月 27 日换药见创面情况较前进一步好转，创周组织红肿基本消退，创基可及新生肉芽生长，伴轻度渗出，两侧耳郭创缘已基本贴合

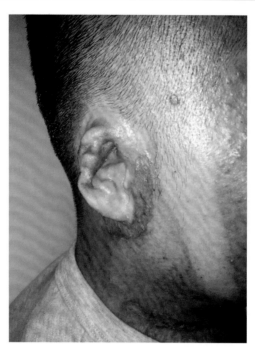

病例64 图6 2018年12月8日清创术后约4周，随访见创面已完全愈合，未及明显创周组织红肿及创面再发破溃、流脓等愈合不良症状，右侧耳郭外观遗留少量畸形改变

四、救治体会

耳郭软骨膜炎根据在软骨和软骨膜间渗出物的类型，可分为耳郭浆液性软骨膜炎和耳郭化脓性软骨膜炎两种。耳郭浆液性软骨膜炎，又称为耳郭假性囊肿，是软骨膜的无菌性炎症反应，病因不明，可能与反复轻微外伤如压迫、触摸等机械刺激有关。耳郭化脓性软骨膜炎为耳郭软骨膜和软骨的急性化脓性炎症，常因外伤、手术、冻伤、烧伤、耳郭血肿继发感染所致，致病菌常见为铜绿假单胞菌。本例中所出现之症状诊断应为耳郭化脓性软骨膜炎，该病属于烧伤患者的少见并发症，浅度烧伤患者较少出现此并发症，深度烧伤患者因局部组织损伤重、皮肤屏障功能严重破坏、机体免疫功能下降等原因，较易出现此并发症。因严重耳郭化脓性软骨膜炎可引起软骨坏死导致耳郭畸形，延缓创面修复时间，增加患者经济负担，降低患者生活质量，应认真对待。

在本病例中，一经发现患者主诉明显不适症状后，临床医务人员结合病情及查体，判断局部皮肤及皮下软组织存在感染可能，予床旁立即开放创面，通畅引流，随后根据创面引流物性质及培养结果明确诊断、全身应用抗生素、手术彻底清创、加强换药等综合治疗措施，对于阻止炎症扩散、缩短病程、减轻患者痛苦、改善后期生活质量等有明显帮助。

目前临床对于烧伤并发耳郭化脓性软骨膜炎的治疗方案主张全身应用抗生素及糖皮质激素，局部根据病情及时把握时机行切开引流术及后期清除坏死组织后的整形修复术。其中根据病情变化、病原菌类型、患者主诉及局部症状表现选择适当的治疗方案是治愈此病及减轻畸形的关键。本例在治疗时早期切开引流，及时调整抗感染方案，根据疗效及病情变化在病情进一步加重前采取手术彻底探查清创，充分清除变性坏死耳软骨的同时尽可能保留了尚有活力的外耳郭软骨及耳郭内侧软骨，结合后期加强换药及调整患者体位等后续措施，阻止局部并发症恶化出现脓毒血症乃至多脏器功能衰竭等严重全身性并发症，使其耳郭外形不至完全畸形，对于缩短病程、减轻患者痛苦、改善患者生活质量有很大帮助，也为临床医务工作者积累此类疾病治疗的工作经验提供有力支持。

五、主编述评

该病例较为系统全面地向读者介绍了耳郭软骨膜炎这一烧伤患者的少见并发症，本例中疾病诊疗思路清晰，治疗方案选择得当；但最终治疗结果略不理想，患者耳郭外观影响较明显，分析考虑是因为该病进展较快，耳郭软骨组织变性坏死较多，同时临床医师对该病的诊疗预防经验尚不足所致。未来烧伤治疗更倾向于早期康复与并发症的综合防治，临床医务工作者应当在诊疗过程中保持警惕心，不断培养完善的临床思维，同时不断充实自己的知识储备，才能在烧伤综合治疗中取得尽可能好的治疗结果。

（孙成昊　张文振）

编者介绍：

孙成昊，男，住院医师，工作于温州医科大学附属第二医院烧伤与创面修复科，顺利完成浙江省住院医师规范化培训，期间参与多名大面积危重烧伤患者的救治，对烧伤的综合治疗积累了较多经验。曾参与包括国家卫计委医药卫生科技发展研究中心重大疾病防治科技行动计划重大专项、国家自然科学基金项目等多项课题并承担重要工作任务。

指导老师：张文振，男，副主任医师，温州医科大学附属第二医院烧伤科及创面修复科主任。中国整形美容协会美容与再生医学分会理事，中国研究型医院学会烧创伤修复重建与康复专业委员会委员，浙江省医学会烧伤外科学分会委员，浙江省烧伤技术指导中心委员，温州市医学会医疗事故鉴定专家组成员。

病例 65　特大面积烧伤后情绪变化的干预策略

一、入院情况

患者男性，23 岁，因全身多处火焰烧伤后 1 小时入院。患者于 1 小时前工作中因沥青罐内爆炸导致全身火焰烧伤，自行爬出罐体外，伤后未做任何处理，急来我院，门诊以"全身多处特重度烧伤，重度吸入性损伤"收入我科室，患者神志尚清楚，一般状态差，全身呈皮革样改变，双眼无法睁开，声音嘶哑，鼻毛烧焦，四肢自觉发冷，寒战，自述疼痛难忍，寒战，未排便排尿。既往否认肝炎及结核病史；无食物及药物过敏史；无手术外伤史；无输血史。

入院查体：体温 36.6℃，脉搏 100 次/分，呼吸 20 次/分，血压无法测出，体重 50kg，排出血红蛋白尿 200ml。发育正常，营养良好，神志清晰，被动体位，查体欠合作，胸廓对称无畸形，双肺呼吸音粗，心率 100 次/分，节律规整，无杂音。腹无压痛及反跳痛、肌紧张，肠鸣音正常。脊柱、四肢活动自如，生理反射存在，病理反射未引出。

专科查体:创面主要分布于除足底、头顶部、腹部可见少许正常皮肤,其余均为创面,全身创面呈皮革样改变,双手烧焦呈干瘪样坏死,局部肿胀明显,可见皮下静脉栓塞网,痛觉消失,口唇呈鱼嘴样改变,鼻毛烧焦,声音嘶哑,伴呼吸困难(病例65 图1a~1e)。

二、入院诊断

1. 全身多处特重度烧伤98% TBSA(96% Ⅲ~Ⅳ度,2%深Ⅱ度)
2. 重度吸入性损伤
3. 低血容量性休克

三、救治过程

患者入院后立即给予建立股静脉通路,参照输液公式,第一个24小时输入液体15 810ml,血浆4000ml,代血浆500ml,休克期度过平稳。急诊行气管切开术,置入塑料气管套管,行四肢焦痂切开减张术,双手指未进行焦痂切开减张术。

患者予以每周更换一次套管,出现堵管及时更换,由于未引进支气管镜,患者无法搬运,没有进行支气管镜常规检查和治疗。入院24天后患者突然出现明显呼吸困难,呼吸费力,血氧下降,听诊右侧肺部呼吸音消失,考虑右侧主支气管完全堵塞,给予患者偏左侧卧位,刺激患者咳嗽反射,排除大块坏死黏膜,呼吸音恢复。患者痰液中带有新鲜血块,规范气道雾化、排痰。伤后48天出现气道内涌出大量新鲜血,给予去甲肾上腺稀释液灌洗,蛇毒血凝酶稀释液气管内灌洗,加雾化液中持续雾化,加气管湿化液持续滴入,静脉给予壶入蛇毒血凝酶2U治疗,患者气管内出血逐渐减少。伤后第49天,残留40% TBSA创面将气管套管更换为内径为6mm的小号气管套管,堵管一天,将气管套管拔除,患者未出现咳血、气道堵塞症状。

创面处理:患者入院4天后行头部削痂清创,去除坏死组织,尽量保留少许坏死组织,避免损伤健康头皮组织,双下肢、左上肢切痂植皮,脱细胞异种皮覆盖术,手术时间2小时。之后每隔一周行四肢创面清创更换脱细胞异种皮保护创面,头部供皮区大部分愈合可用于供皮。患者共行植皮手术11次,头部供皮11次。伤后第78天,创面基本封闭,残留创面5% TBSA以下(病例65 图1f~1i)。

心理问题出现与治疗:患者于伤后第62天,心率持续135次/分左右,给予口服美托洛尔25mg疗效欠佳。患者出现失眠恐惧、哭闹、悲伤、焦虑情绪明显,请外院精神科会诊,考虑为创伤后应激障碍(PTSD),临床症状以焦虑为主,给予枸橼酸坦度螺酮1粒口服,4天后患者情绪逐步好转,心率逐步下降至正常。患者休克期过后,围术期内注意患者镇静止痛,应用右美托咪定24小时持续泵入,保证患者正常睡眠,降低患者基础代谢率。

瘢痕的预防和治疗:患者在整个治疗期间注意加强关节功能保护,双手保持功能位,第一次手术术后将仅有大张头皮移植于左侧手背掌指关节处,尽量保护手的功能;第二次手术,大张头皮移植右侧手背掌指关节功能区;患者治疗过程中注意避免足背下垂,应用挡板固定脚掌,防治长期卧床引起足部下垂造成肌腱短缩。颈部给予去枕平卧,上肢外展,创面部位早期行二氧化碳点阵激光干预治疗,减轻瘢痕充血,挛缩,减轻患者局部瘙痒,疼痛感觉。由于患者颈部、前胸部瘢痕挛缩明显,形成颏颈部瘢痕粘连,应用二氧化碳点阵激光进行早期治疗,但有的瘢痕厚度1~2cm,二氧化碳点阵激光无法穿透瘢痕,给予应用 980 光纤,光纤直径 1.0mm,能量 10 瓦,进行垂直点状治疗,着重治疗血管曲张部位,阻断瘢痕供血,应用曲安奈德激素孔内导入,每天消毒外涂生长因子,冰红烧烫伤膏,创面大部分愈合,瘢痕软化,颜色变淡,曲张血管消失减轻(病例 65 图 2)。

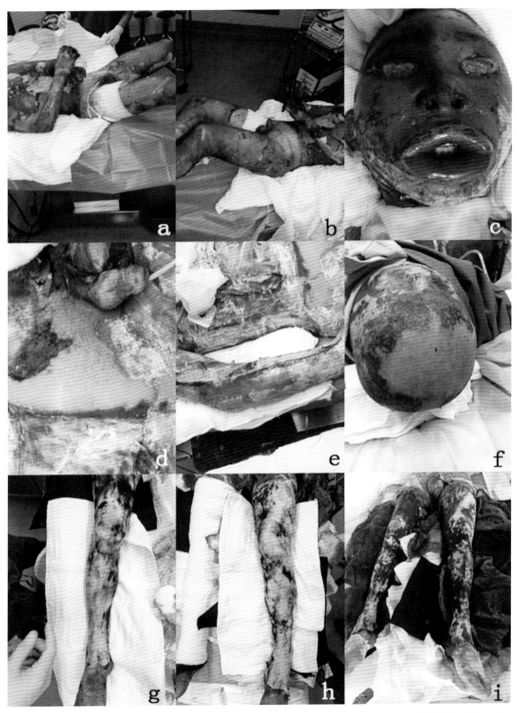

病例 65 图 1　a~e 为患者入院情况;f 为患者第一次头部清创前;g~i 为 8 天后打开创面异种皮占位良好

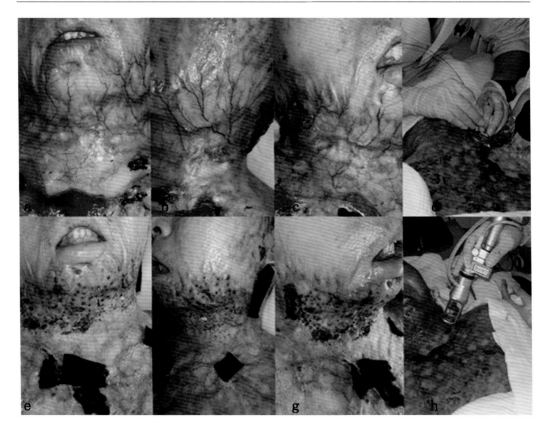

病例 65 图 2　瘢痕治疗

b：颈部瘢痕血管；d：应用光纤治疗增生性瘢痕；f：术后 7 天颈部充血减轻，血管迂曲消退；h：应用二氧化碳点阵激光治疗瘢痕

四、救治体会

1. 患者烧伤面积大且深，头部残留将近 1% 头皮，其余头部均为浅Ⅲ度创面，患者皮源极少，加上现在由于伦理方面原因异体皮临床无法获得，脱细胞异种皮承载微粒皮成活率不能保证，所以救治难度极大。患者第一次手术就将头部供皮的 1% 头皮移植于左侧手背，其余创面进行保守性削痂，保留少许坏死组织及毛囊皮肤附件，为后期提供皮源做了至关重要的一步。患者休克期度过平稳，未出现延迟复苏或输液过量情况，主要判断指标为生命体征、尿量、中心静脉压测量。创面处理及时得当，第一次手术时间 2 小时，双下肢、左上肢切痂，第一次手术去掉坏死组织 47%；第二次手术行右上肢切痂植皮，其余 3 个肢体更换脱细胞异种皮，减少患者发生感染可能，更好保护创面，减少患者能量消耗。前后躯干采取保痂治疗，后躯干部分为浅Ⅲ度创面，存在皮肤附件，经过换药上皮爬行基本愈合，前侧躯干经过植皮 3 次，发生一次 MRSA 感染，皮片未成活，应用莫匹罗星药膏局部换药治疗，加上创面每 2 天进行一次浸浴治疗，感染得到有效控制。

2. 患者于伤后 62 天出现出现失眠恐惧、哭闹、悲伤、焦虑情绪，给予请外院精神科会诊，考虑创伤后应激障碍（PTSD），精神抑郁情绪明显改变，主要症状是以焦虑为主。患者既往健康，否认精神病史及家族史。烧伤患者容易出现精神障碍的原因主要有以下几个方面：①创伤因素：休克期患者有效循环血量下降，呼吸道烧伤更加重脑部缺氧容易出现精神症状，患者受伤环境发生爆炸，苯、硫类物质燃烧吸入气道引发中毒；烧伤治疗过程中水、电解质紊乱，感染毒素吸收加重出现精神障碍的可能性。受伤事件很长时间存在于印象中，导致伤后恐惧焦虑症状，加上由于大面积烧伤必须经历的手术、换药的疼痛刺激都会加重精神障碍的可能性；②精神因素：大面积烧伤患者都有不同程度的瘢痕畸形功能障碍，后期功能康复锻炼也是十分痛苦的，患者心理弹性已经到达极限，加上生活、工作、家庭等诸多因素影响，患者烧伤越重，治疗时间越长，发生创伤后应激障碍的概率越大，文献报道发生的概率在40%左右；③药物因素：大面积烧伤患者长期应用抗生素等各类药物，对肝肾功能都有很大影响，体内药物代谢时间延长，毒素排除缓慢，容易出现体内毒素堆积引发精神症状；我们早期十分注意危重烧伤患者治疗过程中的情绪变化，干预策略贯穿患者整个治疗过程，入院后积极抗休克治疗，减少患者缺血缺氧的损害，持续中流量吸氧保证氧的供给，促进有毒物质排出，必要时给予血液净化治疗。围术期应用地西泮、右美托咪定、舒芬太尼进行患者有效镇痛镇静，降低患者能量消耗。休克期、围术期连续应用3天地塞米松注射液减轻患者由于创伤引起的应激反应，保持细胞膜的功能，改善细胞代谢是有利的。为了减轻患者换药疼痛刺激反应，换药时患者局部应用利多卡因稀释液外喷，或应用复方利多卡因凝胶局部外用，明显减轻患者换药时疼痛，疼痛剧烈可以静脉给予依托咪酯脂肪乳，瑞芬太尼强有力的阵痛，减轻由于换药、术后疼痛引起的情绪改变是十分重要的环节；休克期就开始给予患者心理疏导，通过对患者语言鼓励、抚摸、握手，为患者庆祝生日，要深入了解患者精神压力增加的原因，包括来自家庭、工作、生活、经济来源等，这都会给患者带来很大的精神压力，尤其是已婚患者，女性高于男性容易出现PTSD明显症状，要尽全力做好家属的思想工作，和医务人员共同让患者建立战胜疾病的信心，消除恐惧的自卑心理。大面积烧伤后遗留瘢痕畸形致面容毁损，以及瘢痕在康复过程中明显疼痛、瘙痒、排汗等问题，都会严重影响患者康复期情绪状态，有研究表明康复期患者出现PTSD症状概率为12.7%，其中和烧伤严重程度明显呈正比，大面积烧伤功能康复瘢痕治疗早期干预，先进手段的介入可以降低发生PTSD概率，并且避免症状程度加重。

　　二氧化碳点阵激光的应用是最近几年才开展的，长海医院烧伤科主张在治疗过程中只要患者条件允许，应尽早干预瘢痕，减轻瘢痕的挛缩、充血，更主要的是可以明显改善患者瘢痕的痛痒硬的感觉，从而改善患者生活质量，也可以明显改善患者的睡眠质量。点阵激光对于增生行瘢痕治疗也是难点，对于比较粗大迂曲的血管，应用点阵激光封闭很有难度，而且有增加局部出血的可能。由于瘢痕组织较厚，有的甚至超过2cm，点阵激光治疗最大深度很难超过0.5cm，治疗血管周围时止血困难，需要外敷肾上腺素纱布压迫，对瘢痕深部血管不能进行热毁损，所以治疗效果有折扣。980光纤是将激光通过1mm左右微米级光纤头上，现在主要用于溶解脂肪进行体形雕塑，由于血红蛋白，红细胞吸收光热作用，光纤走过之处微小血管封闭，所以光纤溶脂之后不会出现血肿。我们应用此机制治疗增生性瘢痕取得了很好的疗效，尤其是瘢痕组织很厚点阵激光无法穿透瘢痕基底，光纤能够穿透瘢痕基底部，对深部血管和瘢痕表面迂曲扩张的血管进行治疗使其封闭，减少血液供应，从而抑制瘢痕生长，同时光纤所到之处会使瘢痕组织缺血坏死，最后溶解脱落创面愈合，从而使瘢痕容积也会明显缩小。尤其配合激素导入治疗，明显改善患者瘢痕痛痒感，促进瘢痕软化，改善患者睡眠，改善患者生活质量，由于患者神经质人格程度不同，出现 PTSD 症状严重程度也不同，大面积烧伤还是很容易出现不可控的精神情绪改变，全程对患者情绪精神状态有效干预，预防和控制 PTSD 症状，必要时还是要请精神专科医生参与患者治疗，有效控制患者由于创伤导致过度警觉，激惹性高，甚至出现明显的焦虑抑郁情绪。提高大面积烧伤患者救治的质量，我们任重道远。

五、主编述评

该患者烧伤面积大且创面深，皮源紧缺，在异体皮获得十分困难的情况下救治成功实属不易。头部供皮区采取早期保守型清创促进头部供皮区愈合为后期封闭创面提供基础。应用脱细胞真皮积极保护创面为后期创面封闭赢得了时间。创面处理选择方式得当，治疗及时。重度吸入性损伤由于大块黏膜脱落，容易出现急性呼吸道梗阻和气管内出血，本组病例值得借鉴的是在患者没有封闭大部分创面的时候拔除气管套管，避免出现患者因为气管内大出血而危及生命。有条件的单位应该尽早开展床头定期支气管镜治疗，减少吸入性损伤并发症危害。创面封闭后期瘢痕治疗借鉴《2017 年中国临床瘢痕防治专家共识》取得很好疗效，应用光纤治疗增生性瘢痕也有创新之处，应该注重患者治疗效果的长期随访。本病例重点介绍创伤后应激障碍（PTSD）预防和治疗，从患者入院休克期、感染期、创面修复期始终重视患者情绪变化，并且有具体的防范重点和具体措施，临床上还是有很多可以借鉴之处，危重烧伤患者的 PTSD 发生率很高，情绪都有明显改变，临床上还缺乏系统的防范指南，缺乏更全面的病情评估，用药需要专业神经精神科医师全程协助治疗，才能更好的控制 PTSD 发生发展。

（卫长荣　朱世辉）

编者介绍：

卫长荣：男，副主任医师，吉林省四平市烧伤整形医院烧伤整形美容中心主任，业务副院长。中华医学会吉林省医学会烧伤外科学分会委员，中华医学会烧伤外科学分会青年委员会副主任委员，中华医学会吉林省整形美容外科学分会常务委员，中国医师协会吉林省烧伤外科分会常务委员，中华医学会吉林省美学与美容学分会常务委员。

朱世辉：男，主任医师，教授，博士生导师，海军医大学附属长海医院烧伤外科执行主任。中国医师协会烧伤科医师分会副会长，中国康复医学会烧伤治疗与康复学专业委员会副主任委员，全军烧伤研究所副所长，中华医学会上海烧伤外科学分会副主任委员，上海市急救烧伤中心副主任。

第六章　新技术、新方法

病例 66　重症烧伤围术期应用 PICCO 监测指导治疗的临床效果分析

一、入院情况

患者男性，32 岁，主因"热铁水烫伤全身 4 小时"入院。患者于入院前 4 小时（2017 - 08 - 17 13：00）不慎被热铁水（温度约 1500℃）烫伤全身，伤时无昏迷，否认摔伤、撞伤病史，即刻被人救出，现场少量清水冲洗后，于伤后 3 小时就诊于我院烧伤急诊，即刻入抢救间，予以吸氧、建立静脉通路补液、破伤风免疫球蛋白 250U（肌内注射）、导尿并保留尿管、各项监护及化验检查等处理，于伤后 4 小时收入院（2017 - 08 - 17 17：30）。入院时，患者神志清，欠合作，诉面疼痛、口渴明显，否认胸闷、憋气、心慌、心悸等不适。既往腰痛数年，未予以明确诊治，否认肝炎、结核等传染病史，否认心脑血管病史及糖尿病病史，否认其他外伤史及手术史，否认输血史，否认毒物接触史及药物过敏史。生于原籍，长期在津居住，工作规律，吸烟 10 年，15 支/日，偶尔饮酒，无其他特殊不良嗜好。

入院查体：体温 36.7℃，脉搏 94 次/分，呼吸 22 次/分，血压 148/73mmHg。发育正常，营养中等，意识清楚，全身未烧伤皮肤黏膜未见黄染，浅表淋巴结未及肿大，头颅五官未见畸形，巩膜未见黄染，气管居中，甲状腺未及肿大，双肺呼吸音清，未闻及干湿性啰音，心率 94 次/分，律齐，心音有力，各瓣膜听诊区未闻及病理性杂音，腹平软，未及压痛、反跳痛，肝脾肋下未及，肠鸣音 4 次/分，脊柱四肢未见畸形，膝、腱反射存在，巴氏征阴性。

专科查体：创面位于面颈部、躯干及四肢，表皮大部分剥脱，散在大中水疱，其中双前臂、背部及双下肢创面基底苍白质韧，可见细小血管栓塞，触痛不明显，其他创面基底红白相间，质软触痛存。四肢末梢皮温低，桡动脉及足背动脉搏动弱。面颈部肿胀，鼻毛部分烧毁。

二、入院诊断

1. 烧伤（热铁水）75% TBSA Ⅱ～Ⅲ度全身多处
2. 吸入性损伤
3. 烧伤后低血容量休克

三、救治过程

1. **休克期治疗** 入重症监护病房,予以各项监测护理;按计划正规补液治疗烧伤休克;吸氧、雾化、气管切开包备床旁,必要时气管切开保证气道通畅;结合病房流行细菌谱,根据经验应用美罗培南1.0g静脉滴注,1次/6小时预防感染;创面彻底清创,磺胺嘧啶银糊剂保痂治疗(病例66表1至病例66表3)。

病例66表1　入院时(2017-8-17 19:00)化验检查结果

血常规	血生化	动脉血气分析
WBC:26.24×10^9/L	K:3.5mmol/L	FIO$_2$:37%
RBC:6.21×10^{12}/L	Na:140.3mmol/L	pH:7.483
Hb:192g/L	Cl:105.6mmol/L	PO$_2$:186.0mmHg
HCT:57.3%	CO$_2$CP:17.3mmol/L	PCO$_2$:34.4mmHg
PLT:308×10^9/L	BUN:5.78mmol/L	BE:2.9mmol/L
	Cr:74.3μmol/L	LA:1.7mmol/L
	Glu:10.43mol/L	

结果提示:应激状态、血液浓缩,氧合指标良好

病例66表2　休克期出入量小结

第1个24小时	第2个24小时	第3个24小时
总入量:11108ml	总入量:8776ml	总入量:5751ml
口入:1010ml	口入:1550ml	口入:1850ml
静脉入量:10098ml	静脉入量:7226ml	静脉入量:5721ml
晶体:3900ml	晶体:2200ml	晶体:1800ml
胶体:3700ml	胶体:2300ml	胶体:2000ml
水分:2498ml	水分:2726ml	水分:1921ml
总出量:2140ml	总出量:1696ml	总出量:2115ml
尿量:2140ml	尿量:1696ml	尿量:2115ml
平均尿量:89ml/h	平均尿量:71ml/h	平均尿量:88ml/h

病例66表3　休克期结束(2017-8-20 19:00)化验检查结果

血常规	血生化	动脉血气分析
WBC:6.75×10^9/L	K:3.47mmol/L	FIO$_2$:33%
RBC:3.78×10^{12}/L	Na:136.0mmol/L	PH:7.491
Hb:116g/L	Cl:97.8mmol/L	PO$_2$:99.0mmHg
HCT:34.5%	CO$_2$CP:28.2mmol/L	PCO$_2$:34.8mmHg
PLT:91×10^9/L	BUN:4.44mmol/L	OI:300
	Cr:42.0μmol/L	RI:104%
	Glu:7.14mol/L	BE:3.5mmol/L
		LA:1.7mmol/L

结果提示:应激状态、血液浓缩基本纠正,氧合指标有所下降

2. 围术期治疗　患者左上肢及双下肢均为Ⅲ度烧伤创面,难以自愈,计划于伤后第5天(2017 - 8 - 22 8:30)在手术室全麻下行双下肢、左上肢清创切削痂术,MEEK 植皮术,异种皮覆盖术,腹部、双大腿取皮术。切痂面积约 28% TBSA。(病例 66 图 1 至病例 66 图 4)

(1)术前准备:备悬浮红细胞 20U;联合应用美罗培南及依替米星抗感染;右上臂贵要静脉行 PICC 置管术,保证围术期静脉通路;2017 年 8 月 21 日 21:00 行右侧颈内静脉置管及左侧股动脉置管并行 PICCO 监测;监测呼吸道症状,适当控制液体入量,间断利尿。

(2)PICCO 监测指导治疗:见病例 66 表 4。

病例 66 表 4　PICCO 监测指标及指导治疗

时间/PICCO 指标	动脉血气指标	处理措施
2017 - 8 - 21 22:00(术前晚)		
PCCI:7.22 GEDI:830 SVRI:825 ELWI:11 PVPI:2 BP:136/67	FIO$_2$:37% pH:7.493 PO$_2$:82.3mmHg PCO$_2$:27.2mmHg OI:222 RI:205% BE: - 1.3mmol/L LA:1.4mmol/L	结果提示:容量负荷偏高,肺水增多,氧合指标较前下降 处理:考虑回吸收期,适当控制补液速度,间断应用呋塞米利尿
2017 - 8 - 22 7:00(术晨)		
PCCI:5.88 GEDI:687 SVRI:1204 ELWI:9 PVPI:2 BP:130/63	FIO$_2$:37% pH:7.451 PO$_2$:104.0mmHg PCO$_2$:36.5mmHg OI:282 RI:116% BE:1.7mmol/L LA:1.4mmol/L	结果提示:容量及氧合指标有所改善 处理:准备手术麻醉
2017 - 8 - 22 10:50(麻醉后)		
PCCI:4.51 GEDI:678 SVRI:953 ELWI:9 PVPI:2 BP:93/51	FIO$_2$:100% pH:7.429 PO$_2$:520.0mmHg PCO$_2$:33.8mmHg BE: - 1.8mmol/L LA:1.03mmol/L	结果提示:麻醉后外周阻力降低,血压下降,容量变化不大 处理:常规补液扩容,输入悬浮红细胞,为大面积切痂做准备;加用氢化可的松,并应用去氧肾上腺素升压

续表

时间/PICCO 指标	动脉血气指标	处理措施
2017 – 8 – 22 12:40(术中应用止血带,行大面积切痂)		
PCCI:3.46 GEDI:592 SVRI:1540 ELWI:10 PVPI:2.4 BP:166/91	FIO₂:100% pH:7.372 PO₂:544.8mmHg PCO₂:44.3mmHg BE: – 0.3mmol/L LA:1.43mmol/L	结果提示:大面积切痂术中出血多,容量不足,心输出量下降,应用升压药物,外周阻力不低 处理:快速输入乳酸钠林格液及血浆扩容,并快速补充悬浮红细胞
2017 – 8 – 22 14:00(切痂后彻底止血,MEEK 植皮覆盖)		
PCCI:4.13 GEDI:698 SVRI:1228 ELWI:10 PVPI:2.2 BP:106/63	FIO₂:100% pH:7.349 PO₂:569.2mmHg PCO₂:43.4mmHg BE: – 2.7mmol/L LA:1.5mmol/L	结果提示:容量有所纠正,心输出量逐渐回升,血压逐渐稳定 处理:降低补液速度,逐渐下调去氧肾上腺素速度,维持血压稳定
2017 – 8 – 22 15:30(手术结束,自主呼吸)		
PCCI:4.74 GEDI:699 SVRI:1521 ELWI:11 PVPI:2.2 BP:130/82	FIO₂:37% pH:7.471 PO₂:72.4mmHg PCO₂:32.7mmHg BE:0.3mmol/L LA:1.8mmol/L	结果提示:逐渐清醒,自主呼吸,血压稳定,外周阻力偏高 处理:继续镇静镇痛治疗;提高胶体渗透压,在维持血压的条件下,适当利尿
2017 – 8 – 23 7:00(术后第1天)		
PCCI:6.69 GEDI:667 SVRI:1118 ELWI:8 PVPI:1.9 BP:146/67	FIO₂:33% pH:7.482 PO₂:90.0mmHg PCO₂:36.1mmHg OI:273 RI:119% BE:3.7mmol/L LA:1.7mmol/L	结果提示:PICCO 指标趋于稳定,氧合指标逐渐好转 处理:继续目前治疗方案

续表

时间/PICCO 指标	动脉血气指标	处理措施
2017 - 8 - 25 7:00(术后第3天)		
PCCI:6.20 GEDI:675 SVRI:990 ELWI:9 PVPI:1.9 BP:133/52	FIO$_2$:33% pH:7.443 PO$_2$:120.0mmHg PCO$_2$:36.8mmHg OI:363 RI:66% BE:1.1mmol/L LA:2.5mmol/L	结果提示:PICCO 指标及氧合指标基本正常 处理:拔除动静脉导管,停PICCO 监测

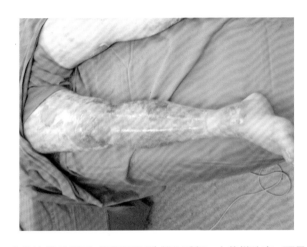

病例 66 图 1　术前清创后创面,可见双下肢创面质韧,皮革样改变,可见细小血管栓塞

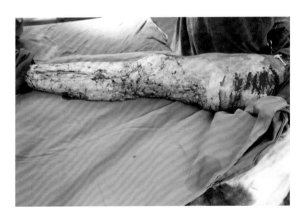

病例 66 图 2　双下肢创面切削痂后,切痂至深筋膜,削痂至基底呈瓷白色

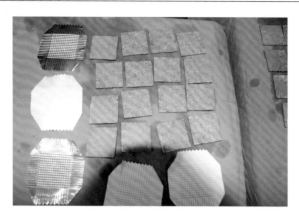

病例66 图3　MEEK 植皮术中，将所取薄断层皮片贴附于软木上盘，用切割器将软木盘切割成若干边长 3mm 的微型皮片

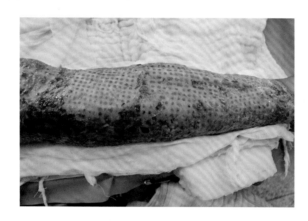

病例66 图4　术后20 天，皮片扩展良好，术区创面大部分愈合，残余肉芽创面换药后逐渐愈合

四、救治体会

重症烧伤患者施行大面积切削痂植皮手术时，手术范围大、时间长，全身应激反应大，术中出血多，液体复苏是解决患者术中血容量不足或休克的首要治疗措施，补液量不足会引起组织氧合障碍，导致重要器官再灌注损伤。补液量过多可以增加氧输送，带来血流动力学的改善，但是极易加重肺水肿症状，以往在烧伤大手术中，为保障血流动力的稳定，常规液体复苏措施是快速、大量补液，这些因素都可能诱发急性心力衰竭或肺水肿，导致 ARDS。本病例通过术前休克期及术中通过 PICCO 指导补液，减少了常规监测手段下的输液量，减轻了组织水肿及心肺负担，减少治疗中的并发症，为平稳恢复创造了条件。

五、主编述评

PICCO 是目前临床上广泛用于监测患者血流动力学的技术，通过评价心脏收缩力和心脏前后负荷指导容量管理和血管活性药的使用，在避免容量负荷过多造成肺水肿的前提下保证脏器正常灌注。本文尝试分析一例重症烧伤患者在大面积切削痂植皮手术的围术期，通过 PICCO 监测指标指导液体及药物治疗，控制输液的总量及输液速度，应用麻醉、血管活性药及利尿等措施,保障手术安全,并为术后病情稳定创造条件。在本病例中,围术期在PICCO的指导下,通过适当补液、使用血管活性药物、利尿剂等,调整心脏前、后负荷使得患者血流动力学指标得到显著改善,全身组织灌注好转,肺水无明显加重,氧合得到改善,动脉血乳酸有所下降,有效保障了手术的进行,同时为术后恢复创造了条件。由于烧伤患者建立动静脉通路较困难,且易受到环境及创面污染,导管相关血流感染的风险相对较大,本病例PICCO监测时间较短(5天),且未监测休克期变化,期待与各位同仁交流相关经验。

(耿　辉　冯世海)

编者介绍:

耿辉,男,主治医师,目前就职于南开大学附属医院(天津市第四医院)。熟练使用重症烧伤监护病房的各种监测仪器设备及呼吸支持、血液滤过、纤维支气管镜检查,掌握烧伤整形专业相关的各种手术技术操作及营养支持治疗的相关技术,已完成多例大面积重度烧伤的临床救治工作。

指导老师:冯世海,男,主任医师,南开大学附属医院(天津市第四医院)烧伤整形科重症烧伤监护病房行政主任。中华医学会烧伤外科学分会委员,中华医学会天津市烧伤外科学分会主任委员,天津市医学会整形外科学分会副主任委员,天津市医学美容质量控制中心副主任委员,中国医师协会烧伤科医师分会委员。

病例67　大面积烧伤患者微粒植皮
联合 MEEK 植皮的救治

一、入院情况

患者男性,29岁,主因"汽油火焰致全身烧伤3小时"入院。既往体健。

入院查体:体温36.4℃,脉搏113次/分,呼吸22次/分,血压因肢体肿胀测不到,身高176cm、体重60kg。神志清楚,轻度烦躁,心肺腹未及明显异常;头面颈、躯干、四肢、臀部及会阴等处可见烧伤创面,总面积92% TBSA;鼻毛焦灼,轻度声嘶;创面大部分腐皮脱落,基底苍白、干燥,痛觉消失;头皮及双手部分创面基底红白相间,渗出中等,痛觉迟钝;肢体远端末梢血运差,皮温低;健全皮肤分布于下腹部、后腰部及双足,面积8% TBSA(病例67图1)。

入院检查:入院后急查血常规:白细胞计数40.29×10^9/L,淋巴细胞百分比6.6%,中性粒细胞百分比88.6%,红细胞计数6.44×10^{12}/L,血红蛋白197g/L,血小板总数447×10^9/L;尿常规示:尿潜血(++)、红细胞250.80/μl。床旁心电图及胸片检查未见明显异常。

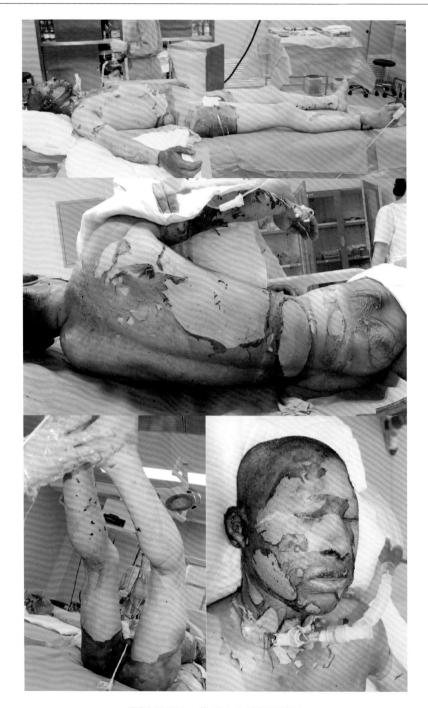

病例 67 图 1 伤后 3 小时创面情况

二、入院诊断

1. 烧伤(火焰)92% TBSA，深Ⅱ度 5%、Ⅲ度 87%，全身多处

2. 吸入性损伤(中度)

三、救治过程

1. 休克期

（1）补液抗休克：入院后立即留置股静脉导管、尿管，依据解放军总医院第一附属医院补液公式双通路快速补液。第一个 24 小时共计补液 18 535ml，其中晶体液 8500ml（包括 5% 碳酸氢钠 375ml）、胶体液 6000ml、水分 3450ml（包括甘露醇 250ml），24 小时尿量 1909ml（平均 79.5ml/h）；第二个 24 小时共计补液 9750ml，包括晶体液 4000ml，胶体液 2250ml，水分 3250ml（甘露醇 250ml），24 小时尿量 2834ml（平均 118ml/h）。

（2）床旁行气管切开置管术。

（3）焦痂切开减张：基底达深筋膜浅层，术后四肢末梢皮温转暖（病例 67 图 2）。

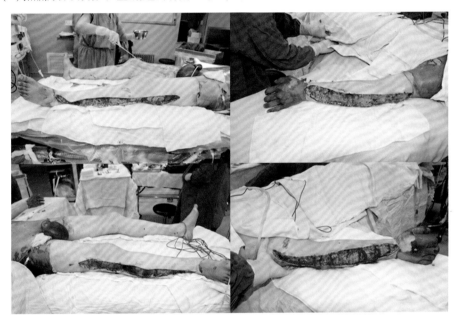

病例 67 图 2　四肢焦痂切开减张术后

（4）抗生素应用：头孢哌酮钠舒巴坦钠 3g，1 次/12 小时，静脉滴注。

（5）创面处理：深Ⅱ度创面涂碘伏、Ⅲ度创面涂 1% 碘酒保痂治疗（病例 67 图 3）。

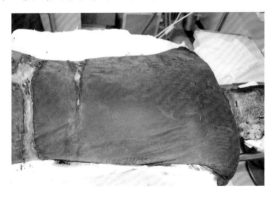

病例 67 图 3　躯干创面碘酒保痂治疗

（6）脏器保护：应用还原型谷胱甘肽、多烯磷脂酰胆碱、艾司奥美拉唑、维生素 C、氯化钾注射液等。

2. 感染期及创面修复期

（1）创面处理：经过充分的液体复苏，伤后 36 小时尿量明显增加，肿胀开始减轻，于伤后 51 小时在全麻下行"双上肢切痂、MEEK 微型皮片移植术 + 双下肢削痂、自体微粒皮 + 大张异体皮覆盖植皮术 + 双手超薄削痂、异体皮覆盖术 + 头部、腹部取皮、腹部 MEEK 皮片回植术"，清创面积约 46% TBSA；其中从头部及下腹部共取皮 5%（包括头皮去除表层的坏死组织后取真皮层 1.5%、腹部取刃厚皮 3.5%），依皮片质量及受区面积，2% 皮片按 1:6 制备成 MEEK 微型皮片覆盖双上肢（病例 67 图 4 至病例 67 图 6），3% 皮片制成微粒皮联合大张异体皮覆盖双下肢（病例 67 图 7 至病例 67 图 11）；术后改卧悬浮床。至伤后第 54 天，共行植皮术 6 次（其中双上肢补皮 4 次，双下肢补皮 3 次），残余创面已不足 1%。

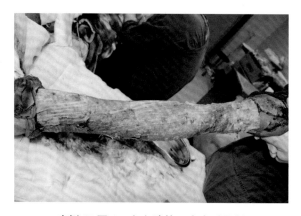

病例 67 图 4　左上肢第一次术后即刻

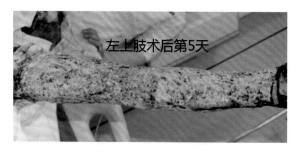

病例 67 图 5　左上肢第一次术后 5 天

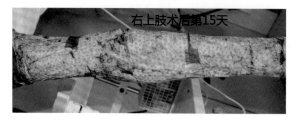

病例 67 图 6　右上肢第一次术后 15 天

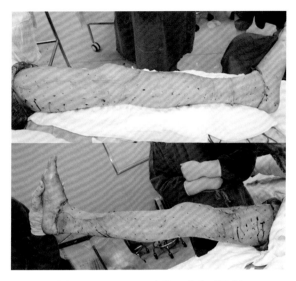

病例 67 图 7 双下肢第一次术后即刻

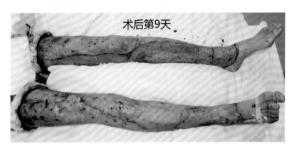

病例 67 图 8 双下肢第一次术后 9 天

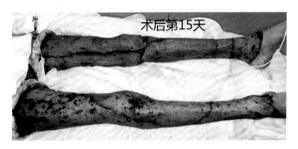

病例 67 图 9 双下肢第一次术后 15 天

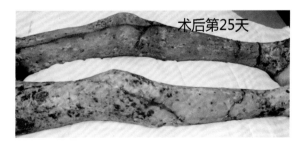

病例 67 图 10 双下肢第一次术后 25 天

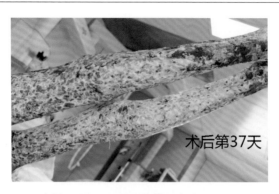

病例 67 图 11　双下肢第一次术后 37 天

（2）抗感染：依据细菌培养及药敏结果选用抗生素。

（3）脏器保护及全身营养支持：休克期即给予功能性饮料少量口服，运用蕊福平果胶保护胃肠道功能；适时给予倍他乐克、右美托咪啶等药物辅助控制心率、降低代谢等。

（4）加强功能康复锻炼：在治疗同时开始早期康复治疗，如保持颈部轻度过伸、双上肢外展、双踝部中立位等功能性体位；每次术后约 1 周，即有计划进行功能锻炼，如张口、对指、转动颈部、抬高四肢、踝泵运动等，并告知其锻炼的细微进步效果，增强其坚持锻炼的主动性。在出院时以能自行吃饭、缓慢行走，并进行举臂、下蹲等功能锻炼（病例 67 图 12）。

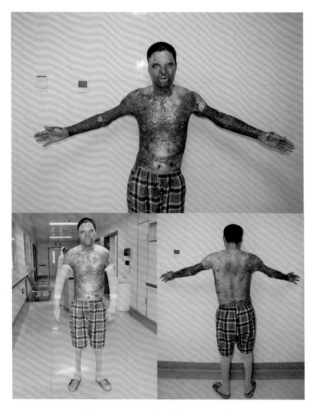

病例 67 图 12　伤后半年恢复情况

（5）加强精神鼓励及心理疏导：安排家属定时床旁探视，给予鼓励，缓解焦虑；安排已经康复的大面积患者与他沟通交流，建立康复信心等。

四、救治体会

1. 早期切痂　患者伤后 36 小时尿量即明显增加，肿胀开始减轻，提示进入回吸收期，这时需警惕大量的细菌、内毒素吸收入血。早期切痂，不仅有利于阻断毒素的吸收，防范脓毒症的发生，同时可去除水肿的痂下组织，避免血流动力学较大波动等（病例 67 图 13）。

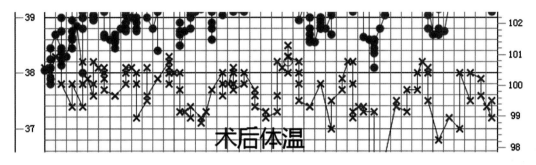

病例 67 图 13　术后体温

2. 手术方案　MEEK 植皮与微粒皮移植同时运用。微粒皮移植 + 大张异体皮覆盖与 MEEK 植皮技术仍是目前治疗大面积烧伤的重要方法，两者各有优缺点：前者最大扩展比例可达到 1∶15，对切痂创面可完整覆盖，保护效果最佳，皮片成活率较高，但传统液氮保存的异体皮来源相对缺乏；后者的扩展比例最高为 1∶9，但在皮片融合成片之前，裸露创面较多，渗出较多，容易感染，对所选用的皮片质量要求也高。本患者在第一次手术中需联合使用两项技术：依据清创面积，选取质量最好的 2% 自体皮运用 MEEK 技术封闭双上肢创面；剩余 3% 皮片（包括仅有部分真皮层的头皮）制备成微粒皮，联合使用甘油保存的大张异体皮，以 1∶12 的扩展比例覆盖双下肢，达到了理想的效果；并有计划的将剩余的 MEEK 皮片回植于腹部供皮区，缩短了供区愈合时间。

3. 胃肠道功能维护得力　蕊福平果胶（病例 67 图 14）是从水果及蔬菜中提取的一种黏度调整食品，与肠内营养乳剂或其他流食混合后形成食糜状态的半固体，可很好地解决肠内营养剂不耐受引起的腹泻、腹胀、腹痛及反流等症状。本例患者自伤后第 3 天给予肠内营养乳剂（瑞代）补充营养，平均 1500ml/d，持续 2 个月余，未出现腹泻、腹胀等并发症，效果显著。使用方法：每经口或鼻饲肠内营养乳剂 500ml 后，口服蕊福平果胶 45g（约 1/2 袋）即可。

4. 无痛换药　患者对疼痛耐受差，在换药时，在有床旁监护的条件下，联合使用氯胺酮、枸橼酸芬太尼及右美托咪啶，镇痛效果优势明显，疼痛程度减轻约 50%。

5. 代谢车的运用　大面积烧伤后患者处于高代谢状态，每日测定能量消耗有助于评估患者能量消耗与营养状况、提示感染程度等。以往基于 H－B 公式的计算误差较大，我们运用代谢车，在每日清晨行基础代谢率测定，每次 30 分钟，测定结果在 2814 ~ 3467kcal/d，为评估患者病情变化提供了很好的参考依据。

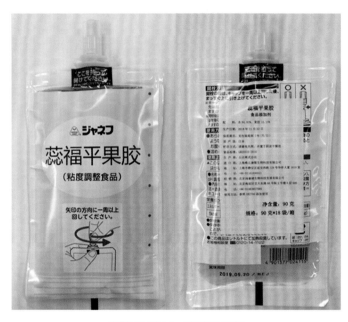

病例 67 图 14　蕊福平果胶

五、主编述评

特大面积重度烧伤患者的自体皮源极为有限，当头皮也被烧伤时更是如此，如何利用好珍贵的皮源是治疗的重中之重。本病例依据创面大小及自体皮片质量，联合使用微粒植皮技术和 MEEK 植皮技术修复创面，两者优缺点互补，使患者在第一次术后即覆盖了近半数创面，病情很快趋于稳定，在缩短治疗周期的同时，也降低了治疗费用，加之有效的功能康复锻炼，使患者尽早回归了社会。

（孙英杰　尹会男　李　峰）

编者介绍：

孙英杰，男，临床医学学士，主治医师。从事烧伤整形外科临床一线工作 8 年，多次参与成批烧伤的救治，在危重烧创伤救治方面有一定体会。

尹会男，男，医学博士、哈佛医学博士后，副主任医师，担任中国研究型医院学会烧创伤修复重建与康复专业委员会青年副主任委员等。

李峰，男，医学博士，副主任医师，解放军总医院第四医学中心烧伤整形科副主任。

病例68　游离股前外侧穿支皮瓣修复
复杂电接触性损伤创面

一、入院情况

患者男性，33岁，因"双上肢接触电流后干枯坏死1天"入院，既往有精神分裂症病史。近日患者因精神疾病发作，爬至约3m(10kV)高变电器，接触电流后有高处坠落史。

入院查体：体温36.8℃，脉搏98次/分，呼吸20次/分，血压110/65mmHg。患者入院时神清，一般情况尚可，双上肢自肩关节远端呈焦炭样改变，屈曲挛缩畸形，桡动脉搏动不能触及，外观呈黄褐色（因患者自行涂抹黄色草药），枕部可见约8cm×8cm焦痂，右小腿胫前可见约10cm×20cm焦痂，可见树枝样血管影（背部可见散在挫伤及淤青）。

入院检查：白细胞计数$14.4×10^9$/L，血红蛋白96g/L，丙氨酸氨基转移酶112U/L，门冬氨酸氨基转移酶606U/L，尿素氮5.1mmol/L，肌酐58μmol/L。头颅、颈椎、胸腹CT未见明显颅内血肿及骨折征象。

二、入院诊断

1. 全身多处电接触性损伤20% TBSA Ⅲ～Ⅳ度
2. 精神分裂症

三、救治过程

患者于1月12日入院，入院后完善术前检查，循环稳定，无明显休克症状，排除手术禁忌后，于入院后第4天行双侧肩关节离断＋右下肢切痂清创术，术后右下肢创面行创面持续负压治疗，同时给予抗感染、补液等治疗，术后2周患者出现双侧肩关节切口处出血，考虑电接触性损伤后迟发出血，急诊行双侧肩关节切口清创＋止血，术后切口愈合良好，暂时出院，头皮创面予以保痂处理，右下肢创面凡士林纱布保湿，门诊隔日换药处理。

同年3月20日，患者再次入院，行右下肢清创＋右侧股前外侧穿支皮瓣游离移植修复创面右小腿胫前区缺损，术中清创后见右小腿胫前创面大小约10cm×15cm，伴胫骨外露，骨刀清除胫骨表面失活骨组织，电钻打孔。根据创面情况术中设计同侧股前外侧穿支皮瓣，大小约11cm×23cm，与受区胫后动脉及其伴行静脉吻合，共吻合一动两静，其中动脉行端侧吻合，静脉行端端吻合，术后予预防感染、抗凝等处理，皮瓣成活良好。

同年4月13日，患者再次入院行头皮清创＋颅骨外板部分清除＋左侧股前外侧穿支皮瓣游离移植修复头皮缺损，术中清创后见枕部创面大小约8cm×8cm，伴颅骨外露，清除表面失活骨组织，电钻打孔。术中切取左侧股前外侧穿支皮瓣，大小8cm×12cm，与受区右侧颞浅动脉及其伴行静脉吻合，吻合一动两静，术后皮瓣成活良好，但经多次换药，术后2周皮瓣下仍有少量积液，予再次手术掀起皮瓣，见颅骨色灰暗，去除失活骨组织，并行颅骨钻孔后缝合皮瓣，经多次换药冲洗后逐渐痊愈（病例68图1）。

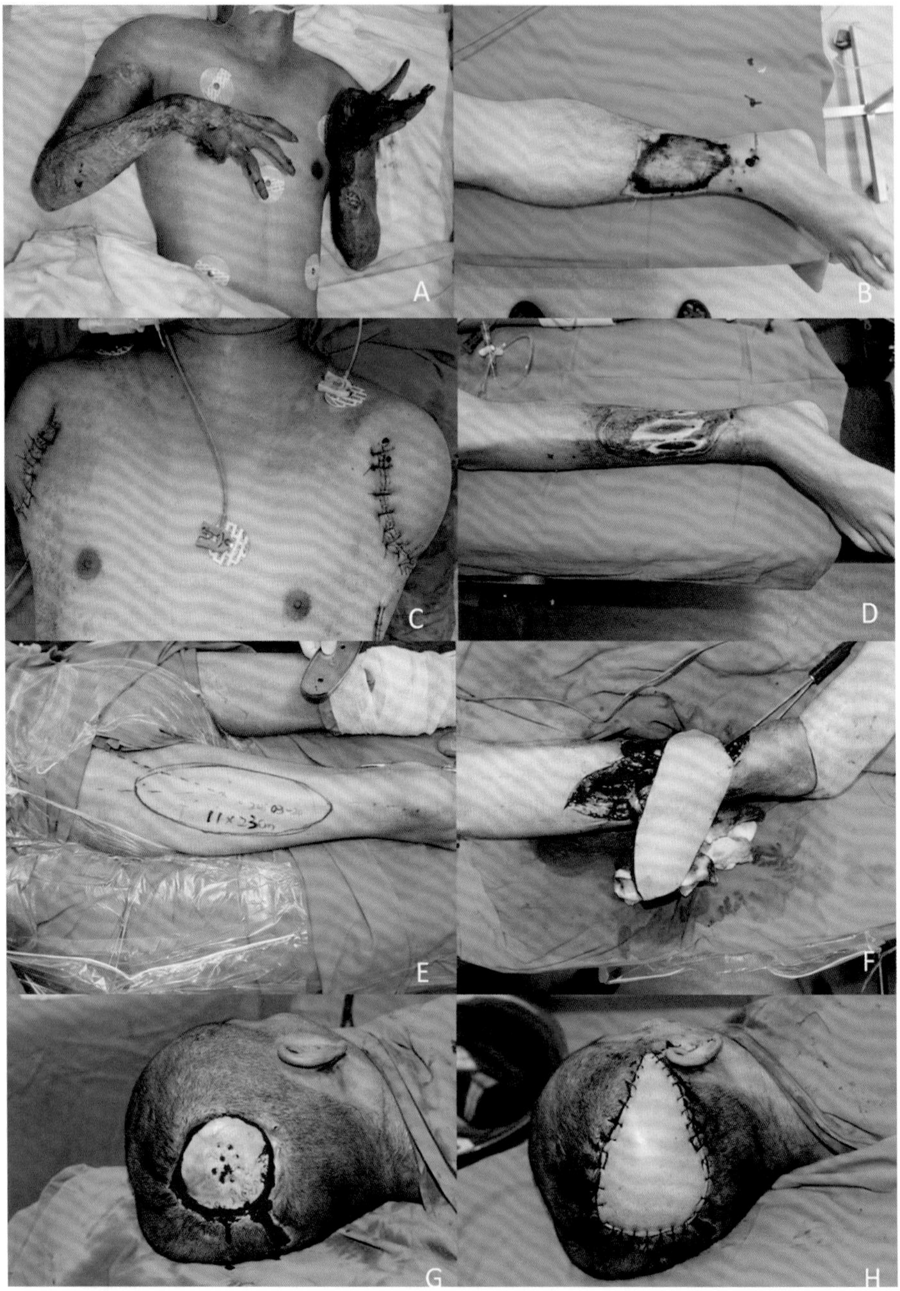

病例 68 图 1　入院及治疗

A. 入院时双上肢自肩关节远端呈焦炭样改变，屈曲挛缩畸形；B. 入院时右下肢胫前可见约 10cm ×20cm 焦痂，可见树枝样血管影；C. 双侧肩关节离断术后即刻；D. 右小腿清创术，术中见胫前创面大小约 10cm×15cm，伴胫骨外露；E. 右下肢皮瓣设计，同侧股前外侧穿支皮瓣，大小约 11cm×23cm；F. 右下肢皮瓣与供区血管吻合；G. 枕部创面清创术：后枕部创面大小约 8cm×8cm，伴颅骨外露；H. 设计左侧股前外侧穿支皮瓣，大小 8cm×12cm，与受区右侧颞浅动脉及其伴行静脉吻合，吻合一动两静，术后皮瓣成活良好

四、救治体会

1. 及时处理创面　本例患者包含多种复杂创面，创面伴有感染或坏死组织存在，手术需分期进行，首先需稳定患者全身情况，在生命体征稳定的前提下，考虑逐步清创。该患者双上肢损毁伤，已无修复可能，尽早行截肢术，并利用肩部皮瓣覆盖创面。该患者在术后 2 周出现迟发出血，考虑与电流损伤相关，急诊手术处理后创面愈合良好。

电接触性损伤患者往往伴有深部组织的夹心样坏死，传统观念认为需等待坏死组织边界明确后再行清创手术，但根据我们的临床经验，等待往往会导致创面扩大加深，早期的清创，并且给予创面良好的覆盖，可以有效保护间生态组织，最大限度地保留患者受损组织。同时即使伴有一定量的深部组织坏死，良好的组织覆盖后往往可以形成机化，并不一定导致感染加重，在临床工作中，注意观察创面情况发现问题及早处理，可以有效改善这类患者伤口愈合。本例患者 2 次清创手术，下肢创面受伤后 4 天行清创手术，枕部创面则在伤后 3 个月行清创术。两处创面均可见骨组织坏死，枕部创面因清创时间更晚一点，颅骨坏死可能为电接触损伤所致，也有可能是保痂过程中局部干燥所导致。在去除了部分颅骨外板后仍出现了皮瓣下感染，经再次手术，更大范围地去除坏死骨组织后创面愈合。更早的清创和及时的组织覆盖是减轻组织坏死的方法，该患者右下肢在清创后因无法及时覆盖，采用创面持续负压治疗，一定程度改善了局部的血供，后因患者出院中断。总体而言，右下肢创面的治疗过程较枕部创面更顺利，无明显并发症出现，可能与清创时间及清创后处理相关。

2. 选择合适的皮瓣修复　患者因经济原因无法一次完成所有修复，暂时出院换药，患者筹措经费后于 2 个月后再次入院行右下肢创面修复术，3 个月后行头皮创面修复术，右下肢及头皮创面需要皮下组织较薄的皮瓣；同时因长期暴露，创面需经清创选择血供丰富、抗感染能力较强的皮瓣修复。该患者体型较瘦，双下肢皮下脂肪较薄，股前外侧穿支皮瓣可以满足修复创面的要求，同时供区损伤小，均可一期缝合，不影响行走。

3. 围术期管理　皮瓣移植的成功与否，与围术期的管理息息相关。术前准备、手术设计、完成手术及术后管理的每个环节都可能影响手术最终的效果。我们是通过以下几点来进行围术期的管理：①改善患者全身情况，增强患者对手术的耐受性；②完善术前检查，针对皮瓣供区及受区行 CTA 及彩色多普勒检查，明确旋股外侧动脉降支的穿支数量及位置，受区血管的受损或病变情况，便于术前设计并选择合适的术式；③皮瓣受区除一期修复的创面外，均需彻底清创，控制感染，清除坏死组织；④皮瓣设计应略大于缺损区域，皮瓣的缝合需无张力缝合，防止术后肿胀导致皮瓣血供障碍；⑤合理使用抗凝、扩容及扩血管药物。注意观察术后并发症，尤其需注意有无血管危象，一旦发现需尽早处理。皮瓣出现感染的原因很多，清创不彻底、创面处理不到位是主要原因。本组中头皮创面皮瓣移植术后出现皮瓣下积液、感染，考虑其原因可能是电接触性损伤导致头皮全层坏死，形成痂皮，颅骨长期干燥、暴露，导致骨质进一步坏死，移植皮瓣无法与骨面粘连，形成潜在腔隙，术后容易出现反复皮瓣下积液，并继发感染。针对这类患者，我们清创时在颅骨外板上钻孔，暴露板障，并在后期清创时需完全去除长期暴露的外板，可能会取得更好的效果。

五、主编述评

电接触性损伤往往会造成肢体的损毁，本例患者非常不幸，触电后导致双上肢自肩关节以下损毁伤，无法修复，只能尽早清除坏死组织，利用肩部皮瓣覆盖创面。同时患者头部及右小腿胫前区烧伤创面均深达骨面，清除坏死组织后需行皮瓣修复，附近又无可利用的皮瓣，所以均采用的游离股前外侧穿支皮瓣来修复，最终达到了良好的效果。

股前外侧穿支皮瓣易获取、解剖变异少、可根据需要设计成多种皮瓣，是用来修复全身多处复杂创面的良好选择。

患者救治过程中的主要问题在于皮瓣与创伤骨面长时间无法贴合，该患者因家庭经济原因，治疗两度中断，导致创面暴露时间较长，骨组织表面坏死，尽管在行皮瓣手术中清除了表层死骨，但依旧存在清创不彻底，术后创面渗出较多，甚至需再次清创去除死骨，如能在创伤早期行皮瓣修复，可能结果会更顺利。

（林 樾 谭 谦）

编者介绍：

林樾，男，医学硕士，主治医师，工作于南京大学医学院附属鼓楼医院整形烧伤科。主要研究方向：烧伤，体表肿瘤的外科治疗，慢性创面的治疗，医疗美容等。

指导老师：谭谦，男，医学博士，主任医师，教授，南京大学、南京医科大学及南京中医药大学博士研究生导师，南京大学医学院附属鼓楼医院整形烧伤科行政主任。江苏省"科教兴卫工程"医学重点人才，江苏省六大人才高峰，江苏省"333工程"领军人才，南京市拔尖人才，享受国务院政府特殊津贴。中华医学会烧伤外科学分会委员，中国医师协会美容与整形医师分会委员，中国中西医结合学会烧伤专业委员会常务委员，江苏省医学会整形烧伤外科学分会前任主任委员，江苏省医学会医学美学与美容分会主任委员。

病例69 多学科协作治疗直肠癌术后会阴部严重感染

一、入院情况

患者女性，53岁，因"直肠癌术后骶尾部切口不愈10个月余"入住我科。患者于2017年6月19日因直肠癌在我院肿瘤科行化疗及直肠瘤区及盆腔放疗，出现肛周的放射性皮炎经治疗后好转，后在我院普外科行经肛提肌外腹会阴联合直肠癌切除术，术后出现高热、肠道感染在我院ICU进行治疗后好转，出院时生命体征平稳。出院后半个月出现臀部阵发性胀痛、无放射痛，双下肢无疼痛及麻木，无畏寒发热，无恶心呕吐，造瘘处通气正常，院外行高锰酸钾坐浴，治疗效果欠佳，再次入院行抗感染、切开引流等治疗，治疗过程中出现阴道后壁缺损且逐渐增大，骶尾部切口迁延不愈，病程中，患者神清，精神一般，睡眠尚可，小便无明显异常，造瘘处通畅，近1个月体重无明显下降。既往有头孢菌素过敏史。

专科查体：腹部平坦，右下腹可见长约5cm陈旧性手术瘢痕，下腹正中可见长约15cm手术瘢痕，愈合良好，造口处血运良好，通便、通气正常，臀部皮肤及软组织水肿，骶尾部可见软组织缺损，阴道部分残留，创面可见坏死组织覆盖，伴有脓性渗液。

二、入院诊断

1. 切口感染（骶尾部）
2. 慢性盆腔蜂窝织炎
3. 直肠癌术后
4. 子宫切除术后

三、救治过程

本例患者为直肠癌患者，术前行放化疗，肛周局部有放射性皮炎，在普外科行直肠癌根治术，术后出现会阴部严重感染，治疗时间长，涉及普外科、泌尿科、妇产科、整形外科等多学科，治疗过程主要如下：

1. 普外科、妇产科、泌尿科治疗

（1）切开引流术：患者术前行盆腔及会阴部的放疗，导致局部的组织血运较差，行直肠癌根治术，术中放置人工补片，术后5天即出现全身发热，白细胞计数达到19.6×10^9/L，予以抗感染、营养支持等治疗，术后出现骶尾部伤口裂开，阴道后壁的缺损，再次行切开清创引流术。

（2）开腹探查＋双侧输尿管导管置入术＋子宫切除术＋阴道缝合术＋盆底脓肿清创术：经过反复的清创引流及清洁换药后，多学科联合手术彻底清创：泌尿科行双侧输尿管导管置入术；剖腹探查未见腹腔脏器感染迹象，妇产科进行子宫全切术，闭合盆腔缺损；普外科进行骶尾部感染腔隙的清创，同时切除残余阴道，盆腔放置引流管。术后进行局部创面冲洗及全身抗感染、营养支持等治疗后，全身感染得到控制。

2. 整形外科治疗　在封闭腹腔及盆腔之间的联通后，转入我科进行骶尾部软组织缺损的修复。

（1）创面负压封闭治疗（NPWT）：对于慢性创面的治疗，创面负压封闭治疗仍是术前改善创面情况的主要手段，为后期的皮瓣修复提供良好的。但是会阴部由于结构复杂，给NPWT治疗带来一定的困难。治疗中我们用半透膜覆盖于骶尾部创面的前侧，将阴道侧创面封闭，置入负压引流装置，进行NPWT治疗，可以维持创面封闭负压状态，同时我们在放置过程中置入冲洗管，进行局部的冲洗，保证创面的清洁，经过治疗后缩短患者术前的准备，也提高了后期创面修复的成功率。

（2）会阴部软组织缺损皮瓣修复：患者骶尾部创面缺损巨大，术中取创面组织进行快速病理未见恶性迹象，行双侧的股薄肌旋转覆盖创面，左侧皮瓣面积约为5cm×22cm，右侧皮瓣面积约4cm×20cm，分离皮瓣时注意保护股薄肌的营养穿支，皮瓣翻转覆盖创面。术中情况见病例69图1，术后患者恢复可，创面愈合良好，予以出院。

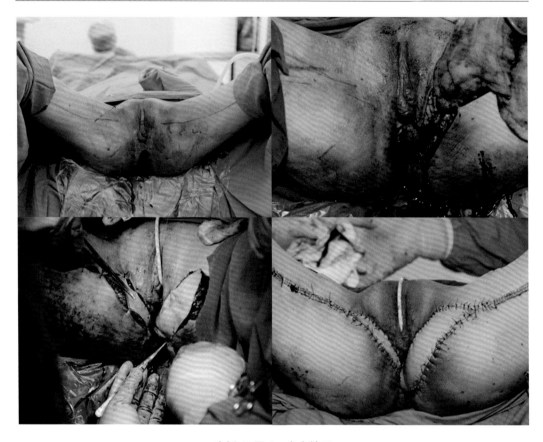

病例 69 图 1 术中情况

四、救治体会

1. 多因素导致直肠癌术后严重感染的综合治疗 此例患者属于低位的直肠癌术后感染病例,患者术后不久即出现盆腔会阴部的感染,致病原因比较复杂,主要考虑为:①放疗后的组织血运情况较差,术前行多次放疗后肛周出现放射性皮炎,局部组织血运较差,术后容易出现组织缺血坏死,从而继发感染;②术中补片的使用,也可能是感染加重的原因;③全身营养状况较差,组织愈合能力下降。因此,在治疗过程中,我们针对可能诱发感染的致病因素进行了相关治疗。

2. 直肠癌术后感染的彻底清创 合理的清创对创面的愈合至关重要,彻底的清创是防止创面感染的重要因素,是创面修复的首要也是至关重要的一步。低位直肠癌根治术后盆腔严重感染,盆腔多器官累及,因此彻底的清创是十分必要的,也是防止感染向腹腔扩散的一个必要措施。本例患者感染复杂性在于其感染范围涉及了整个盆腔组织,因此多学科联合行子宫及阴道的切除术,彻底地清除了感染源,为下一步治疗奠定了基础。

3. 骶尾部复杂创面的 NPWT 治疗 负压创面治疗技术(NPWT)作为创面治疗的新方法,通过将吸引装置与特殊的伤口敷料连接,使伤口保持在负压状态,从而达到创面治疗目的。夏照帆院士提出 NPWT 的促创面愈合机制如下:加强创面血液循环,促进肉芽组织形成,本例患者经过多次的 VAC 治疗后骶尾部创面肉芽组织新鲜,适合下一步的皮瓣修复；减轻组织水肿；封闭负压环境防止细菌侵入，抑制细菌生长，此例患者由于其发生感染的位置比较特殊，可与外界及腹腔相通，因此创面的封闭治疗尤其重要，防止感染的扩散，我们在治疗中通过 VAC 半透膜的封闭阴道口，给创面一个密闭的环境，同时通过流动生理盐水及稀释碘伏的冲洗，抑制细菌生长；负压引起的机械应力促进细胞增殖、组织修复。

4. 骶尾部软组织缺损的修复重建　股薄肌修复骶尾部创面治疗体会：股薄肌皮瓣始于 20 世纪 70 年代初显微外科新兴时期。Harii 于 1974 年首先报道应用股薄肌皮瓣修复皮肤软组织缺损并获得成功。此后，McGraw（1976 年）和 Bueke（1995 年）相继报道了采用股薄肌皮瓣带蒂移植修复外阴及阴道缺损的应用。股薄肌皮瓣的优点：①动脉血供恒定；②解剖位置清楚；③皮瓣旋转轴心固定。对于会阴部的缺损是一个合适的皮瓣选择。本例患者骶尾部软组织缺损巨大，单侧的股薄肌皮瓣无法覆盖，因此我们采用了双侧的股薄肌覆盖创面，股薄肌的主要营养血管是在长收肌的深面斜行，当肌瓣转位时，受长收肌等周围结缔组织的牵拉影响，易造成血管神经蒂的损伤，因此术中注意保护血管蒂。

五、主编述评

对于骶尾部严重的感染，首要的原则就是彻底清创，然后选择合适皮瓣修复创面。针对感染可能的原因进行相关的治疗，结合 NPWT 积极处理创面，股薄肌皮瓣是修复会阴部缺损的一个比较理想的选择。

（倪　健　谭　谦）

编者介绍：

倪健，男，硕士就读于复旦大学附属中山医院整形外科，博士就读于协和医学院、中国医学科学院整形外科医院，毕业后工作于江苏省南京鼓楼医院整形烧伤科。

指导老师：谭谦，男，医学博士，主任医师，教授，南京大学、南京医科大学及南京中医药大学博士研究生导师，南京大学医学院附属鼓楼医院整形烧伤科行政主任。中华医学会烧伤外科学分会委员，中国医师协会美容与整形医师分会委员，中国中西医结合学会烧伤专业委员会常务委员，江苏省医学会整形烧伤外科学分会前任主任委员，江苏省医学会医学美学与美容分会主任委员。

病例70　枸橼酸钠抗凝血液净化
在烧创复合伤救治中的应用

一、入院情况

患者邱某某，男，27 岁。因"爆炸致全身多处火焰烧伤伴疼痛 2 天"入院。患者于 2 天前因油罐爆炸导致全身多处皮肤火焰烧伤，伴有胸腹部冲击伤，无摔伤史，送至当地医院就诊,诊断为"全身大面积烧伤、腹部闭合性损伤、右侧多发肋骨骨折、肝包膜下血肿、腹、盆腔积血",给予补液扩容、抗休克、抗感染、对症支持等治疗,为进一步诊治于2016年4月26日转运至我院。

入院查体:体温37.2℃,脉搏130次/分,呼吸26次/分,血压109/59mmHg。神志清楚,痛苦面容,体形适中,语音清晰。巩膜无黄染,双侧腹股沟及会阴处可见瘀斑,浅表淋巴结未触及肿大。全身烧伤创面面积约80% TBSA,表皮破损,部分创面呈皮革样改变,部分创面基底红白相间,局部肿胀。其中深Ⅱ度创面为:面部3%,颈部2%,前躯干10%,后躯干13%,臀部3%,上臂4%,前臂3%,手1%,大腿1%,足部3%。Ⅲ度创面为:上臂3%,前臂3%,手部1%,大腿15%,小腿13%,足部2%。

辅助检查:血生化:丙氨酸氨基转移酶825U/L,淀粉酶130U/L,门冬氨酸氨基转移酶700U/L,谷草转氨酶同工酶41U/L、β_2 – 微球蛋白8.0mg/L,B因子762.3mg/L,尿素氮35.73mmol/L,肌酐609.2μmol/L,钙2.16mmol/L,钠154.0mmol/L,葡萄糖11.59mmol/L,血乳酸5.1mmol/L,乳酸脱氢酶1891U/L,总胆汁酸10.3μmol/L,胱抑素C 4.40mg/L,总胆红素44.5μmol/L,直接胆红素12.7μmol/L,间接胆红素31.8μmol/L,纤维结合蛋白516mg/L,谷氨酰转肽酶51U/L。

二、入院诊断

1. 80% TBSA Ⅱ~Ⅲ度全身多处火焰烧伤
2. 右侧多发肋骨骨折
3. 肝包膜下血肿
4. 腹盆腔积血
5. 急性肾损伤
6. 肝功能不全

三、救治过程

患者入院后急查血常规示血红蛋白87g/L,查床边B超提示腹腔大量积液,结合病史考虑可能为肝脏包膜破裂出血,请普外科急会诊,腹穿抽出不凝血性液体,胸腹水常规检查:白细胞计数12 220×10⁹/L、比重>1.040,考虑诊断为外伤性血腹、肝破裂。即请介入科急会诊,急诊行肝动脉栓塞术,并静脉给予止血药物。血生化报告(丙氨酸氨基转移酶825U/L,门冬氨酸氨基转移酶700U/L,尿素氮35.73mmol/L,肌酐609.2μmol/L,乳酸5.1mmol/L,钠154.0mmol/L)提示急性肾损伤、肝功能不全、高钠血症、代谢性酸中毒。予输平衡液、血浆液体复苏,头孢哌酮钠舒巴坦钠抗感染,泮托拉唑预防应激性溃疡,还原型谷胱甘肽保护肝功能,血糖监测,补充5%葡萄糖液降钠治疗,密切监护,加强气道护理,雾化吸入。患者出现低氧血症,考虑急性肺水肿,给予呼吸机辅助通气,咪达唑仑镇静。创面用异种脱细胞真皮基质覆盖包扎,悬浮床治疗。入院第2天,血钠进行性升高(163.0mmol/L)。即行床边连续肾替代疗法(CRRT),应用枸橼酸钠抗凝(病例70图1),维持患者水、电解质平衡及内环境的稳定,控制容量的出入平衡,促进了肝肾肺等器官功能的恢复。

休克期度过病情平稳后,对于深度烧伤不能自愈创面,分次进行手术修复,期间持续进行 CRRT 治疗，回吸收期抗生素升级为泰能 2g、1 次／8 小时应用，之后根据创面分泌物、血、痰、导管等培养报告结果调整抗生素应用。患者于 2016 年 4 月 29 日全麻下行左上肢、双下肢切痂＋异种皮覆盖术，2016 年 5 月 4 日全麻下左上肢、左下肢植皮术，2016 年 5 月 14 日全麻下右下肢植皮术，术后患者病情平稳，植皮创面大部分皮片成活良好。2016 年 5 月 16 日停止 CRRT。患者创面逐渐愈合，胸腹部病情好转，病程中未再有胸腹部出血及创面出血。

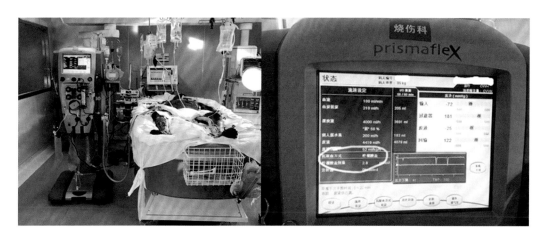

病例 70 图 1　患者行床边枸橼酸钠（柠檬酸盐）抗凝下的 CRRT 治疗

四、救治体会

1. 对于烧创复合伤多发伤，需要在短时间内完成紧急救治、生命支持、创面有效覆盖以及对症处理，以损伤控制策略为指导，多学科协作，建立一体化创伤救治模式，这是降低死亡率的关键。该患者是烧创复合伤，不同伤类具有复合效应，单一伤之间可相互影响，加重病情，使得整体伤情更为复杂。患者在转运途中，肝包膜破裂出血，加重创伤性休克，致出现 MODS，肝肾功能损伤。多发伤具有进展快、应激反应强、继发损伤和并发症多、临床病死率高等特点。此患者病情危重而复杂，抢救时间紧迫，需要我们在短时间内对患者进行有效的临床治疗，该患者入院后即边诊断边治疗，一方面快速输液输血，补充有效血容量，防止休克进一步恶化；一方面快速检查明确肝破裂出血，应用损伤控制策略，多科室协作，对复合烧创伤实施一体化救治，急诊行肝动脉栓塞术控制肝破裂出血，避免长时间大手术造成二次打击，为液体复苏抗休克，恢复内环境稳定赢得时机。之后病程中患者出现多器官功能障碍（肝肾肺不同程度功能障碍），即应用枸橼酸钠抗凝的连续肾替代疗法（CRRT）治疗急性肾损伤，维持患者水、电解质平衡及内环境的稳定，控制容量出入平衡，促进了器官功能的恢复，为患者后续创面手术治疗创造机会。通过分段治疗降低或避免患者遭受手术创伤二次打击，使患者的生命体征和生理状态尽快恢复并维持在相对平稳状态，为确定性手术的实施奠定基础，降低了术后并发症的发生率和死亡率。

2. 枸橼酸钠抗凝模式的连续肾替代疗法（CRRT），对全身凝血功能影响小，可以保证血液净化的顺利进行及创面手术的开展，有效降低脓毒症的炎症反应水平，提高治疗质量，是一种安全有效的血液净化抗凝方法。因价格低廉、体内分解迅速、监测简单等原因，肝素仍是目前血液净化最常使用的抗凝药物，但是在临床血液净化使用肝素抗凝时，患者出血率较高，在危重症患者中出血率可高达30%。肝素的药代动力学个体差异明显，剂量难以固定、把握，尤其是在肝肾功能异常的患者中，容易出现肝素剂量不当导致出血或者凝血事件；另外，肝素还可导致血小板减少症(heparin - induced thrombocytopenia，HIT)，这也是其导致出血的一个重要原因之一。此患者具有高危出血风险(多发烧创伤，肝脏破裂出血)，尤其是需进行后续创面手术治疗时，极可能出现活动性出血，创面渗血，此时进行血液净化抗凝与创面止血就会引发治疗上的矛盾冲突。相反，枸橼酸钠抗凝主要是通过螯合血液中的离子钙(iCa^{2+})，从而达到抗凝的目的，只要 iCa^{2+} 得以补充，枸橼酸盐抗凝的只是滤器内的血液，对全身凝血功能影响很小，可避免体循环凝血功能下降及发生 HIT，降低出血性风险。另外，枸橼酸钠抗凝可以减少血液净化中断时间，延长过滤器的寿命，降低透析成本。因此，在该患者治疗中我们选择枸橼酸钠抗凝的 CRRT，在治疗过程中未出现出血加重或新发出血，保证了救治过程的顺利进行，取得良好的效果，值得推广。

五、主编述评

此烧创复合伤病例中，一体化的创伤综合救治策略，包括液体复苏抗休克、重要脏器功能保护及维持、多学科协作，损伤控制策略，早期积极有序地创面处理及修复，是保证救治成功的重要措施。局部枸橼酸钠抗凝(regional citrate anticoagulation，RCA)的床边持续血滤与传统肝素抗凝相比，具有诸多优点：出血风险小，更好的生物相容性，危重患者更好的存活率等。过去两大问题阻碍了 RCA 的广泛应用：代谢综合征的风险和RCA 过程的复杂性引起的安全考虑。如今，严格的章程、训练有素的医护人员、个体化的治疗方案、精密的输液泵和床旁血气分析的持续监测和对枸橼酸盐高清除率的高通量透析器，都保证了血滤过程的安全性与发生代谢并发症的最小风险，使得 RCA 已经可以很好地应用于临床医疗中。

(丁羚涛　吕国忠)

编者介绍：

丁羚涛，男，医学博士，副主任医师，江南大学附属医院(原无锡三院)烧伤科主任助理。中华医学会烧伤外科学分会烧伤临床学组委员，江苏省医学会整形烧伤外科学分会危重烧伤救治学组副组长，江苏省中西医结合学会烧伤专业委员会委员兼工作秘书。先后参加 2014 年 8 月 2 日昆山爆炸事故等多次重大事故的救援和救治工作，并获得江苏省卫计委通报嘉奖。

吕国忠，男，主任医师，教授，博士生导师，江南大学附属医院(原无锡三院)烧伤整形科主任。现任中华医学会烧伤外科学分会候任主任委员，中国老年医学学会烧创伤分会副会长，江苏省医学会整形烧伤外科学分会主任委员，江苏省中西医结合学会烧伤专业委员会主任委员等多个学会任职，享受国务院政府特殊津贴专家。

病例71 多个小切口负压材料填塞技术治疗下肢坏死性筋膜炎

一、入院情况

患者女性，41岁，主因"左足扭伤6天，左下肢肿胀，左足皮肤发黑坏死伴发热4天"入院。患者于6天前因左足扭伤于当地中医门诊行按摩及中药外敷，患足红肿明显，皮肤发黑坏死，并逐渐向左下肢近心端蔓延，伴发热，最高39.0℃，3天前于当地医院就诊(病例71 图1)，行清创、抗感染、保肝、营养支持等治疗，期间食欲差，呕吐2次，为胃内容物。患者患肢红肿不见好转，迅速蔓延，为进一步诊治转我院，门诊收入院治疗。既往体健。

入院查体：神志清楚，精神差，体温38.5℃，心率101次/分，呼吸25次/分，血压100/50mmHg，尿量少，颜色偏黄，口腔黏膜溃疡，会阴大片表皮脱失，红肿明显。左下肢红肿明显，下腹腹股沟区、左下肢均可见红肿及炎性反应，皮温高，触痛，凹陷性水肿。左大腿周径：右大腿周径(胫骨平台上缘25cm)为59cm:51cm，左小腿周径：右小腿周径(小腿中段)为37cm:34cm。左足背及左足踝见皮肤发黑及灰白，表皮缺失，质地韧，疼痛感消失，创周散在水疱。左足趾末梢色暗红，皮温高，左侧足背动脉可触及，左大腿、左小腿见散在表皮破溃及皮下淤血，右足见散在表皮破溃(病例71 图2、病例71 图3)。

辅助检查：白细胞计数21.01×10^9/L，红细胞计数4.97×10^{12}/L，血小板计数26×10^9/L，血红蛋白98g/L，血细胞比容29.7%，中性粒细胞百分比90.7%，C-反应蛋白164.17mg/L，降钙素原25.56ng/ml；总胆红素43.49μmol/L，直接胆红素35.2μmol/L，总蛋白52g/L，白蛋白28g/L，丙氨酸氨基转移酶57.8U/L，门冬氨酸氨基转移酶37.1U/L，尿素氮20.5mmol/L，肌酐163μmol/L，血糖6.27mmol/L，钾2.9mmol/L，钠134.0mmol/L；血气分析：碱剩余-4.4mmol/L，血乳酸3.2mmol/L，二氧化碳分压29.5mmHg，pH 7.431，氧分压78.1mmHg。胸部CT示：①两侧胸腔积液，少量心包积液；②两肺坠积性改变。心电图示可见U波。

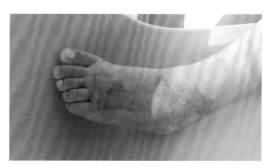

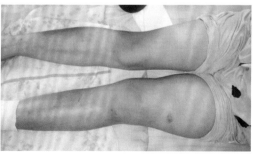

病例71 图1 入院前2天左足红肿   病例71 图2 入院时，左下肢红肿明显

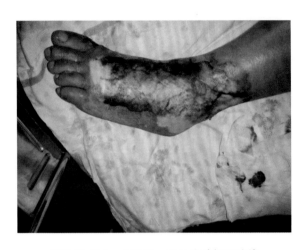

病例 71 图 3　入院时，左足皮肤坏死感染

二、入院诊断

1. 左下肢皮肤坏死合并感染
2. 坏死性筋膜炎
3. 脓毒症
4. 电解质紊乱
5. 贫血
6. 低蛋白血症
7. 肾功能不全
8. 低氧血症

三、救治过程

患者入院后即给予心电监护、吸氧，记 24 小时出入量，补液，保护脏器功能，根据脓毒症抗感染治疗指南，初始采用广覆盖、作用力强的抗感染策略，予以头孢吡肟 2g、1 次/8 小时及哌拉西林他唑巴坦 2.5g、1 次/8 小时静脉滴注。

入院 8 小时急诊在局麻下行左下肢小切口负压材料填塞封闭引流术 + 左足扩创负压材料覆盖术。术中于左大腿、左小腿行切开减张引流口共 4 处，切口与下肢长轴平行，长度 3 ~ 4cm，深及深筋膜层。扩创后将负压海绵裁剪成与创面大小合适，填塞入各个创口内，内置硅胶冲洗管及引流管，然后间断缝合创缘两侧正常皮肤，将创口基本对合缝合好。切除左足背及左足踝坏死组织，小腿近足踝正常皮肤下潜行大量坏死组织，负压装置覆盖。术后引流管接通负压吸引装置，生理盐水低速持续冲洗，避免堵管。

第一次手术 2 天后化验检查白细胞总数恢复正常，降钙素原、C - 反应蛋白明显下降，血小板回升。患者尿量增加，肝肾功能好转，动脉血氧分压较前升高。术后 7 天更换负压材料一次（病例 71 图 4、病例 71 图 5）。

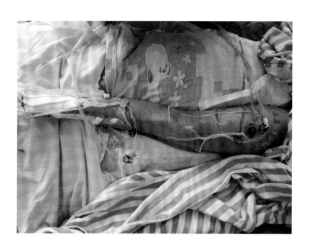

病例 71 图 4　第一次术后

注：左下肢小切口负压材料填塞，左足扩创负压材料覆盖封闭引流，引流管接通负压吸引装置，生理盐水低速持续冲洗

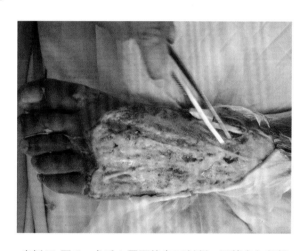

病例 71 图 5　术后 1 周更换负压材料，见基底欠新鲜

但患者体温时有反复，予以对症处理，多次脓液及血液培养加药敏，均未见细菌生长。虽然未能寻找到病原学证据，考虑患者存在全身或局部免疫功能障碍，并多为球菌与杆菌混合感染，入院第 13 天，加用替考拉宁抗感染，为防止因长期应用抗生素导致双重感染加用伏立康唑抗真菌。患者体温逐渐趋于正常，创面炎症反应减轻。

入院第 14 天在全麻下行左下肢扩创植皮术 + 清创缝合 + 封闭负压引流术，左大小腿 4 处小创口清创后间断缝合。去除左足背创面大部分坏死筋膜、肌肉组织，保留部分肌腱及间生态组织，网状皮移植，负压封闭引流（病例 71 图 6、病例 71 图 7）。入院 19 天创面培养示溶血性葡萄球菌，对替考拉宁敏感，证实经验性用药正确有效。

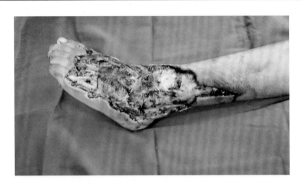

病例 71 图 6　第二次术中植皮前

注：大部分创面基底新鲜，术中去除左小腿足背创面大部分坏死筋膜、肌肉组织，保留部分肌腱及间生态组织

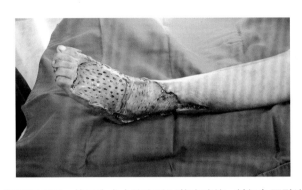

病例 71 图 7　第二次术中植皮后网状皮移植，封闭负压引流

患者住院期间饮食差，营养状况差，存在贫血、低蛋白、低钾血症，且机体消耗大，在肘部行 PICC 置管术，给予肠外营养，并给予血浆、白蛋白、悬浮红细胞等支持治疗。术后左足背皮片成活良好（病例 71 图 8、病例 71 图 9），于入院 56 天痊愈出院，门诊随访至今，一般情况良好。

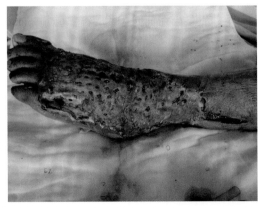
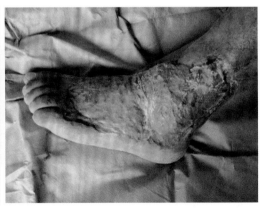

病例 71 图 8　第 2 次术后 1 周，拆除负压材料见皮片成活良好

病例 71 图 9　术后 2 个月随访

四、救治体会

坏死性筋膜炎病情凶险，发病迅猛，症状严重，预后差，病死率高达 12% ～ 35%，大约有 20% 的患者需要截肢，30% 的患者会有不同程度的功能障碍。于胸部、四肢、腹股沟及会阴部等部位多见，多发生于免疫力低下的成人。早期局部体征较隐匿而不引起患者注意，并且因该病发病率低，早期多为常见非坏死性浅表皮肤感染表现，缺乏特异性症状和特征，因此早期诊断较为困难。切开探查术对早期诊断具有很高的特异性，有文献报道提倡所有疑似病例均应及时切开探查，明确诊断。早期诊断可明显改善患者的预后。该患者伴发脓毒血症、脏器功能不全，入院后诊断及时、准确，避免了病情进一步恶化。治疗体会如下：

1. 抗感染早期联合足量　在获得明确病原学结果之前，必须积极的经验性抗感染治疗。即使细菌培养和药敏试验结果不能在第一时间获得，甚至多次培养无果，亦不能消极等待，应早期大剂量联合应用广谱抗生素，待病原学结果回报后再根据药敏结果调整敏感抗生素。有报道示抗生素需使用至患者全身感染症状完全消失，一般疗程为 2 周，与本病例患者情况相符。

2. 及时清创，充分引流　针对本病起病急、进展快、致死率高的特点，及时、彻底地清创对本病预后至关重要，是提高坏死性筋膜炎存活率的关键，外科干预时间延迟可导致患者预后不良，如在 24 小时内未能彻底清创，患者死亡率上升 9 倍，如清创不彻底，患者死亡率可由 4% 上升至 38%。没有经过外科处理的患者死亡率 100%。由于皮下软组织结构上的特点，感染易沿深筋膜迅速扩散，只有充分切开引流，彻底清除坏死组织，才能有效减少感染源，控制病情进展。该患者在入院 24 小时内给予多个小切口清创，负压材料填塞持续负压引流治疗。有如下优点：①对患者打击小、损伤轻，不受体位的限制，引流针对性强、效率高，变开放创面为闭合创面，阻止外界细菌进入创面，减少了因广泛创面暴露导致的外源性感染机会，防止大量的渗出或体液丢失进一步加重病情；②同时有利于局部微循环的改善和组织水肿的消退，减少血清肿，可以加速创口内肉芽组织生长。即使有较大腔隙存在时，腔隙也将因高负压的存在而加速缩小；③降低创口植皮手术率，因 VSD 的负压收缩效应，创口可呈持续收缩状态，降低了因创口较大、皮肤缺损较多而必须行创口植皮的概率；④不需每天换药，不仅使患者的痛苦减轻，而且减少了医务人员的工作量。

3. 复苏及时充分，营养支持到位　坏死性筋膜炎合并脓毒症发展迅速，早期及时充分的液体复苏对改善患者预后尤为重要。患者病程长，且机体处于高代谢状态，基础代谢率增加 50% ～150%，同时感染使胃肠道功能紊乱导致食欲缺乏，营养物质的吸收利用差，充分的营养支持是治疗本病的重要保证。必要时间断输新鲜血浆、白蛋白、浓缩红细胞等以纠正贫血及低蛋白血症。注意患者水、电解质、酸碱平衡状况，补充每天消耗的热量，出入达到轻度的正平衡。

五、主编述评

对于这类严重的坏死性筋膜炎患者，应加强对疾病的认识，病程中强调严密观察、监测，争取早发现、早诊断，并及时给予清创，联合及早强有力经验性抗感染及积极液体复苏与支持治疗是成功救治患者、改善预后的关键。本例患者采用多个小切口负压材料填塞封闭引流技术，效果良好，值得推广。

（李　欣　李秀丽　李　慧）

编者介绍：

李欣，女，医学硕士，主治医师，工作于沧州市中心医院烧伤整形科。河北省免疫学会烧创伤专业委员会委员，擅长重症烧伤及皮肤感染等疾病的治疗。

指导老师：

李秀丽，副主任医师，沧州市中心医院烧伤整形科副主任。中国医药教育协会烧伤专业委员会委员，沧州市医学会烧伤整形分会副主任委员。擅长重度烧伤抢救、难愈性创面诊治。

李慧，主任医师，沧州市中心医院烧伤整形科主任，中国医师协会烧伤科医师分会委员，河北省医学会烧伤与整形外科学分会常务委员，沧州市医学会烧伤整形分会主任委员。沧州市烧伤整形科重点发展学科带头人。

病例72　腕部Ⅲ型高压电烧伤游离皮瓣修复

一、入院情况

患者李某，男性，26岁，河南商丘人。因"全身多处电击伤后11天余"入我院。患者于2017年9月9日工作时全身多处不慎被电击伤，无高空坠落史，伤后有短暂昏迷，自行苏醒，伤后于当地商丘市某医院住院治疗，给予静脉输液、创面处理、左上肢切开减张等相关对症治疗，创面未见明显好转，为求进一步治疗入我院。既往体健；无药物过敏史；无手术外伤史；无输血献血史；无吸烟史，少量饮酒，无传染病史。

专科查体：创面主要分布于头部、双上肢、后躯及双下肢，创面基底红白相间或苍白，部分可见肌腱外露，总面积约10%，其中Ⅱ度烧伤3%，余为Ⅲ～Ⅳ度烧伤（病例72图1）。

辅助检查：白细胞计数8.88×10^9/L，红细胞计数4.20×10^{12}/L，血红蛋白131g/L，C-反应蛋白37.81mg/L。双上肢X线提示：①左腕关节、左足第5跖骨头旁软组织部分阙如；②双尺桡骨、双腕、双手未见明显骨质异常。双上肢血管造影提示：①左侧尺动脉远段未见造影剂充盈；②右上肢CTA未见明显异常。神经检查：左侧正中神经传导异常。

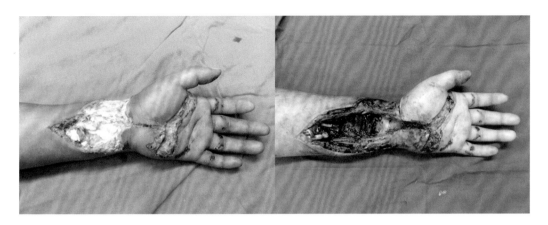

病例 72 图 1 入院创面情况

注：左上肢高压电烧伤伤后 11 天入院，腕部屈指肌群及屈指肌腱坏死，正中神经坏死，尺动脉腕部以远栓塞

二、入院诊断

1. 全身多处高压电击伤
2. 左腕部Ⅲ型电烧伤
3. 左上肢血管、神经损伤

三、救治过程

患者在检查完善情况下，于 2017 年 9 月 22 日行左上肢扩创游离皮瓣移植修复、右大腿股前外游离皮瓣切取、右手扩创负压封闭引流术，术后左上肢皮瓣血运可，色泽温暖，无明显肿胀淤血情况，供瓣区愈合可。

2017 年 9 月 27 日再次行右手扩创游离皮瓣转移修复、左大腿股前外游离皮瓣切取、余残余创面扩创负压封闭引流术，术后右手皮瓣血运可，色泽温暖，无明显肿胀淤血情况，供瓣区愈合可。

术后均给予观察皮瓣血运、红光治疗皮瓣保暖、罂粟碱针预防血管痉挛、甘露醇减轻皮瓣血肿、改善术后微循环等相关对症治疗。术后皮瓣血运可，无明显肿胀，一期愈合。

2017 年 10 月 9 日在全麻下行头部取皮，全身创面扩创植皮，头部、后躯扩创负压封闭引流术，术后皮片成活可。2017 年 10 月 23 日在全麻下行头部取皮，双上肢、头部残余创面扩创植皮术，术后皮片成活。创面愈合后出院(病例 72 图 2)。

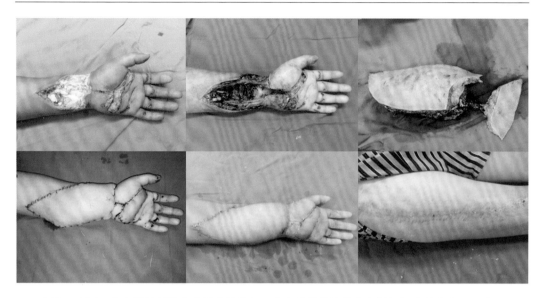

病例72 图2 左上肢扩创游离皮瓣移植修复、右大腿股前外游离皮瓣切取术修复创面，术后左上肢皮瓣血运可，色泽温暖，无明显肿胀淤血情况，供瓣区愈合可

1年后由于左上肢皮瓣修复后皮瓣臃肿，活动及感觉功能受限，左上肢伸指及伸腕功能受限（病例72 图3），为改善外观及功能，于2019年1月13日以"双手皮瓣修复术后伴左上肢神经、肌腱损伤"于我科住院治疗。入院双上肢血管造影检查：双侧锁骨下动脉、腋动脉、肱动脉及尺桡动脉管腔充盈良好，未见明显狭窄或扩张，未见明显软硬斑块影。神经检查：左侧正中神经传导异常。

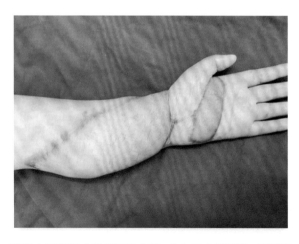

病例72 图3 游离皮瓣修复术后创面愈合可，1年后皮瓣臃肿，活动及感觉功能欠佳

2019年1月16日行左上肢游离皮瓣移植、动静脉吻合、神经肌腱移植、左大腿游离皮瓣切取、左小腿神经切取、左上肢石膏固定术。利用左大腿股薄肌肌皮瓣所带腱性组织于左手屈指深肌腱行编制缝合，取左小腿腓肠神经与左上肢正中神经吻合，以恢复左上肢运动与感觉功能。正中神经远侧断端位于手掌深部，探寻出拇指固有神经束、正中

神经束及各指总神经束，切断神经断端增生组织，测量正中神经缺损约 18cm，将左小腿所取腓肠神经折叠成 2 股，与正中神经编织缝合。应用股薄肌远端腱性组织于左手 2～5 指屈指深肌腱行编织缝合，2～5 指屈曲于 15°位置，桡侧腕长伸肌腱皮下隧道转移于腕掌侧，调整拇指于屈曲 45°位置，中指屈肌浅肌腱移植缝合于拇指缺损处（病例 72 图 4）。

术后皮瓣血运可，术后 1 个月行功能锻炼，运动及感觉功能较前改善（病例 72 图5）。远期效果尚需进一步复诊观察。

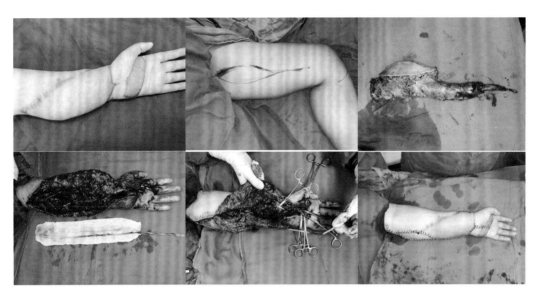

病例 72 图 4　左上肢游离皮瓣移植、动静脉吻合、神经肌腱移植、左大腿游离股薄肌皮瓣切取、左小腿神经切取术以改善左上肢外观及功能

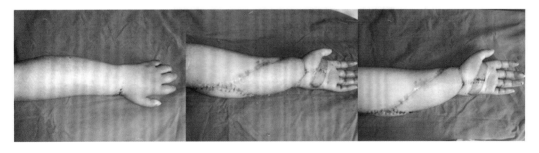

病例 72 图 5　第 2 次术后 1 个月行功能锻炼，运动及感觉功能较前明显改善

四、救治体会

1. 腕部高压电烧伤治疗中创面修复是基础，创面越早修复，越能最大限度地保护深部健康的重要组织，避免肌腱、神经长期暴露坏死，也能很好地保护手功能，尽早行康复锻炼。

腕部电烧伤后创面深，常出现血管、肌腱、骨外露，若未及时手术封闭创面，深部间生态组织将出现进行性坏死，动脉栓塞、致残率高。腕部烧伤创面修复方式较多，采用局部组织瓣如尺动脉腕上皮支皮瓣修复，对邻近部位供瓣区的破坏较大，创面愈合后瘢痕重、外观较差；腹部带蒂皮瓣修复需二次手术断蒂，手部长期固定于腹部，容易造成上肢关节部位的僵硬，不利于手部功能恢复，另腹部带蒂皮瓣感觉差，不利于创面感觉恢复，故腕部电击伤伴肌腱、骨外露创面游离皮瓣修复效果较佳。

本术式操作注意事项：①正确把握适应证，不适用于合并其他外伤需手术治疗患者、严重感染疾病患者或损伤可通过非手术方法治疗的患者；②皮瓣切取时动脉解剖比较困难，需要丰富的操作经验。要合理设计皮瓣的外形及大小，应与创面的外形尽量相似，并且略大于创面面积；③手术时需将坏死的组织彻底清除，避免皮瓣移植后出现感染、坏死的情况；④皮瓣切取移植过程中应避免对皮瓣内的血管造成损伤，同时在皮瓣切取时需考虑穿支的供血面积，并且防止手术后血管危象。应彻底清创以保证血管吻合，并精细吻合血管，尽量一次性吻合成功，及时果断处理血管危象，避免血管在低温下暴露；⑤皮瓣成活后需进行必要的功能恢复锻炼。

2. 腕部高压电击伤要由注重肢体存活向注重存活质量转变，重视后期功能、感觉重建恢复，加强功能锻炼等。

手严重电烧伤最多累及腕部和前臂，不仅造成肢体大面积组织的坏死和缺损，还危及肢体远端的存活。随着外科治疗方法的改进，特别是各种带血供的皮瓣及其复合组织的即时修复，消灭了创面，挽救了肢体，使截肢率下降。但因腕部电击伤极易造成神经、肌腱和骨关节的损伤，晚期手功能的恢复，仍需通过一系列复杂的修复重建手术。

对于大部分Ⅱ、Ⅲ型腕部电烧伤肌腱、神经缺损的患者，在创面修复的同时应积极行手指各关节的主、被动锻炼和前臂肌群的主动收缩活动，以获得手部各关节的良好活动度并防止前臂肌群的失用性萎缩。在皮瓣修复术后3个月左右、手指关节被动活动良好的病例可以开始行屈指功能重建、自体或异体肌腱移植，高压电烧伤前臂肌肉一定程度受损，肌肉弹性稍差，在肌腱移植张力调节时，手指屈曲程度较手休息位稍大，肌腱移植后屈指、屈腕位石膏固定1个月后，再行手指主动屈伸练习；神经修复一般与肌腱重建同时进行，对于正中神经、尺神经均受损的患者，一般只行正中神经重建，采用腓肠神经移植，以恢复拇、示、中、环指的保护性感觉。肌腱移植半年左右一般需行肌腱松解，并积极行手指的屈伸功能锻炼，再半年左右需行拇指外展功能重建，进一步恢复手的功能。本术式在肌腱、神经重建同时进行肌腱松解、拇指功能重建，减少患者手术次数同时减少花费，增加患者康复时间。

综上所述，腕部高压电烧伤创面修复和功能重建仍面临着极大的挑战，它是一项系统工程，早期清创、必要时早期血管修复、组织瓣移植、康复锻炼及有序的功能重建是治疗此类电烧伤并恢复患肢功能的行之有效的方法。

五、主编述评

电烧伤虽不常见，但对人体却是重伤甚至是致命的，电烧伤主要分为低压（＜1000V）和高压（＞1000V）电烧伤两类。高压电烧伤患者有较高的感染率、肢体截肢率和死亡率，及时进行外科手术能降低上述不良事件的发生。手和腕部作为高压电接触最多的部位，肌腱、神经、血管组织丰富，致残率和截肢率高，采用游离皮瓣修复能取得良好的临床效果，已成为学术界的共识，股前外侧皮瓣已成为"万能皮瓣"而应用于多学科，几乎适用于无手术禁忌、全身所有软组织缺损的患者。创面越早修复，越能最大限度保护深部健康的重要组织，避免肌腱、神经长期暴露坏死，也能很好地保护手功能，尽早行康复锻炼。手是人主要运动器官，腕部电击伤极易造成神经、肌腱和骨关节的损伤，故在创面修复的基础上应重视手功能的恢复，后期仍需通过一系列复杂的修复重建手术及长期规范合理的功能锻炼才能达到相对满意的效果。

（曹大勇　夏成德　狄海萍）

编者介绍：

曹大勇，男，医学硕士，主治医师，目前就职于郑州市第一人民医院烧伤科。一直从事烧伤临床一线工作，擅长大面积烧伤患者救治、深度烧伤创面、电击伤创面、各种急慢性创面的修复及后期的功能重建。

指导老师：

夏成德，男，主任医师、教授、硕士生导师。郑州市第一人民医院烧伤科主任，美国得克萨斯州医学中心 Shriners 烧伤医院访问学者，河南省政府特殊津贴专家。

狄海萍，女，主任医师，郑州市第一人民医院烧伤中心副主任，郑州市学术带头人。中华医学会烧伤外科学分会青年委员，中国医师协会烧伤科医师分会青年委员，中国女医师协会烧创伤专业委员会常务委员，河南省医学会烧伤外科分会常务委员，中国医药教育协会烧伤专业委员会委员，中国医促会烧伤医学分会委员，中华医学会整形外科学分会创面修复学组委员。

病例 73　大面积特重度烧伤患者综合救治并早期康复的观察

一、入院情况

患者胡某某，男，25 岁。患者于 2018 年 8 月 25 日下午 17：00 不慎被汽油火焰烧伤头面颈、躯干、臀部、会阴、四肢，伤时皮肤起疱、疼痛剧烈。伤后在当地某三甲医院给予急诊行气管切开术、躯干四肢焦痂减张术、导尿术、深静脉穿刺置管术、并积极抗休克治疗，来院前约补液 7000ml（具体不详），患者创面渗液多并烦躁不安，因病情危重要求转来我院，于 2018 年 8 月 26 日 5：45 入院。门诊以"全身多处火焰烧伤90％ Ⅱ～Ⅲ度、烧伤休克"收治入院。患者自起病精神极差，饮水少许（量不详），体力极差，尿袋内为酱油色尿液，大便未解。既往否认高血压、心脏病、糖尿病病史；否认肝炎、结核或其他传染病史；否认过敏史；否认手术史，其他无特殊。

入院查体：体温 37℃，脉搏 110 次/分，呼吸 20 次/分，血压 135/70mmHg，神志清楚，头面部肿胀明显，瞳孔对光反射无法判断，颈部气切套管带入，双肺呼吸音清，未闻及干湿性啰音，腹软，躯干及四肢包扎敷料渗透，四肢末梢循环差，外周血氧饱和度无法测出。

专科查体：创面分布于头面颈、躯干、臀部、会阴、四肢，面积共约 90% TBSA，创面表皮大部分脱落，基底苍白或红白相间以白为主，躯干四肢减张处渗液明显，四肢末梢冰冷，渗液较多，头面部肿胀明显，带入气切导管通畅，深静脉置管通畅，留置尿管。

入院辅助检查：全血细胞计数 + 五分类：白细胞计数 $19.9 \times 10^9/L$，中性粒细胞百分比 92.1%，淋巴细胞百分比 6.7%，红细胞计数 $4.54 \times 10^{12}/L$，血细胞比容 42%，血红蛋白 141g/L，血小板计数 $146 \times 10^9/L$；生化全套：丙氨酸氨基转移酶 23U/L，门冬氨酸氨基转移酶 82U/L，总蛋白 24.2g/L，白蛋白 10.5g/L，血糖 4.48mmol/L，尿素氮 11.7mmol/L，肌酐 218.1μmol/L，钠 131.9mmol/L，钾 3.2mmol/L，氯 102.5mmol/L，钙 1.72mmol/L，肌酸激酶 853U/L，肌酸激酶同工酶 106U/L，总胆固醇 1.52mmol/L，三酰甘油 0.15mmol/L，前白蛋白 24.2mg/L，超敏 C - 反应蛋白 10.44mg/L，血乳酸 6.4mmol/L。凝血机制四项 + D - 二聚体：凝血酶原时间 16.7 秒，活化部分凝血活酶时间 58.1 秒，国际标准化比值 1.50，纤维蛋白原 1.63g/L，D - 二聚体 7.53mg/L。心房利钠肽 73.81pg/ml。降钙素原 25.02ng/ml。

二、入院诊断

1. 全身多处火焰烧伤 90% TBSA Ⅱ ~ Ⅲ度特重度烧伤
2. 烧伤休克
3. 吸入性损伤
4. 急性肾损伤
5. 躯干、四肢焦痂切开减张术后
6. 低蛋白血症

三、救治过程

患者入院后完善相关辅助检查：创面分泌物、痰培养、血常规、尿常规、血生化、凝血机制、血型、输血全套、心电图等；卧悬浮床、烧伤大型治疗仪照射、休克液体复苏、输注血浆、白蛋白等提高胶体渗透压，制酸护胃（泮托拉唑）、全身抗感染（比阿培南）、消肿利尿（甘露醇）、雾化吸入（布地奈德、复方异丙托溴胺）、鼻胃管置管等。行 PICCO 监测、有创动脉血压监测，呼吸机辅助呼吸；创面简单清创后头面颈、躯干、臀部、会阴、四肢磺胺嘧啶银糊涂抹护痂治疗，并给予悬浮床保持创面干燥，避免受压加深，气切口及动静脉穿刺处用纳米银敷料局部衬垫。

患者休克期度过后于 2018 年 8 月 28 日行"四肢切削痂，左下肢、右上肢微粒皮移植，异体皮覆盖，右下肢、左上肢异种皮覆盖，头部取皮术"（病例 73 图 1），术后继续全身治疗，但患者即有肾功能不全，术后肾功能继续恶化，达到透析指征，于 8 月 30 日开始给予多次间断 CRRT 治疗（病例 73 图 2），经治疗患者肾功能逐渐恢复正常，并顺利脱呼吸机拔除气管套管，术后换药见左下肢、右上肢异体皮覆盖干燥，于 9 月 11 日行"左上肢、右下肢切削痂微粒皮移植，异体皮覆盖，左手脱细胞异体真皮基质移植，自体大张游离皮移植，头部取皮术"（病例73图3）。术后给予抗感染、营养支持、生长激素促进创面愈合、创面换药、早期床边康复等综合治疗。

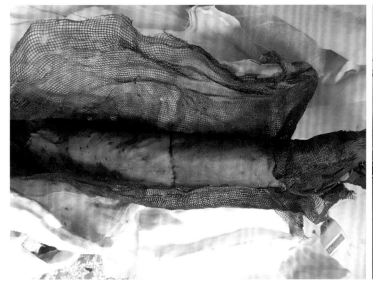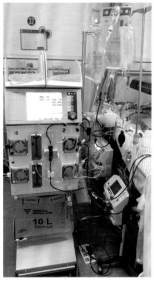

病例73图1　患者微粒皮异体皮移植术后换药异体皮干燥　　病例73图2　CRRT治疗

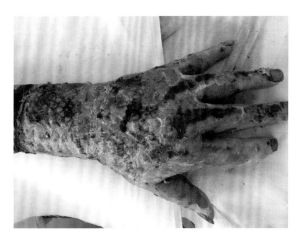

病例73图3　患者左手脱细胞异体真皮移植术后存活情况

　　患者伤后20天下悬浮床、上翻身床治疗，俯卧位翻身避免后侧创面受压加深及体位引流，机械辅助排痰避免坠积性肺炎，病程中患者有间断高热，监测创面分泌物培养及血培养，根据药敏结果适时调整抗生素，并给予预防真菌感染治疗，四肢异体皮覆盖处干燥，头面颈部创面逐渐愈合，臀部躯干创面逐渐溶痂（病例73图4）。

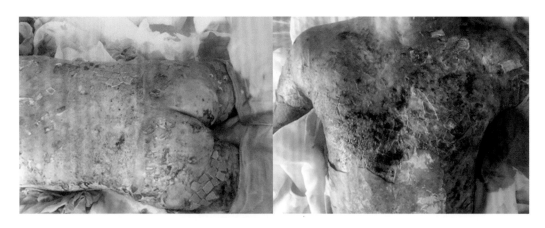

病例 73 图 4　躯干大腿等未手术区有创面溶痂

伤后 2 个月患者逐渐出现谵语、肢体震颤、上肢肌张力增高等脓毒血症临床表现，请神经内科会诊给予抗震颤药物治疗，患者震颤无明显好转，10 月 30 日出现呼吸困难氧合下降，紧急行气管切开，呼吸机辅助呼吸，患者逐渐出现意识障碍，呼之不应，血培养多次提示热带假丝酵母感染创面分泌物培养提示多耐铜绿假单胞菌及热带假丝酵母定植，痰培养提示：多耐铜绿假单胞菌，给予多黏菌素 B 针剂、伏立康唑抗感染治疗、加强创面换药，于 10 月 31 日行"前后躯四肢水刀扩创自体皮异种皮移植头部后躯取皮术"，术后加强创面换药及全身治疗，患者感染明显控制，创面部分覆盖修复，神志逐渐自行恢复。

后异体皮逐渐排异脱落，微粒皮部分存活（病例 73 图 5）。肉芽创面裸露，多次行亲属（患者父亲）皮自体皮镶嵌混合移植（病例 73 图 6），异种小皮片移植修复残余肉芽创面；全身创面基本修复，残余不足 10% 肉芽创面，于 12 月 24 日伤后 4 个月转出烧伤重症病区。普通病区继续修复残余创面，并急性行康复治疗（病例 73 图 7）。

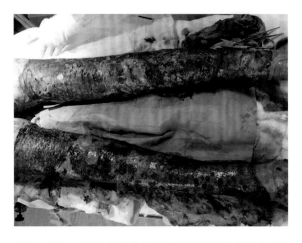

病例 73 图 5　异体皮脱落排异后可见皮下的微粒皮皮岛

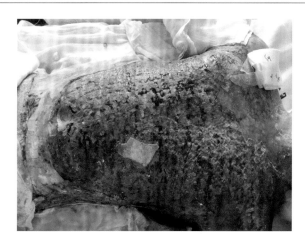

病例73 图6 长条状的为亲属皮，点状的为自体皮，两者逐渐融合

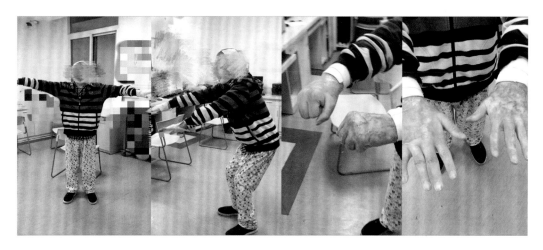

病例73 图7 患者伤后半年的肢体功能恢复情况

四、救治体会

患者是特大面积重度烧伤合并吸入性损伤，烧伤休克、急性肾损伤、真菌感染、脓毒血症等并发症，治疗难点及临床诊疗特色主要体现在以下几个方面：

1. 创面处理 待休克期后循环相对稳定分次行肢体切痂微粒皮异体皮移植覆盖四肢创面，面颈、躯干、会阴、臀部早期护痂结合悬浮床保持创面干燥，术后10天左右上翻身创面，行四肢创面换药，躯干及臀部逐渐溶痂后行分次自体皮、亲属皮、异种皮混合移植修复。

（1）微粒皮异体皮覆盖时机：因患者为特大面积烧伤，可利用的皮源并不多，头部入院时有少许浅Ⅱ度烧伤，第一次手术取皮时局部适时扩创后头皮愈合成为唯一可反复利用的供区。因患者在外院已行四肢减张，减张后的创面易局部感染，故第一次手术便行四肢切削痂清除坏死组织清创彻底，先微粒皮异体皮覆盖一半上下肢，异种皮直接覆盖另一半上下肢，在治疗上打了一个时间差，待头皮愈合再行异种皮所覆盖的上下肢微粒皮异体皮手术,且事实证明两次手术的肢体在微粒皮的存活方面没有明显差异。并躯干、臀部、会阴等不便于早期手术创面,磺胺嘧啶糊暴露护痂治疗,在悬浮床上治疗时间充分使暴露创面干燥,等待部分浅度烧伤创面痂下愈合。患者四肢异体皮覆盖近3个月未完全脱落及排异,给予较多时间修复躯干创面,从未避免了快速大量创面暴露所带来的营养丢失和创面侵袭性感染机会。

(2)亲属供皮:亲属异体头皮(3%)和患者自体头皮的混合镶嵌移植共三次快速的修复溶痂后暴露的肉芽组织,及时减少了创面暴露和丢失,减少了创面感染概率,一次有效覆盖创面达10%,皮片存活1周左右,皮片逐渐爬行融合,创面愈合率达95%以上。

(3)脱细胞异体真皮基质的应用:患者为年轻患者,左上肢烧伤较严重,尤其左手背手腕,为更好地改善特大面积重度烧伤患者日后手部功能的恢复,在烧伤早期即行手部脱细胞真皮基质与自体大张刃厚皮混合移植,患者的手背手腕愈合后的皮肤质地柔软,抓握功能较好,颠覆了过往大面积烧伤患者创面修复不融合整形观念的传统。

2. 急性肾损伤　患者入院时检查提示急性肾损伤,虽在我院休克期度过尚平稳,但经手术打击后,肾功能进一步恶化,及时有效地进行CRRT治疗,促进肾功能恢复,大大改善了患者的预后。

3. 抗菌药物使用　患者入院时给予经验比阿培南替加环素联合抗感染治疗,于第1次手术后1周停止抗感染治疗,第2次手术后再次给予抗感染降阶梯治疗(头孢噻利+替加环素),伤后1个月左右,后躯、臀部、双大腿根部创面逐渐溶痂,创面分泌物培养为MDRPA及热带假丝酵母,创面加强清创换药,联合复方多黏菌素B软膏局部应用。并伤后10天开始口服伏立康唑片预防真菌感染、病程中高热频繁并血培养反复提示真菌感染期间曾给予卡泊芬净抗真菌感染,但因患者出现严重消化道症状后停用。一般结合患者高热、精神饮食情况,以及临床辅助检查血象、降钙素原及血培养结果,来制订抗感染治疗的策略,常规围术期抗感染治疗5~7天。

4. 导管处理　因患者特大面积烧伤仅少许头部、足底、部分足背、腹股沟等处有正常皮肤,动静脉置管主要位于腹股沟区的股动静脉,在治疗早期PICCO监测及血液透析治疗所需的静脉管道于分别于伤后1周及半个月予以拔除并留取导管尖端行导管培养为阴性,及时左右侧更换股静脉导管并于躯干右锁骨区创面植皮修复后更换静脉导管至右侧锁骨下静脉,尽量避免导管相关性感染,且导管置管处使用纳米银抗菌敷料局部覆盖于更换,更好地改善了导管周围细菌定植的情况。

5. 气道管理　患者入院时在外院已行气管切开术,气道内未见明显炭渣样痰液,行呼吸机辅助呼吸治疗配合镇痛镇静治疗,患者未出现咳嗽、咳痰及肺部感染临床表现,于伤后1周拔除气管套管,并给予雾化吸入、翻身床俯卧位通气及体位引流,高频振动机械辅助排痰等综合治疗,后直至患者出现呼吸困难再次打开气道进行呼吸机辅助呼吸,当患者呼吸平稳,氧合满意后脱机并逐渐拔除气管套管,避免长期气切所带来的相关性肺部感染。

6. 脓毒血症　患者虽较早地给予预防真菌感染的治疗,但仍较早出现了血源性真菌感染,且MDRPA的创面定植及感染引起的脓毒症,造成了患者意识障碍及血钙的异常增高与较多的脓毒症感染的文献报道并不一致，当患者抗感染治疗后脓毒症控制和给予对症降钙治疗血钙降低后患者的意识清醒，这也成为该患者治疗中不同于其他患者的表现。

7. 康复治疗 过去重症大面积烧伤患者的康复治疗常常要等创面大部分愈合方开始进行。该患者在伤后两次微粒皮手术后即康复治疗开始干预，从上肢肩关节及下肢髋关节踝关节的局部松动，到双手创面愈合后的指关节腕关节的局部松动和压力治疗，以及颈部创面愈合后的颈部支具固定。从上翻身床后双足踝的挡脚板防止双足下垂，到头部去枕改善下颌粘连，以及双上肢外展位体位摆放，无不体现了我科在重症患者早期康复方面理念的体现，事实也证明了患者康复后比既往大面积烧伤患者的肢体功能及外观都有明显改善。

五、主编述评

本病例大面积烧伤休克早期行血流动力学监测，对促进休克期平稳过渡有着良好的指导作用。烧伤早期利用相容性好、个体排斥慢的异体皮覆盖四肢创面，为特大面积烧伤患者赢得了救治时间。利用头部供区生长愈合快的特点，并结合亲属异体皮多次覆盖溶痂后的暴露创面，换药期间利用生物敷料覆盖暴露的肉芽创面的修复策略减少创面营养丢失和减少创面侵袭性感染的机会。感染后血钙异常增高意识改变的临床表现也给治疗带来了疑惑。早期整形的修复观念和康复治疗的干预，改善了特大面积烧伤患者的生活质量和预后。总之，维持休克的循环稳定、保护各脏器功能是治疗成功的第一步，及时有效的创面覆盖，抗生素的合理使用，气管、深动静脉导管、尿管及时合理的更换及拔除，分泌物、痰液、血液、导管的细菌培养监测是贯穿重症烧伤治疗的重点。

（蒋梅君　王德运　谢卫国）

编者介绍：

蒋梅君，女，医学硕士，主治医师，目前就职于武汉市第三医院武汉大学附属同仁医院。擅长各类烧伤的诊断与治疗，尤其擅长小儿烧伤、危重症烧伤患者的救治，烧伤瘢痕整形及烧伤后心理康复及疏导等。

王德运，主任医师，教授，武汉大学附属同仁医院（武汉市第三医院）烧伤科副主任。中华医学会烧伤外科学分会委员，湖北省医学会烧伤与创面修复分会副主任委员。对各类烧伤特别是大面积烧伤及急危重症烧伤的治疗有丰富的临床经验。主持科研课题3项，参加并完成科研课题4项，SCI及核心杂志共发表论文20余篇。

谢卫国，医学博士，教授，博士生导师。武汉大学同仁医院/武汉市第三医院烧伤科主任兼烧伤研究所所长；中华医学会烧伤外科学分会前任副主任委员，湖北省医学会烧伤与创面修复分会主任委员，《中华烧伤杂志》副主编。长期从事烧伤临床及科研工作，发表论文200余篇，完成多项国家及省市级课题并多次获奖。

病例 74　双上肢、左足高压电击伤创面修复

一、入院情况

患者胡某某，女，40 岁，身高 165cm，体重 59kg。患者于 2017 年 5 月 11 日 11：20分不慎被 380 伏高压电烧伤双上肢、左足，患者当时昏迷，昏迷时间约 10 分钟，无心搏、呼吸骤停，被人发现后急送至我院就诊，急诊拟"双上肢、左足高压电击伤 2%　Ⅲ度"收治入院。

入院查体：体温 36.7℃，脉搏 86 次/分，呼吸 21 次/分，血压 140/94mmHg。创面主要分布：右手第 4 指中近节掌侧至掌根处创面基底苍白，屈肌肌腱外露约 2cm，色泽暗，右第 4 指端感觉差；右小指桡侧创面焦痂样（病例 74 图 1）。左手虎口处创面基底苍白，拇指尺侧及示指桡侧创面基底呈焦黄色，左侧拇指指端感觉麻木（病例 74 图 2）。左足前外侧创面约 10cm×8cm，基底苍白至焦黄色焦痂（病例 74 图 3）。

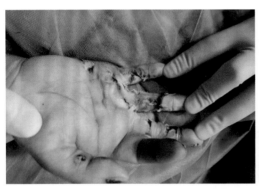

病例 74 图 1　入院时右手创面

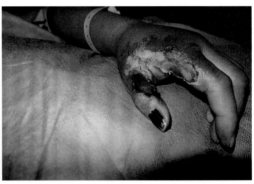

病例 74 图 2　入院时左手创面

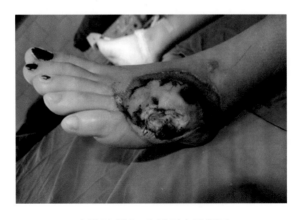

病例 74 图 3　入院时左足创面

二、入院诊断

双上肢、左足高压电击伤2%　Ⅲ度

三、救治过程

患者入院后即予以心电监护，密切观察生命体征；完善相关检查，排除脏器合并伤；创面清创换药；消炎抗感染等对症治疗。

2017年5月13日行左下肢血管彩超检查示：左踝尖上3cm见穿支血管，起始处内径1.2mm，收缩期峰值血管36cm/s，深静脉血流通畅（病例74图4）。

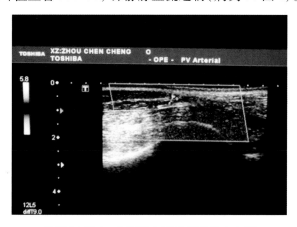

病例74图4　左下肢血管彩超检穿支血管

2017年5月14日在全麻下行第一次手术，术中注意事项如下：

左足扩创后行腓肠神经营养血管皮瓣转移术：切除左足创面坏死组织，见创面深及跖骨，第5跖骨骨膜部分变性坏死，足背及足外侧部分肌肉坏死，第3、第4、第5趾伸趾肌腱外露，形成创面大小约12cm×8cm（病例74图5）。于小腿后侧设计腓肠神经营养血管皮瓣，旋转点位于左踝尖上3cm，皮瓣大小13cm×9cm，蒂部宽4cm（病例74图6）；切取皮瓣时注意找到位于皮瓣中轴线的小隐静脉及腓肠神经，切断腓肠神经和小隐静脉并结扎小隐静脉，确保腓肠神经及小隐静脉在皮瓣内。同时还需注意保护蒂部穿支血管。皮瓣旋转后应在无张力下与创面边缘缝合（病例74图7）。

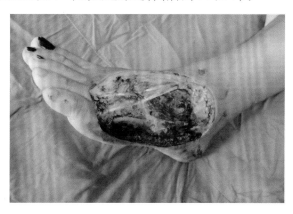

病例74图5　左足扩创后创面，创面大小12cm×8cm

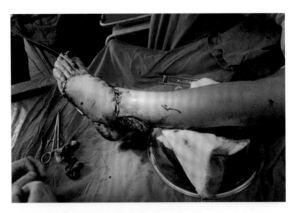

病例74 图6　小腿后侧设计腓肠神经营养血管皮瓣，旋转点位于左踝尖上3cm，皮瓣大小13cm×9cm，蒂部宽4cm

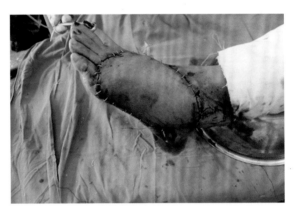

病例74 图7　腓肠神经营养血管皮瓣修复

　　右手扩创后腹部带蒂皮瓣转移术：右手第4指深及骨膜，屈肌肌腱外露约2cm，肌腱及骨膜色泽灰暗，指根及手掌创面深及皮下脂肪，右小指桡侧创面深及肌层，部分肌腱坏死；清除创面坏死肌肉及软组织后，将两指并拢，两指缝合连成一个创面，约6cm×3cm，第4、第5指柯氏针固定（病例74 图8）；于右下腹设计任意皮瓣6cm×3cm，蒂宽6cm。掀起皮瓣，供区创面适当拉拢收缩，将皮瓣转移与手指创面缝合（病例74 图9）。

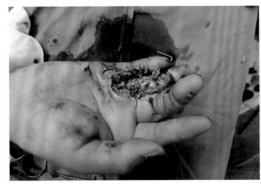

病例74 图8　右手扩创后创面

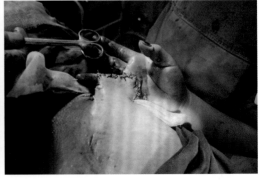

病例74 图9　扩创后予以行腹部带蒂皮瓣

左手扩创：左手虎口处创面大部分呈苍白，拇指尺侧及示指桡侧创面基底呈焦黄色，切除创面坏死组织，见基底部大部分出血活跃，拇指尺侧及示指桡侧创面基底渗血稍差，拇指指间关节外露(病例74图10)，创面扩创后予以VSD负压吸引。

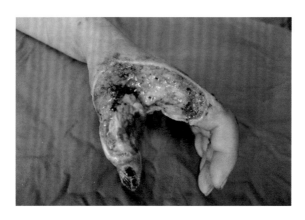

病例74图10 左手扩创后 VSD 负压吸引

2017年5月26日在臂丛麻醉下行第2次手术，左手扩创后人工真皮植入术。术中注意事项如下：术中见左手创面大部分有薄层肉芽形成，左拇指指间关节尺侧及示指桡侧创面基底局部肌腱骨质外露；刮除创面薄层肉芽及少量坏死组织，脓苔后确切止血(病例74图11)；将人工真皮用庆大霉素浸泡后移植于左手创面，注意创面包扎制动(病例74图12)。

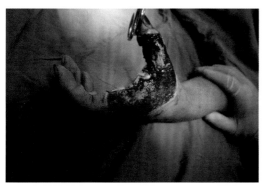
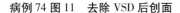
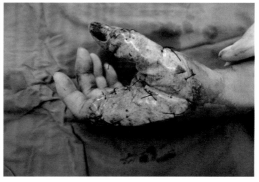

病例74图11 去除 VSD 后创面　　　　　　　病例74图12 人工真皮植入

2017年6月12日在局麻下行第3次手术，右手腹部带蒂皮瓣断蒂术+左手皮片移植术。术中注意事项如下：术中揭去人工真皮表层胶膜见创面约4cm×8cm，基底肉芽生长良好。根据创面大小于左大腿外侧取刃厚皮移植于左手创面，注意植皮区加压包扎制动。腹部带蒂皮瓣一般在术后3~4周断蒂，断蒂前要做阻流试验，如皮瓣远端血运良好，可断蒂。

2017年6月23日出院，出院时左手皮片成活良好，拇指末端感觉迟钝，拇、示指活动可(病例74图13)；右手皮瓣成活良好略臃肿，右第4指感觉差运动可，右第5指感觉迟钝,活动可(病例74图14);腹部供瓣区伤口愈合。左下肢皮瓣成活良好,足背及第4、第5趾感觉差,左足功能尚可(病例74图15);小腿供瓣区创面愈合良好(病例74图16)。

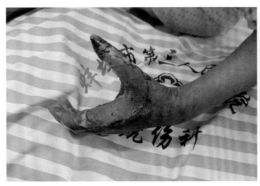
病例74 图13　术后复诊左手功能恢复良好

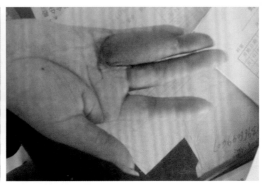
病例74 图14　术后复诊右手功能恢复良好

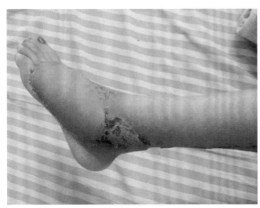
病例74 图15　术后复诊左足功能恢复良好,外形满意

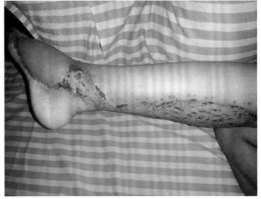
病例74 图16　术后复诊小腿供瓣区创面愈合良好

四、救治体会

1. 腓肠神经营养血管皮瓣用于足中远端创伤修复　足中远端创伤的修复一直是临床难题之一,传统的修复方式有游离皮瓣、交腿皮瓣等,但游离皮瓣对术者技术要求高、需要特殊设备,术后有发生血管危象、皮瓣坏死等风险,在基层医疗单位不能普遍推广。交腿皮瓣手术相对简单,但患者需强迫性体位3~4周甚至更长时间,生活护理不便、供区损伤严重,还有发生皮瓣撕脱、感染等风险,又需进行二次断蒂手术,住院时间长,患者痛苦大。

腓肠神经营养血管皮瓣用于修复足中近端及小腿中下段损伤具有操作简单、损伤小、供区充足、无需特殊设备、患者痛苦小等优点。但传统术式的旋转点位于外踝尖上4~7cm,一般在外踝尖上5cm,皮瓣的旋转弧最远只能达到足的中段,不能用于修复足远端创伤。传统的观念认为,腓动脉在走行途中发出多个穿支,其最粗大的穿支位于外踝尖上4~7cm，所以皮瓣的旋转点也不应低于此位置，否则皮瓣的血供将无法保证。编者课题组在参考了大量国内外学者相关文献，对皮神经营养血管皮瓣蒂部的血供特点进行了深入的解剖学和临床研究发现，将皮瓣的旋转点下降至外踝尖0~3cm水平，因为可使皮瓣的弧长较传统皮瓣向足远端延伸8cm以上，完全能够用于修复远足端创伤，并且手术可一期完成，克服了游离皮瓣、交腿皮瓣、皮瓣延迟等术式的不足，操作简单，无需特殊设备，易于在基层医院推广运用。

2. 人工真皮结合刃厚皮移植修复手部深度烧伤　手是人们日常生活工作中极为重要的功能部位，对于较轻微的手部缺损，往往可以自行愈合，但是手部深度缺损，尤其是伴有骨骼肌腱外露的缺损，若不及时进行正确的医疗干预，则有终身残疾的风险。对于手部深度缺损修复，传统的治疗方法多是用自体皮瓣(包括腹部带蒂皮瓣、穿支皮瓣、游离皮瓣等)进行修复，但存在诸多不足。近年来，我科采用人工真皮联合自体刃厚皮对手部深度缺损进行修复的方法，取得满意的效果。此外，人工真皮结合刃厚皮移植可以部分解决大面积烧伤后皮源不足的问题。

3. 腹部带蒂皮瓣修复手部创面　本病例中经过腹部带蒂皮瓣移植术、断蒂术和后期4、5指分离三次手术。腹部带蒂皮瓣一般在术后3~4周断蒂，断蒂前要做阻流试验，即用橡皮管阻断皮瓣血流，观察局部温度颜色，无明显血液循环障碍，可逐渐延长阻断时间至2小时，如皮瓣远端血运良好，可断蒂。由于腹部带蒂皮瓣术后多臃肿，可根据患者要求再次行手术修复。

五、主编述评

本病例将传统腓肠神经营养血管皮瓣的旋转点降至外踝尖0~3cm水平，使皮瓣能有足够长度用于修复足中远端创伤，拓展了传统皮瓣的临床价值。经过对皮神经——浅静脉营养血管系统的供血原理分析及解剖学研究总结，提出皮神经——浅静脉营养血管系统类似"轴心血管"的观点，完善了该类皮瓣研究的理论基础。运用彩色超声多普勒血流成像技术对拟手术患者进行术前血管检查，探查穿支血管发出的部位，口径及血流强度、深静脉通畅情况，为术前评价血管质量、筛选病例、术中穿支血管的定位提供较好的参考，缩短手术，降低了手术风险。左手创面修复应用了人工真皮，对于本病例供皮区充足，也可以考虑全厚皮植皮修复。

（刘继松　李　勇）

编者介绍：

刘继松，医学博士，副主任医师。目前就职于蚌埠市中心医院，获蚌埠市政府特殊津贴，中华医学会安徽省烧伤外科学分会委员，安徽省医师协会烧伤整形学分会委员，安徽省烧疮疡学会委员，蚌埠市医学美容学会秘书。在大面积烧伤救治、烧伤后瘢痕治疗、创面修复重建和整形美容手术方面积累了丰富的临床经验。

指导老师：李勇，主任医师，副教授，蚌埠市中心医院硕士生导师。中华医学会安徽省烧伤外科学分会常务委员，中国医师协会安徽省烧伤整形外科分会常务委员，蚌埠市医学美容学会委员。从事烧伤整形、美容、瘢痕康复等方面的临床、教学、科研工作20余年。

病例75 严重电烧伤毁损残肢剔骨皮瓣修复胸腹壁骨外露

一、入院情况

患者男性，41岁，因"高压电接触损伤头部、躯干、四肢2天"入院。患者于2天前不慎被1万伏高压电接触损伤头部、躯干和四肢等部位，急送当地医院就医，予创面包扎，补液、抗感染等处理（具体不详）。因病情危重，转我院进一步治疗。受伤以来，反复发热，体温最高39.5℃，偶有胸闷、呼吸困难，烦躁不安，精神欠佳，大小便正常。既往无特殊病史。

专科查体：头部、躯干（右侧胸腹部、肩背部）、四肢见高压电烧伤创面，总面积16% TBSA，大部分创面呈黄、黑色焦痂，局部可见树枝状栓塞血管网，右手腕屈侧、右手部分发黑坏死，部分肌肉、肌腱外露、腐烂，右手屈曲畸形（病例75 图1），颅骨外露，右侧胸腹部大面积肋骨外露、肌肉坏死（病例75 图2）、腐烂，伴恶臭味。

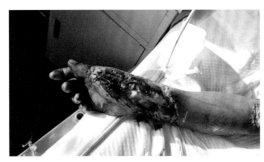 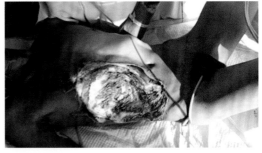

病例75 图1 入院时右前臂、右手部分坏死　病例75 图2 右侧胸腹部大面积肋骨外露、肌肉坏死

入院检查：入院后急诊完善相关检查，CT诊断意见：颅脑平扫颅内未见明显异常；左侧颧弓多发骨折；双肺感染；双侧胸腔积液，双肺下叶部分不张；右侧胸腹壁皮肤部分缺损，皮下积气；肝脏、胆囊、胰腺、脾脏、肾上腺、双肾、输尿管走行区、膀胱、前列腺、精囊腺、直肠平扫未见明显异常。腹部立位：低位肠梗阻X线征象。B超：右侧胸腔少量积液声像；左侧胸腔未见明显积液声像。血细胞分析：白细胞计数 31.66×10^9/L，中性粒细胞百分比93.40%，中性粒细胞计数 28.48×10^9/L，红细胞计数 3.66×10^{12}/L，血红蛋白122g/L，血小板计数 166×10^9/L。血气分析提示：低氧血症。生化全套＋胱抑素C＋同型半胱氨酸：总蛋白44.9g/L，白蛋白25.1g/L，球蛋白19.8g/L，前白蛋白133mg/L，丙氨酸氨基转移酶212U/L，门冬氨酸氨基转移酶957U/L，碱性磷酸酶48U/L，谷氨酰基转移酶35U/L，总胆汁酸1.9μmol/L，总胆红素23.8μmol/L，直接胆红素

10.4μmol/L，间接胆红素 13.4μmol/L，乳酸脱氢酶 1297U/L，α-羟丁酸脱氢酶 691U/L，肌酸激酶 52 856U/L，肌酸激酶同工酶 1229U/L，尿素 3.99mmol/L，肌酐 56μmol/L，葡萄糖 10.18mmol/L，钾 4.01mmol/L，钠 127.3mmol/L，氯 90.9mmol/L，钙 1.94mmol/L，胱抑素 C 0.63mg/L，游离脂肪酸 539μmol/L，血清同型半胱氨酸 34.3μmol/L，胆碱酯酶 4981U/L。感染三项：降钙素原 2.940ng/ml，白介素-6 215.60pg/ml，超敏 C 反应蛋白 202.38mg/L。

二、入院诊断

1. 高压电击伤头部、躯干和四肢 16% TBSA（Ⅳ度 9%，Ⅲ度 7%）伴肋骨、颅骨外露
2. 右前臂、右手部分坏死
3. 创面脓毒症
4. 肺部感染、肺不张、胸腔积液
5. 低蛋白血症
6. 肝损伤
7. 电解质紊乱
8. 左侧颧弓多发骨折
9. 麻痹性肠梗阻

三、救治过程

患者入院后积极完善相关检查及会诊，给予氧疗、布地奈德及氨溴索雾化吸入，禁食水、胃肠减压、奥美拉唑抑酸，补液抗休克，亚胺培南钠西司他丁钠抗感染，乌司他汀抗炎治疗，纠正体液平衡紊乱、保肝，对症及支持治疗。

入院后第 3 天患者肠梗阻症状好转，呼吸平稳，低氧血症、低蛋白血症及体液平衡紊乱有所改善，行胸腹壁、头部、肩背部、四肢切痂清创+脱细胞异种皮覆盖术（病例 75 图 3）。术中见右腕部屈肌腱及大鱼际肌全部坏死，桡动静脉栓塞坏死，桡神经及正中神经坏死，尺动静脉及神经严重损伤。

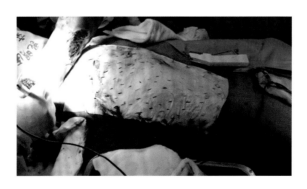

病例 75 图 3　胸腹壁切痂清创+脱细胞异种皮覆盖术

第一次手术后 1 周行左下肢取皮，右前臂尺桡骨中下 1/3 交界处截断、右手掌、指骨剔骨皮瓣转移修复胸腹部肋骨外露创面+四肢、右侧肩背部及胸腹部肉芽创面扩创邮

票皮片移植术（病例75图4、病例75图5）。

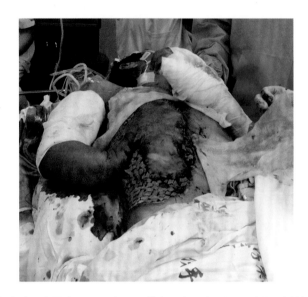

病例75图4　右前臂尺桡骨中下1/3交界处截断、右手掌、指骨剔骨皮瓣转移修复胸腹部肋骨外露创面（术中）

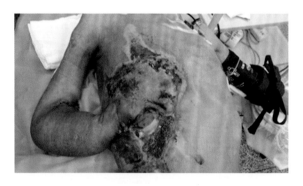

病例75图5　右前臂、右手掌、指骨剔骨皮瓣转移修复胸腹部肋骨外露创面（术后12天）

　　第2次手术后3周行右下肢取皮，胸腹部带蒂皮瓣断蒂术＋头皮局部皮瓣转移修复术＋胸腹部、肩背部、右上臂、左上下肢、右下肢残余肉芽创面扩创植皮术＋右肩背部VSD创面负压封闭引流术（病例75图6、病例75图7），术后恢复好。第3次手术后15天治愈出院。

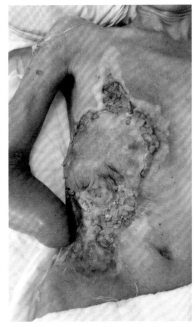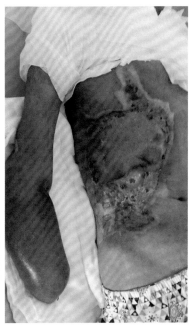

病例 75 图 6　断蒂术后　　　　　病例 75 图 7　断蒂术后，康复治疗

四、救治体会

1. 难点

（1）本例患者病情危重、复杂。高压电击伤部位多、面积大，各部位均有大量坏死、感染组织，同时合并肺部感染、肺不张、胸腔积液、麻痹性肠梗阻、低蛋白血症、肝损伤、电解质紊乱、左侧颧弓多发骨折，极易因严重感染及多器官功能衰竭死亡，需多学科协作诊疗处理以改善全身情况。

（2）多个部位的坏死组织需要及时清除、及时修复，手术安排既要避免加重病情，能够改善全身情况；又要尽快覆盖局部创面避免深部组织进一步坏死。

2. 诊疗思维

（1）患者电击伤创面达 16% TBSA，组织毁损严重，局部已有严重感染表现，易导致全身情况恶化。在有效抗感染治疗，维持内环境稳定，有效的支持及对症治疗同时，需及时清除坏死组织。所以，第一次手术做了广泛的清创，但为了避免手术创伤过大，暂缓修复，而用生物材料覆盖保护创面。

（2）针对该患者创面"点多面广、局部毁损严重"，均需组织移植修复的特点，综合每个创面部位、伤势、修复方式等，分清主次、缓急，制订合理的手术方案，分步实施，重点处理，创新创面修复方式，力求代价小、收效好的治疗效果。

3. 临床诊疗特色及创新性思维

（1）该患者病情危重、复杂，全身治疗体现了 MDT 的重要性。

（2）创面一期彻底清创后异种皮覆盖，二期再根据主次、缓急，分次进行修复，使患者不至于难以承受手术打击，而是在每次手术后病情均逐渐趋向好转，体现了"损伤控制性外科策略"的理念。

（3）本例患者治疗的最大创新性思维在于"废物利用、变废为宝"，利用毁损上肢剔骨皮瓣修复胸腹壁肋骨外露创面，达到代价小、收效好的目的。

五、主编述评

该患者的救治过程中，在右腕以远毁损、功能丧失而尚残留较多皮肤软组织的情况下，手术截断右前臂尺、桡骨，剔除已毁损右上肢末段尺桡骨和掌指骨，形成面积较大剔骨皮瓣，用于修复危及生命的胸腹壁大范围肋骨外露创面，此方法与采用邻近皮瓣、肌皮瓣及游离皮瓣的比较，不失为简便易行、安全有效的选择，充分发挥了毁损肢体再利用的治疗价值。

（张　伟　汪　虹）

编者介绍：

张伟，男，主治医师，工作于昆明医科大学第二附属医院烧伤科。云南省医师协会烧伤科医师分会会员，参编人民卫生出版社出版的《烧创伤负压治疗》。从事外科学专业10年，擅长各类烧创伤临床诊疗，多次参加成批大面积烧伤患者的抢救工作，对严重烧伤救治及创面修复有一定经验。

指导老师：汪虹，男，主任医师，硕士研究生导师，云南省烧伤研究所副所长，昆明医科大学第二附属医院烧伤科副主任。国家自然科学基金项目及云南省科技项目评审专家，教育部科技奖励通信评审专家。云南省医学会烧伤整形外科学分会副主任委员，云南省医师协会烧伤科医师分会副主任委员，中国医疗保健国际交流促进会糖尿病足分会常务委员，中国医药教育协会烧伤专业委员会常务委员，中国老年医学学会烧创伤分会委员，中华医学会烧伤外科学分会瘢痕学组委员。

病例76　皮瓣移植联合负压封闭引流一期修复深度压疮的临床效果分析

一、入院情况

患者蔡某某，男，44岁。患者于2015年6月自高处摔下致腰以下截瘫，长期卧床、久坐，伴大小便失禁。2个月余前右侧坐骨结节部皮肤破溃，渗液，边缘红肿、溃烂，随着时间延长，溃烂范围逐渐增大，伴恶臭、流脓。在当地给予抗炎、换药等处理（具体不详），期间间歇高热、寒战，症状未见好转而转来我院就诊。既往有糖尿病病史2年余，口服"二甲双胍、格列吡嗪"，目前血糖控制良好。

入院查体：体温36.5℃，脉搏110次/分，呼吸20次/分，血压140/100mmHg。神志清楚，精神一般，双侧瞳孔等大等圆，对光反射正常。双肺呼吸音粗，未闻及湿性啰音。

腹平软，肠鸣音正常。

专科查体：右侧坐骨结节部见溃疡创面，皮肤破损大小约 2.5cm×2.0cm，表面脓性黏稠渗物，伴腐烂样恶臭，深及皮肤全层至皮下，深部可见大量陈旧性肉芽组织，基底空洞形成，可及坐骨结节，创周红肿（病例 76 图 1）。

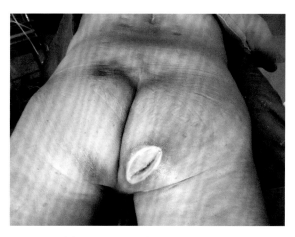

病例 76 图 1　患者入院时创面情况

二、入院诊断

1. 右坐骨结节Ⅳ期压疮并感染
2. 截瘫
3. 2 型糖尿病

三、救治过程

患者入院后完善相关检查，予清创换药、抗感染等治疗，2 天后行右侧坐骨结节压疮切除＋臀大肌皮瓣移植＋负压封闭引流术，术后继续予以抗感染、营养支持等治疗，2 周后患者创面痊愈出院（病例 76 图 2 至病例 76 图 4）。

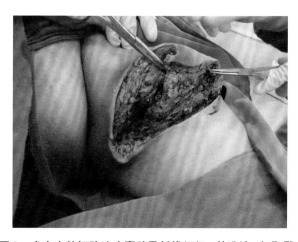

病例 76 图 2　术中完整切除溃疡囊壁及纤维组织，并设计、切取臀大肌皮瓣

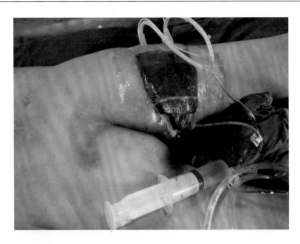

病例 76 图 3　创面深部留置自制(注射器组合)负压吸引装置,创面使用常规 VSD 引流装置

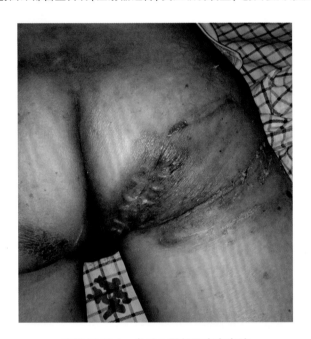

病例 76 图 4　术后 2 周创面痊愈出院

四、救治体会

皮瓣移植修复压疮后使用负压封闭引流技术(vacuumsealingdrainage, VSD)治疗,负压引流的负压作用力与加压包扎的作用力不同,其主要作用力方向为四周向中心,对伤口有减张作用,对处于筋膜层的皮瓣营养血管影响较小。一期修复压疮时,彻底清创的创面组织较为新鲜,愈合能力更强。相对传统一期清创二期修复的方法减少了一次手术,提高了疾病的治疗成功率、减轻了患者的痛苦、缩短了住院时间、减少了治疗费用。

五、主编述评

传统皮瓣手术常采用一期清创 + 负压封闭引流,易致创面基底形成新的瘢痕组织,不利于二期皮瓣移植时伤口的愈合，且患者住院时间较长；二期皮瓣手术后伤口渗液较多、组织水肿明显，不利于伤口的愈合；传统伤口包扎不易固定，翻身时易对伤口产生牵拉，影响伤口愈合。

本例我们利用负压机械牵拉作用固定伤口周围组织，有效防止术后翻身术区与周围组织因相对运动而导致的剪切力对愈合造成的不利影响，且不影响患者床上活动，不限制患者体位。另外，负压治疗使用生物透性膜封闭，使创面与外界隔离，防止二便污染，保护伤口，利于术后的翻身护理。持续性的负压引流使伤口渗液被及时清除，达到"零聚积"，伤口获得清洁的环境，减少伤口细菌的数量，防止感染扩散和毒素吸收。最后，持续负压状态有利于局部微循环的改善和组织水肿的消退，若创面深部残余少量腔隙时，腔隙也可因负压的存在而加速缩小。

综上所述，皮瓣移植联合 VSD 一期修复压疮能从多方面促进创面愈合，提高治疗率。该技术操作简便，易于掌握，疗效远优于常规治疗。但本方法是否适用皮瓣蒂部血管较脆弱的岛状皮瓣或游离皮瓣，仍需进一步的临床验证。

（孙俊锋　涂家金）

编者介绍：

孙俊锋，男，医学硕士，先后工作于南昌大学第一附属医院及南昌大学附属赣州医院，从事烧伤整形救治工作 11 年，成功救治几十名 80% TBSA 烧伤患者，擅长于特重度烧伤的救治及难治创面的修复。

指导老师：涂家金，男，主任医师，硕士研究生导师，南昌大学附属赣州医院烧伤整形科主任。江西省医学会创伤外科学分会常务委员，中国研究型医院学会烧创伤修复重建与康复专业委员会常务委员，中国医药教育协会烧伤专业委员会常务委员，中国研究型医院学会创面防治与损伤组织修复专业委员会常务委员，海峡两岸医药卫生交流协会第一届烧创伤暨组织修复专业委员会常务委员，江西省医学会烧伤外科学分会常务委员。

病例 77　多个皮瓣修复四肢电击伤

一、入院情况

患者韩某某，男，28 岁，体重 65kg。患者于 3 天前在室外整理线路时不慎触电（电压未知），当时摔倒在地，意识清楚，急送至当地市中心医院，予以保守换药治疗 1 天后行清创术，术中见双手、双足末端肿胀、四肢末端血运可，充分清除坏死组织后发现部分肌腱及骨外露，当地医院建议转诊，于 2018 年 9 月 3 日以"全身多发电击伤"收入我院。

入院专科查体：右手掌侧及尺侧腕部可见肌腱外露创面，左手掌中可见 0.5cm × 7.0cm 横向创口，无明显肌腱外露；右足皮肤坏死面积约 1.5% TBSA，足背外侧可见部分肌腱及骨外露,第5趾干性坏疽;左足底可见7cm×7cm创面,上附坏死组织,足背可见约1% TBSA痂皮附着创面。双手伸屈功能均受限,双足无法站立,左足跖屈功能受限(病例77 图1、病例77 图6、病例77 图11)。

辅助检查:白细胞计数 14.3×10^9/L,降钙素原1.22ng/ml,血红蛋白94g/L,乳酸脱氢酶685U/L,肌酸激酶同工酶46U/L。心电图、心脏彩超无显著异常。

二、入院诊断

电击伤4% TBSA Ⅲ~Ⅳ度双手及双足

三、救治过程

患者入院后完善各项检查,排除手术禁忌证后于2018年9月4日伤后第5天在全麻下行"右手腕部电击伤扩创术+血管、神经探查术+双足扩创术",术中见双足肌腱及骨外露(病例77 图7、病例77 图12),腕部间生态组织予以保留以避免肌腱外露,创面暂用VSD负压引流装置覆盖(病例77 图2、病例77 图3)。为避免双足外露肌腱及骨坏死,保障双足功能,于2018年9月6日伤后第7天在全麻下行"双足扩创术+双侧股前外侧游离皮瓣移植术+筋膜组织瓣成形术"。术中双侧股前外侧游离皮瓣各与双足足背动脉行端端吻合,静脉吻合两根(病例77 图8、病例77 图9、病例77 图13),左足背部分创面肉芽组织生长欠佳,予以负压装置覆盖。术后积极予以扩容,辅助血管活性药物,局部烤灯照射,皮瓣存活良好。后经多次换药,见右手腕部创面尺侧肌腱外露,于2018年9月20日伤后第21天在全麻下行"右手扩创术+游离左侧腹股沟皮瓣移植术+左足扩创植皮术"(病例77 图4)。术中见右侧正中神经断裂缺损,掌长肌腱断裂阙如,游离尺动脉近端及邻近浅静脉作为受区血管,将腹股沟皮瓣与右手尺动脉行端侧吻合。术后腹股沟皮瓣远端部分缺血坏死,于2018年10月30日伤后第61天在全麻下行"右腕部溃疡扩创植皮术",术后患者恢复良好,在我科进行康复训练后出院回家,继续在家由康复技师经微信视频指导其进行康复锻炼。四肢各部位皮瓣移植2个月后复查,发现右手(病例77 图5)、左足(病例77 图10)、右足(病例77 图14)功能恢复良好。

治疗过程中见下列图片:

1. 右手治疗情况

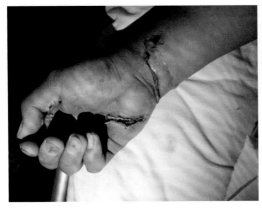 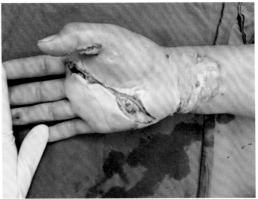

病例77 图1　右手烧伤当时创面　　　　病例77 图2　伤后5天右手扩创时坏死组织

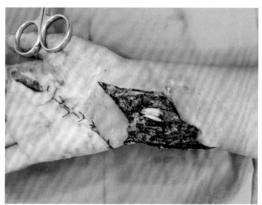

病例 77 图 3　右腕部清创后

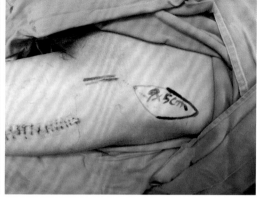

病例 77 图 4　设计左侧腹股沟皮瓣

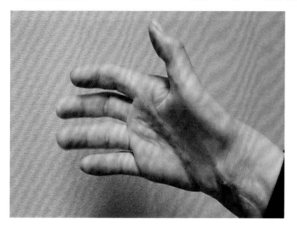

病例 77 图 5　术后 2 个月右手复查，功能恢复可

2. 左足治疗情况

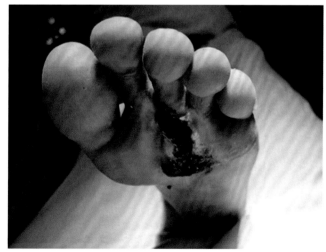

病例 77 图 6　左足受伤当时

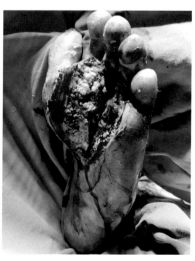

病例 77 图 7　左足底清创后可见第
2～4 趾跖关节及部分屈趾肌腱外露

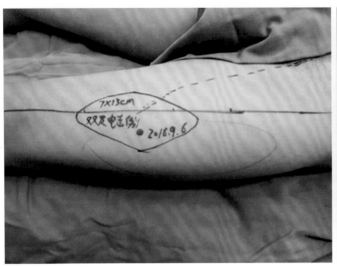

病例 77 图 8　设计股前外侧穿支皮瓣

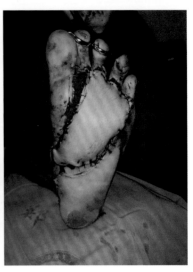

病例 77 图 9　将皮瓣移植于左足底，
吻合足背动脉及两根静脉

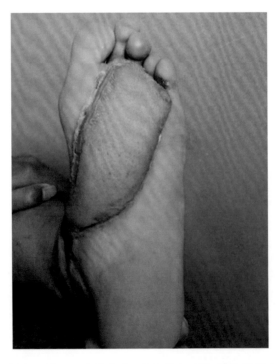

病例 77 图 10　左足术后 2 个月复查，可正常负重行走

3. 右足治疗情况

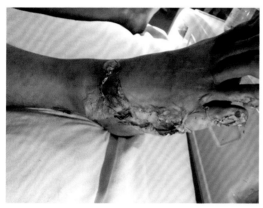

病例 77 图 11 右足受伤当时

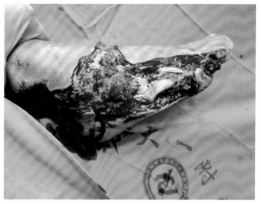

病例 77 图 12 右足清创后，见第 5 跖骨、趾跖关节及部分肌腱外露

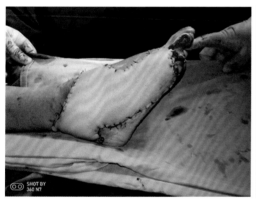

病例 77 图 13 股前外侧穿支瓣移植于右足外侧，吻合足背动脉及两根静脉

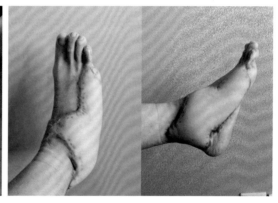

病例 77 图 14 右足术后 2 个月复查，可正常负重行走

四、主编述评及救治体会

1. 四肢电击伤患者，因其烧伤面积较小，早期抗休克治疗并不迫切，首先检查四肢末端血运，评估是否需要切开减张；完善心肌酶谱、心电图、心脏彩超等检查，保护心肌，碱化尿液，防止肾小管堵塞；对于四肢切开减张后末端仍有血运障碍者，及时手术探查，或通过彩超、CTA 造影，明确血管栓塞情况。

2. 创面清创后遇到重要血管栓塞可桥接开通、及时移植血管，以保障末端血运；遇到肌腱及骨外露情况，需早期覆盖尽量保留肌腱功能，最大限度防止肌腱粘连，修复方案首选皮瓣，邻近皮瓣若无法覆盖创面则取游离皮瓣覆盖，最大限度保护四肢功能。本例在伤后第 7 天即进行了双侧股前外侧游离皮瓣移植修复双足肌腱及骨外露，有效保全了双足功能。

3. 对于腕部电烧伤的治疗应该遵循以下几个原则：①早期切开减张，注意跳跃性损伤；②早期清创探查，探明栓塞血管；③早期用血运丰富的组织瓣修复。

4. 复杂创面往往会影响局部关节功能和外形，创面封闭和功能重建应尽早进行。复杂创面一般为复合组织缺损，最好能在创面封闭的同时进行功能重建和外形恢复。对于涉及多学科的损伤，应加强跨学科合作。

（孟庆楠　崔正军）

编者介绍：

孟庆楠，医学硕士，主治医师，目前就职于郑州大学第一附属医院烧伤修复重建外科。中国研究型医院学会创面防治与损伤组织修复专业委员会委员。致力于研究慢性难愈性创面的治疗，针对创面情况，灵活应用包括皮瓣手术、植皮术、富血小板血浆等技术修复难愈性创面。

指导老师：崔正军，主任医师，教授，博士生导师，郑州大学烧伤研究所所长，郑州大学第一附属医院烧伤修复重建外科主任，国际 ISBI 会员。中华医学会烧伤外科学分会委员，中国中西医结合学会医学美容专业委员会华中专家委员会主任委员，河南省医学会烧伤外科学分会前任主任委员，郑州市医学会整形美容分会副主任委员。

病例78　巨大胸腹联合带蒂皮瓣治疗右上肢深度热压伤

一、入院情况

患者女性，53岁，因"右上肢热压伤后2小时"于2019年1月11日8：00入院。患者于工作中右上肢不慎被运转的热烫机压伤，持续挤压20分钟后在同事帮助下脱离机器，当时未做任何处理，送当地医院予清洗、包扎，而后转我院进一步治疗，急诊予焦痂切开减张、清创包扎，以"右上肢热压伤5% TBSA（深Ⅱ度2%，Ⅲ度3%）"为诊断收入住院。

入院专科查体：右上臂内侧皮肤广泛瘀斑，前臂2%创面呈皮革样焦痂、痛觉消失，手背1%黄色半透明焦痂下可见树枝状栓塞血管网和肌腱。右肘关节伸屈活动无明显受限，手指被动伸直位，腕关节、第2~5指各掌指关节、指间关节活动均不能屈伸，指端苍白、发凉，指脉氧测不出，毛细血管充盈试验阳性，触痛觉消失。右前臂、手掌2% TBSA 皮肤出现小水疱，触痛减退。拇指皮肤温暖、触痛觉存在，关节活动正常（病例78图1）。

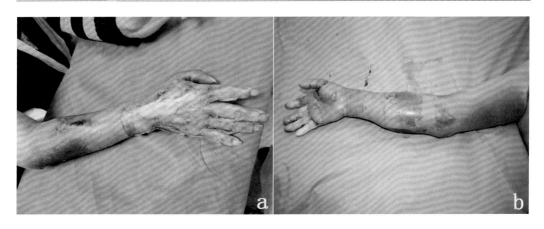

病例 78 图 1　伤后 2 小时右上肢创面（a. 背面；b. 掌面）

二、入院诊断

热压伤 5% TBSA 深Ⅱ～Ⅲ度（深Ⅱ度 2%，Ⅲ度 3%）右上肢

三、救治过程

患者伤后当天急诊行右上肢清创、前臂及手背焦痂切开减张，见皮下脂肪坏死、血管栓塞（病例 78 图 2），予以止血、包扎，抬高患肢、全身应用抗生素防治感染、营养支持治疗。血尿粪常规、生化、凝血功能等实验室检查无明显异常。

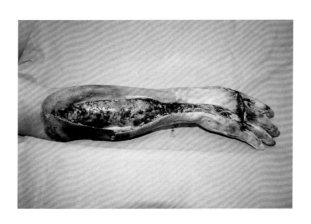

病例 78 图 2　右上肢焦痂切开减张术后

伤后第 1 天，右示、中、环、小指末端未转暖，予前臂深筋膜切开减张，见深筋膜下有血凝块，体积约 4cm×3cm×3cm，予以清除。伤后第 4 天，行右上肢切痂 + 异种皮覆盖 + 负压封闭引流术。术中打开肌膜可见血凝块（病例 78 图 3），予以清除。

伤后第 11 天，行右上肢扩创 + 负压封闭引流术，术中可见指伸肌、小指伸肌、尺侧腕伸肌、拇长展肌呈灰白色，电刀刺激肌纤维不收缩或收缩弱，予以清除后部分桡骨外露（病例 78 图 4）。

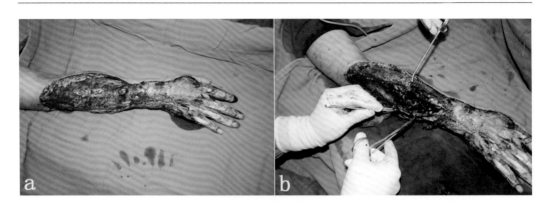

病例 78 图 3　右上肢切痂术

注：a. 焦痂切除后创面；b. 肌膜打开后创面

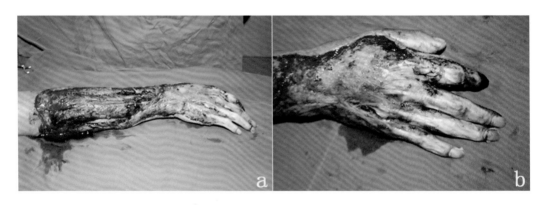

病例 78 图 4　右上肢扩创术

注：a. 前臂肌群部分坏死、部分桡骨外露；b. 手背指伸肌腱坏死

伤后第 13 天，行右上肢扩创＋第 2 ~ 5 指近指间关节离断术＋负压封闭引流术，术中清除拇长伸肌、示指伸肌、尺侧腕屈肌后见桡骨、尺骨指伸肌腱外露（病例 78 图 5）。

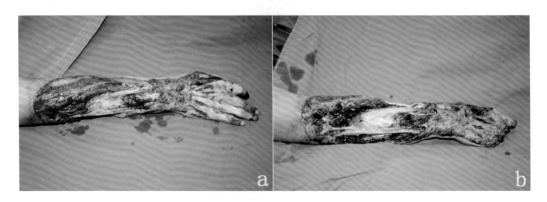

病例 78 图 5　右上肢扩创、关节离断术

注：a. 尺骨、桡骨、指伸肌腱外露；b. 第 2 ~ 5 指近指间关节离断术后

伤后第17天，用超声多普勒探测仪探查右腹壁下血管及其腹直肌穿支、脐横支、终末穿支(胸脐支)，肋间后动脉穿支及腹壁浅血管，并用龙胆紫标记，根据设计的皮瓣位置、大小画出边界切口线(病例78图6)。

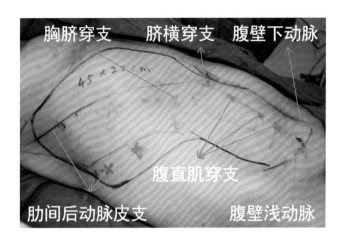

病例78 图6 右腹壁下动脉及其腹直肌穿支、脐横支、胸脐支，肋间后动脉皮支和腹壁浅动脉

伤后第18天，行"右上肢扩创＋腹壁下血管蒂轴型腹直肌皮瓣＋脐横皮瓣＋胸脐皮瓣＋腹壁浅血管蒂轴型下腹部皮瓣修复＋中厚皮片移植术"。自腹外斜肌肌膜浅层掀起皮瓣，显露腹壁下动脉血管蒂(病例78图7a)，形成以腹壁下血管为蒂的轴型腹直肌皮瓣＋脐横皮瓣＋胸脐皮瓣及以腹壁浅血管为蒂的轴型下腹部皮瓣的联合皮瓣，修复右上肢深部组织外露创面，剩余周边基底血运良好的创面和供瓣区创面移植取自右大腿的中厚皮片(病例78图7b)。

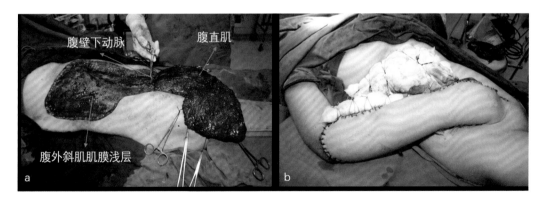

病例78 图7 右前臂创面胸腹联合皮瓣移植及植皮术(a. 联合皮瓣形成；b. 皮瓣修复术后)

伤后46天，皮瓣修复术后4周，行右上肢腹部皮瓣断蒂术＋中厚皮片移植术。术后随访患者右拇指能内收持物(病例78图8)。

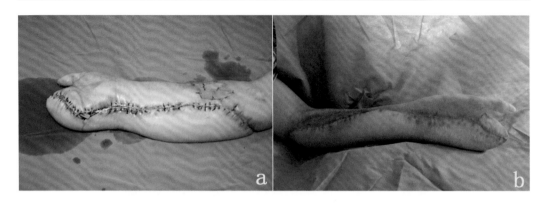

病例 78 图 8　皮瓣断蒂术(a. 断蒂术后即刻；b. 术后 1 个月随访)

四、救治体会

　　患者右上肢热压伤面积达 5% TBSA，且大部分创面有骨、关节、肌腱、神经、血管等深部组织外露，需要皮瓣修复。如果仅用以腹壁下血管为蒂的轴型腹直肌皮瓣＋脐横皮瓣＋胸脐皮瓣难以完全修复如此巨大的创面。为此，需要一个更大的皮瓣来覆盖创面，我们采用该皮瓣联合以腹壁浅血管为蒂的下腹部皮瓣形成一个巨大的胸腹联合皮瓣来修复前臂及手背的深部组织外露创面，而周边剩余创面基底血运良好，则采用补充植皮的方法完成了如此巨大创面的修复。该联合皮瓣包括 4 个皮瓣(腹直肌皮瓣、脐旁皮瓣、胸脐皮瓣、下腹部皮瓣)，2 套血供系统(腹壁下血管、腹壁浅血管)，8 个皮肤营养血管(腹壁下动脉的 3 个腹直肌穿支、脐横穿支、胸脐穿支(终末支)，2 个肋间后动脉皮支及腹壁浅动脉。

　　以腹壁下血管为蒂的轴型腹直肌皮瓣、脐横皮瓣、胸脐皮瓣常常被用来修复上肢创面缺损。腹壁下动脉起于髂外动脉，经内环口内侧斜向上内，行于下部腹直肌深面。沿途发出的 3 个肌皮穿支经腹直肌外侧部穿出前鞘，分布于腹直肌表面及其外侧部分腹壁，脐旁支营养脐横皮瓣，其终末支(胸脐支)营养胸脐皮瓣。文献报道的此皮瓣虽最大可达 30cm × 14cm，但也难以完成此例如此巨大的深部组织外露创面的修复。我们联合了腹壁浅血管为蒂的下腹部皮瓣，该联合皮瓣的血供为双血供系统，除了深层的腹壁下动脉，还有浅层的腹壁浅动脉。腹壁浅动脉属于腹壁浅血管系统，起源于股动脉，指向脐部在深筋膜深面走行约 1.0cm 后，穿过筛筋膜或阔筋膜进入浅层，多在腹股沟韧带中点内侧 1~2cm 越过腹股沟韧带，营养右下腹壁外侧皮肤。深层血管的穿支与浅层血供系统间有广泛的吻合，保证了联合皮瓣的血供，扩大了皮瓣的面积，形成一个 45cm × 22cm 的巨大胸腹联合皮瓣。

　　设计皮瓣成功的关键不仅要完整地保护和分离血管蒂及其所在的腹直肌，还需要在腹外斜肌肌膜浅层以上保留腹壁下动脉沿途经过的腹直肌穿支、脐横穿支、终末支(胸脐穿支)，这是皮瓣血管蒂灌注压能到达皮瓣远端的关键。除了该联合皮瓣切取的技术要求外，还应重视热压伤的急诊处理，能否根据热压伤受伤病史(受压时间长，温度高)和体格检查(末端湿冷，毛细血管充盈试验阳性)等当机立断做出焦痂切开减张处理，以及减张切口的位置、单侧或双侧、切口长度以及切入层次的选择也很重要。环形焦痂要做桡侧和尺侧两侧切口，以释放尺动脉和桡动脉两条血管压力，远端要过腕横纹，应切断腕横韧带，释放腕管压力。前臂切开减张时应将深筋膜切开，甚至切开肌膜，防止骨筋膜室综合征。本例第 1 次仅切开焦痂显然不够,伤后第 2 天指端血运仍未恢复,则进一步切开了深筋膜。另外实验室检查肌红蛋白和钾离子是否异常也对是否存在挤压综合征临床的诊疗判断有一定的帮助。

创面处理过程中细菌培养出耐甲氧西林金黄色葡萄球菌(MRSA)阳性,创周水肿程度较重,并伴有大范围骨、关节、肌腱、血管、神经的外露。应用皮瓣修复创面时,创基的准备也很关键。手术清创后用负压封闭引流,为创面提供一个密封、持续恒定压力引流、自溶性清创的环境,能有效减轻组织水肿、改善局部血运、促进肉芽组织生长,弥补手术扩创的不足,使坏死组织逐步得以清除,最大程度地保留健康组织以及间生态组织,实现了对患肢最大限度的保留。早期创面处理后经清创＋负压封闭引流治疗,配合全身抗生素治疗,使创面坏死组织逐步得以清除,既减轻了组织水肿,降低了感染风险,从而利于移植皮瓣的存活。

术后患者右上肢需长时间制动,护理相当关键。用绷带悬吊患肢,患肢下需要高度、形状合适的软垫支撑,不要轻易搬动患肢,避免蒂部牵拉和重力影响,避免蒂部卡压,平卧位和左侧卧位防止皮瓣受压。

此例热压伤的成功救治的经验总结:急诊处理不仅仅要做焦痂切开减张,还应切开深筋膜层,充分释放压力,防止骨筋膜室综合征的发生。热压伤创面通过手术清创＋负压封闭治疗最大限度保留了正常组织,使创面逐步清洁,达到皮瓣移植的创基条件。术前用超声探测仪探查血管走形及穿支,以防血管变异对皮瓣存活的影响。此例巨大胸腹联合皮瓣要求我们掌握胸腹部皮肤各主要血管及穿支的解剖层次和胸腹部常用带蒂皮瓣的临床经验,更需要我们针对具体的创面进行个体化的皮瓣设计。此外,术中的精细操作和术后的细心护理也相当重要。

五、主编述评

此例用巨大胸腹联合皮瓣修复右上肢重度热压伤的救治相当成功。对于伴有深部组织外露的上肢皮肤软组织缺损创面,用带蒂皮瓣修复的术式有很多。如以腹壁下动脉为蒂的腹直肌皮瓣,以腹壁下动脉脐横穿支为蒂的脐旁皮瓣,以腹壁下动脉终末支(即胸脐支)为蒂的胸脐皮瓣,以肋间后动脉为蒂的侧胸部皮瓣和以腹壁浅动脉为蒂的下腹部皮瓣等。通过以往经验,如单纯用一种或两种联合的皮瓣术式,不足以覆盖此例如此巨大且伴有骨、肌腱等深部组织外露的损毁性创面。术者通过结合自己对胸腹部常用带蒂皮瓣的解剖知识功底和临床运用经验,针对此例热压伤创面进行匠心独运的个体化设计,采用 2 根血管蒂(腹壁下血管蒂、腹壁浅血管蒂),8 根皮肤血管支(腹直肌穿支 3 支、脐横穿支 1 支、胸脐穿支 1 支、肋间后动脉皮支 2 支,腹壁浅动脉 1 支),4 个皮瓣(腹直肌皮瓣、脐旁皮瓣、胸脐皮瓣、下腹部皮瓣)联合的巨大皮瓣完成了右上肢损毁性创面的修复。本例巨大胸腹联合皮瓣修复创面避免了热压伤患者高位截肢,成功地保留了其右上肢长度,保留了肘关节功能以及大拇指的钳夹功能,为患者日后用右上肢拿勺吃饭、配合左上肢穿衣功能的恢复提供了条件。本例联合皮瓣具有良好的外形,腹壁皮肤与上肢皮肤颜色接近,且有丰富的皮下脂肪,为这种几乎为环形缺损且伴有广泛深部组织外露、需要巨大皮瓣覆盖的右上肢损毁性组织缺损创面提供了良好的组织体积,使术后右上肢具有良好的立体结构和令人相对满意的外观。

(刘　蕾　王志学)

编者介绍:

刘蕾,2018 年硕士毕业于苏州大学烧伤整形专业,师从赵小瑜教授,从事慢性创面相关研究。参加"应用皮肤生物补片与 SD 大鼠自体刃厚皮片进行复合移植,修复 SD 大鼠全层皮肤缺损"动物实验。

指导老师:王志学,美容外科主诊医师,整形外科主任医师,烧伤整形科原科主任,苏州市烧伤整形医学重点学科带头人,苏州市烧创伤临床医学中心主任。苏州医学会整形烧伤与美容外科学会副主任委员,江苏省医学会整形烧伤外科学分会委员,中华医学会烧伤外科学分会休克和脏器损伤与防治学组委员。

病例 79　超大游离皮瓣修复小腿毁损性创面

一、入院情况

患者陈某某,男,32 岁。因"双下肢热压伤后 7 小时"入院。患者于 7 小时前修车时因 CO 中毒昏迷,双下肢接触热金属约 30 分钟,致双下肢大部分烧伤。被人救起后送至当地医院,给予静脉补充晶体液治疗,同时转诊至我院,途中输晶体液 500ml,我院急诊以"双下肢热压伤20% TBSA,Ⅱ度 8%,Ⅲ～Ⅳ度 12%"收入院。既往体健,无高血压、心脏病、糖尿病病史;无手术、外伤史;无药物过敏史。

入院查体:体温 36.8℃,脉搏 80 次/分,呼吸 16 次/分,血压 125/76mmHg。神志清,精神可,轻度口渴,查体合作;头颅无畸形,五官端正,心肺腹查体无异常。

专科查体:烧伤总面积20% TBSA,Ⅱ度 8%,Ⅲ～Ⅳ度 12%(病例 79 图 1)。创面分布于双下肢,以右下肢为重,创面表皮碳化或擦脱,基底大部分为苍白色或褐色干痂,以右小腿创面为主,呈环形,干燥无渗出,痛觉消失;右大腿及左小腿创面散在分布,部分创面苍白,部分创面红白相间,触痛迟钝或消失,渗出少。

入院检查:入院后急查血常规:白细胞计数 14.69 × 10⁹/L,中性粒细胞百分比83.6%;血钾 3.2mmol/L,血钙 1.9mmol/L;肝肾功能、凝血功能均正常。

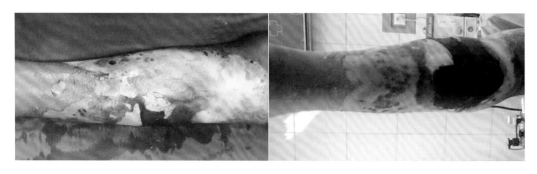

病例 79 图 1　入院时创面基底呈黄褐色焦痂,凹陷,皮革样质硬,痛觉消失

二、入院初步诊断

1. 热压伤 20% TBSA（Ⅱ度 8%，Ⅲ～Ⅳ度 12%）双下肢
2. CO 中毒

三、救治过程

患者入院后给予补液抗休克，同时根据病房内细菌流行情况应用头孢他啶抗感染，应用磷酸肌酸、还原性谷胱甘肽等内脏保护治疗，同时完善血常规、肝肾功能及电解质等检查。评估手术适应证及时机，伤后第 3 天创面予以手术切痂后行负压封闭引流（病例 79 图 2、病例 79 图 3）。1 周后应用股前外侧超大游离皮瓣＋植皮修复右小腿创面（病例 79 图 4），术后行抗感染、内脏保护、扩容及改善微循环等综合治疗，患者皮瓣存活良好，约 40 天治愈出院。随访 4 个月（病例 79 图 5），患者对肢体外观满意，功能自述如前，对生活和工作无明显影响。

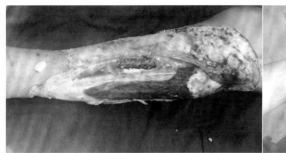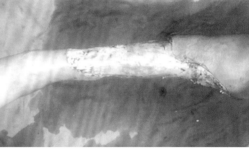

病例 79 图 2　切痂后创面大段胫骨外露，骨膜不新鲜，后内侧肌肉部分坏死缺如，组织缺损较多

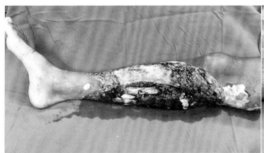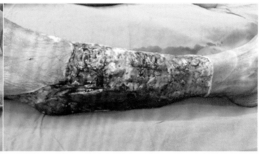

病例 79 图 3　负压吸引 1 周后胫骨仍有外露，骨膜部分坏死，组织量缺损大，基底仍有少量坏死组织，小腿前侧肉芽丰满

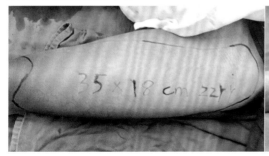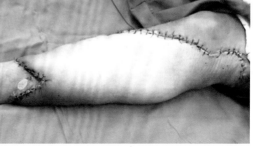

病例 79 图 4　取同侧大腿股前外侧超大游离皮瓣修复小腿骨外露创面，并填补组织缺损，小腿外观丰满

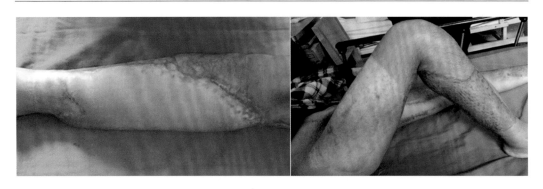

病例 79 图 5　术后随访见患者小腿丰满，外观接近正常，膝关节功能无明显影响

四、救治体会

该患者青年男性，体型偏瘦，为热金属持续接触 30 分钟所致烧伤。入院时创面表现为干痂，略凹陷，触痛消失，拔毛实验阴性，为典型的深度烧伤。小腿内侧软组织少，无丰富的肌肉组织覆盖，尤其小腿中段以下血运差。结合患者受伤经过、体型特点、受伤部位结构特点等综合判断，创面清创后可能出现大段胫骨外露，修复难度较大，处理不当可能发生创面感染或肢体残疾等风险。以往该类创面修复主要以局部皮瓣或交腿皮瓣修复为主，随着显微外科技术的成熟，也有应用游离皮瓣修复小腿骨外露创面的报道，但仅限于小创面的报道。

在该创面的治疗上可分为保守型和激进型两种：保守型是通过创面清创后负压过渡，培养肉芽，待创面血运丰富后，移植中厚皮修复创面。激进型方案为一期扩创，根据骨外露面积，选择股前外侧超大游离皮瓣修复。股前外侧皮瓣为穿支皮瓣，对供瓣区血运及功能影响小，不遗留残疾，剩余小腿外侧肌肉组织丰富创面可考虑中厚皮移植修复。理论上两种方案都可以修复创面，但结果略有不同。保守型方案手术相对简单，操作容易，负压过渡后植皮成活率提高。但仍存在很多缺陷：病程相对较长，加重患者经济负担；愈合后骨外露处因缺少软组织覆盖，小腿外形差，易形成贴骨瘢痕；易出现瘢痕溃疡，严重时可能出现瘢痕癌。激进型方案手术复杂，操作难度大，技术要求高，供区损伤大，术后供区瘢痕形成明显。但也有很多优势：可一期封闭创面，缩短病程，减轻瘢痕；愈后小腿丰满，皮肤耐磨，对生活和工作影响小。考虑患者年纪轻、为家中主要劳动力来源，再结合患者本人意愿，最终选择应用对侧股前外侧超大游离皮瓣修复创面。因股前外侧游离皮瓣为穿支皮瓣，切取后对供区功能及血运损伤小，愈后无明显功能障碍。术中清除小腿坏死组织，创面呈环形，胫骨外露约 22cm。在对侧大腿设计大小 35cm×18cm 的股前外侧穿支皮瓣覆盖小腿内侧大部分创面，外侧创面应用中厚皮修复。术后皮瓣存活良好，创面一期封闭，约 40 天治愈出院。随访 4 个月，患者对肢体外观满意，功能自述如前，对生活和工作未有明显影响。

在该患者治疗中作者认为以穿支皮瓣修复小腿创面为佳，既可在最短时间内完整修复创面，又可最大程度恢复功能，避免传统植皮修复所导致的创面反复破溃。作为最常用的穿支皮瓣，文献报道股前外侧穿支游离皮瓣最大可分离 38cm×12.5cm 大小，而本例分离皮瓣大小达 35cm×18cm，宽度远超于文献报道上限。术前血管探测及血管造影可明确血管走形范围，以此为基础分离大皮瓣有助于皮瓣移植后存活。随着显微外科技术的不断成熟，下肢毁损创面皮瓣修复将逐渐普及，更多的皮瓣将被挖掘出来供临床使用。

五、主编述评

热压伤特点即创面深，毁损重，结合小腿局部解剖特点，导致骨外露创面不易修复。本案例通过改良的超大股前外侧游离皮瓣一期修复小腿大段骨外露创面，保存肢体的同时后期功能恢复良好。术前血管探查与定位，以及高超的显微外科功底至关重要。此例的成功，也可为以后处理该类创面提供经验。

（薛继东　狄海萍）

编者介绍：

薛继东，医学硕士，目前就职于郑州市第一人民医院烧伤科。国际烧伤协会(ISBI)会员，中华医学会烧伤外科学分会瘢痕学组委员，河南省医学会烧伤外科学分会青年委员。

指导老师：狄海萍，女，主任医师，郑州市第一人民医院烧伤中心副主任，郑州市学术带头人。中华医学会烧伤外科学分会青年委员，中国医师协会烧伤科医师分会青年委员，中国女医师协会烧创伤专业委员会常务委员，河南省医学会烧伤外科分会常务委员，中国医药教育协会烧伤专业委员会委员，中国医促会烧伤医学分会委员，中华医学会整形外科学分会创面修复学组委员。

病例80　超大游离皮瓣修复双小腿环形严重放射性损伤

一、入院情况

患者苏某，男，49岁，因"双小腿反复破溃、疼痛1年余"于2017年11月16日入住我科。患者于1年余前应用工业X线探伤仪做管道探伤工作时双小腿暴露，后逐步出现皮肤破溃。在当地医院予以抗感染、换药等处理，创面未愈且进行性加重。4个月前双小腿行植皮手术，皮片部分存活，但仍残留部分创面，创面疼痛剧烈，遂来我院。既往体健。

专科查体：双小腿膝关节至踝关节皮肤色暗、质地硬、弹性差，溃疡创面及放射性病损面积约7% TBSA，右小腿4% TBSA，左小腿3% TBSA(病例80 图1)。溃疡创面分布于双小腿，创基苍白，可见大量坏死组织附着。左侧胫骨骨质裸露面积3cm×4cm，渗出黄色分泌物，疼痛明显。

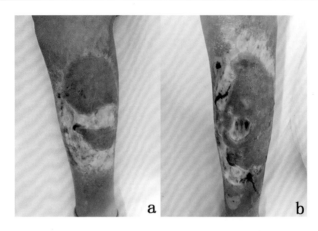

病例 80 图 1　入院时右小腿(a)及左小腿(b)创面情况

二、入院诊断

双小腿Ⅲ度放射性损伤伴感染

三、救治过程

第一次手术：2017 年 11 月 21 日全麻下行双小腿扩创、负压封闭引流术(病例 80 图 2)。术中见双小腿创面位于胫前区，小面积胫骨裸露，周围皮肤为放射性损伤后的间生态组织，组织弹性差，易破损且难愈合。清创后骨质裸露区应用真皮基质敷料及胶原蛋白海绵覆盖，应用负压装置促进肉芽组织生长，等待二期植皮手术封闭创面。

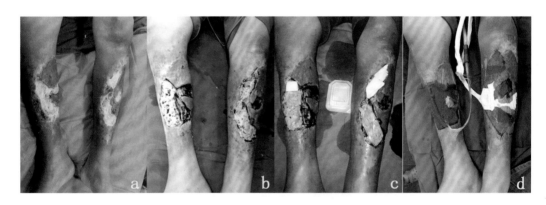

病例 80 图 2　第一次手术情况

注：a. 术前；b. 清创后；c. 覆盖植皮基质及胶原蛋白敷料；d. 负压吸引

第二次手术：2017 年 12 月 4 日全麻下行双小腿扩创 + 肌瓣转移 + 植皮术(病例 80 图 3)。术中见双小腿创面肉芽组织生长差且有绿染，评估创面无法满足植皮条件，且患者不能耐受创面疼痛而无法继续使用负压培养肉芽。综合评估后改行肌瓣转移及植皮封闭，右小腿行腓肠肌肌瓣(内侧头)，左小腿行比目鱼肌肌瓣及胫骨前肌部分肌肉转移封闭创面。右小腿腓肠肌肌瓣近段渗血正常，远端渗血稍慢，左小腿行比目鱼肌肌瓣渗血正常，胫骨前肌渗血稍慢，肌肉表面取头皮植刃厚皮片。

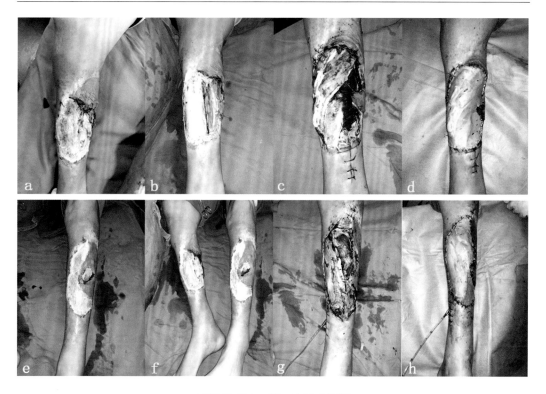

病例 80 图 3　第二次手术情况

注：a. 右小腿清创前；b. 清创后；c. 应用腓肠肌肌瓣覆盖裸露胫骨；d. 植皮后；e. 左小腿清创前；f. 清创后；g. 应用比目鱼肌及胫骨前肌覆盖裸露胫骨；h. 植皮后

第二次手术后 4 天可见皮片黏附可，无创面裸露（病例 80 图 4）。术后 30 天，右小腿腓肠肌肌瓣近端植皮成活良好，远端肌肉及皮片坏死并合并感染。左小腿胫骨前肌肌肉及植皮皮片部分坏死，患者疼痛剧烈，考虑转移肌瓣血运差致肌肉组织坏死所致。坏死组织感染后引起周围放射性皮损区皮肤破溃，并伴有深层组织坏死，通过传统换药感染无法控制且进行性加重（病例 80 图 5）。

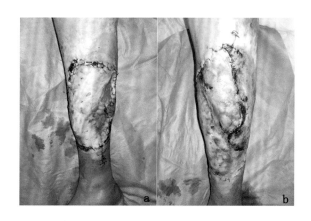

病例 80 图 4　第二次手术后第 4 天右小腿(a)和左小腿(b)术区情况

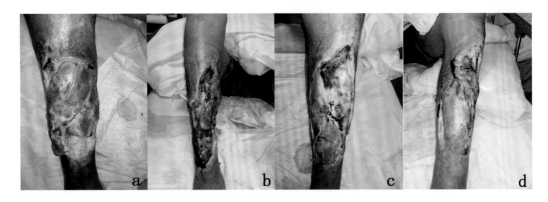

病例80 图5　第二次手术后30天右小腿(a～b)和左小腿(c～d)术区情况

第三次手术：患者双小腿溃疡创面绿染，面积较前变大。右小腿感染创面呈环形，患者疼痛剧烈难以忍受，要求截肢。于2018年1月25日全麻下计划行右小腿截肢+左小腿皮瓣修整术。术中清创后见右小腿皮肤呈环形缺损，足部血运正常，结合术前下肢CTA情况(左侧胫后动脉细小、远段显影浅淡，左侧腓动脉粗大、远段与足底动脉相连，余下肢动脉未见明显异常显示)，评估有保肢希望。和患者家属沟通后改行阔筋膜张肌支联合股前外侧超大游离皮瓣修复右小腿创面，大腿供瓣区植皮(病例80 图6)。

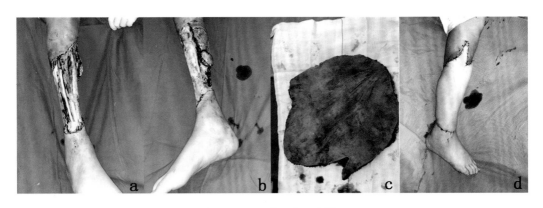

病例80 图6　第三次手术情况

注：a. 清创后；b. 清创后；c. 阔筋膜张肌支联合股前外侧超大游离皮瓣32cm×24cm；d. 皮瓣移植术后即刻

术后行常规抗感染、抗凝、抗痉挛等治疗，皮瓣顺利成活。右小腿创面完全封闭，伤口一期愈合，无红肿及渗液(病例80 图7)。

第四次手术：左小腿创面渐进性加重，近段局部胫骨裸露，于2018年2月26日全麻下行膝降动脉皮支为蒂的左小腿皮瓣成形术(病例80 图8)。

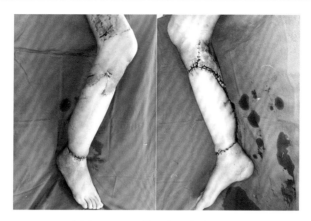

病例 80 图 7　第三次手术术后 3 周

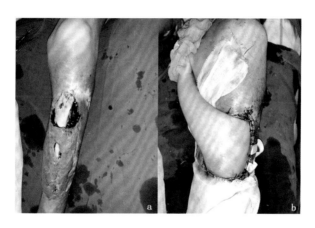

病例 80 图 8　第四次手术情况(a. 左小腿清创后; b. 带蒂皮瓣修复后)

第五次手术:第四次手术术后左小腿皮瓣远端因血运欠佳致局部坏死,组织感染导致小腿胫前近段放射性皮损区皮肤破溃、坏死,胫骨骨质裸露,于 2018 年 4 月 18 日全麻下行左小腿扩创 + 股前外侧游离皮瓣移植术(病例 80 图 9)。

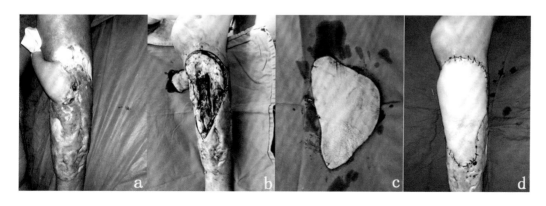

病例 80 图 9　第五次手术情况

注:a. 皮瓣远端坏死,清创前; b. 清创后; c. 股前外侧皮瓣 18cm×12cm; d. 皮瓣术后即刻

第六次手术：第五次手术术后 7 天术区大量渗液，细菌培养为金黄色葡萄球菌。给予换药、冲洗，依药敏结果应用替考拉宁抗感染。于 2018 年 5 月 4 日再次行左小腿扩创术，术中见左小腿皮瓣深部大量坏死筋膜组织、腱性组织及肌肉组织液化，彻底清创后放置引流管并术后持续冲洗引流。术后 10 天左小腿渗液逐渐减少，感染逐步得到控制，皮瓣与周围组织融合（病例 80 图 10）。2018 年 6 月 26 日患者治愈出院（病例 80 图 11）。

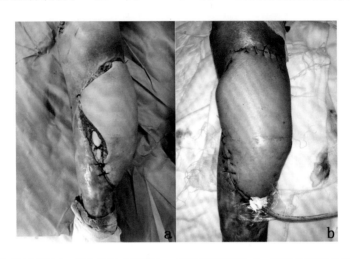

病例 80 图 10　第六次手术情况（a. 感染后清创前；b. 清创并引流术后）

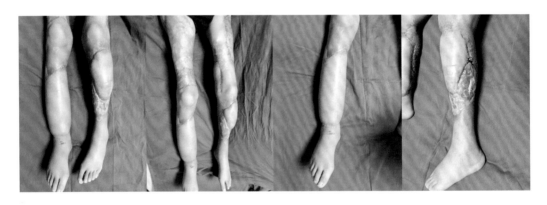

病例 80 图 11　双下肢完全愈合

四、救治体会

慢性放射性皮肤损伤多由小剂量反复多次电离辐射或 X 线局部照射所引起，一般多见于长期接触 X 线或各种放射性核素而又不重视皮肤防护的工作人员或行放射治疗的患者。因电离辐射或 X 线的照射作用，小血管栓塞后呈进行性血供障碍等病理特点。由于局部组织再生能力差和抗感染能力下降，局部病变皮肤常因外界刺激或轻度外伤就会破溃、坏死并导致经久不愈的放射性溃疡。其临床表现为皮肤萎缩、干燥、脱毛、色素沉着，皮肤角化增生，皮下软组织纤维化，皮肤溃烂等，治疗难度大。

此例患者的治疗，我们初期低估了放射性损伤的治愈难度及发展恶化的程度，后期

彻底清创并应用血运丰富的游离皮瓣修复,使创面得到有效封闭并愈合。为此我们总结出4点经验教训:

1. 放射性损伤所照射范围内各种组织都存在不同程度的损伤,深层组织损伤后基底血运差,不能满足植皮条件,且某些骨质外露的创面由于皮片的耐磨性差并不适合通过植皮术来封闭。

2. 通过第2次手术后右小腿肌瓣近段及左小腿肌瓣远段后期成活情况可看出血运可靠的肌瓣及一期植皮可以有效地封闭放射性损伤创面。通过第4次手术可知非知名动脉为蒂的皮瓣血运不可靠,非但不能一期封闭创面,反而因为皮瓣局部坏死后感染导致周围放射性皮损区再次大面积破溃。以知名动脉主干为蒂的轴型皮瓣则因血运丰富能有效的一期封闭创面。

3. 结合右小腿游离皮瓣一期愈合,而左小腿游离皮瓣未能一期愈合、需二次清创手术后愈合可知:对于放射性损伤的清创一定要彻底,尽可能将所有放射性损伤引起的病损皮肤组织、深层变性组织及溃疡创面全部清除,应用血运可靠的肌瓣、带蒂皮瓣或游离皮瓣封闭创面。

4. 环小腿放射性损伤创面最好用皮瓣一次性修复,防止感染扩散侵蚀正常组织。按照传统皮瓣修复方法一般采用两个皮瓣串联或并联修复大的缺损创面,应用超大股前外侧游离皮瓣一次性修复环小腿创面未见国内外相关报道。我们应用阔筋膜张肌支联合旋股外侧动脉降支双套供血系统保证了超大面积皮瓣的血运。通过术前血管造影检查发现旋股外侧动脉降支的皮支和旋股内侧动脉的皮支之间有交通皮支分布,依据交通支设计并切取皮瓣解决了因皮瓣跨区导致的局部血运差的问题。

五、主编述评

放射性损伤溃疡创面基底血运差并常伴有骨骼和肌腱的外露,感染容易扩散,仅通过植皮不能有效封闭创面,需行血运丰富的转移皮瓣或游离皮瓣移植。创面需彻底清创将溃疡创面及周围的放射性炎症区全部清除,基底转致新鲜肉芽创面后应用血运丰富的皮瓣封闭。该患者救治过程曲折,前期创面虽小但周围炎症区较大,没有选择一期彻底清创导致感染扩散蔓延到整个小腿皮肤软组织。后期通过彻底清创联合超大游离皮瓣一次性彻底封闭创面,保存了肢体且患者功能恢复良好。这得益于术者的坚持及家属的信任,为以后处理放射性损伤创面提供了经验。

(邢培朋 夏成德 狄海萍)

编者介绍:

邢培朋,男,主治医师,目前就职于郑州市第一人民医院烧伤科。从事手足显微外科及烧伤科10余年,擅长深度烧伤创面、电击伤创面、各种急、慢性创面的修复及后期的功能重建。

指导老师:

夏成德,男,主任医师、教授、硕士生导师。郑州市第一人民医院烧伤科主任,美国得克萨斯州医学中心Shriners烧伤医院访问学者,河南省政府特殊津贴专家。

狄海萍,女,主任医师,郑州市第一人民医院烧伤中心副主任,郑州市学术带头人。

中华医学会烧伤外科学分会青年委员，中国医师协会烧伤科医师分会青年委员，中国女医师协会烧创伤专业委员会常务委员，河南省医学会烧伤外科分会常务委员，中国医药教育协会烧伤专业委员会委员，中国医促会烧伤医学分会委员，中华医学会整形外科学分会创面修复学组委员，河南省康复医学会烧伤治疗与康复学分会常务委员兼秘书，郑州市医学会组织修复与再生专业委员会委员。

病例 81　水刀联合负压吸引技术早期清创显著提高大面积危重烧伤救治质量

一、入院情况

患者余某，男，25岁，身高175cm，体重67kg。患者于2018年10月26日因楼下电瓶车充电起火致房屋燃烧，患者在逃离火场时被烧伤，创面分布于头面颈、躯干、四肢、臀部等全身多处，伤后无昏迷。急送当地医院予以留置导尿、创面包扎，补液抗休克（晶体液和5%葡萄糖溶液共计2000ml）等处理，并于伤后4小时转入我院烧伤科。入院时神志清楚，精神差，未进食，轻度口渴，大便未解。既往无特殊。

入院专科查体：患者神志清楚，可准确对答，留置尿管通畅，残余尿约250ml，清亮淡黄。烧伤创面分布于面颈部、躯干、四肢及臀部，总面积80% TBSA。其中面颈部及前后躯干等部位创面可见大小水疱分布，腐皮脱落或存在，创基红润，触痛明显，面积约20% TBSA；四肢和前后躯干创面散在小水疱分布，腐皮脱落或存在，创基红白相间且以白为主，触痛迟钝，面积约47% TBSA；双下肢及后躯干部分创面创基苍白，表面可见粗大树枝状栓塞血管网，渗出少，触痛消失，面积约13% TBSA。患者鼻毛烧焦，患肢稍肿胀，肢端血运稍差，皮温稍凉（病例81 图1）。纤支镜检查显示气管隆突下的左右主支气管及以下肺组织内可见黑色碳颗粒分布，气道黏膜较光滑，散在点状损伤。

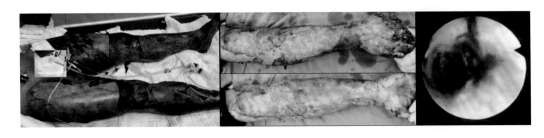

病例 81 图 1　入院时四肢创面及吸入性损伤纤支镜检查

入院检查：急查血气分析：pH 7.26，氧分压155mmHg，二氧化碳分压36mmHg，HCO_3^- 16.2mmol/L，碱剩余 -10mmHg，血乳酸4.6mmol/L，氧饱和度99%，血糖

8.5mmol/L。其他检验检查示血液浓缩、组织缺氧应激(血红蛋白169mg/L,血细胞比容50.4%,降钙素原2.69ng/ml),余无特殊。

二、入院诊断

1. 烧伤(火焰)80% TBSA(浅Ⅱ度20%,深Ⅱ度47%,Ⅲ度13%)全身多处
2. 吸入性损伤(重度)
3. 低血量性休克
4. 代谢性酸中毒

三、救治过程

1. 入院后急救　告病危、特级护理、动静脉置管、PICCO 检测、气管切开等。

2. 抗休克　在第三军医大学烧伤抗休克公式的指导下进行液体复苏,维持尿量在0.5ml/(kg·h)水平,休克期过后采用"甘露醇+速尿+胶体序贯输入脱水"的限制性液体管理策略,全过程中动态观察尿量并结合 PICCO、有创血压检测等指标动态调整补液速度和成分。

3. 创面处理　根据患者全身状态,结合烧伤早期创面治疗理念,于伤后第3天全麻下采用水动力清创系统进行四肢大范围的磨削清创,双上肢予以负压治疗系统覆盖同时预留冲洗管道,含 FGF 生长因子的生理盐水溶液持续滴灌,双下肢予以常规包扎治疗。伤后18天双上肢创面全部愈合,双下肢混合度及Ⅲ创面部分愈合,剩余约25% TBSA 的创面创基清洁新鲜,行 MEEK 植皮术。伤后35天创面基本愈合,康复治疗和功能锻炼后于伤后69天出院,全身所有关节均无明显瘢痕增生挛缩导致的畸形和功能障碍(病例81图2)。

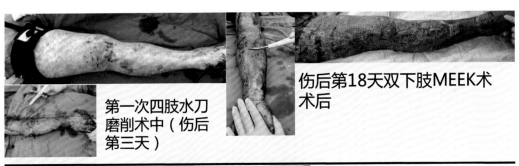

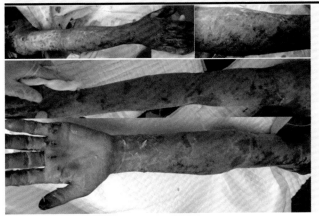

病例81 图2　创面治疗过程

4. 其余常规对症处置和治疗,维持内环境平衡,脏器功能保护、抗感染及营养支持等。

四、救治体会

1. 患者为 80% TBSA 的特大面积危重烧伤,在烧伤后抗休克方面坚持以"三医大公式"为指导原则,并在休克期后主动采取"甘露醇 + 速尿 + 胶体序贯输入脱水"的方式主动进行限制性容量管理策略,及时合理恢复组织有效灌注并尽量减少液体超负荷后导致的组织水肿,进一步减轻组织的早期缺血缺氧性损害。

2. 采取烧伤早期进行大面积清创的治疗理念,联合运用水动力清创系统进行精准清创和持续封闭负压引流系统进行持续清洁引流,并辅以外用生长因子(aFGF)持续灌流,灵活贯彻了烧伤创面"清洁、清创、引流、促进生长"的促愈治疗原则,最终实现了大面积危重烧伤患者创面的早期、高效、高质量的封闭。该危重患者整个住院周期 69 天,其中 ICU 25 天,伤后 1 个月即实现了 77% 的创面有效覆盖。80% TBSA 烧伤面积,包括康复在内总治疗费用 30 余万元。治疗期间患者病情稳定,未发生严重的系统性感染及脏器损伤,比常规的保痂治疗既显著缩短了住院周期,节约了医疗费用,又避免了感染(病例 81 图 3)、脏器损伤等常见并发症。另外,相对于早期常规的四肢大面积切削痂一次植皮覆盖或二期植皮覆盖的治疗方案,采用水刀精准清创系统联合负压引流系统显著减少了手术损伤程度,提高了清创精度,尽可能地保留了患者创面的活性组织并避免了对正常组织的损伤,减轻了手术对患者带来的二次应激损害,同时降低了创面感染、植皮存活差等风险。

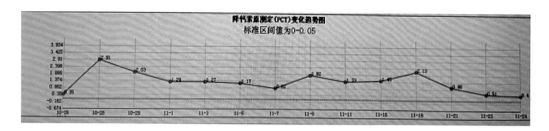

病例 81 图 3　患者入院后全过程降钙素原变化趋势

3. 4 个月后的随访结果显示患者双上肢磨削区域皮肤愈合质量好,瘢痕增生不明显,显著低于植皮区域瘢痕硬度值,并且与正常皮肤相比 $P = 0.11$(病例 81 图 4)。患者自述双上肢皮肤无明显瘙痒、无疼痛及感觉异常等瘢痕常见不适表现,而双下肢植皮区瘢痕增生相对明显,伴有显著的上述不适症状。瘢痕硬度:正常皮肤,上肢无瘢痕区域,上肢瘢痕最明显区域,植皮存活最好区域,瘢痕愈合区域(病例 81 图 4)。

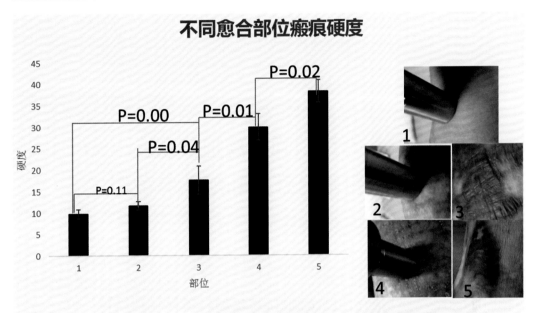

不同愈合部位瘢痕硬度

1,正常皮肤，2，上肢无明显瘢痕愈合部位，3，上肢明显瘢痕增生部位
4，下肢MEEK植皮愈合部位5，下肢残余创面愈合部位，

病例81 图4　不同部位愈合后瘢痕硬度(伤后4个月)

五、主编述评

本例治疗过程中休克期后主动采取限制性容量管理策略，可避免容量超载导致的组织水肿带来的二次损伤，减轻组织脏器损害和创面加深，为后续治疗提供了良好条件。严重烧伤早期其至极早期，只要生命体征相对平稳，满足手术条件，采用各种先进的技术手段及时磨削清除烧伤创面坏死或非健康组织，有利于减轻创面局部和全身性的炎症反应和应激反应，减轻创面进一步加深，减少全身性感染与其他脏器并发症，促进创面愈合，提高治愈率和愈合质量。水动力清创系统联合负压封闭引流系统并持续滴灌引流对浅Ⅱ度和深Ⅱ度烧伤创面的进行相对微创的磨削，降低了烧伤早期较大面积的清创手术带来的组织损伤和应激对患者的二次打击，减轻创面的肿胀和炎症反应，明显缩短了整个病程，减轻了治疗过程中的严重感染及重要脏器并发症的发生。同时，能提高浅Ⅱ度和深Ⅱ度创面的愈合效率，减轻瘢痕增生，改善Ⅲ度烧伤创面的创面床质量，提高二期植皮手术的植皮存活率。

（马思远　彭毅志　罗高兴）

编者介绍：

马思远，男，医学博士，主治医师，工作于陆军军医大学西南医院烧伤科。中华医学会烧伤外科学分会重症医学学组委员，中国医促会烧伤医学分会委员。

指导老师：

彭毅志，男，主任医师，教授，博士生导师，陆军军医大学西南医院全军烧伤研究所副所长，中国医师协会烧伤外科医师分会会长。

罗高兴，男，主任医师，教授，博士生导师，陆军军医大学西南医院全军烧伤研究所所长，国家第四批"万人计划"科技创新领军人才，中华医学会烧伤外科学分会副主任委员。

病例82 肉芽创面游离植皮联合VSD 负压吸引术治疗哺乳期乳房烫伤

一、入院情况

患者女性，23岁，因"热毛巾烫伤左侧乳房9天"入院。患者于9天前因乳腺炎使用热毛巾外敷导致左侧乳房烫伤，伤后曾到当地医院就诊，具体不详。为进一步治疗来我院烧伤急救中心，予以清创、SD – Ag霜包扎后收入院。患者神清，精神可，自诉创面疼痛。

专科查体：创面见于左侧乳房，表皮脱失，基底呈黑色焦痂附着，创周红肿(病例82图1)。

入院首次检查：血常规：白细胞计数 $10.11 \times 10^9/L$，中性粒细胞百分比88%，其余化验结果大致正常。

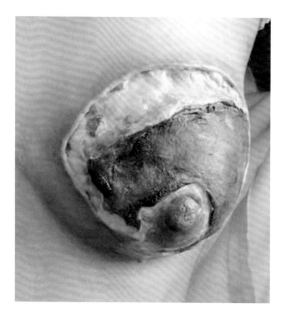

病例82图1 入院当天，创面可见表皮脱失，基底呈黑色焦痂附着，部分脂肪外露创缘红肿

二、入院初步诊断

烧伤 3% TBSA 深Ⅱ～Ⅲ度左侧胸部

三、救治过程

1. 治疗计划　患者目前乳腺炎合并乳房皮肤烫伤，烫伤程度重，深达皮肤全层，是否存在乳腺组织损伤不明。考虑患者创面基本为Ⅲ度创面，面积大于 1% ，自行愈合困难，需手术治疗封闭创面。但创面位置特殊，位于左侧乳房，且处于哺乳期，切痂植皮有伤及乳管导致乳汁泌出继发感染可能，因此计划早期保痂后期坏死组织溶脱后进行植皮覆盖创面。

2. 主要治疗措施、效果及病情演变　早期全身予以静脉补液维持水、电解质平衡，哌拉西林钠他唑巴坦钠控制感染，局部予以清创、SD-Ag 霜联合包扎换药促进坏死组织溶脱。入院后 1 周焦痂逐渐软化，有部分脓液排出，我们分次予以剥痂去除坏死组织（病例 82 图 2）。入院后 10 天创缘红肿消退，焦痂基本去除，可见皮下脂肪坏死，部分乳腺组织损伤并有溢乳情况。我们予以 SD-Ag 厚霜换药促进坏死脂肪液化溶脱。入院后 24 天可见肉芽创面形成，肉芽组织较新鲜，遂改为苯扎氯铵稀释液湿敷换药，为后续植皮做准备。入院后 26 天行左乳房肉芽创面植皮联合 VSD 负压吸引技术（病例 82 图 3）。术后 1 周打开术区，皮片成活良好，皮缝予以间断换药（病例 82 图 4）。术后 2 周创面愈合，可见部分瘢痕增生，泌乳功能正常。

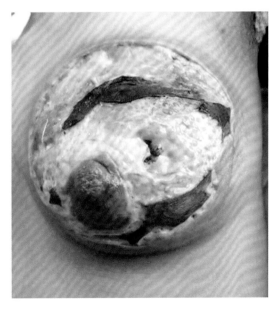

病例 82 图 2　入院后 1 周，焦痂逐渐软化，有部分脓液排出，可见皮下脂肪，偶有溢乳

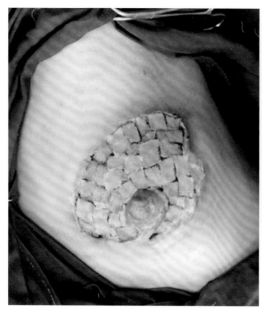 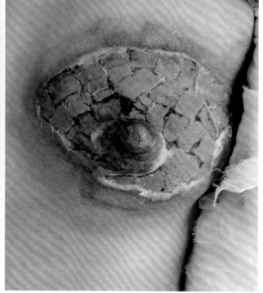

病例 82 图 3　入院后 26 天，行肉芽植皮　　　病例 82 图 4　术后 1 周，皮片成活良好

四、救治体会

本例患者救治过程中充满了两难选择。

首先，手术与保守治疗的选择。根据烧伤外科学治疗原则，Ⅲ度创面应早期手术切痂去除坏死组织，彻底消灭感染灶之后予以植皮封闭创面，这样病程短、感染轻、换药痛苦小、效果美观。但该患者处于哺乳期，早期清创切除坏死痂皮有伤及乳管之可能，将大大降低泌乳能力。因此，治疗方案最终选择早期保守治疗，经过换药将坏死痂皮溶脱，待基底正常组织与坏死组织正常分离之后进行肉芽创面游离植皮术以封闭创面。

其次，是否应用以及应用何种抗生素的选择。患者因乳腺炎伤后 9 天入院，入院后体温偏高，创缘红肿明显，表明创面感染及乳腺炎同时存在，因此需要应用抗生素控制感染。但患者创面愈合后仍有继续哺乳的意愿，因此结合病房流行性细菌谱，我们最终选择半衰期较短的抗生素——哌拉西林他唑巴坦。

再次，是否保留哺乳能力的选择。患者患侧乳头未完全破坏，乳腺乳管功能正常，可正常泌乳，且健侧乳房未受伤。考虑患者仍有母乳喂养意愿，治疗过程需尽力使患者正常泌乳防止回奶。因此我们每次换药前以吸奶器吸出乳汁，之后再进行清创换药，为此患者换药时痛苦大大增加。

最后，后期肉芽植皮术中面临三大困难。①乳房为半球体，单纯肉芽创面游离植皮，皮片容易移位，且加压力度无法均匀，将导致皮下血肿，直接影响皮片成活；②肉芽创面需要有良好的受皮区，需刮除肉芽组织至纤维板层，有部分乳管外露，乳汁直接分泌至植皮区，将直接影响皮片成活；③患者正常泌乳，植皮术包扎后部分乳汁通过乳头泌乳将引起术区潮湿，有继发感染之可能，同样影响皮片成活。基于植皮术中三大困难，我们采用肉芽创面游离植皮联合 VSD 负压吸引技术进行创面封闭，负压吸引一周打开术区，确保皮片与基底已完全建立血运，保证皮片成活。

VSD负压吸引技术通过负压吸引装置与创面敷料连接，间歇性或持续性使创面处于低于大气压的压力，从而促进创面愈合。该技术的基本作用通常主要为以下两个方面：①通过物理作用吸除创面过量液体，减少细菌繁殖的培养基；同时通过生物半透膜阻止外来细菌的侵入，有效降低创面细菌负荷，减少感染因素；②通过生物学效应刺激了细小动脉扩张，产生新的毛细血管床，可有效改善局部创面微循环，将营养底物及生长因子有效送达创面，从而达到促进创面愈合的目的。在本例患者手术中，VSD负压吸引技术还通过以下两点解决了植皮术中遇到的困难：①术区植皮后皮片上覆盖VSD负压吸引材料，通过将负压吸引材料与正常皮肤进行缝合固定，之后进行负压吸引，使的皮片紧密贴附、固定在位；②负压吸引使得皮片受力均一，可同时吸附乳头乳管所分泌的乳汁与基底的渗血，使皮片能够更好的贴附创面、减少感染，大大增加皮片成活率。

个人体会：①在指导思想上，任何治疗都要做到"以人为本""以患者为中心"，在坚持治疗原则的情况下尽量满足患者的意愿。诚然母乳喂养应该作为科学喂养婴儿的首选，但该患者作为一个年轻的母亲，以牺牲自己的健康为代价，以增加自己换药痛苦为代价，来换取能够继续母乳喂养的机会，不得不让我们看到一个伟大母亲的光辉，这也使得我们在治疗的过程中围绕"让患者后续可以继续哺乳"这一目的展开一系列相应的对策。同时，我们又坚决应用抗生素，暂停患者哺乳，以控制感染，避免病情进一步恶化；②在具体操作上，我们每次先为患者进行吸奶器吸奶，之后清创换药，并尽量剪除坏死痂皮，大大增加工作量以换取早日将创面达到可进行肉芽创面植皮的条件。不仅如此，我们大胆应用肉芽创面游离植皮联合VSD负压吸引技术进行创面封闭，该手术在其他部位的应用已有明确的文献的支持，但应用在哺乳期的乳房部位尚未见文献报道。为此我们术前进行试验，乳汁可完全通过负压吸引材料排出而不会堆积其中。因此，植皮术后1周内采用持续负压吸引既保证了植皮成活，又没有造成乳汁堆积，效果令人满意。

五、主编述评

该患者的创面处理比较成功，能够做到尽早封闭创面，以利于后期哺乳的顺利进行，整个救治过程很好的体现了作为医者的人文精神。没能留下术中上VSD负压吸引装置后的影像资料是一大遗憾，年轻医生还需要加强此方面的意识。

（陈　兴　李红卫　冯世海）

编者介绍：

陈兴，男，医学硕士，副主任医师，工作于南开大学附属医院（天津市第四医院）烧伤整形科。从事烧伤整形工作10余年，擅长烧伤、吸入性损伤及各类难愈性创面的救治。

指导老师：

李红卫，男，主任医师，工作于南开大学附属医院（天津市第四医院）烧伤整形科。中华医学会整形外科学分会微创美容学组委员，中华医学会烧伤外科学分会瘢痕学组委员，中国研究型医院学会整形外科、美容医学专业委员会委员，天津市医疗美容质量控制中心委员。

冯世海,男,主任医师,南开大学附属医院(天津市第四医院)烧伤整形科行政主任。中华医学会烧伤外科学分会常务委员,中国医师协会全国烧伤外科分会委员,天津医学会烧伤外科学分会主任委员,中国医药教育协会烧伤专业委员会常务委员,中国研究型医院学会烧创伤修复重建与康复专业委员会副主任委员,《中华烧伤杂志》编委,《中华损伤与修复杂志》常务编委。

病例 83　90% 大面积烧伤合并感染性休克的 PICCO 应用

一、入院情况

患者赵某,男,18 岁,学生,身高 170cm,体重 55kg。患者于 2018 年 7 月 15 日 10：30 分在家中大意点燃了汽油,被汽油火焰燃烧全身衣物(患者母亲陈述),环境相对开阔,有家人在身旁发现,当即扑灭火焰,脱去衣物,无大声呼救,受伤时无昏迷,意识清楚,无呼吸困难、喉咙疼痛等,全身皮肤疼痛随后麻木,不伴恶心、呕吐,伤后精神萎靡,口渴,自行开车送至当地县人民医院,途中饮水 300ml,无小便,于当地医院行补液治疗,输生理盐水、代血浆共约 2200ml(具体不详),无其他治疗。患者转入我院已是伤后 3 小时余,诉口渴,大小便未解。

入院查体:脉搏 131 次/分,呼吸 23 次/分,血压 115～136/60～85mmhg,氧饱和度 99%。患者消瘦体型,全身大面积皮肤烧伤,结膜及唇苍白。除头部毛发处、腹部及大腿根部少许完整皮肤,烧伤面积约 90%,创面污秽,部分腐皮已掉,基底红白相间,渗液多,四肢烧伤较深,大部分为深 II 度,深 II 度约 40% TBSA,双手腕背手指部分 III 度 5% TBSA,双手背苍白,疼痛感觉迟钝,手指麻木,活动受限。面颈部及躯干大部分为浅 II 度,面颈部表皮松脱,少许脱落,散在水泡,耳郭散在大小不等的水疱,鼻毛及部分眉毛烧焦,咽喉无明显充血。脉搏细数,四肢冰凉。入院导出尿液 350ml。

入院检查:急查血常规:白细胞计数 54.4×10⁹/L,中性粒细胞计数 47.98×10⁹/L,红细胞计数 6.86×10¹²/L,血红蛋白 160g/L,平均红细胞体积 73.8fl,平均血红蛋白含量 23.4pg,血小板计数 335×10⁹/L;生化:门冬氨酸氨基转移酶 74.9U/L;白蛋白 31.6g/L;血清前白蛋白 167.7mg/L;CO_2：13.4mmol/L;心肌损伤标志物:超敏肌钙蛋白 T：0.09μg/L;LA：10.2mmol/L;凝血检验:凝血酶原时间 18.2 秒;活化部分凝血活酶时间 62.7 秒;血氧血气:氧分压 166mmHg;FO_2（I）：33%；血糖 11.9mmol/L;乳酸 4.8mmol/L。CT:脾大,腹膜腔内及腹膜后淋巴结显示,全身软组织广泛肿胀、积液;L_5 双侧椎弓峡部裂。右肺上叶尖、后段少许炎变;右侧胸腔少量积液。

二、入院初步诊断

1. 火焰烧伤,90% TBSA 全身多处,浅 II 度 45%,深 II 度 40%,III 度 5%

2. 轻度吸入性损伤

3. 双耳烧伤

4. 烧伤休克

5. 小细胞低色素贫血

6. 脾大

三、救治过程

1. 在 PICCO 监测下进行休克期补液　入院后 5 小时股动静脉置管，PICCO 监测心输出量，全心舒张末期容积，外周血管阻力，血管外肺水指数等，监测血氧血气、乳酸。患者伤后第 5 天出现间断高热，体温最高达 40℃，大便正常，血压低至 85/54mmHg，活化部分凝血活酶时间 111.6 秒，白细胞、中性粒细胞均降低，血红蛋白 84g/L，CCI：12.0/（min·m^2），SVRI：673，dpmax：2377mmhg/s，呈高排低阻性休克，予低剂量泵入多巴胺，10～20μg/（kg·min），血氧饱和度 70%，血压无上升，改予重酒石酸去甲肾上腺素以 400μg/h 泵入，维持血压在 102/64mmHg，体温高热不降，血培养及导管尖端培养结果提示：鲍曼溶血不动杆菌，与创面分泌物一致，考虑来源于经创面的动静脉导管引起可能，更换导管后寒战、高热好转。同时更换敏感抗生素（替加环素）。输新鲜冰冻血浆，输红细胞悬液，继续泵入去甲肾上腺素，血压升至 112/72mmHg，逐渐调慢去甲肾上腺素泵入速度，面罩给氧情况下（3L/min）血氧饱和度可维持在 90% 以上，予气道湿化排痰，定时翻身，保肝护肺强心。使用去甲肾上腺后血压维持正常，心排出量恢复正常，CCI：6.97，SVRI：1212，dpmax：1627mmhg/s，乳酸，血气恢复正常。

2. 创面处理　入院 8 小时双手背切开减张包扎；48 小时后开始翻身床治疗。创面涂磺胺嘧啶银（病例 83 图 1）。伤后 1 周包扎的双手部分溶痂（病例 83 图 2）。

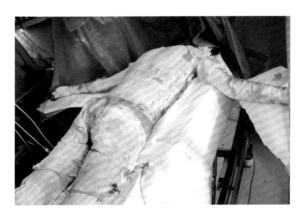

病例 83 图 1　患者入院后 48 小时内外涂磺胺嘧啶银，上翻身床，暴露疗法

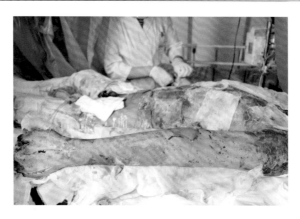

病例 83 图 2　患者发生感染休克时手部创面溶痂

3. 气道管理　予气道雾化 1 次/6 小时，拍背排痰，面罩吸氧。患者感染性休克期间在鼻导管吸氧，3L/min 情况下，氧分压逐渐降至 75.8mmHg；坚持翻身床翻身，深度吸痰以及有力的拍背排痰，咳出大量黄色黏痰后，氧分压有所回升，但是不能维持，逐渐降至 55.4mmHg，氧合指数 167。患者呼吸稍费力，拒绝呼吸机辅助通气，改成面罩吸氧，3L/min，测得氧分压 77.7mmHg，加大氧流量到 8L/min，氧分压维持在 93.8 ~ 134mmHg，氧合指数仍低于 300，结合 CT 和痰培养结果考虑严重肺部感染。

4. 镇静镇痛　血压平稳微泵酒石酸布托啡诺，氟比洛芬酯止痛。

5. 增强免疫　口服胸腺肽肠溶胶囊，静脉甘露聚糖肽注射液。

6. 静脉营养　卡文，丙胺酰谷氨酰胺等静脉营养支持。

7. 抗生素　入院后即给予比阿培南 0.3g、1 次/8 小时；7 天后，根据药敏试验结果改用对鲍曼/溶血不动杆菌敏感的替加环素 50mg、1 次/12 小时，连续使用 7 天；伤后 16 天注射用伏立康唑 100mg、1 次/日，同时保肝等。植皮手术后，使用舒普深/头孢哌酮舒巴坦钠 1g、1 次/8 小时，7 天。

8. 促进合成代谢　伤后第 10 天开始皮下注射重组人生长激素 1 次/日，监测血糖。

9. 手术　伤后第 21 天手术双上肢剥痂植皮，双手背取下腹部中厚片移植，余上肢取头部刃厚皮邮票植皮（病例 83 图 3）。

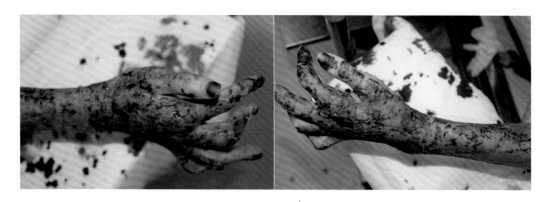

病例 83 图 3　患者伤后第 21 天双手背剥痂植皮术后，皮片存活

10. 早期康复介入 烧伤48小时后，在翻身床上四肢在功能位摆放，鼓励患者主动握拳，腕部及踝部旋转运动；术后1周指导患者进行早期功能训练、运动疗法和作业治疗，手功能锻炼。距离第一次手术后第17天再次手术，头皮体皮取共约7%，邮票状移植修复双下肢、双上肢及腰腹部散在创面。并在术后第2天开始踝关节松动，双上肢烧伤后功能锻炼，作业疗法，第7天开始四肢烧伤后功能锻炼（病例83图4）。

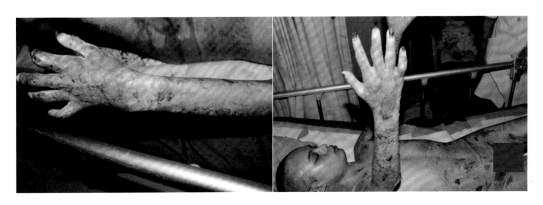

病例83图4 患者双手愈合及功能锻炼后，手指屈曲挛缩程度较前有所改善

四、救治体会

1. PICCO监测技术结合经肺热稀释法（transpulmonary thermodilution，TPTD）和动脉脉搏轮廓分析（artery pulse contour analysis）技术，实现对烧伤患者休克期血流动力学、心功能和肺水肿等指标的全面监测。

（1）指导烧伤后早期补液：该患者液体复苏较成功。整体补液量72小时内稍低于计算公式量补液，肿胀轻且消退较快，四肢温度、尿量及患者一般情况良好，乳酸在48小时左右已基本正常，而GEDV、ITBI均显著低于最低值，72小时后胸部CT提示右肺上叶尖后段少许炎变，右侧胸腔少量胸腔积液。胸腔积液考虑为右肺尖原有炎变所致。血乳酸值伤后随补液持续降低，48小时左右已基本正常，整个烧伤治疗过程中乳酸值与SVRI值未呈现正相关。SVRI持续在高水平考虑创伤后应激反应，神经内分泌系统处于防御性反应，儿茶酚胺分泌增多，血容量相对不足血管紧张素及醛固酮分泌增加等所致。

（2）PICCO在感染性休克：该患者感染性休克发生在伤后第5天，考虑原因：①创面分泌物、血液、尿，均检查到鲍曼溶血不动杆菌，早期创面处理积极，无脓性分泌物、无坏死斑无加深，无创缘炎改变，考虑静脉置管或肺部感染来源可能性大；②虽然选择比阿培南，但是单一抗生素力度不够，对耐药菌无效；感染性休克期间GEDV、ITBI均高于参考值，尿量多，四肢温暖，显示低排高阻，故PICCO监测有增加导管性全身感染风险。患者经抗感染，补液，静脉泵入去甲肾上腺素等抗感染性休克治疗，血压维持在112～102/64～72mmHg，但仍高热不退，EVLW仅轻度下降。更换抗生素为敏感的替加环素，更换动静脉置管，发热症状稍有好转，仍有反复。

2. 感染性休克治疗

（1）感染源：积极处理创面，大部分创面结痂，背部创面翻身床治疗无明显受压潮湿或加深，双上肢包扎部位部分溶痂，创面来源的感染可能性存在；严重的寒战、高热在更换（经创面）动静脉置管后明显好转，因此考虑导管源性感染的可能。同时存在严重肺部感染，不排除伤前存在肺部感染，创伤后加重，肺部感染持续存在是抗感染治疗的难点，伤后 16 天加用抗真菌药物大扶康。

（2）纠正低血压：予低剂量泵入多巴胺[$10 \sim 20 \mu g/(kg \cdot min)$]，血氧饱和度 70% 及血压无上升，改予重酒石酸去甲肾上腺素以 $400 \mu g/h$ 泵入，维持血压在 102/64mmHg，继续泵入去甲肾上腺素，血压升至 112/72mmHg，逐渐降低去甲肾上腺素泵入速度，泵入去甲肾上腺素的 24 小时后血压升至 127/78mmHg，去甲肾上腺素可更显著地提高外周血管阻力、增加乳酸清除率、改善组织血流灌注。因此，认为对于高排低阻型的感染性休克患者，应用去甲肾上腺素效果更好。

（3）气道管理：患者感染性休克期间，胸部 CT 较伤后 72 小时明显炎变和胸腔积液加重，结合痰培养结果考虑严重肺部感染（胸部 CT 提示：双肺散在炎变，双侧少量胸腔积液伴含气不良），肺部原发感染加重可能性大，呼吸费力，氧合指数多次达到急性呼吸窘迫综合征诊断，改成面罩吸氧，并加大氧流量，坚持翻身床翻身，深度吸痰加强，有力的拍背排痰，咳出较多黄色黏痰，氧分压回升，但氧合指数接近 300 至恢复正常，患者拒绝呼吸机辅助通气。肺部感染关键在于排痰，痰液及时引流，控制感染，未上呼吸机辅助支持而在面罩给氧情况下纠正了缺氧。

（4）纠正贫血：患者入院血常规提示小细胞低色素，该患者追问病史，饮食挑食，常有消化不良。其贫血纠正较正常人更难，查贫血三项提示：铁蛋白高于正常值，叶酸低。排除缺铁性贫血。查网织红细胞比例正常，网织红细胞计数稍降低，血小板降低显著，与感染对造血系统抑制有关。虽然 Coombs 试验阴性，也不能排除自身免疫性溶血性贫血，患者入院即表现为脾大，其原因众多，单纯缺铁性贫血不会引起脾大，几次输血也不会引起脾大，脾大可能与慢性感染有关，患者经补充叶酸、咖啡酸片，大量输血治疗贫血得到很大改善。贫血类型还需行骨髓穿刺诊断。

3. 不足　患者伤后出现感染性休克，全身感染发生早，合并肺部严重感染，控制感染较长时间，延误手部植皮修复的最佳时机。术后及时功能锻炼及康复治疗功能有所改善。

五、主编述评

该患者早期应用 PICCO，对于早期补液控制有一定的参考价值，但是对于某些参数的意义还需深入，争取做到大面积更精确补液。而创面太近或经创面的 PICCO 监测有增加导管性全身感染风险，需防范。感染性休克治疗一定是积极预防，尽早发现，积极处理。双手功能部位深度烧伤应早期手术，该患者病情延误手术时机，但康复锻炼早期介入，全程配合，亦提高烧伤患者治愈的质量。

（李　颖　廖　毅　颜　洪）

编者介绍：

李颖，女，医学硕士，主治医师，讲师，工作于西南医科大学附属医院整形烧伤科。四川省医师协会烧伤外科学分会委员，中国整形美容协会瘢痕医学分会青年委员，中 —

德国际伤口治疗师，中华医学会女子医师协会委员。

指导老师：

颜洪，男，主任医师，教授，硕士生导师，工作于西南医科大学附属医院整形烧伤外科。中华医学会烧伤外科学分会青年委员，中国医师协会显微外科医师分会委员，中国整形美容协会瘢痕医学分会委员，中国医疗保健国际交流促进会生物物理与再生修复医学分会委员。中国康复医学会，修复重建外科专业委员会全国委员。主要从事烧伤危重救治、瘢痕整形、复杂创面缺损修复与重建再造等方面的临床工作。

廖毅，男，主任医师，教授，硕士研究生导师，工作于西南医科大学附属医院整形烧伤外科。四川省中西医结合学会烧伤专业委员会委员、泸州市医学鉴定专家组成员。从事整形烧伤医疗、教学、科研工作20多年，承担科研课题3项，在各级杂志发表学术论文20余篇，参编医学著作2部。